Simplement

Réflexologie

Inspiration santé

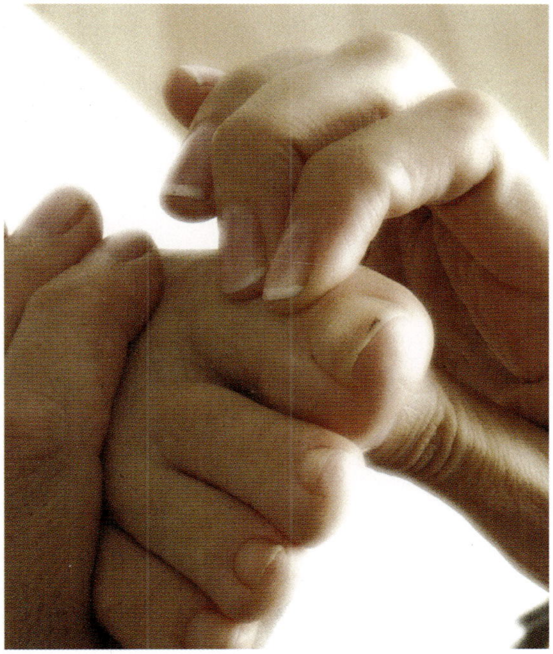

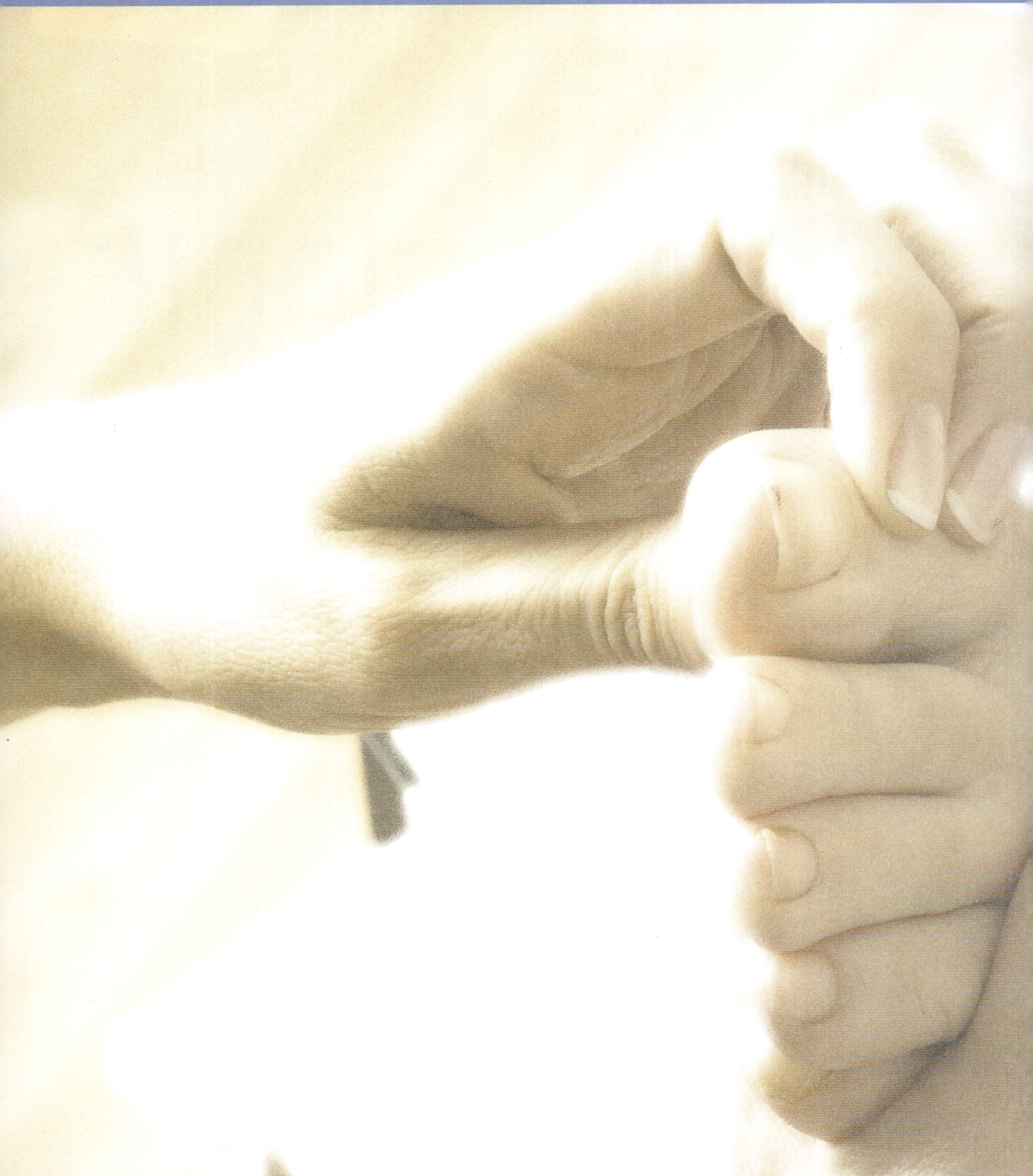

Simplement

Réflexologie

Inspiration santé

Denise Whichello Brown

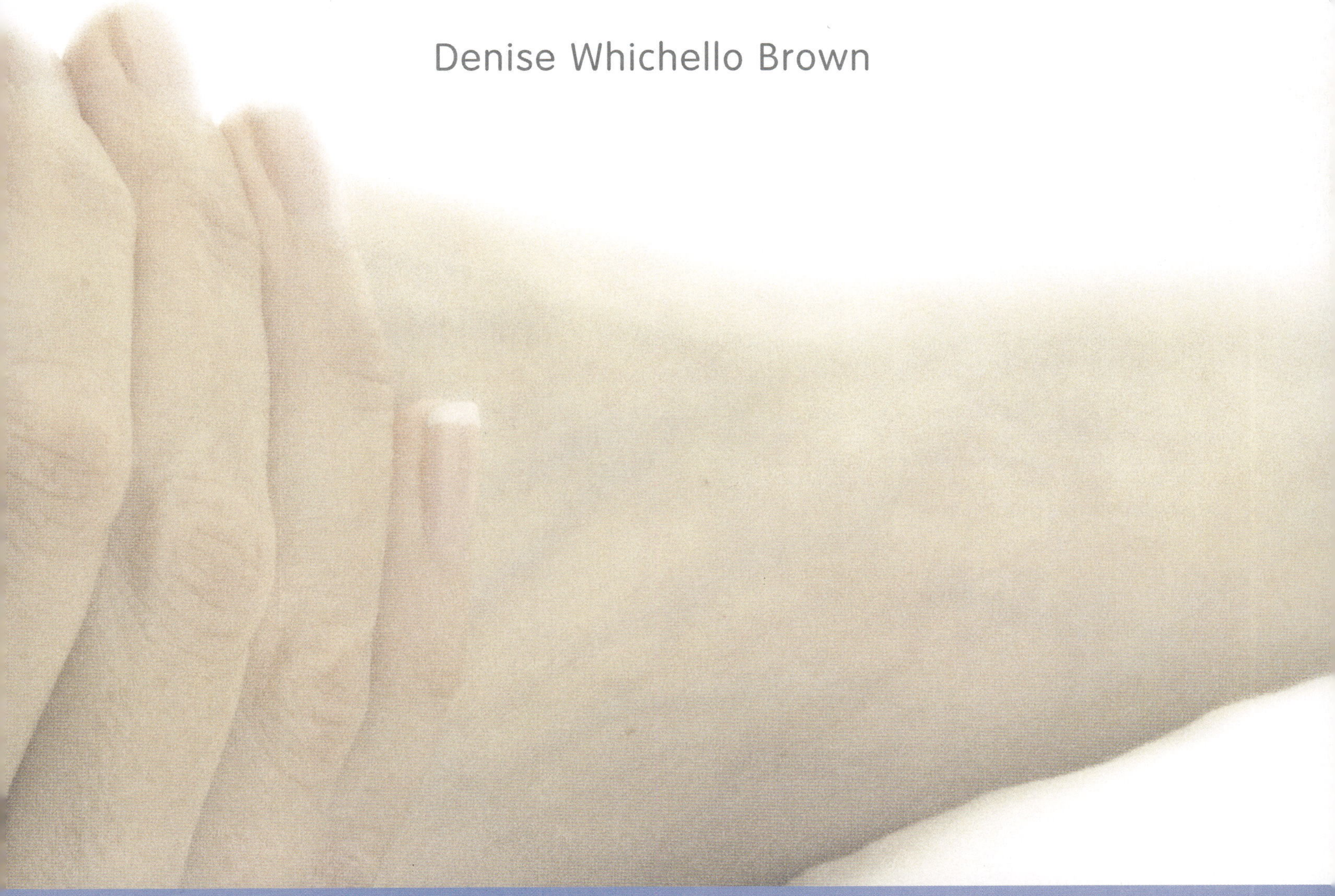

Paru sous le titre original de : *Réflexology*

LES PUBLICATIONS MODUS VIVENDI INC.
55, rue Jean-Talon Ouest, 2e étage
Montréal (Québec)
Canada
H2R 2W8

Design de la couverture : Catherine Houle
Traductrice : Marielle Gaudreault
Directrice artistique : Sarah King
Designer : Debbie Fisher & Co.
Photographe : Paul Forrester

ISBN 2-89523-425-6

Dépôt légal - Bibliothèque et Archives nationales du Québec, 2006
Dépôt légal - Bibliothèque et Archives Canada, 2006

Nous reconnaissons l'aide financière du gouvernement du Canada par l'entremise du Programme d'aide au développement de l'industrie de l'édition (PADIÉ) pour nos activités d'édition.

Gouvernement du Québec – Programme de crédit d'impôt pour l'édition de livres – Gestion SODEC

Table des matières

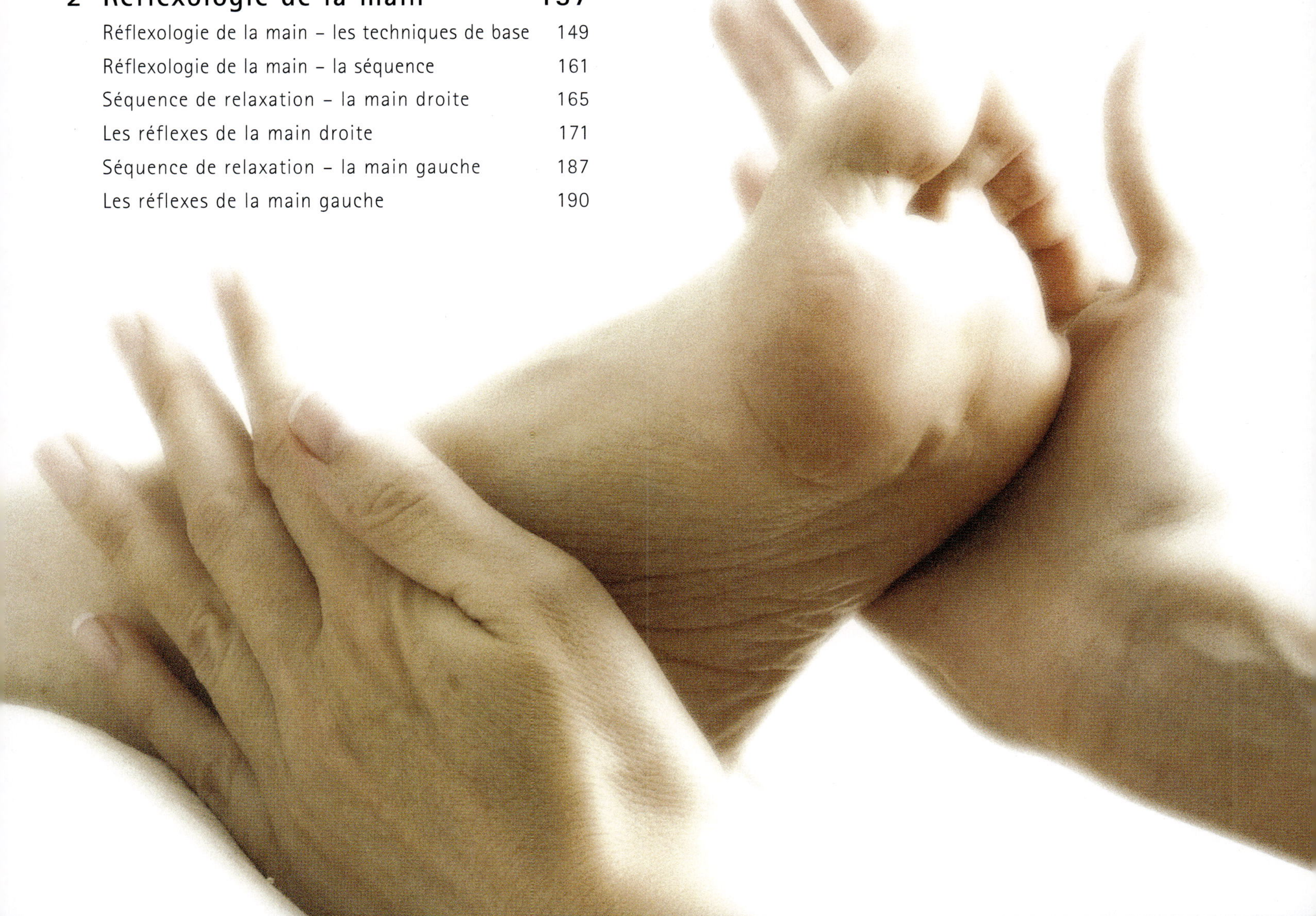

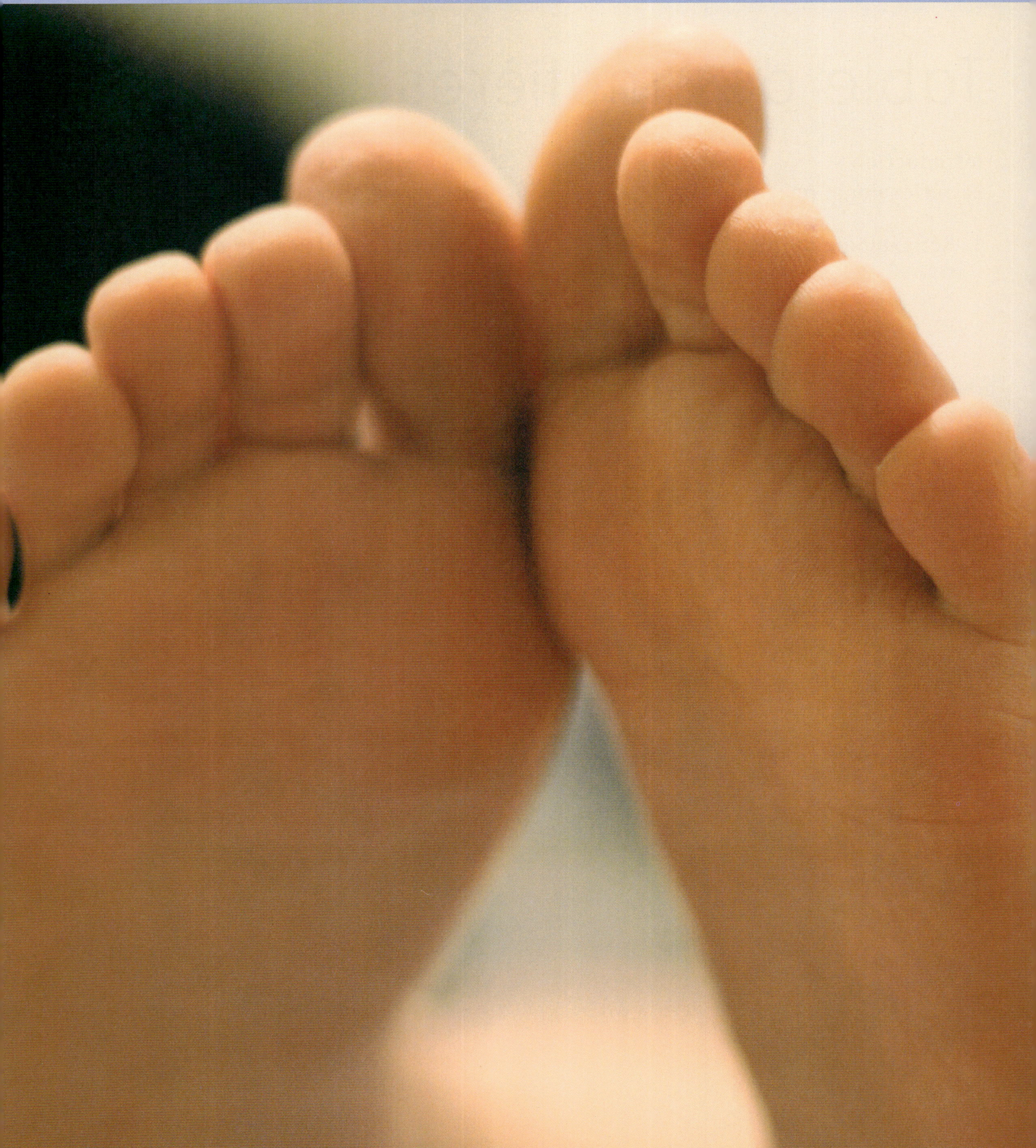

Introduction – La réflexologie pour tous !

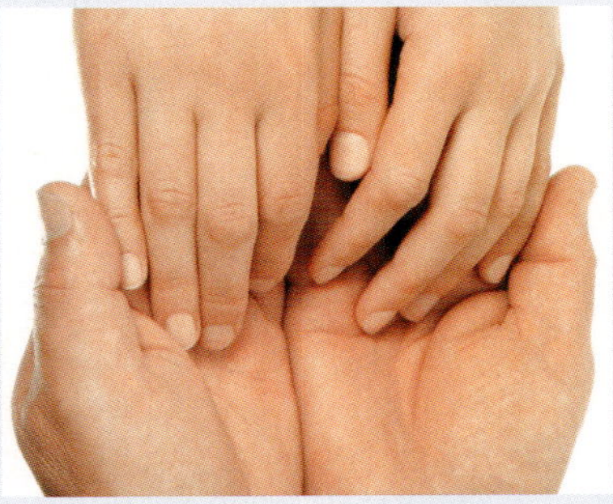

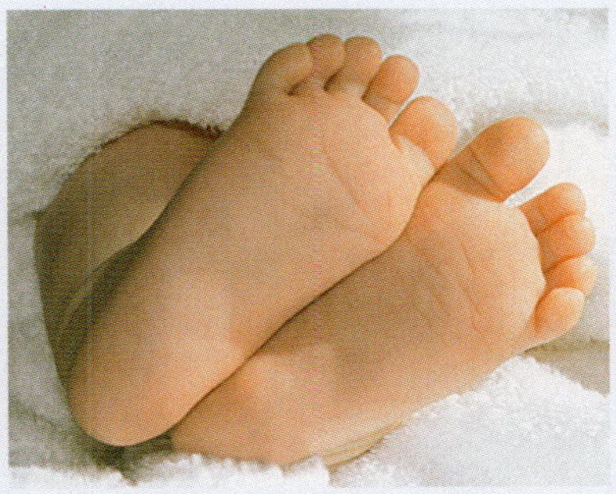

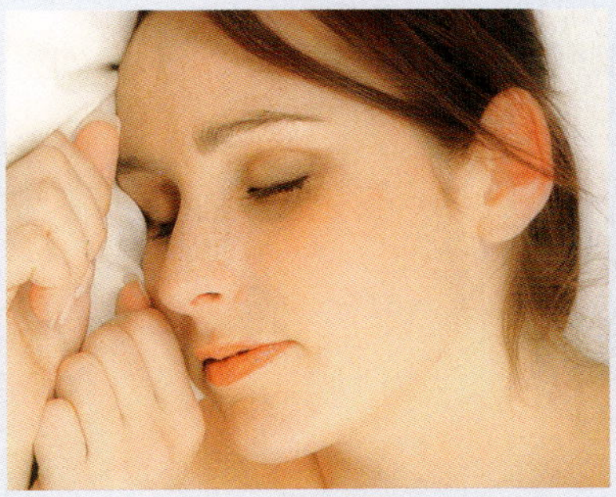

Tous peuvent pratiquer et ressentir les bienfaits de la réflexologie, cet art de guérison ancien. C'est un outil précieux à l'aide duquel vous pouvez améliorer votre santé et celle de votre famille et de vos amis.

Ce guide complet, à la fois simple et explicite, est abondamment illustré et très facile à suivre. Il convient aussi bien au débutant qu'à l'étudiant qui s'engage dans une formation professionnelle. Il existe de nombreux guides de réflexologie du pied, mais très peu d'ouvrages ont été écrits sur la réflexologie de la main. Ce livre est donc incontournable, car il traite à la fois de la réflexologie de la main et du pied. Vous pouvez choisir de travailler sur les mains ou sur les pieds ou encore vous pouvez travailler sur les deux.

Que vous traitiez les mains, les pieds ou les deux, la réflexologie est tellement simple qu'elle vous permet d'obtenir rapidement des résultats étonnants. Alors, si vous cherchez une façon de soulager le stress que vous éprouvez quotidiennement, si vous cherchez une thérapie qui soulage vos malaises courants, laissez ce livre vous guider et vous inspirer.

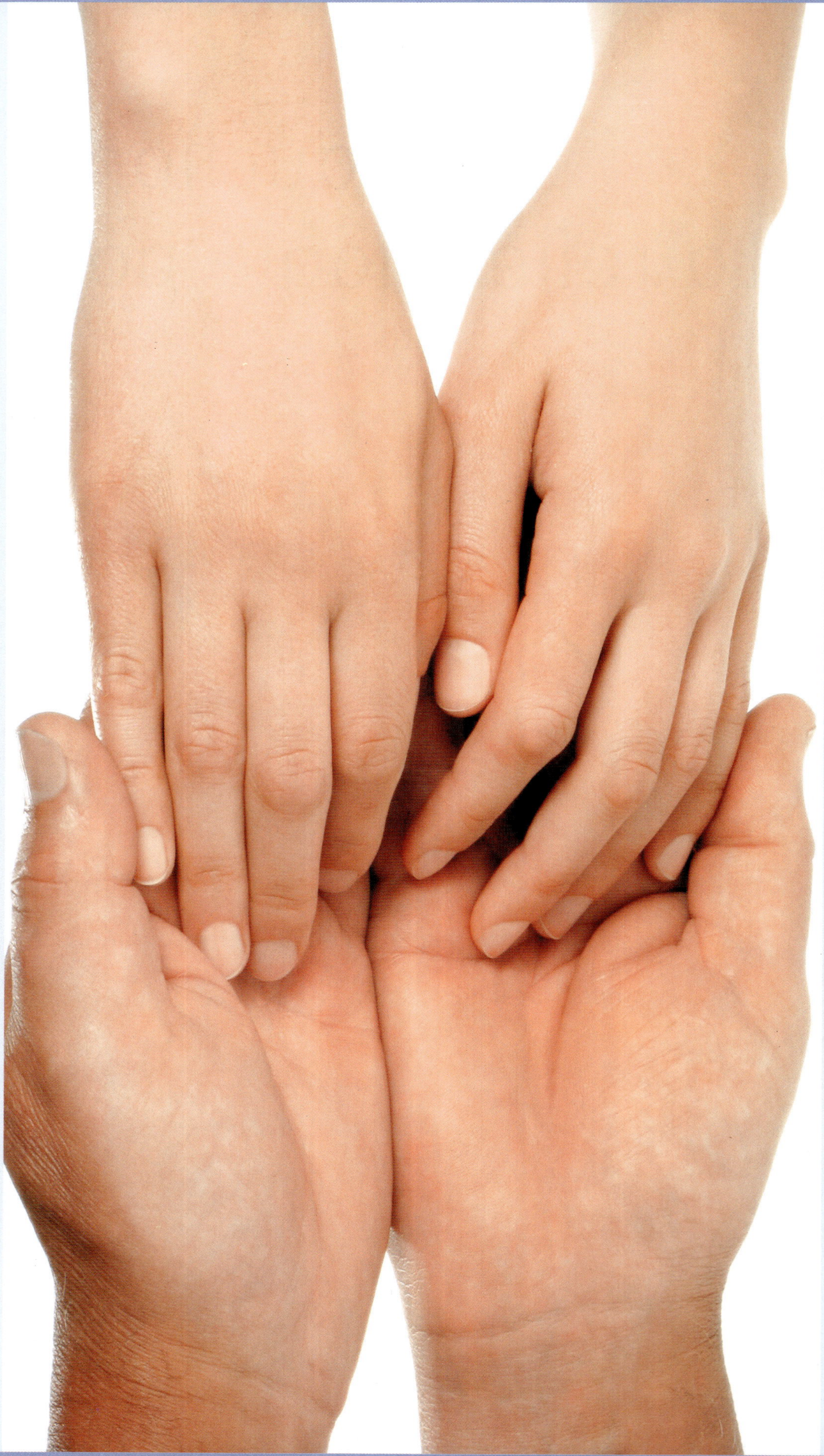

Qu'est-ce que la réflexologie ?

La réflexologie est une thérapie simple, naturelle, non effractive, qui a de nombreux effets bénéfiques sur la santé. Toucher et être touché est un besoin fondamental, instinctif pour chacun de nous. Le lien étroit qui se crée entre la mère et le bébé est à la base du besoin humain de toucher. Instinctivement, nous avons entre nos mains le pouvoir de toucher, de guérir et de permettre aux autres de jouir des bienfaits de la réflexologie.

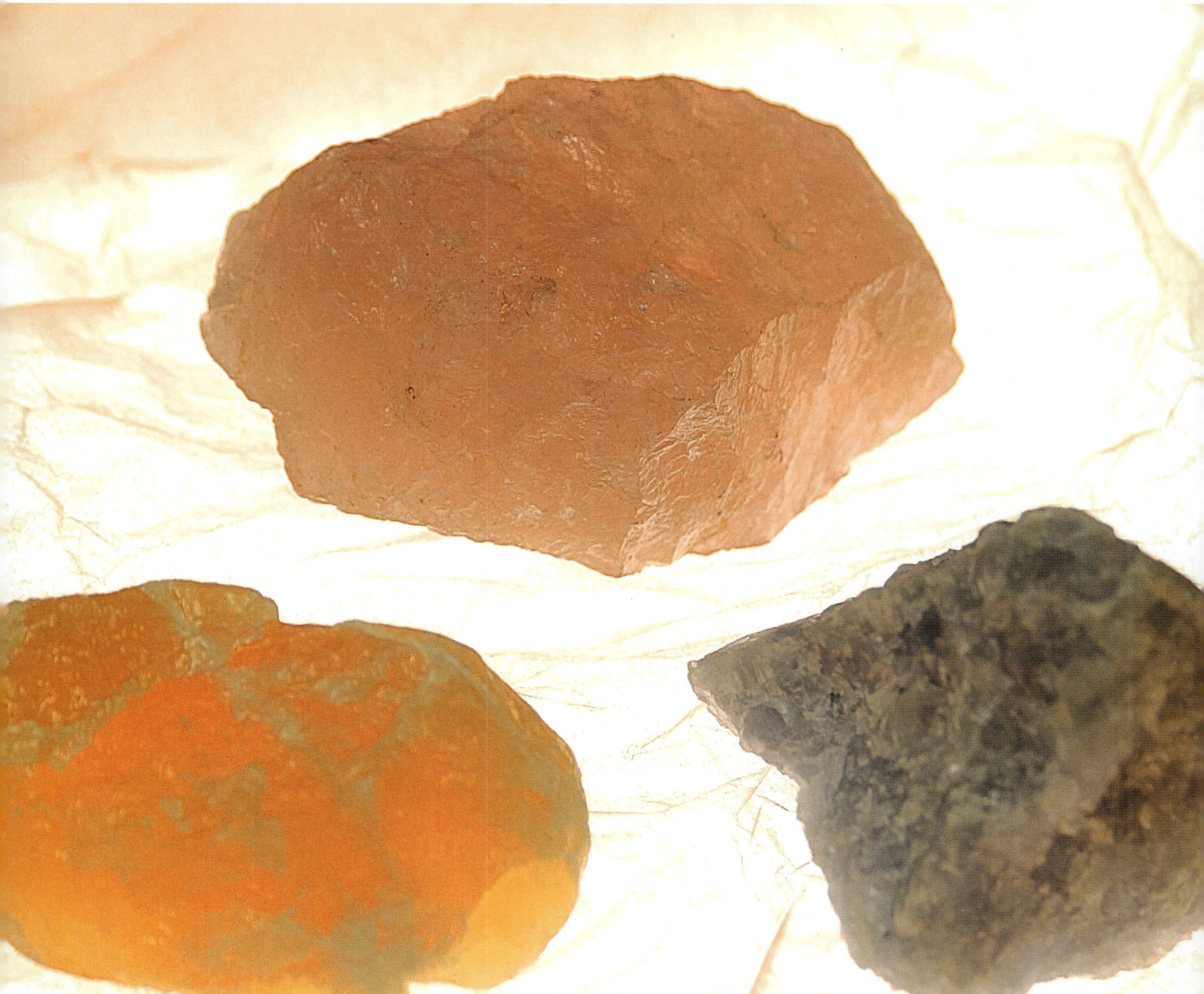

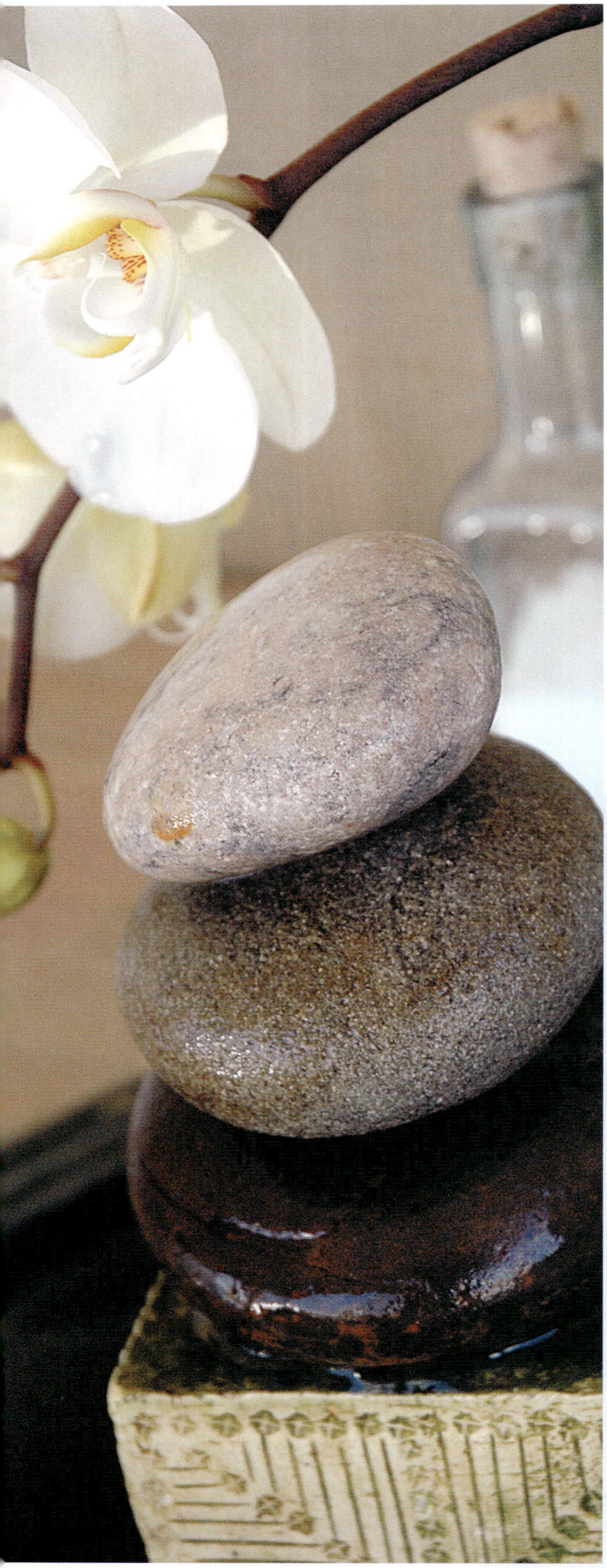

La réflexologie est un traitement qui consiste à appliquer une pression délicate sur les points réflexes situés sur toute la surface des mains et des pieds. Selon la réflexologie, ces points sont liés à tous les organes, glandes et structures du corps et, étonnamment, ils se présentent dans la même disposition que dans le corps. Les mains et les pieds sont donc un miroir ou une minicarte du corps et les points réflexes reflètent clairement et précisément la santé physique, psychologique, émotionnelle et même spirituelle de chaque personne. En massant les points réflexes, vous stimulez la capacité de récupération naturelle du corps et ainsi, vous soulagez tous vos malaises passagers, légers ou plus graves, et même ceux dont vous souffrez depuis longtemps. Vous permettez à l'énergie vitale de circuler librement; les blocages énergétiques sont dissipés, les toxines physiques sont doucement évacuées, de même que les blocages émotifs. Vous restaurez votre santé et votre paix intérieure.

En plus de combattre la maladie et la douleur, cette thérapie contribue à vous maintenir en bonne santé, à éprouver du bien-être et à prévenir les problèmes. Grâce à cet art ancien qu'est la réflexologie, vous pouvez recouvrer et maintenir votre santé et devenir un être sain et entier.

La réflexologie est un moyen naturel de favoriser la santé et le bien-être. ▶

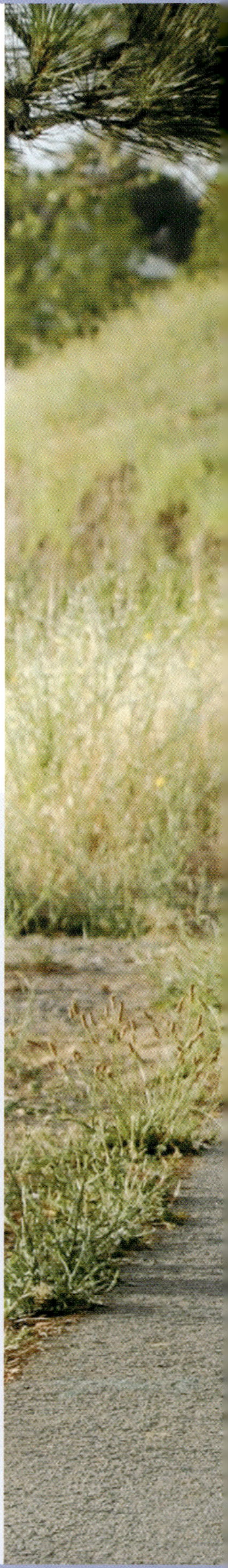

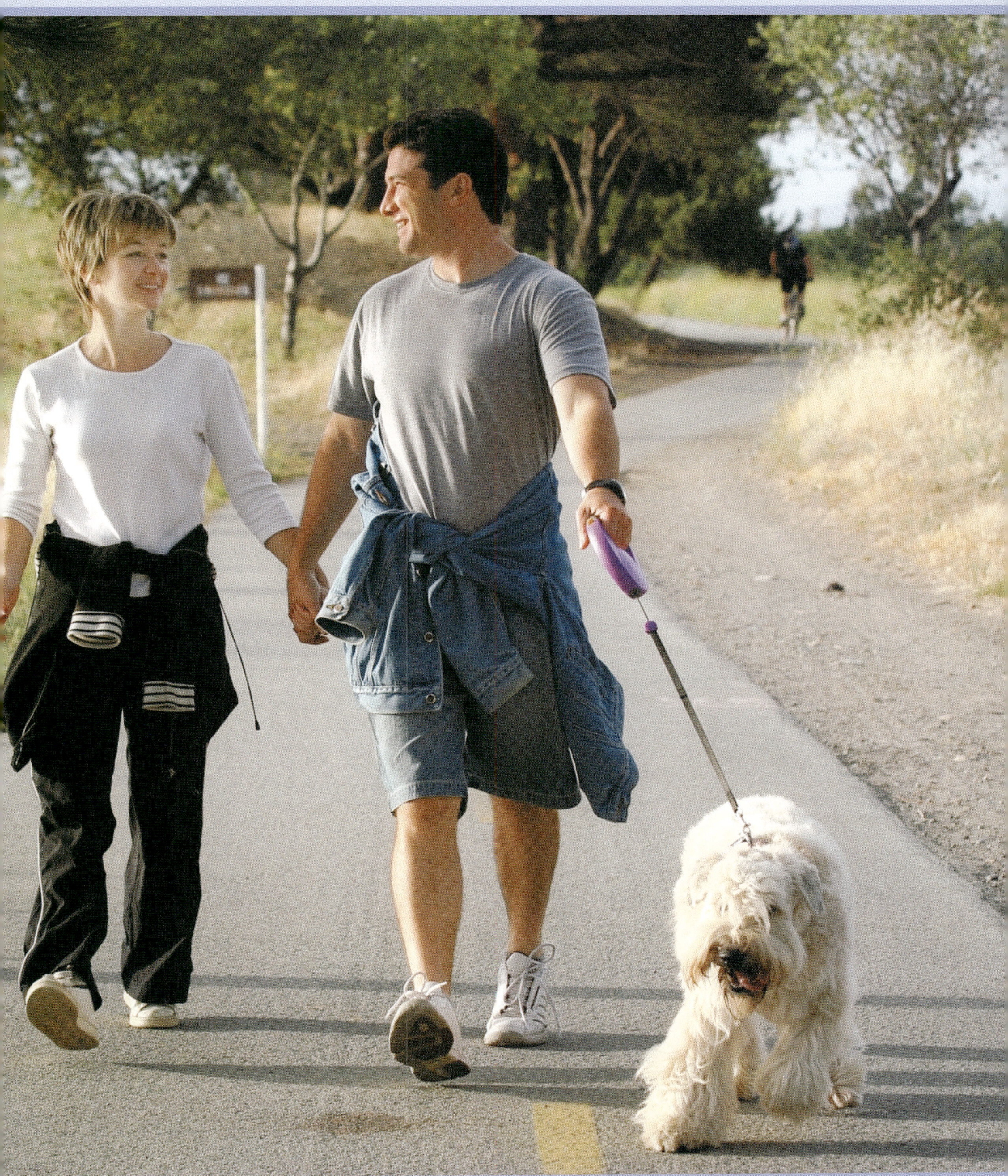

Réflexologie comparée de la main et du pied

Habituellement, les réflexologues professionnels pratiquent plus souvent la réflexologie du pied, car certains sont d'avis que le pied répond mieux au traitement. Néanmoins, vous pouvez aussi obtenir de bons résultats avec la main.

À certains moments, vous devez travailler sur les mains, s'il est impossible de pratiquer la réflexologie du pied. Si vous souffrez d'une fracture du pied ou d'une foulure de la cheville, la réflexologie de la main s'impose d'elle-même. Si une partie de votre pied est atteinte d'une infection, par exemple le pied d'athlète, ou si vous avez une verrue, vous devez éviter ces régions et traiter plutôt les régions pertinentes des mains. De même, si vous avez des problèmes avec vos mains, mieux vaut vous concentrer sur vos pieds. Certaines personnes aiment beaucoup qu'on leur touche les pieds (de toute évidence, j'en fais partie !), alors que d'autres peuvent être chatouilleuses ou mal à l'aise de les montrer. Dans ce cas, la réflexologie de la main est préférable.

Que vous décidiez de travailler les mains, les pieds ou les deux, vos traitements seront tout aussi efficaces.

▼ **Avec des traitements de réflexologie, vos articulations seront plus souples et plus mobiles.**

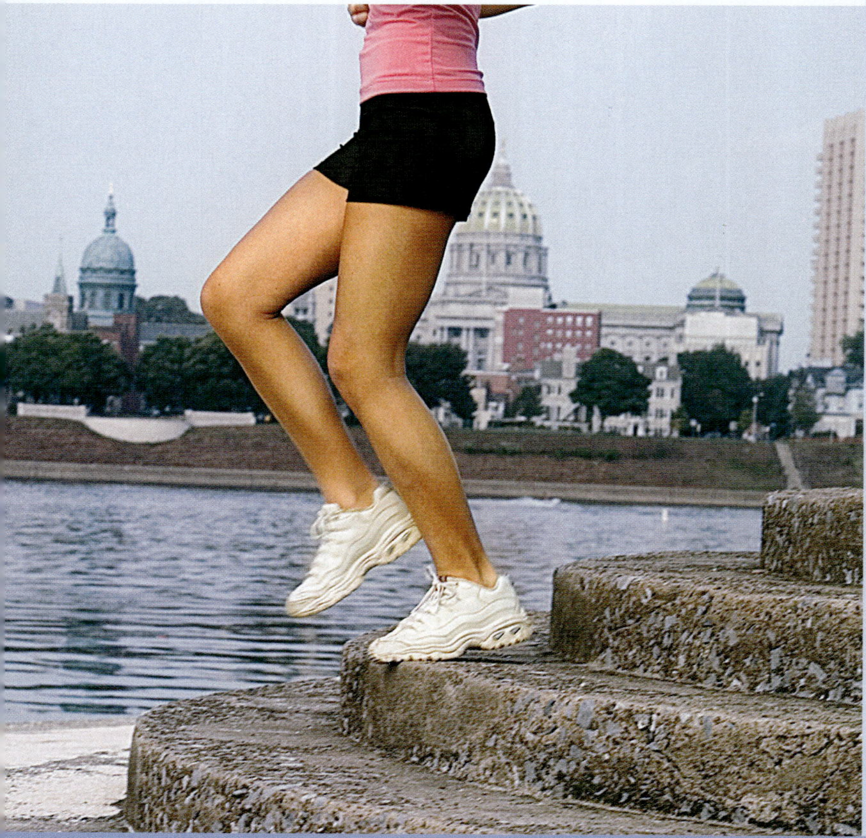

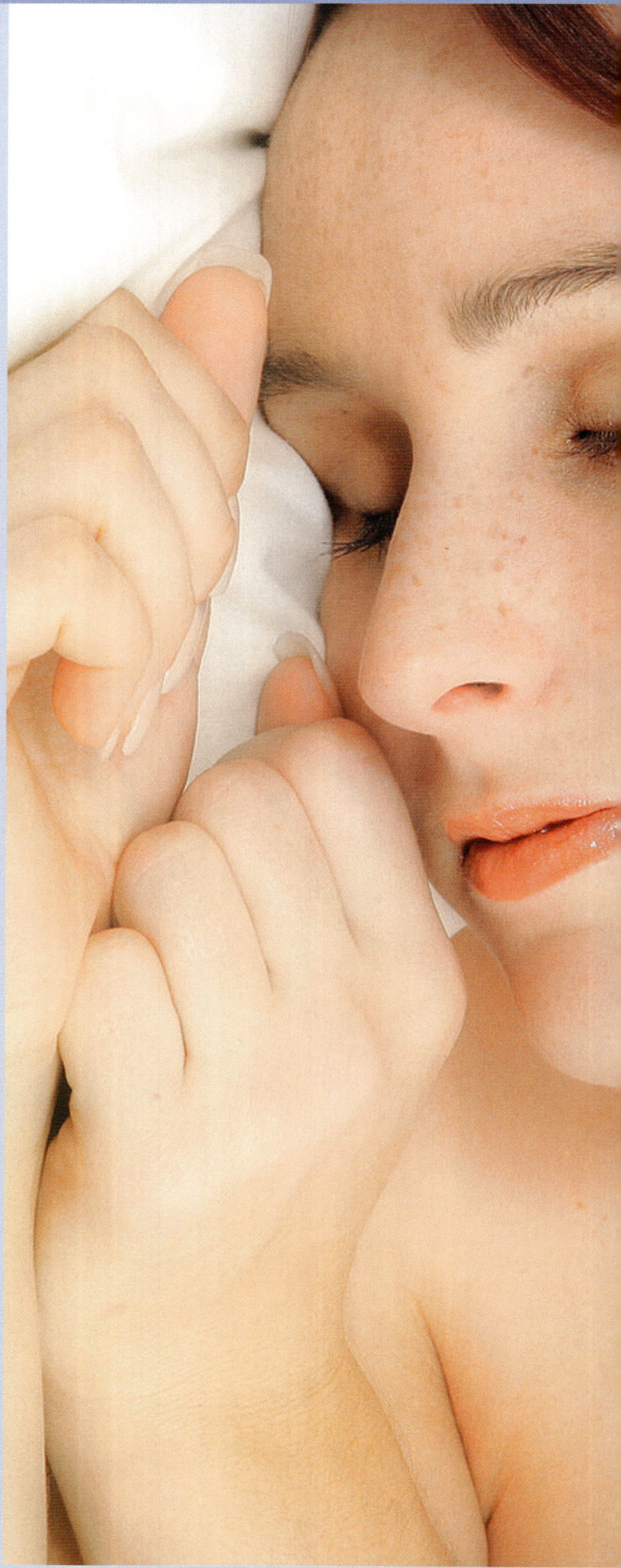

▲ **Après une séance de réflexologie, vous profiterez d'un sommeil profond et relaxant.**

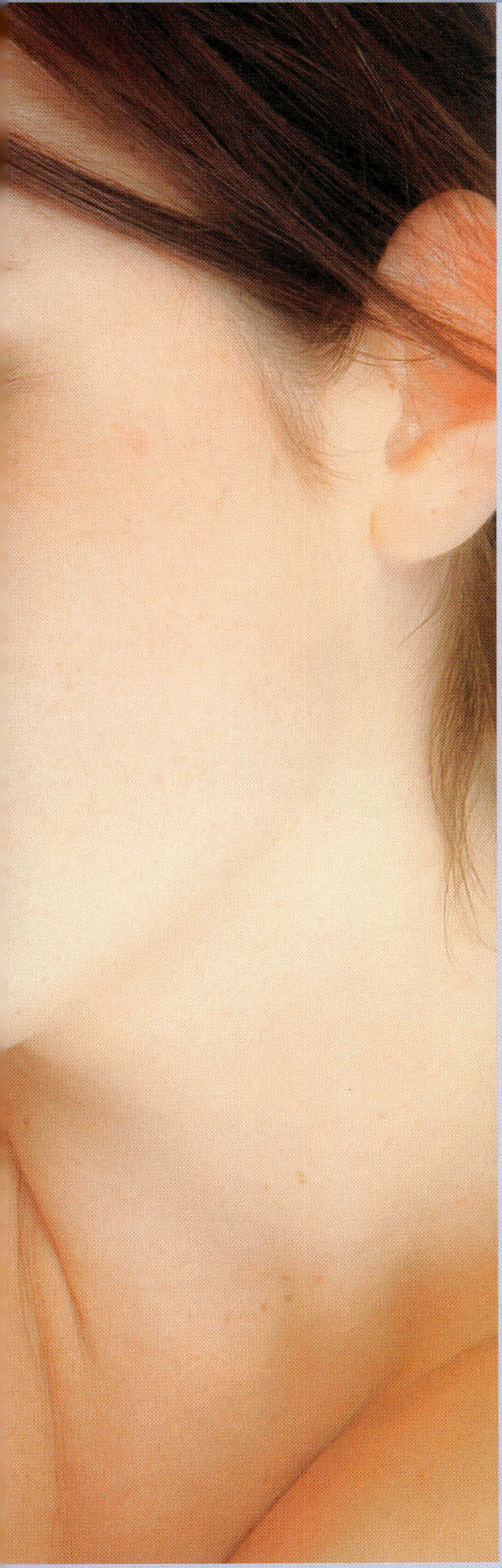

Les bienfaits de la réflexologie

Ils sont nombreux et variés. Il est impossible d'énumérer tous les bienfaits que procure cette thérapie. Elle est très efficace comme traitement corporel, psychologique et spirituel et elle améliore la qualité de vie. Tout le monde peut profiter des bienfaits de cet art de guérison ancien.

Les bienfaits physiques

La réflexologie vous permet d'éprouver les bienfaits physiques suivants.

- La réflexologie améliore la circulation sanguine dans chaque région du corps. Le sang transporte l'oxygène et les éléments nutritifs essentiels à toutes les cellules du corps.
- La réflexologie équilibre la pression artérielle et réduit la pression exercée sur le cœur.
- La réflexologie nettoie le corps des impuretés et favorise l'élimination des déchets nocifs.
- La réflexologie stimule le système immunitaire. En conséquence, les maladies sont plus rares et le rétablissement de l'individu est plus rapide et plus complet. Elle peut soulager le syndrome de fatigue chronique, syndrome de plus en plus courant dans les conditions stressantes de la société actuelle.
- La réflexologie facilite la digestion et l'élimination. Elle maintient le bon fonctionnement du système digestif tout en combattant les malaises comme l'indigestion, la constipation, le syndrome du côlon irritable, les allergies alimentaires et les flatulences.
- La réflexologie soulage les douleurs. Elle atténue les problèmes musculaires, y compris les problèmes musculaires chroniques, et ce, dans toutes les régions du corps.
- La réflexologie améliore la mobilité des articulations. Le dos, les genoux, le cou, les hanches, les épaules, les poignets, les mains, les chevilles et les pieds raides et douloureux deviennent plus souples et plus mobiles après un traitement.
- La réflexologie soulage les problèmes liés aux organes génito-urinaires. Elle peut traiter les problèmes menstruels comme le syndrome prémenstruel (SPM), les règles douloureuses, inexistantes, abondantes ou irrégulières, l'endométriose, le syndrome de Stein-Leventhal (ovaires polykystiques) et la ménopause. Les personnes qui éprouvent des problèmes de fertilité, d'infertilité mâle ou femelle et de perte de libido répondent bien au traitement.
- La réflexologie soulage les problèmes urinaires comme la cystite.
- La réflexologie neutralise la rétention d'eau.
- La réflexologie favorise le sommeil profond et enraye l'insomnie.
- La réflexologie élimine le mucus et le catarrhe et restaure la respiration profonde. Elle atténue tous les problèmes respiratoires y compris l'asthme, les infections pulmonaires, la toux et les rhumes, les problèmes d'oreille, de nez et de gorge.
- La réflexologie soulage des problèmes de peau comme l'acné, l'eczéma, le psoriasis et les éruptions cutanées; elle diminue les démangeaisons, l'irritation et les réactions allergiques. À la suite d'un traitement, la texture de la peau s'améliorera de beaucoup.
- La réflexologie ralentit la progression des maladies dégénératives comme la maladie de Parkinson et la sclérose en plaques.
- La réflexologie est un traitement essentiel pour des maladies terminales comme le cancer. Les résidences de personnes âgées emploient souvent des réflexologues.

Les bienfaits psychologiques

La réflexologie apporte les bienfaits psychologiques suivants.

- La réflexologie restaure la vivacité d'esprit.
- La réflexologie améliore la capacité d'attention et la concentration.
- La réflexologie améliore et stimule la créativité et la productivité.
- La réflexologie calme l'esprit agité.
- La réflexologie augmente la confiance en soi.
- La réflexologie diminue ou élimine le besoin de substances nocives comme les drogues, le tabac et l'alcool.

▼ **La réflexologie augmente la créativité.**

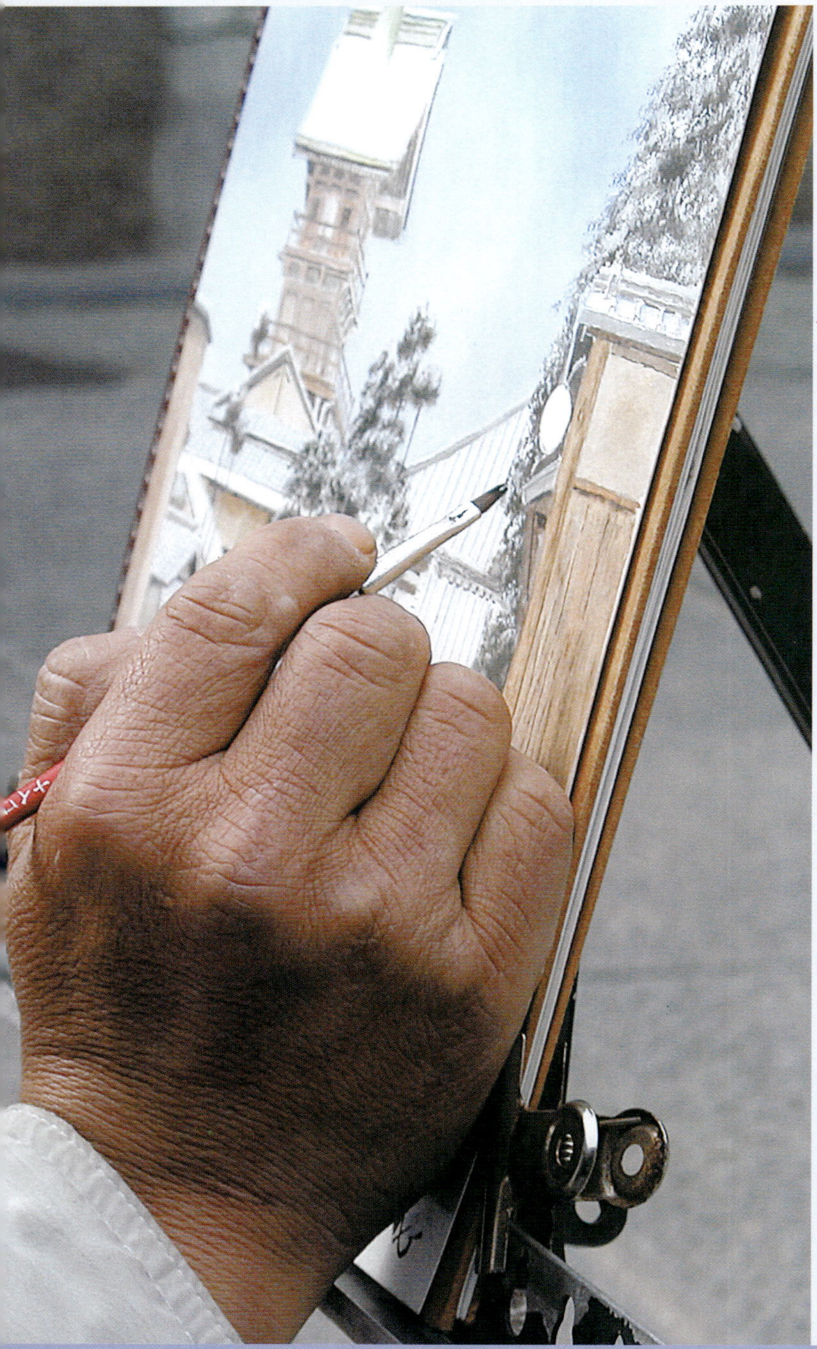

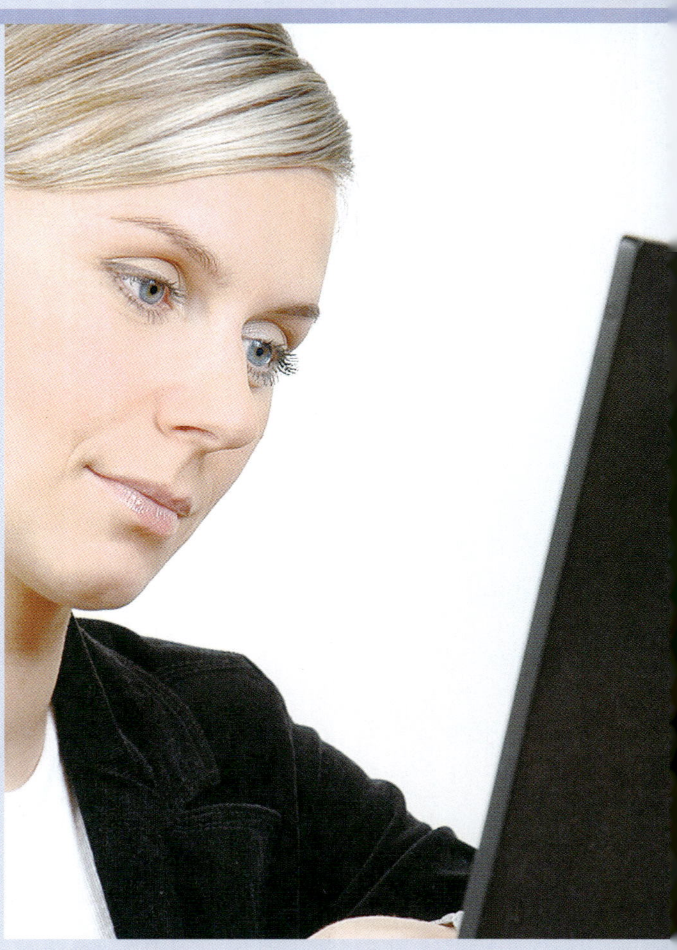

▲ **La réflexologie augmente la concentration.**

Les bienfaits émotionnels

Les bienfaits de la réflexologie sur le plan émotif sont nombreux.

- La réflexologie soulage le stress, en favorisant une profonde détente.
- La réflexologie atténue les perturbations affectives.
- La réflexologie apaise les peurs et l'anxiété.
- La réflexologie libère la mémoire des traumatismes antérieurs et les guérit.
- La réflexologie calme la colère, la frustration, l'impatience et amenuise la tendance à réagir exagérément à des problèmes mineurs.
- La réflexologie suscite le courage et la force en aidant la personne à affronter les situations difficiles et les problèmes.
- La réflexologie met un terme à la dépression.
- La réflexologie renforce les émotions positives comme le bonheur, la joie, l'enthousiasme et la satisfaction à l'égard de la vie.
- La réflexologie aide à résoudre les conflits émotionnels.

La réflexologie favorise le bonheur. ▶

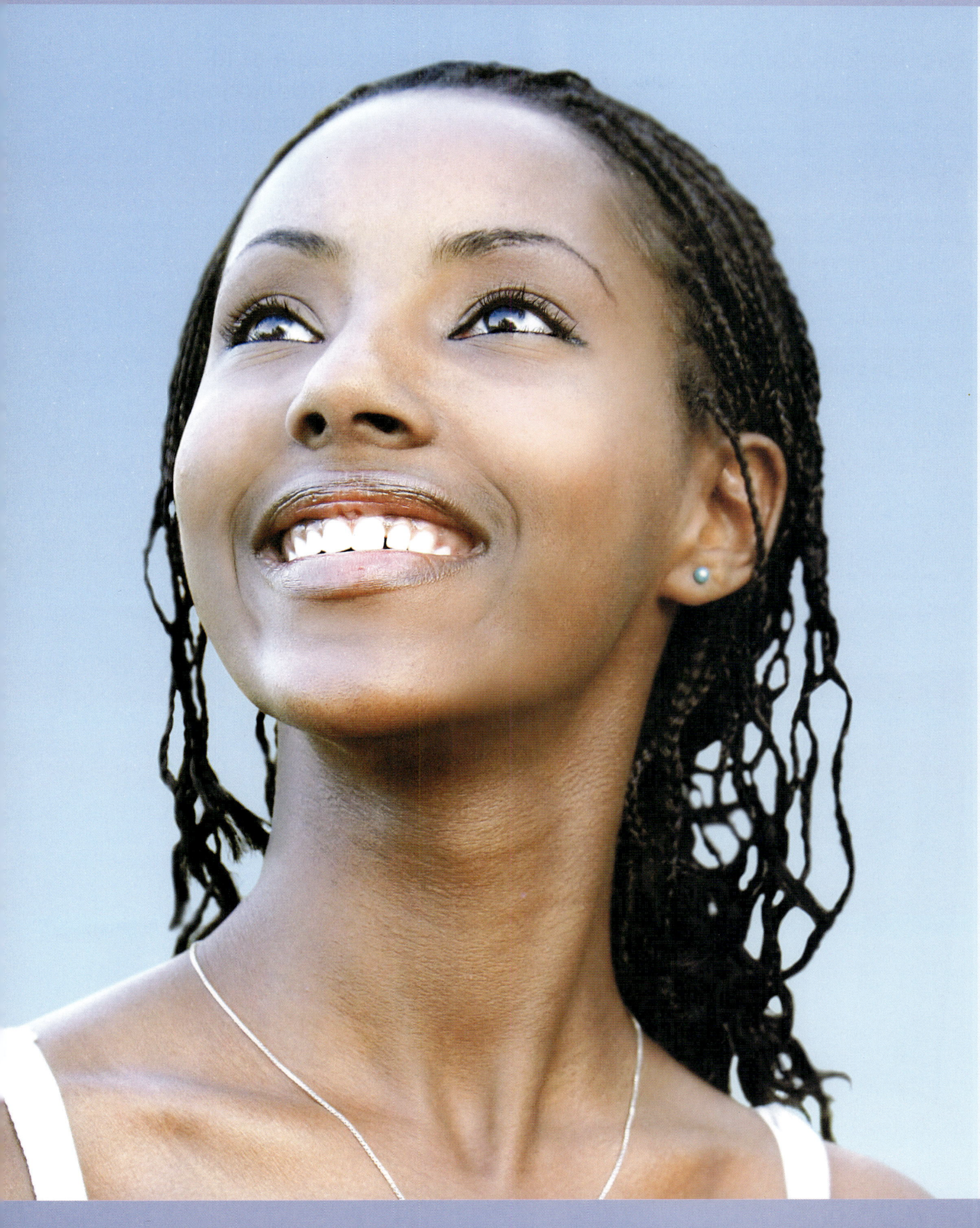

Les bienfaits spirituels

La réflexologie apporte les bienfaits spirituels suivants.

- La réflexologie favorise la croissance et le développement spirituel et aide à écarter les obstacles sur votre chemin.
- La réflexologie vous permet de réaliser votre vérité spirituelle.

Dans l'ensemble, la réflexologie revivifie et harmonise le corps, le cerveau et l'esprit. Elle vous permet de mener une vie plus satisfaisante et plus enrichissante. Intégrez la réflexologie à votre vie et vous sauterez du lit, le matin, en pleine forme !

La réflexologie et la médecine traditionnelle sont-elles compatibles ?

Elles peuvent très bien aller de pair. De fait, la combinaison est idéale et la profession médicale reconnaît maintenant la réflexologie comme un outil puissant. Certains hôpitaux emploient des réflexologues entre autres dans les services de maternité, d'oncologie et de rhumatologie.

Mise en garde

La réflexologie ne remplace pas la médecine traditionnelle. Un réflexologue ne doit jamais diagnostiquer une maladie ou un état pathologique (c'est le privilège exclusif des médecins), promettre la guérison ou donner de faux espoirs.

▼ **Les médecins et les praticiens de médecine douce peuvent travailler ensemble pour favoriser la santé et le bien-être.**

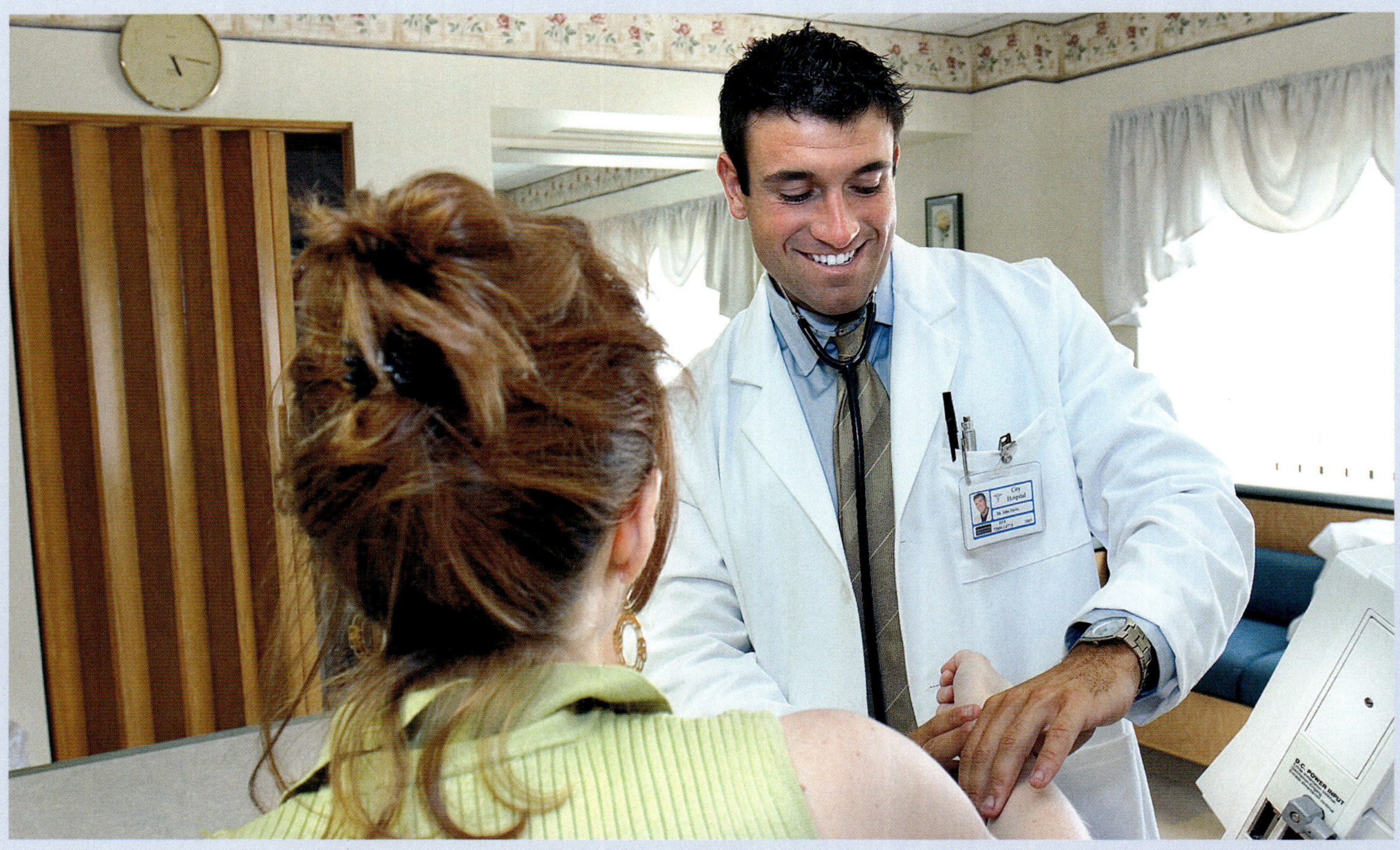

La réflexologie ▶
favorise la
croissance
spirituelle.

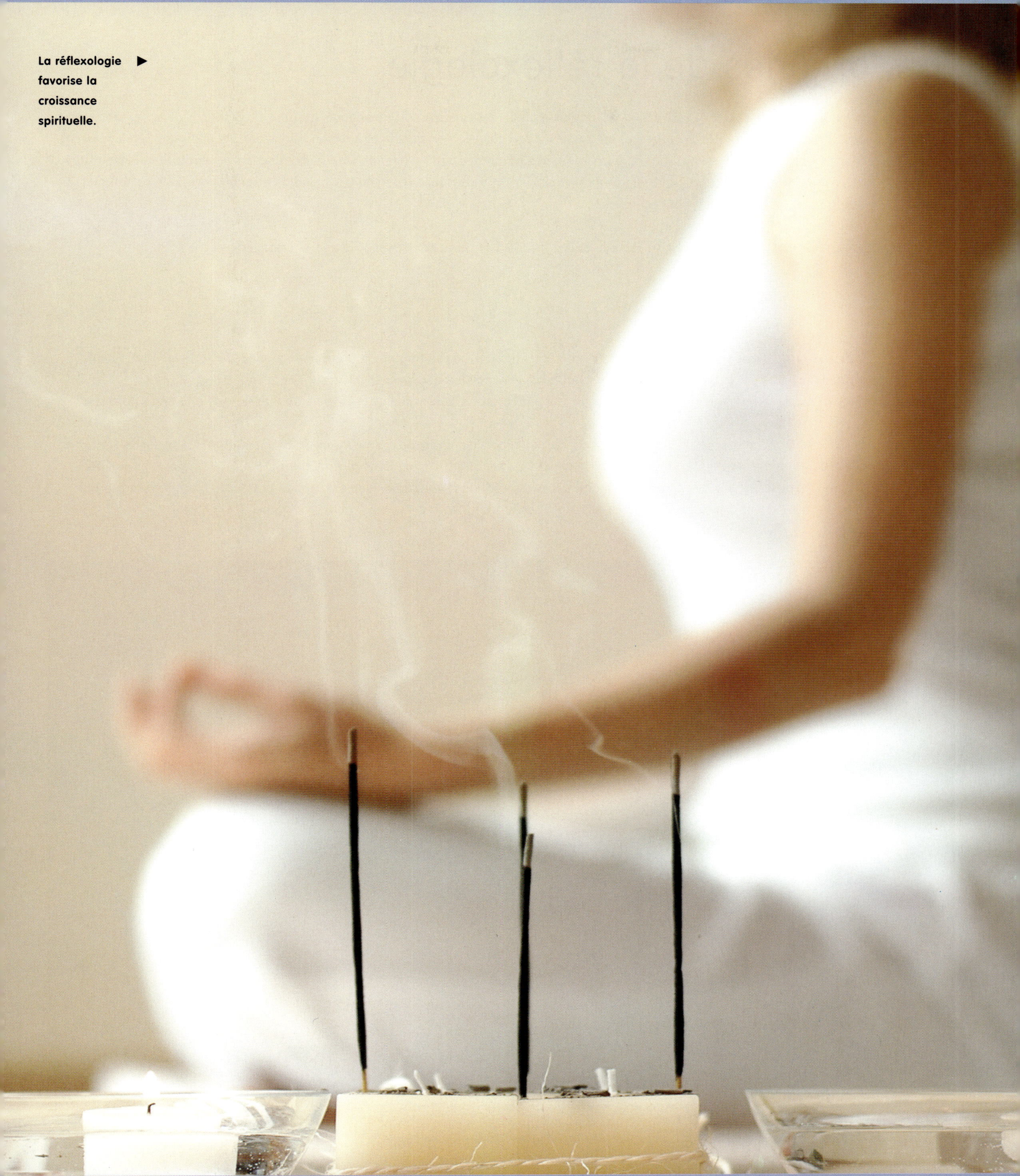

Les origines de la réflexologie

Bien qu'on en ignore l'origine exacte, il est certain qu'il s'agit d'un art très ancien pratiqué depuis des milliers d'années dans de nombreuses cultures et sous différentes formes. Les Égyptiens et les Chinois, en particulier, semblent avoir joué un rôle important dans son développement. Des preuves nous viennent d'Égypte, de Saqqara, dans la sépulture du médecin Ankmahor. On y a découvert une peinture qui remonte à environ 2 330 av. J.-C. et qui illustre un traitement de réflexologie. On y voit quatre personnes : l'une d'entre elles travaille sur un pied et une autre traite une main. Les hiéroglyphes indiquent :

« Faites que ce ne soit pas douloureux. » (patient); « Je dois agir de sorte que tu fasses mon éloge. » (praticien)

Certains croient que la réflexologie était utilisée en Chine il y a cinq mille ans et qu'elle a précédé l'acuponcture, que les Chinois ont développée autour de 2 500 av. J.-C. D'autres supposent que cet art ancien a été inventé par les Incas autour de 12 000 av. J.-C. Les Autochtones utilisent la réflexologie depuis des milliers d'années et ils la pratiquent encore de nos jours sous une certaine forme.

En Europe, en 1582, le Dr Adamus et le D[r] A'tatis, deux éminents médecins de Leipzig, publient, en Allemagne, un ouvrage sur la *Thérapie des zones réflexes*. Des références historiques nous proviennent du sculpteur italien Benvenuto Cellini (1500-1571), qui applique une pression sur ses doigts et ses orteils pour soulager sa douleur, et du président américain James Garfield (1831-1881), utilisant la thérapie des zones réflexes sur lui-même à la suite d'un attentat contre sa vie.

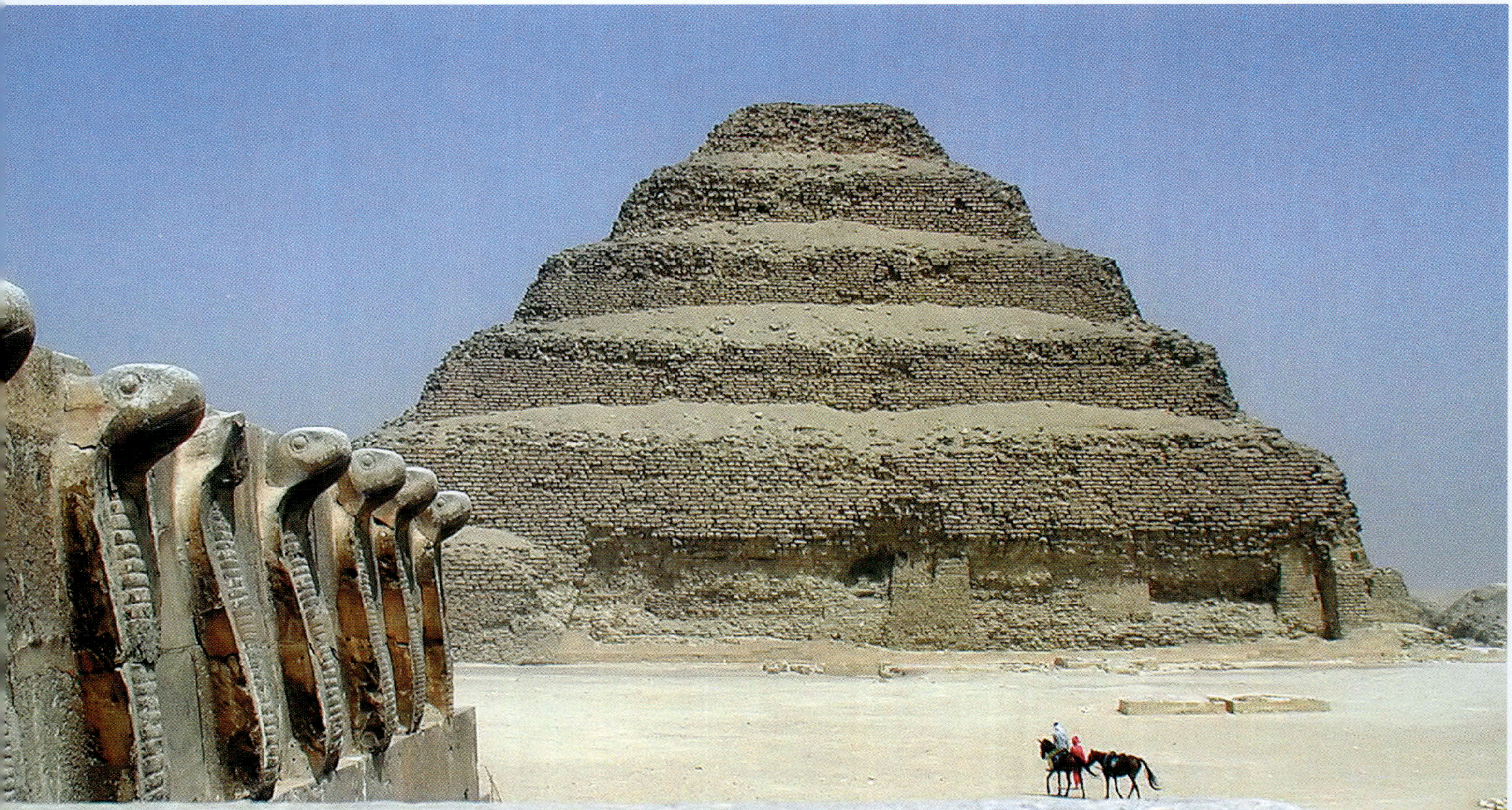

▲ **Un traitement de réflexologie est dépeint sur le mur de la sépulture d'Ankmahor, à Saqqara, en Égypte.**

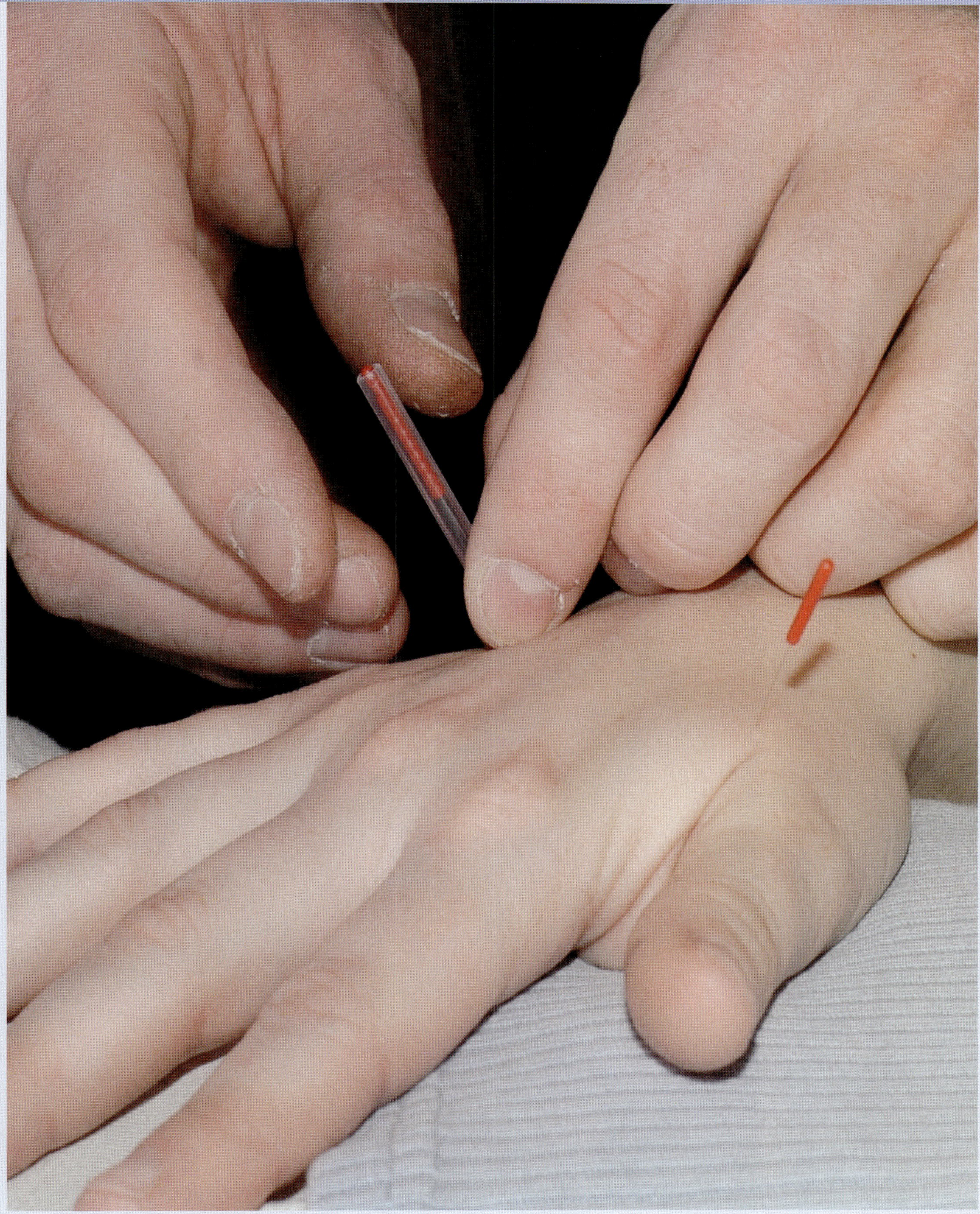

▲ **Certains croient que l'acuponcture tire son origine de la pratique de la réflexologie.**

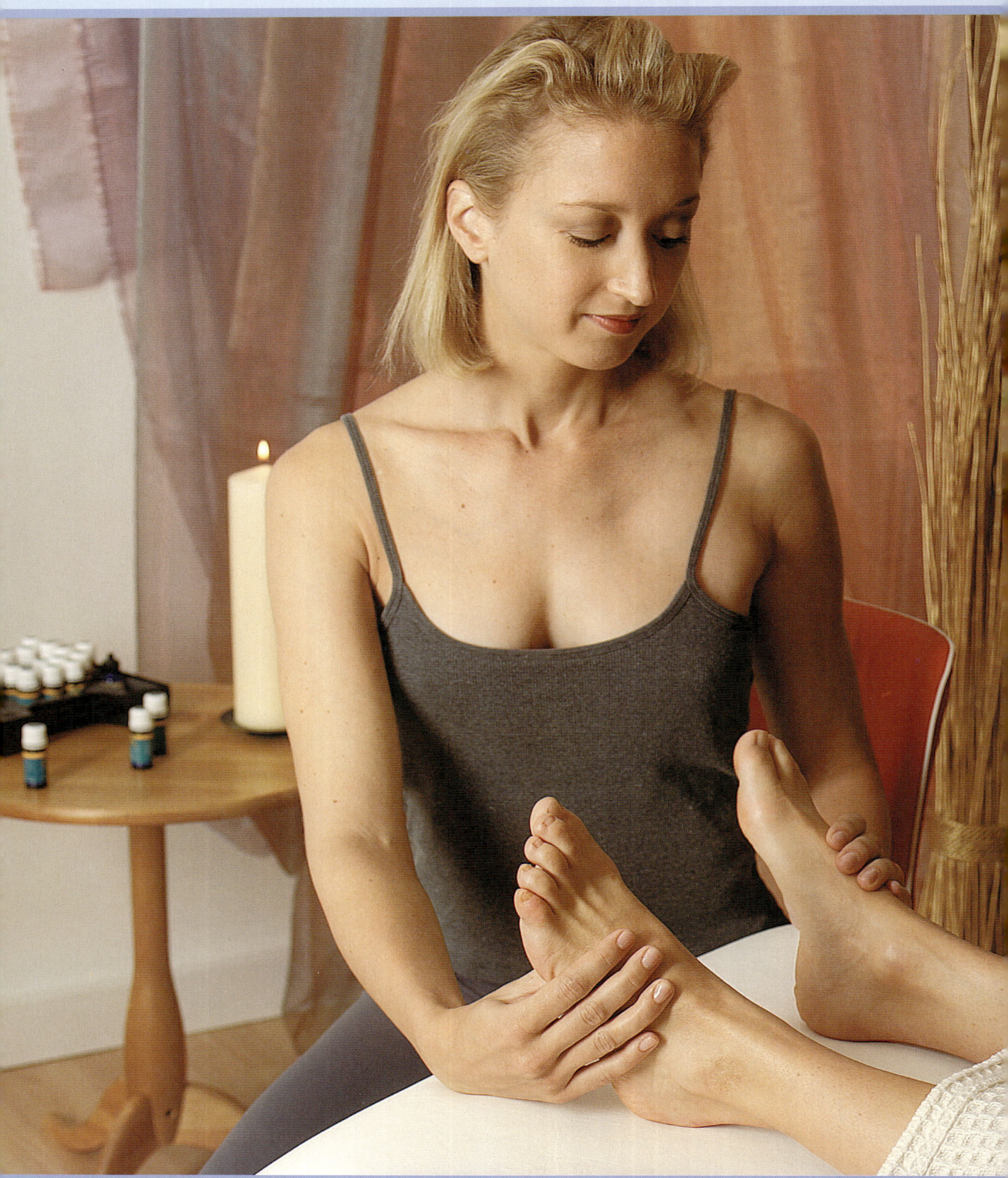

On peut considérer le Dr William Fitzgerald (1872-1942), un médecin américain, comme le père de la réflexologie. Après avoir obtenu son diplôme de la University of Vermont, en 1895, il a exercé au Boston City Hospital, au Central London Ear, Nose and Throat Hospital en Angleterre et dans un hôpital d'oto-rhino-laryngologie à Vienne, en Autriche, avant de devenir le chirurgien principal en oto-rhino-laryngologie au St. Francis Hospital à Hartford, au Connecticut. Tout en travaillant, il a élaboré son concept de « thérapie des zones réflexes » et, en 1917, il a publié un livre avec son collègue, le Dr Edwin Bowers, intitulé *Zone Therapy*. Dans cet ouvrage, il décrit comment il peut soulager la douleur et induire un effet anesthésiant en appliquant une pression sur des zones précises des mains et des pieds, de même que sur d'autres structures du corps.

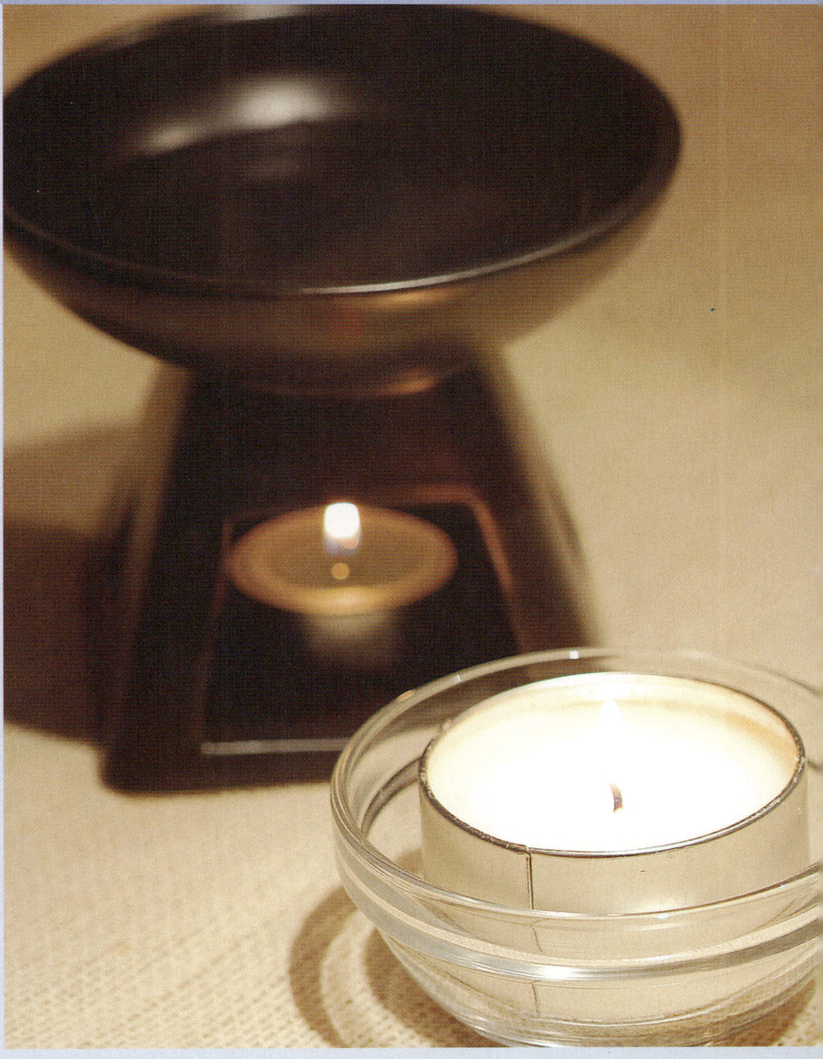

Le Dr Fitzgerald a donné de nombreux cours. L'un de ses collègues, le Dr Joseph Shelby-Riley, a adopté ses théories et quelques années plus tard, il a lui-même publié plusieurs ouvrages sur la thérapie des zones réflexes. L'élève la plus célèbre de ce dernier, Eunice Ingham (1879-1974), reconnue comme la « mère » de la réflexologie, est l'auteure, de deux livres devenus des classiques que j'utilise encore aujourd'hui lorsque je donne des conférences à mon collège : *Stories the Feet Can Tell*, publié en 1938, suivi par *Stories the Feet Have Told*. Eunice Ingham a décrit les points réflexes de tout le corps sur les mains et les pieds et elle a consacré sa vie à l'enseignement et à la pratique de la réflexologie. Cet art ancien a été introduit en Angleterre grâce à l'une de ses étudiantes, Doreen Mayley, au cours des années 1960.

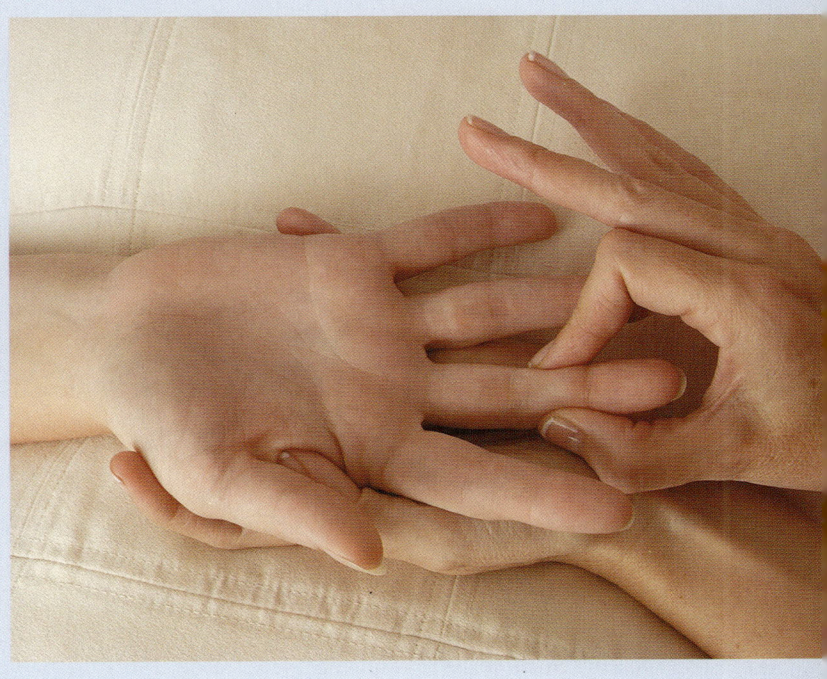

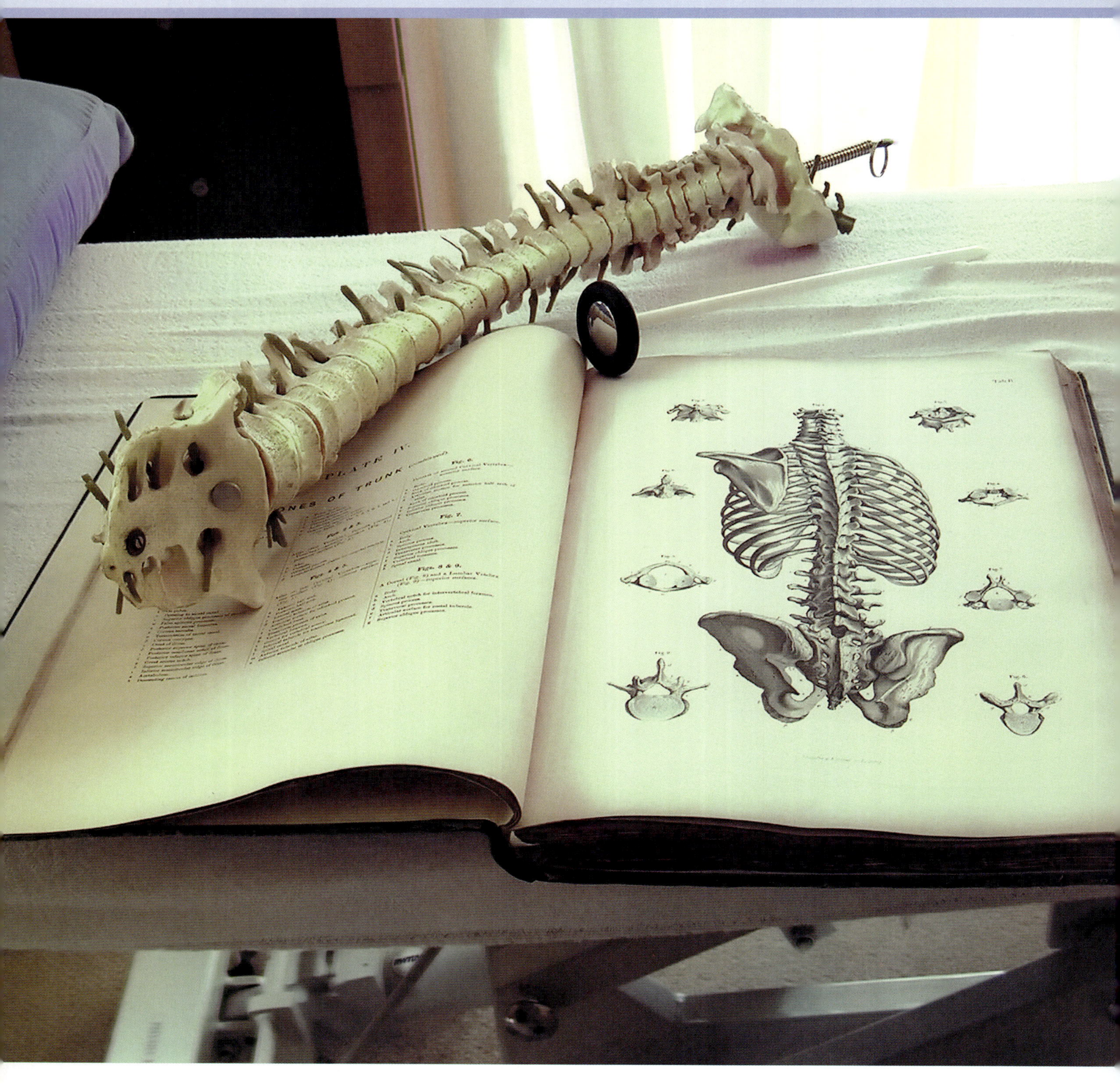

▲ **Les ostéopathes et de nombreux autres praticiens de médecine douce intègrent la réflexologie à leur pratique.**

La réflexologie connaît une croissance rapide et compte plusieurs milliers de praticiens partout dans le monde. Au cours de ma carrière, j'ai pratiqué plus de cinquante mille traitements et j'en pratiquerai de nombreux autres ! Je suis très heureuse de la renommée croissante de cet art au sein de la profession médicale. Les réflexologues se trouvent aujourd'hui dans un grand nombre de départements hospitaliers et de plus en plus, de nombreux médecins, infirmières, ostéopathes, physiothérapeutes, chiropraticiens, podologistes, acuponcteurs et homéopathes intègrent la réflexologie à leur travail.

Les principes de base de la réflexologie

Selon la réflexologie, le corps est divisé en zones longitudinales (verticales) et transversales (horizontales), ce qui permet de localiser les différents réflexes avec précision.

Les dix zones longitudinales

Il existe dix zones d'énergie longitudinales (verticales) invisibles. Elles vont de l'extrémité des orteils au dessus de la tête, puis jusqu'à l'extrémité des doigts et inversement. Si vous tracez une ligne imaginaire au centre du corps, vous obtiendrez cinq zones à droite de cette ligne médiane et cinq à gauche.

- **Zone 1 :** allez de votre gros orteil en remontant le long de votre jambe jusqu'au centre de votre corps et jusqu'à votre tête, puis redescendez jusqu'à votre pouce.
- **Zone 2 :** allez de votre deuxième orteil en remontant jusqu'à votre tête, puis redescendez jusqu'à votre index.
- **Zone 3 :** allez de votre troisième orteil en remontant jusqu'à votre tête, puis redescendez jusqu'à votre majeur.
- **Zone 4 :** allez de votre quatrième orteil en remontant jusqu'à votre tête, puis redescendez jusqu'à votre annulaire.
- **Zone 5 :** allez de votre petit orteil en remontant jusqu'à votre tête, puis redescendez jusqu'à votre auriculaire.

Tous les organes, les glandes et les structures du corps sont situés dans l'une ou dans plusieurs de ces zones. Tous les points à l'intérieur d'une zone sont reliés entre eux. Ainsi, si un point réflexe est travaillé dans la zone 1, tous les points réflexes de cette zone seront traités.

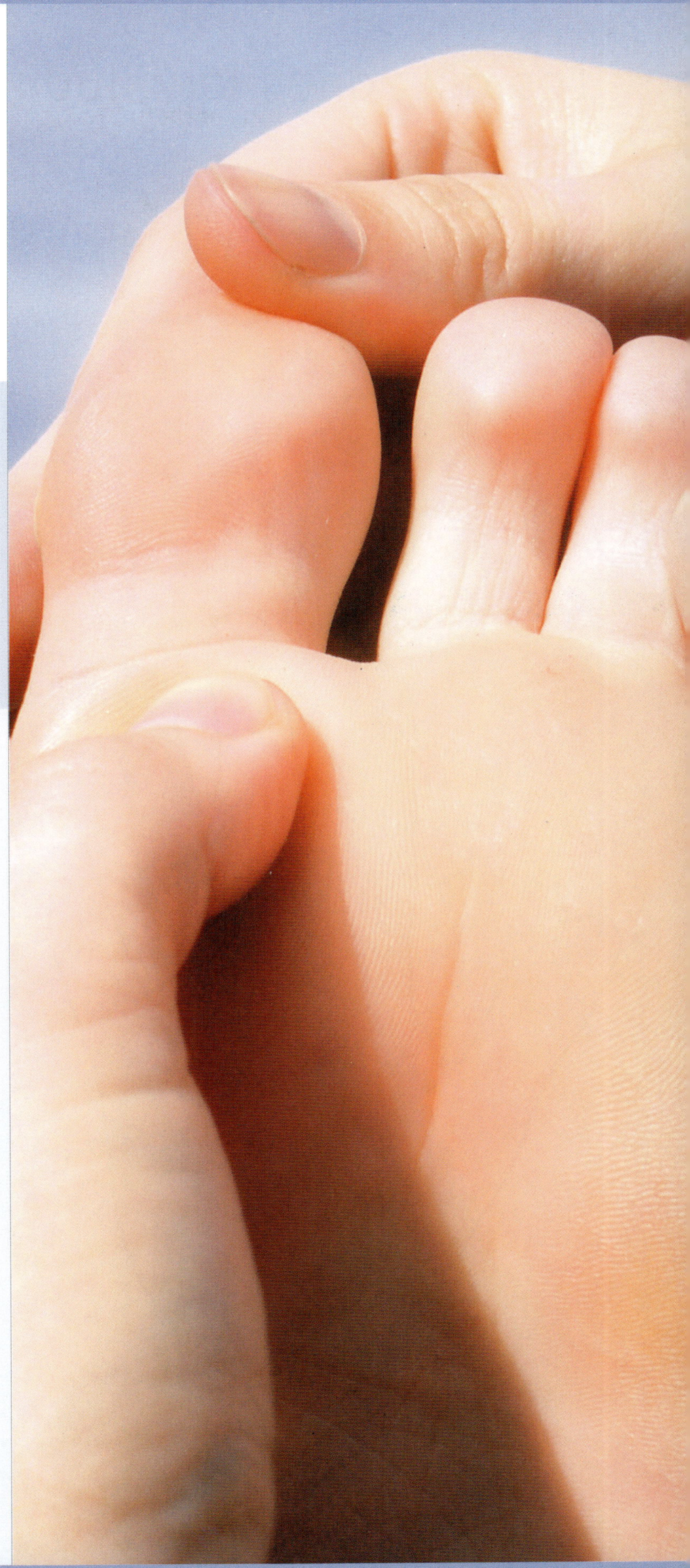

Les dix zones longitudinales des mains

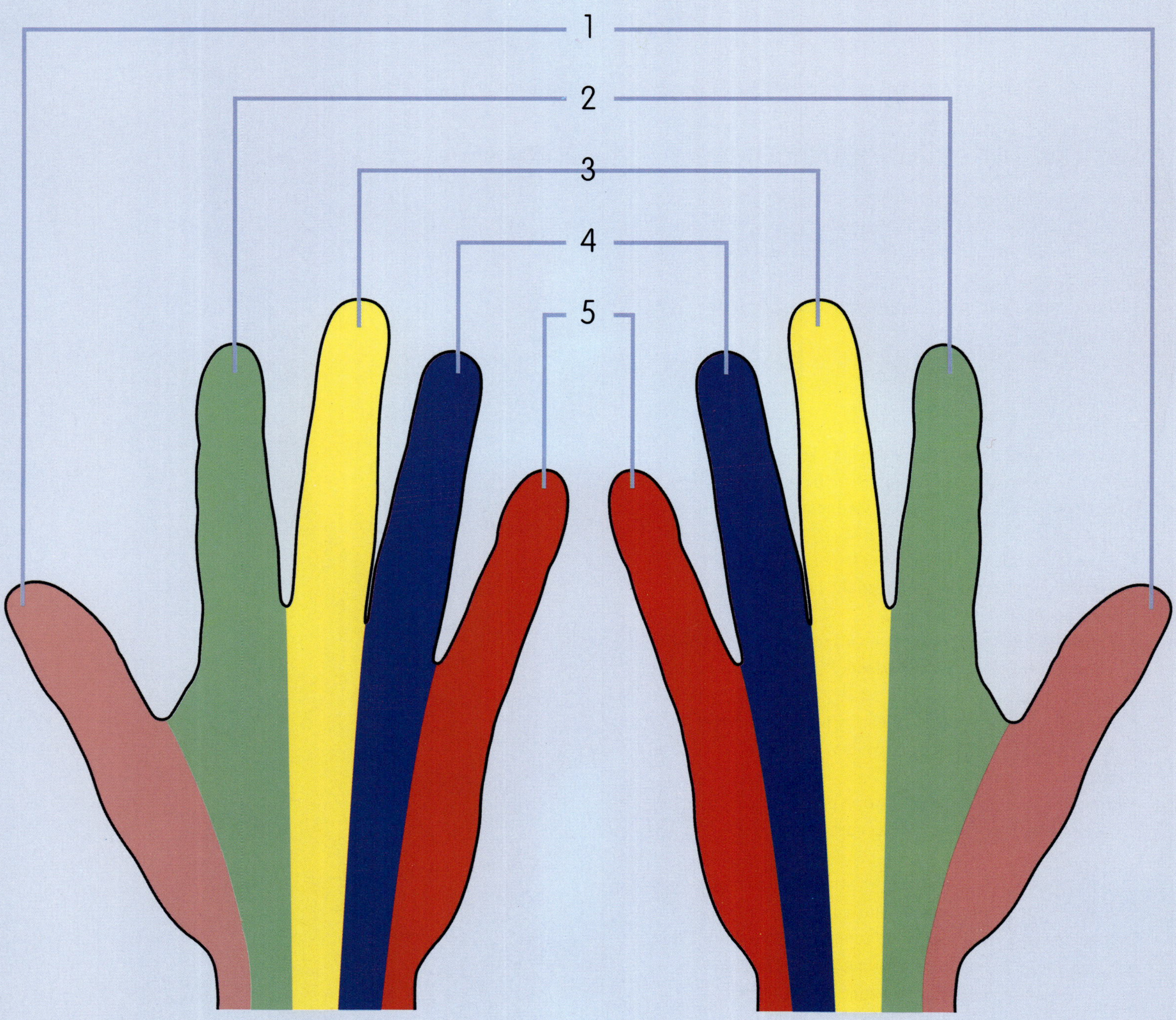

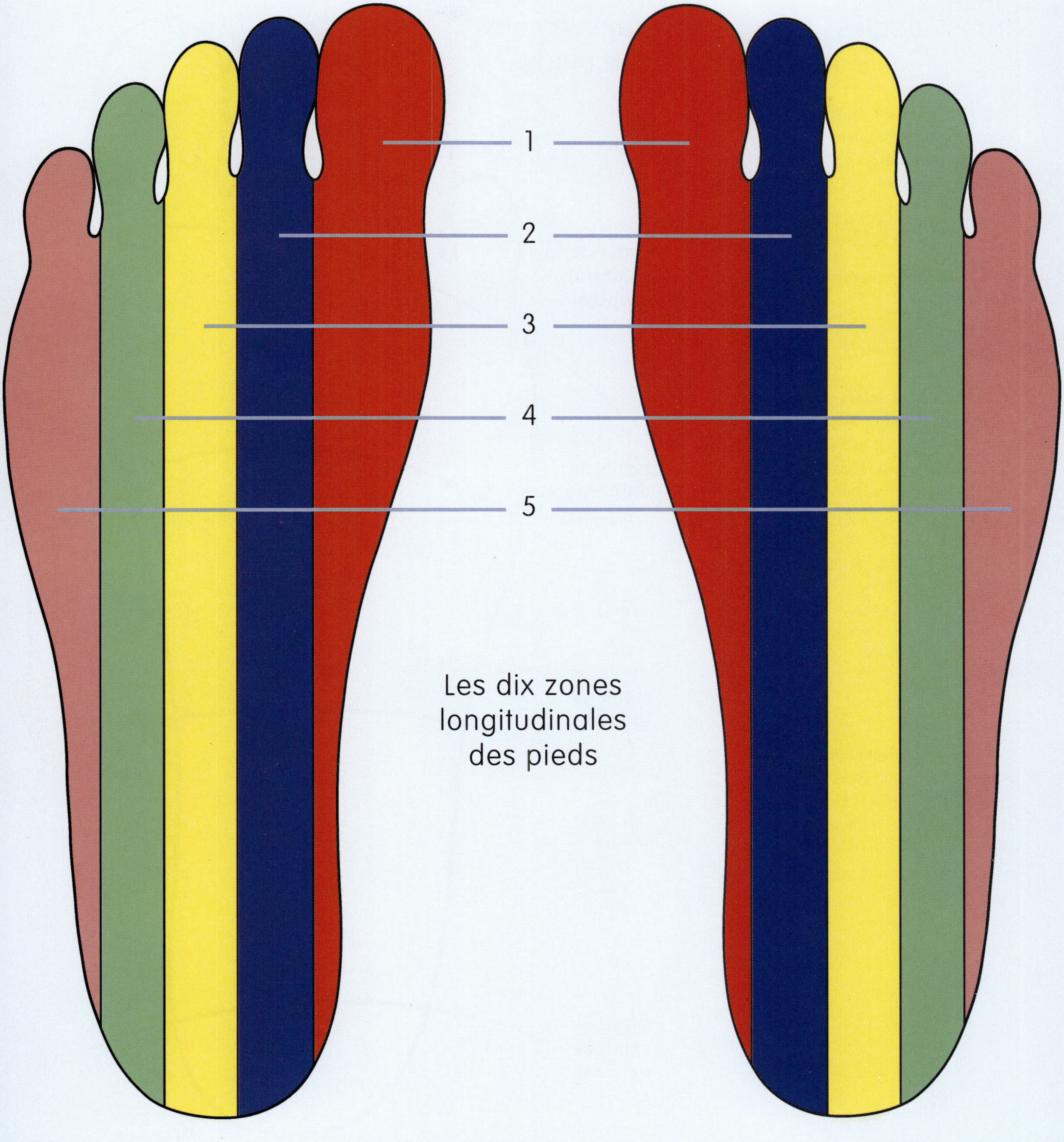

Les dix zones longitudinales des pieds

Les zones transversales

Vous pouvez cartographier les mains et les pieds avec une meilleure précision en traçant des lignes transversales (horizontales) imaginaires en travers des mains ou des pieds.

Les zones transversales des pieds

Tout d'abord, prenons les lignes transversales des pieds.

1. La ligne de la ceinture scapulaire : elle est située juste au-dessous de la base des orteils. Sur le plan anatomique, la ligne de la ceinture scapulaire se situe là où les orteils (phalanges) s'articulent aux os du pied (métatarses). Les réflexes de toutes les régions situées au-dessus de cette ligne, comme ceux de la tête et du cerveau, du cou, du visage, des sinus, des oreilles, des yeux et des dents sont situés ici.

2. La ligne du diaphragme : elle est située au-dessous de la partie antérieure de la plante du pied. Les réflexes du thorax, comme ceux des poumons et du cœur, se trouvent entre la ligne de la ceinture scapulaire et la ligne du diaphragme.

Les quatre zones transversales des pieds

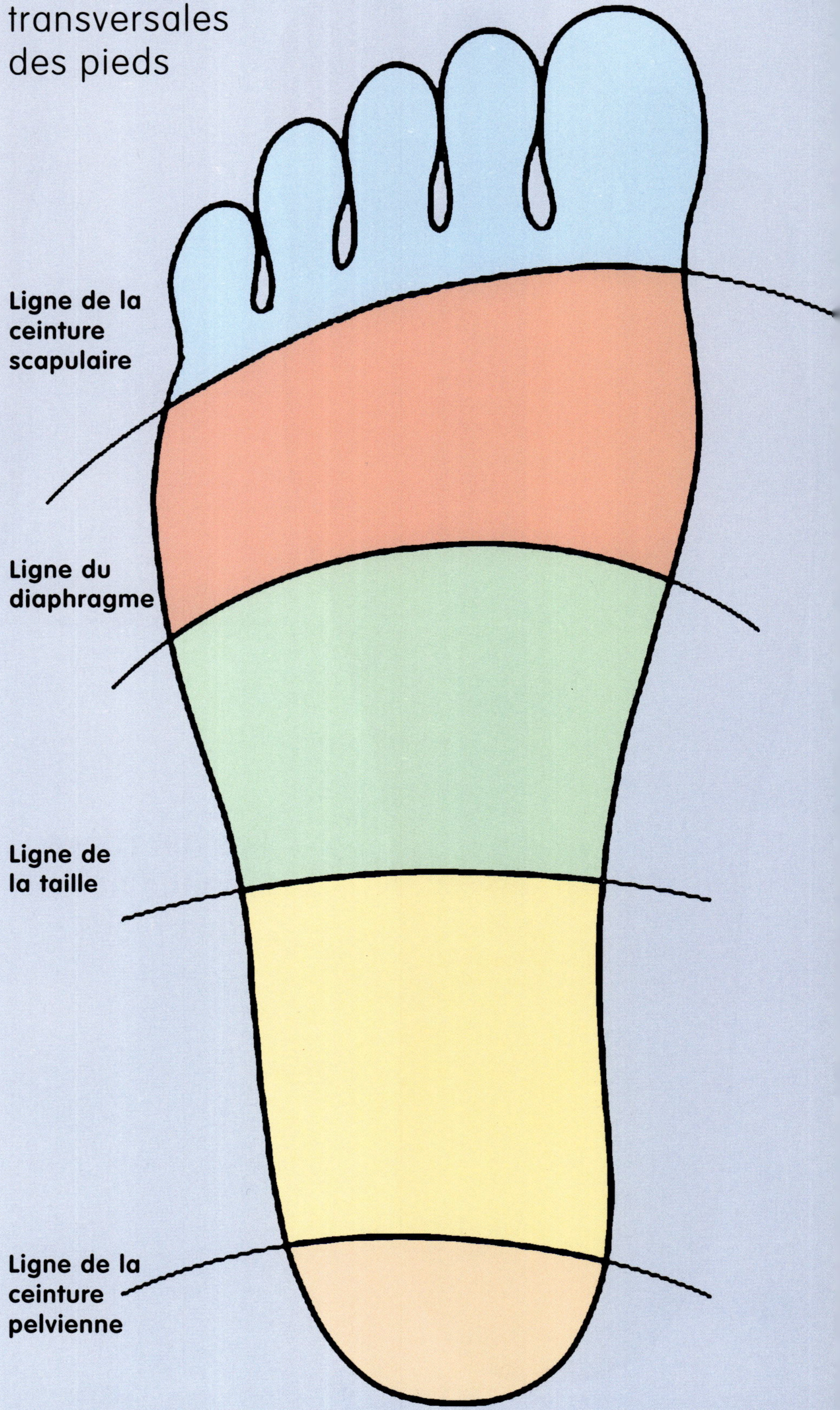

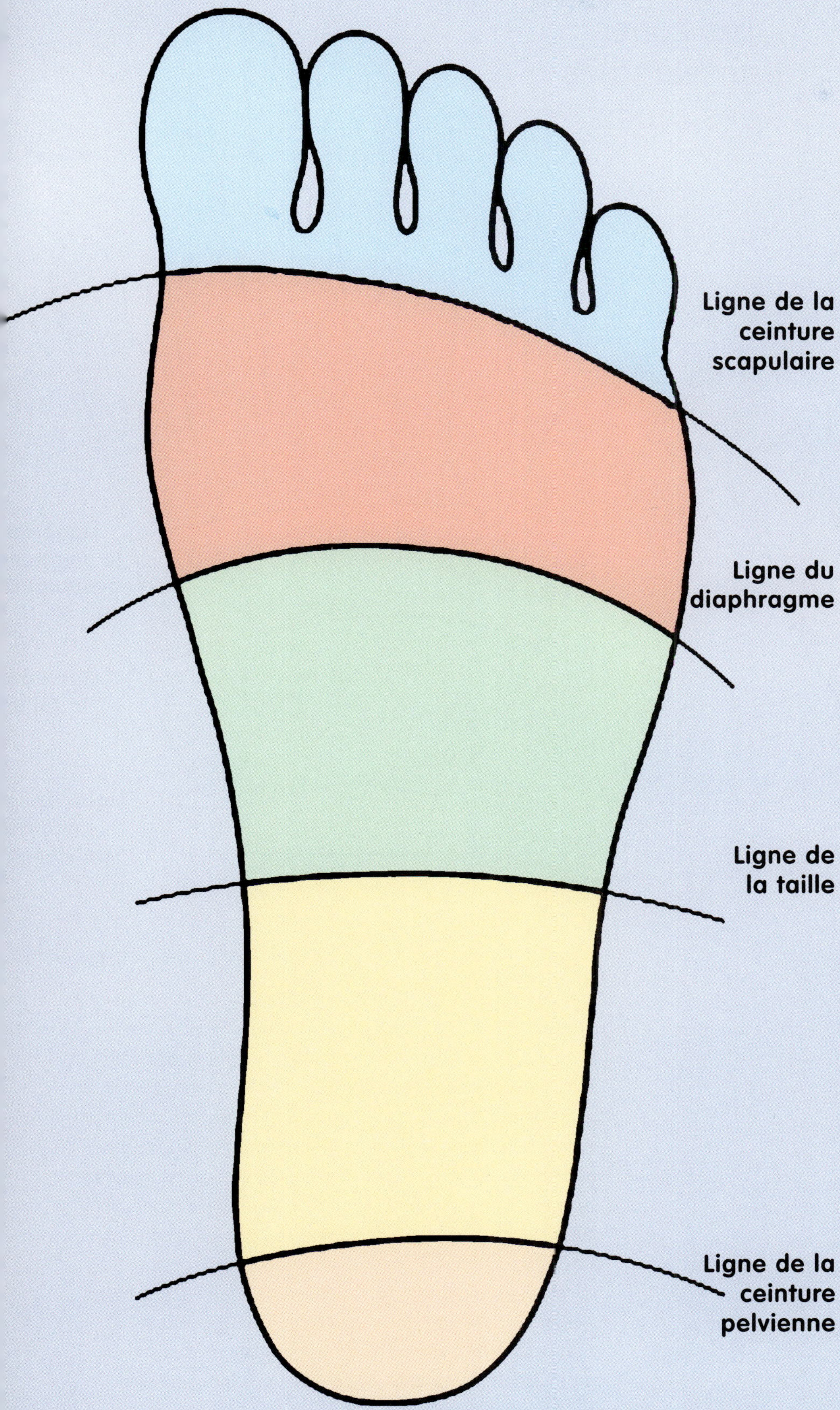

3. La ligne de la taille :
elle est située approximativement au milieu du pied. Sur le plan anatomique, la ligne de la taille se situe là où les os du pied (métatarses) s'articulent aux os du talon. La saillie du côté extérieur de votre pied est le cinquième métatarse. Les réflexes des organes de la partie supérieure de l'abdomen, comme ceux du foie, de la vésicule biliaire, de l'estomac, du pancréas et de la rate, se trouvent entre la ligne du diaphragme et la ligne de la taille.

4. La ligne de la ceinture pelvienne :
placez l'un de vos index sur l'os du talon extérieur et l'autre sur l'os intérieur et imaginez une ligne entre les deux; c'est la ligne de la ceinture pelvienne. Les réflexes des organes de la partie inférieure de l'abdomen, comme ceux des intestins, se trouvent entre la ligne de la taille et la ligne de la ceinture pelvienne.

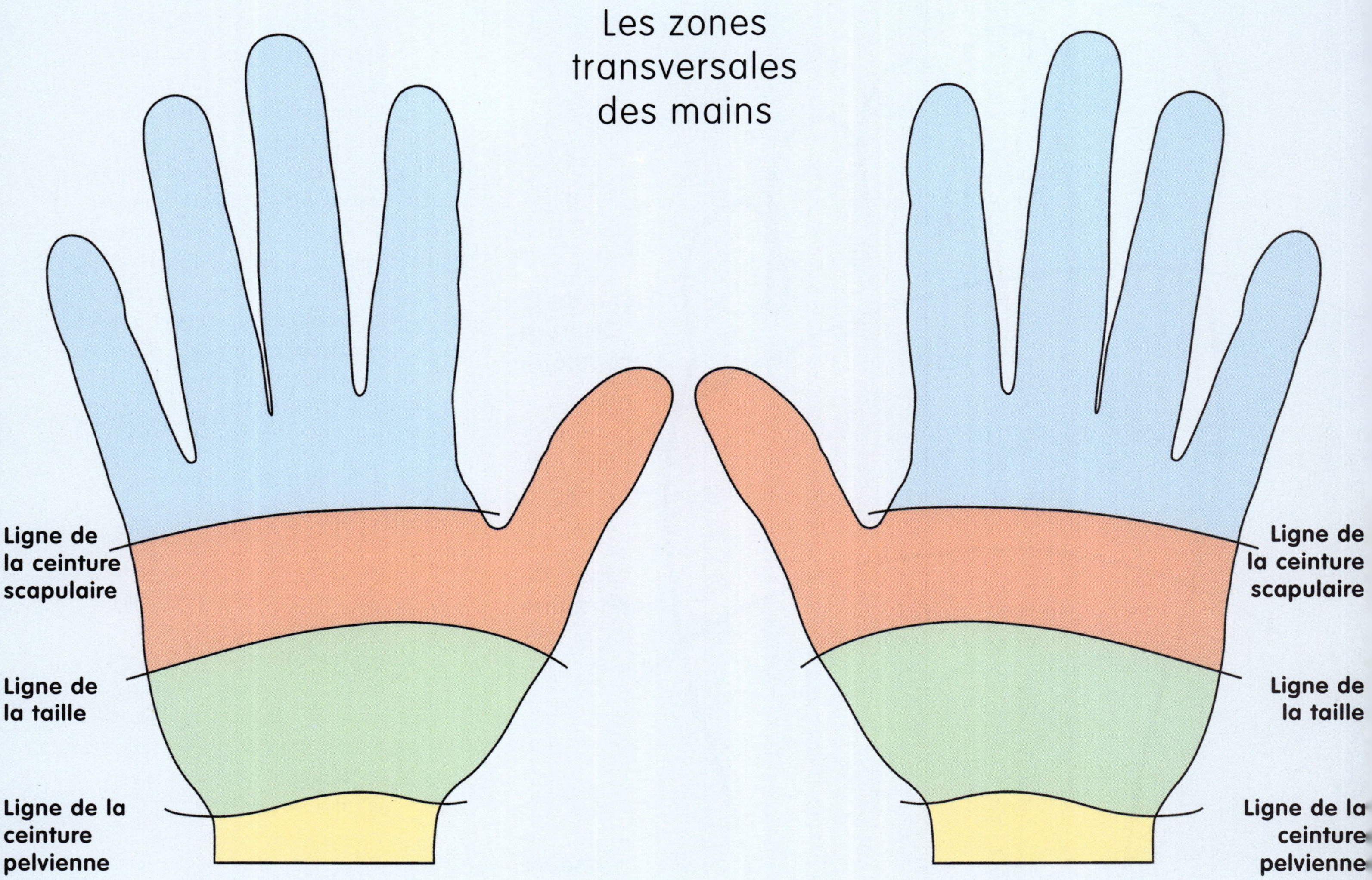

Les zones transversales des mains

Explorons maintenant les lignes transversales de la main.

1. **La ligne de la ceinture scapulaire :**
   elle est située juste sous la pulpe des doigts, à environ 2,5 cm (1 po) sous la jonction de l'index et de la main. Les réflexes comme ceux de la tête et du cerveau, du cou, de la gorge, du visage, des sinus, des oreilles et des dents se trouvent ici.

2. **La ligne de la taille :**
   cette ligne part de l'endroit où le bas du pouce s'attache à la main et la traverse d'un côté à l'autre.

3. **La ligne de la ceinture pelvienne :**
   la ligne de la ceinture pelvienne encercle le poignet.

Comme les mains et les pieds reflètent le corps, on trouve les réflexes de tout organe ou de toute structure qui se trouve du côté droit du corps dans la main droite ou le pied droit. Le côté gauche du corps se reflète dans la main gauche et le pied gauche. Les réflexes des structures et des organes pairs comme les poumons, les reins et les genoux se trouvent dans les deux mains et les deux pieds. Lorsqu'il n'y a qu'un organe comme le foie ou la vésicule biliaire, son réflexe se trouvera habituellement dans une seule main ou un seul pied et dans ces cas, du côté droit. Lorsqu'une structure est centrale et qu'elle se trouve sur la ligne médiane du corps (par exemple, la colonne vertébrale ou la vessie), son réflexe peut se trouver dans les deux mains et les deux pieds. Il existe toutefois une exception à cette règle que l'on verra dans les séquences étape par étape.

Contre-indications et mises en garde

La réflexologie est une thérapie très douce, mais dans un petit nombre de cas, les traitements ne sont pas recommandés ou il faut prendre des précautions supplémentaires. Si vous avez des doutes, obtenez la permission d'un médecin avant de donner les traitements ou demandez conseil à un réflexologue.

▼ **Si une femme présente un risque de fausse couche, la réflexologie n'est pas recommandée.**

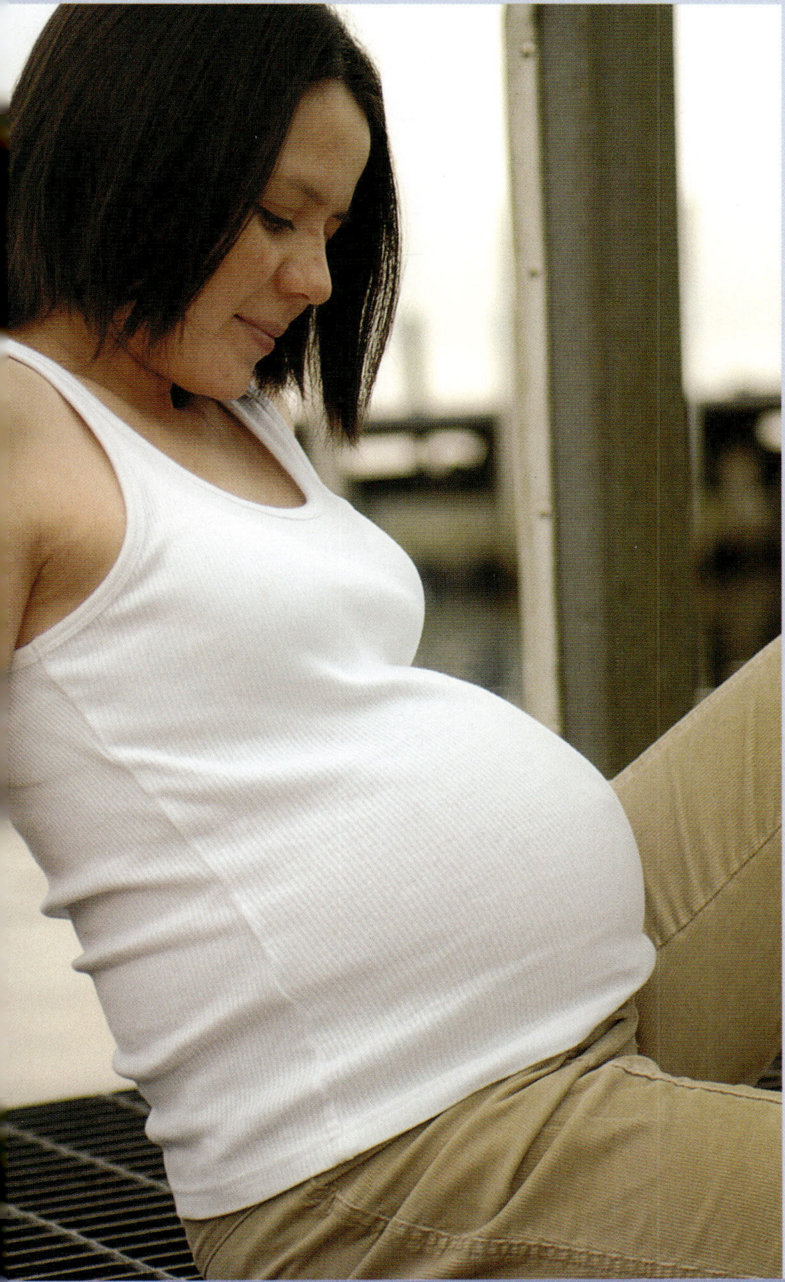

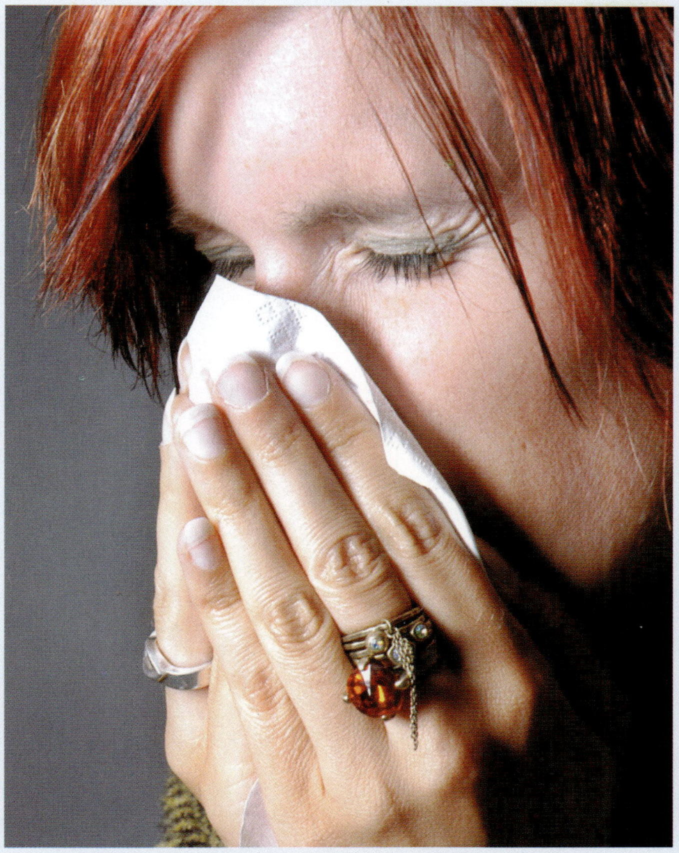

▲ **La réflexologie n'est pas recommandée non plus dans le cas de maladie contagieuse comme la grippe.**

Ne donnez pas de traitement de réflexologie

Si la personne reçoit un traitement médical pour un problème de santé grave. Vérifiez d'abord auprès d'un médecin si le traitement de réflexologie est souhaitable avant d'appliquer la thérapie. Ne donnez pas de traitement de réflexologie dans les circonstances suivantes :

- si le patient souffre d'une affection cutanée contagieuse comme la gale, la teigne, l'impétigo ou la varicelle (vous ne désirez pas propager l'infection ni vous infecter vous-même);
- si le patient souffre de fièvre (le corps combat déjà des toxines et le traitement pourrait en libérer davantage);
- si le patient souffre d'une thrombose veineuse profonde (vous pourriez déloger le caillot);
- immédiatement après une chirurgie (il y a risque de thrombose);
- si le patient est sous l'emprise de drogues ou de l'alcool;
- pendant la grossesse et si la patiente a des antécédents de fausse couche.

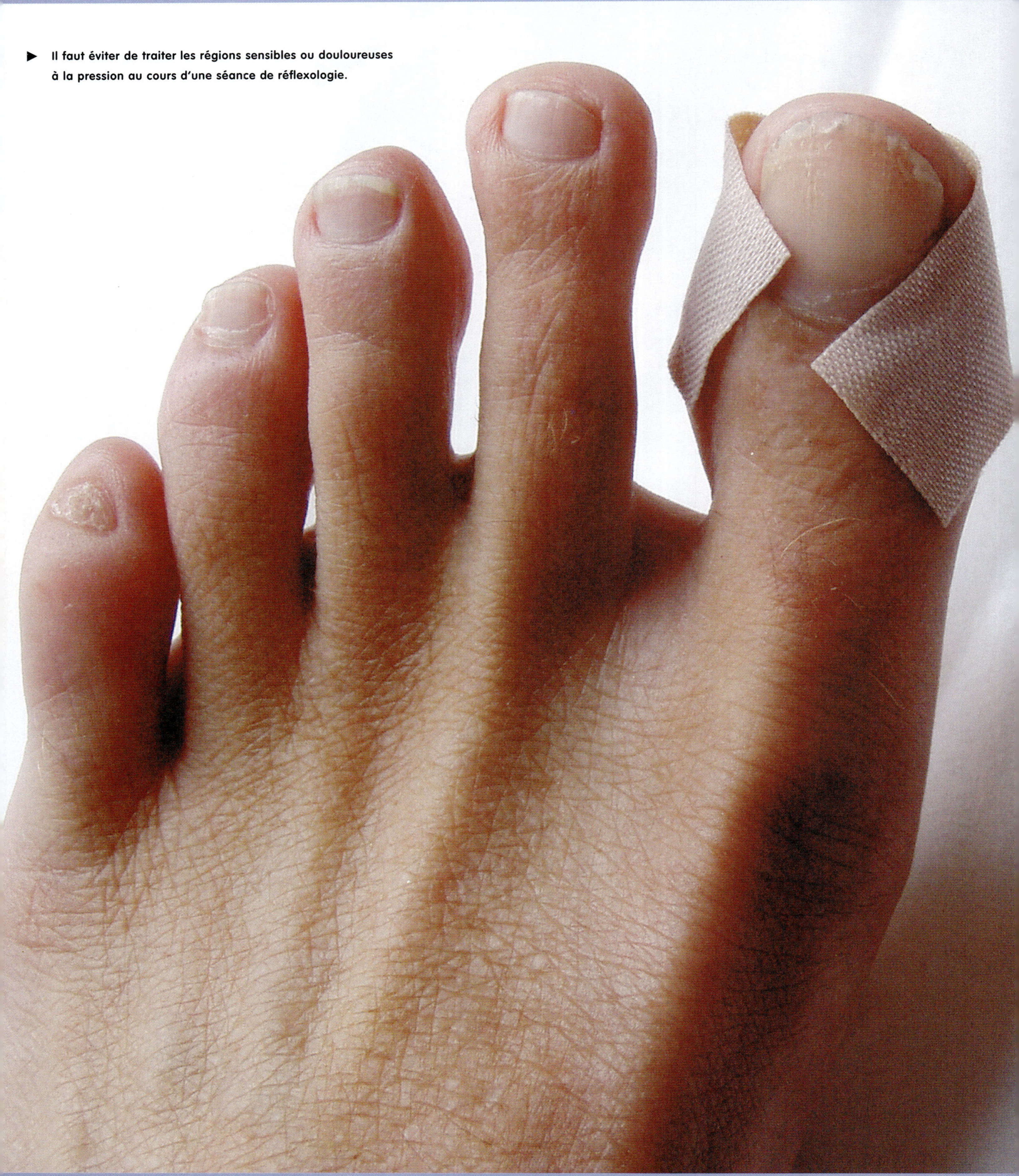

▶ Il faut éviter de traiter les régions sensibles ou douloureuses à la pression au cours d'une séance de réflexologie.

Faites preuve de prudence

En donnant un traitement de réflexothérapie, faites preuve de prudence dans les circonstances suivantes :

- en présence d'une personne ayant une main ou un pied blessé;
- si la personne a des coupures, des ecchymoses, des cicatrices récentes, des varices ou une autre partie de son corps qui est douloureuse au toucher;
- en présence d'ecchymose, de callosité ou de cor douloureux (exercez une pression plus légère);
- sur toute verrue (elle doit être protégée par un pansement adhésif et l'on doit éviter de la toucher au cours du traitement);
- sur les parties irritées du corps, comme une articulation arthritique inflammée;
- en présence de bouffissure, par exemple, autour des chevilles;
- si le flux menstruel est abondant (exercez une légère pression seulement sur les organes reproducteurs);
- sur l'utérus, si un dispositif intra-utérin (DIU) est en place;
- si le patient souffre d'ostéoporose (exercez une légère pression seulement sur les os fragiles);
- si le patient souffre d'épilepsie (soyez prudent autour des zones réflexes de la tête ou du cerveau);

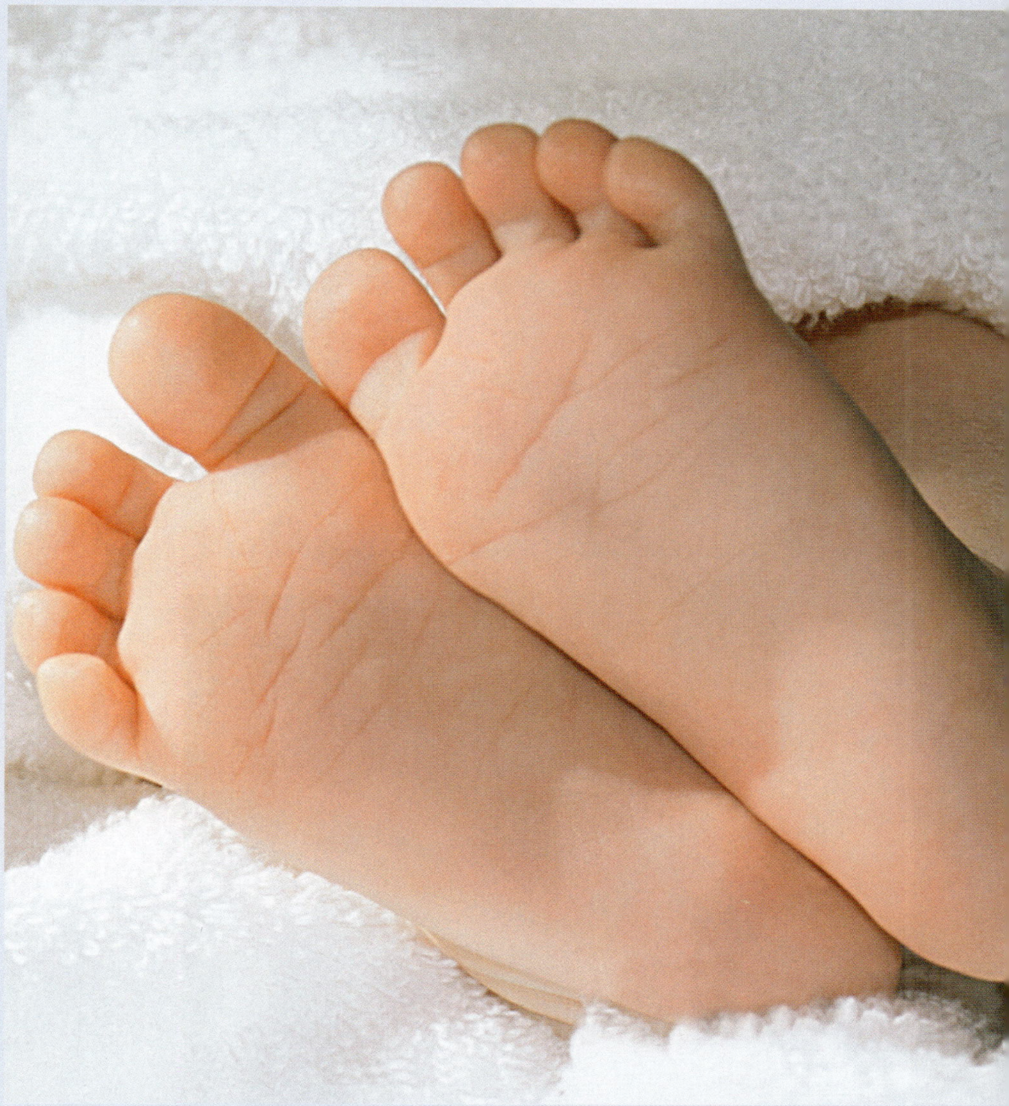

▲ **Avec les enfants, la séance doit être plus courte et la pression exercée doit être plus légère.**

- si le patient souffre de diabète (exercez une légère pression seulement, surtout autour de la zone réflexe du pancréas). Souvenez-vous que la peau des diabétiques est plus mince, qu'ils se font des ecchymoses plus facilement, ont une moins grande sensibilité, guérissent plus lentement et qu'ils sont plus sujets aux ulcérations des jambes et des pieds que les non-diabétiques;
- si le patient souffre de cancer (exercez une légère pression seulement), mais n'oubliez pas que la réflexologie favorise la détente, l'élimination et soulage la douleur;
- si le patient est âgé (exercez une légère pression seulement et au besoin, diminuez le temps de traitement selon la condition physique du patient);
- si le patient est en phase terminale (exercez une pression plus légère qu'en temps normal et ajustez la durée du traitement selon la convenance du patient);
- si le patient est un bébé ou un enfant (dans le cas des bébés, caressez simplement les mains ou les pieds très doucement et utilisez votre index pour toucher délicatement toute partie problématique. Dans le cas des enfants, exercez une légère pression et ajustez la durée du traitement selon l'âge de l'enfant. Pour les jeunes enfants, le traitement consiste principalement en caresses.)

Réactions possibles

Plusieurs réactions peuvent se produire à la suite d'une thérapie de réflexologie, à la fois pendant le traitement et surtout entre les traitements. Toutefois, il est impossible de prévoir si l'on est en présence d'une personne qui réagira ni de quelle façon. Néanmoins, on doit considérer les réactions comme un signe que le traitement agit. Elles sont parfaitement naturelles et font partie du processus de guérison en cours.

Si les patients craignent de souffrir de ces réactions, rassurez-les. Ils ne les éprouveront pas toutes ! Dans la plupart des cas, ils éprouveront une ou deux réactions de courte durée, qui s'estomperont dans les vingt-quatre heures.

▼ **Si vous palpez une partie sensible, le patient peut froncer les sourcils.**

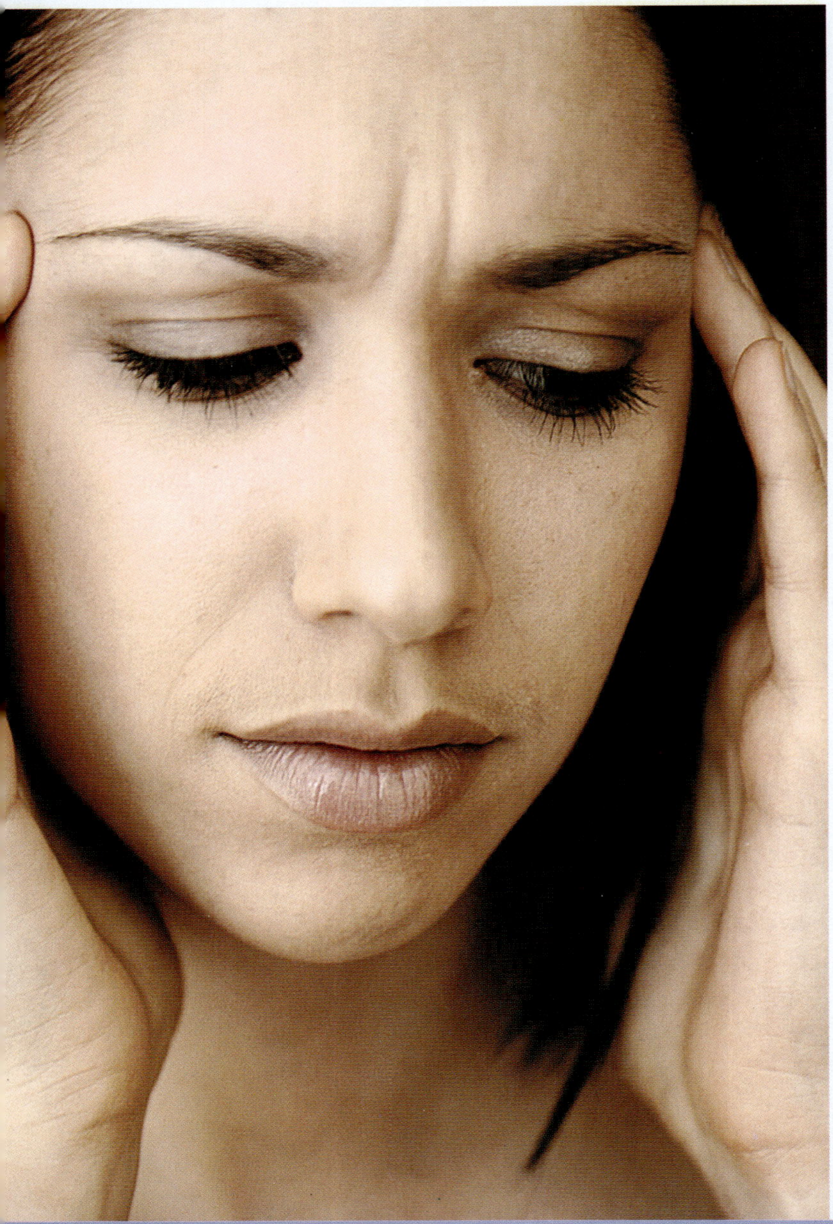

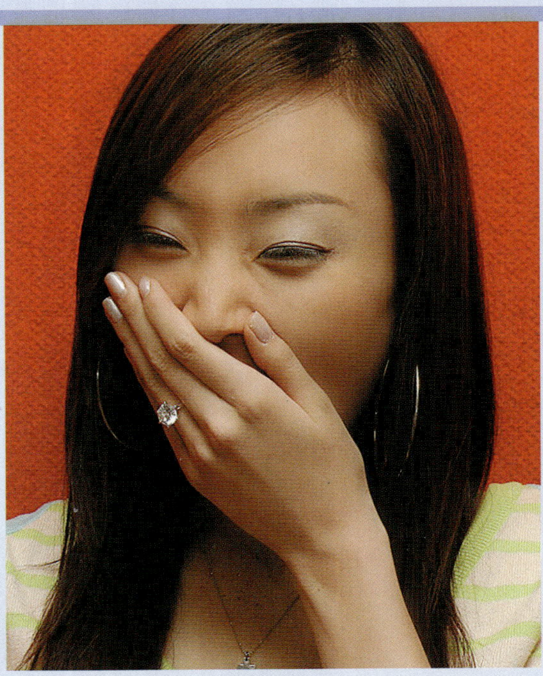

▲ **Attendez-vous à vous sentir détendu et à avoir sommeil pendant le traitement.**

Réactions possibles pendant un traitement de réflexologie

Vous pouvez observer les réactions suivantes :

- profonde détente;
- sentiment de paix et de tranquillité;
- sentiment d'euphorie;
- somnolence;
- changements d'expression comme un sourire ou peut-être un froncement de sourcil si la partie palpée est sensible. Remarquez que si la personne éprouve une sensation de piqûre aiguë, cela indique habituellement un problème grave, alors qu'une douleur sourde indique normalement un problème chronique qui existe depuis un certain temps;
- picotements et bouffées d'énergie et de chaleur;
- secousse musculaire ou mouvements saccadés;
- contraction musculaire (le patient peut bouger son cou lorsque vous traitez la zone réflexe);
- bruits audibles comme un profond soupir, un rire ou des pleurs;
- nez qui coule;
- toux et raclement de gorge;
- bruits provenant de l'abdomen;
- yeux larmoyants ou picotements;
- la vue de belles couleurs pendant la guérison.

Vous pourriez voir de belles couleurs pendant votre séance de réflexologie. ▶

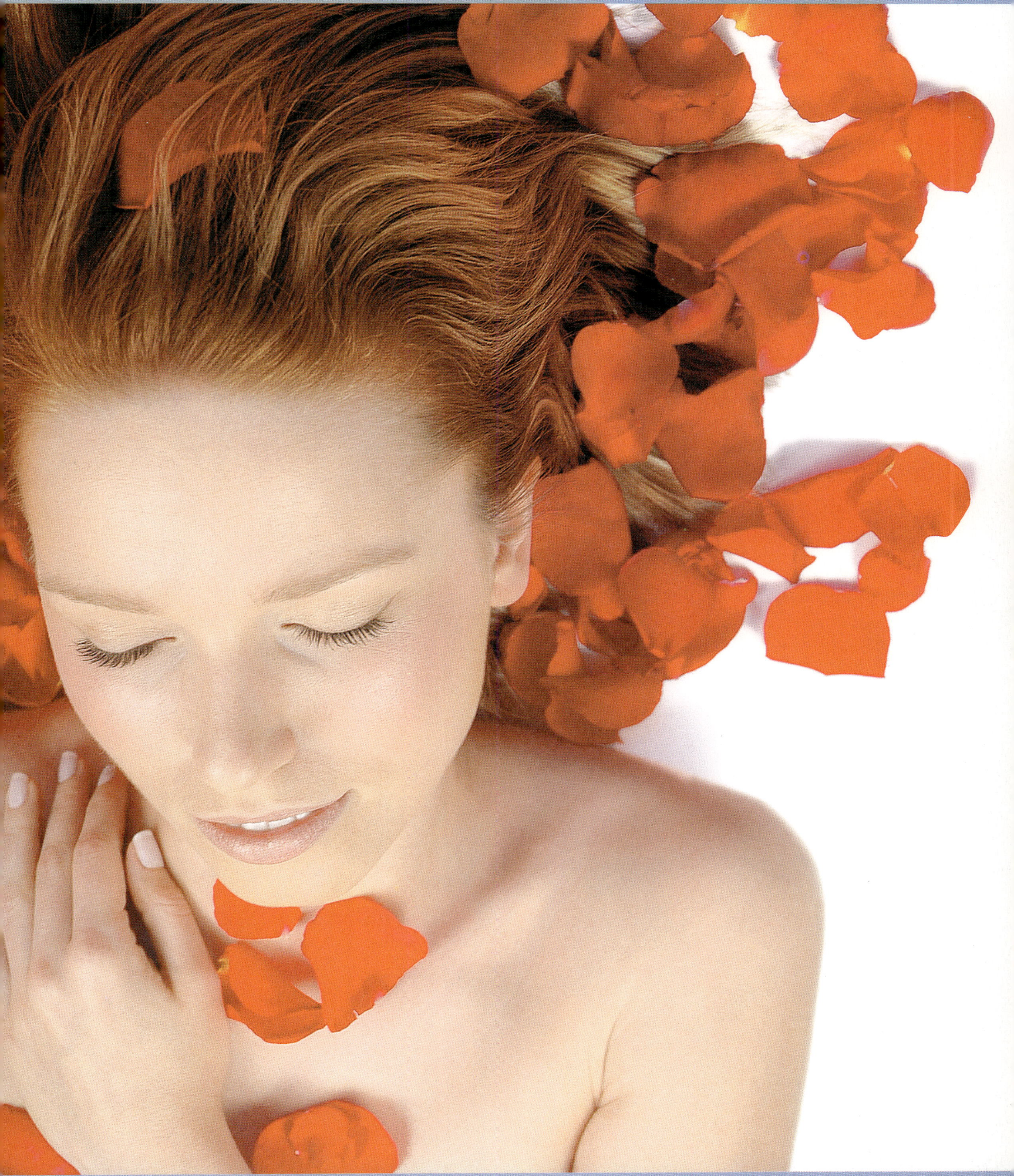

Enfin, si le patient a des sueurs abondantes et qu'il a froid, il s'agit d'une réaction forte et inhabituelle au traitement. C'est signe d'hyperstimulation. Vous n'avez probablement rien à y voir. Il se peut que le patient soit très sensible ou qu'il traverse un moment difficile ou que les deux facteurs soient présents. Toutefois si cela se produit, ne paniquez pas et ne cessez pas le traitement brusquement. Parlez au patient très calmement, en le rassurant beaucoup et en lui tenant doucement les mains ou les pieds. Vous pouvez faire des mouvements légers, caressants pendant que vous lui demandez de prendre quelques grandes respirations. Offrez-lui un verre d'eau et des papiers-mouchoirs si nécessaire. Ayez une bonne écoute si le patient a besoin de parler, mais ne le forcez pas à le faire s'il n'a pas envie de parler de ses problèmes. Je dois souligner que ce genre de réaction est extrêmement rare.

Réactions possibles entre les traitements

Le patient peut éprouver certaines réactions physiques et émotionnelles entre les traitements.

Réactions physiques

Les réactions physiques suivantes sont en grande partie attribuables à la stimulation des systèmes d'élimination :

- augmentation de la fréquence des selles; les fèces peuvent être plus volumineuses et de couleur différente;
- augmentation de la miction; l'urine peut être trouble ou avoir une odeur désagréable;
- écoulement vaginal;
- sécrétions nasales, éternuements ou toux;
- pharyngite (mal de gorge);
- mal de dents;
- augmentation de l'activité de la peau : apparition de taches, d'un rash et d'imperfections semblables qui disparaîtront rapidement. La peau paraîtra plus claire et plus en santé;
- augmentation de la transpiration à mesure que les toxines sont éliminées;
- courts accès de fièvre;
- état de fatigue au début suivi d'une plus grande vitalité et d'un regain d'énergie;
- rêves fréquents;
- sommeil plus profond et réparateur;
- besoin de boire plus d'eau pour évacuer les toxines;
- poussée temporaire des maladies antérieures qui avaient disparu avant qu'elles disparaissent tout à fait.

▼ Votre énergie et votre vitalité augmenteront à la suite d'une série de traite

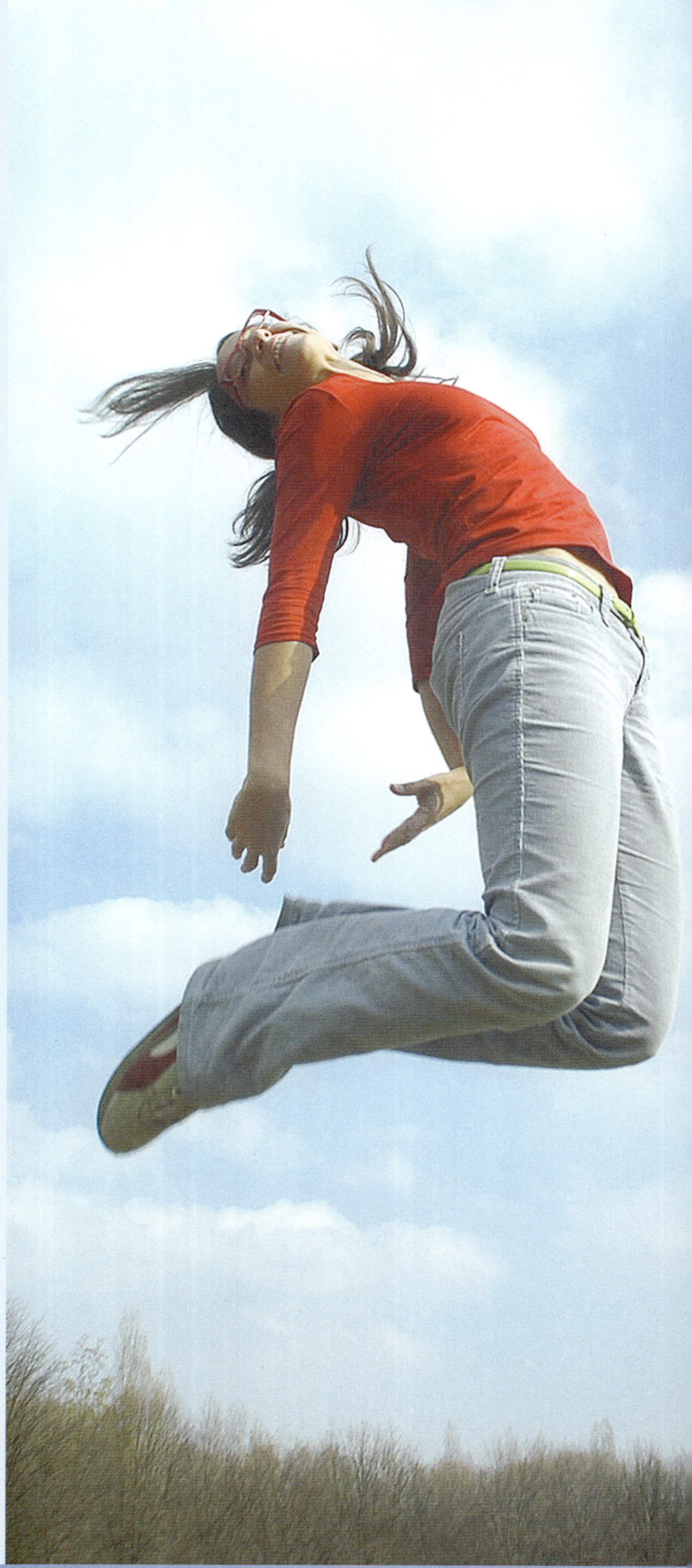

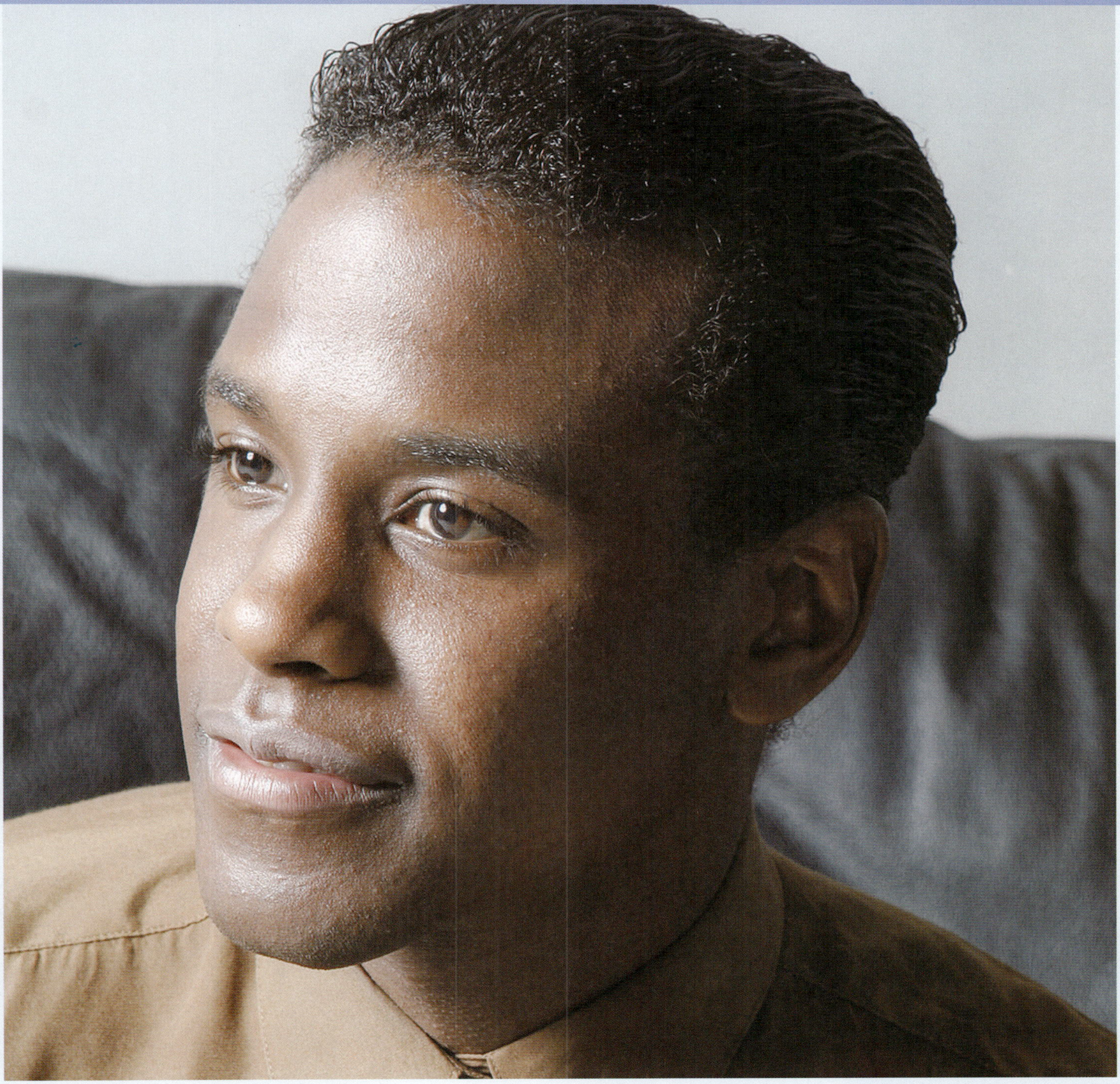

▲ **Vous vous sentirez plus confiant et aurez une meilleur concentration à la suite d'un traitement.**

Réactions émotionnelles

À la suite d'un traitement, le patient peut éprouver les réactions émotionnelles suivantes :

- profonde détente;
- plus grande capacité de penser clairement;
- pensée positive et plus grande confiance en soi;
- état plus aimant, plus compatissant et plus confiant;
- diminution des craintes et de l'anxiété;
- augmentation de la capacité à composer avec le stress;
- meilleure concentration;
- plus de patience et de calme.

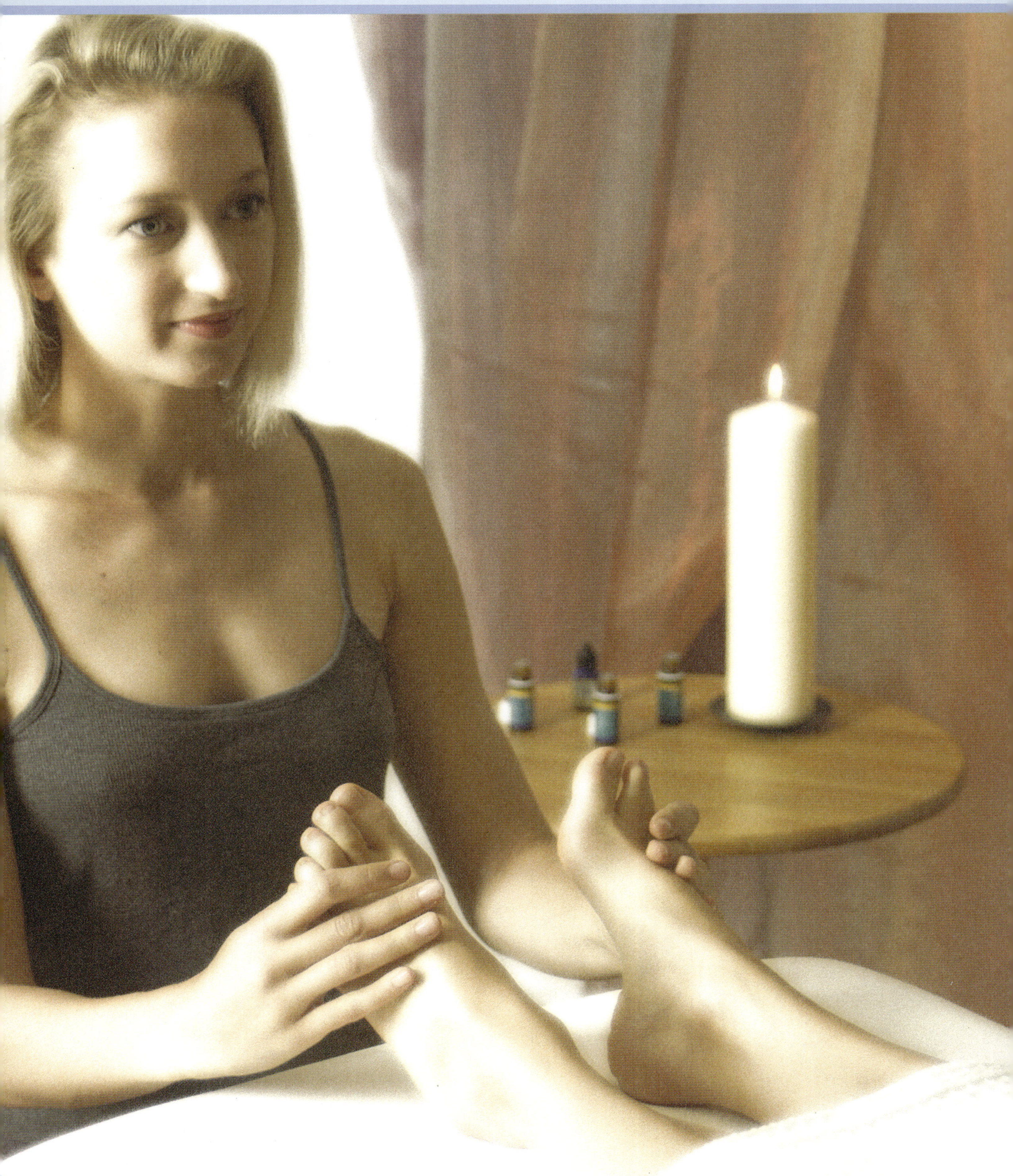

CHAPITRE UN

Réflexologie du pied

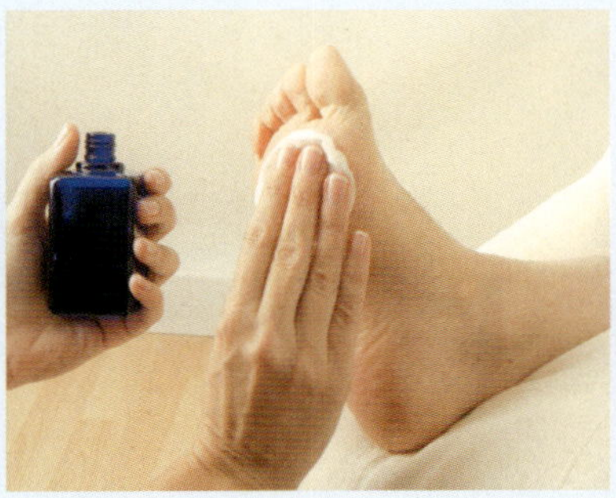

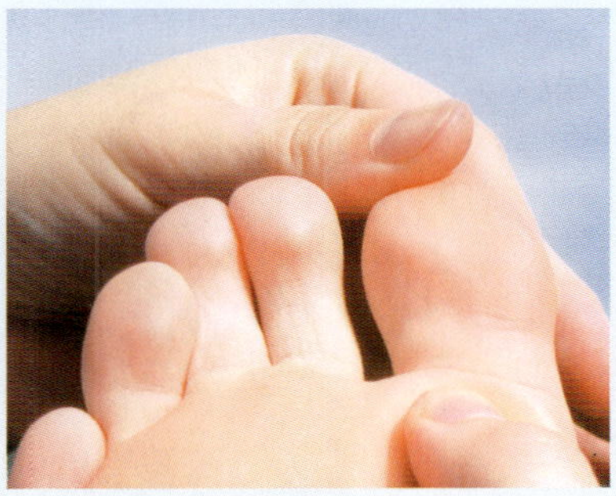

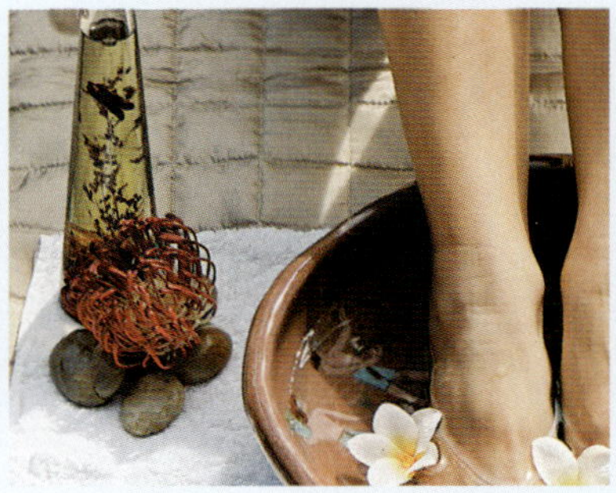

La réflexologie du pied est une thérapie simple, naturelle et non effractive qui vous permet d'obtenir des résultats étonnants.

La structure osseuse du pied

Il y a 26 os dans chaque pied :

- quatorze phalanges, les phalanges étant les os des orteils. Il y a trois phalanges dans chaque orteil, hormis le gros orteil qui n'en a que deux;
- cinq métatarses qui s'articulent avec les phalanges, un métatarse par orteil;
- sept os du tarse : trois cunéiformes (latéral, intermédiaire et médial), le cuboïde, le naviculaire, l'astragale et le calcanéum (os du talon), le plus gros os du pied.

Les os du pied représentent le quart des os du corps.

Le pied comporte trois voûtes : une voûte longitudinale médiale, une voûte latérale longitudinale et une voûte transversale.

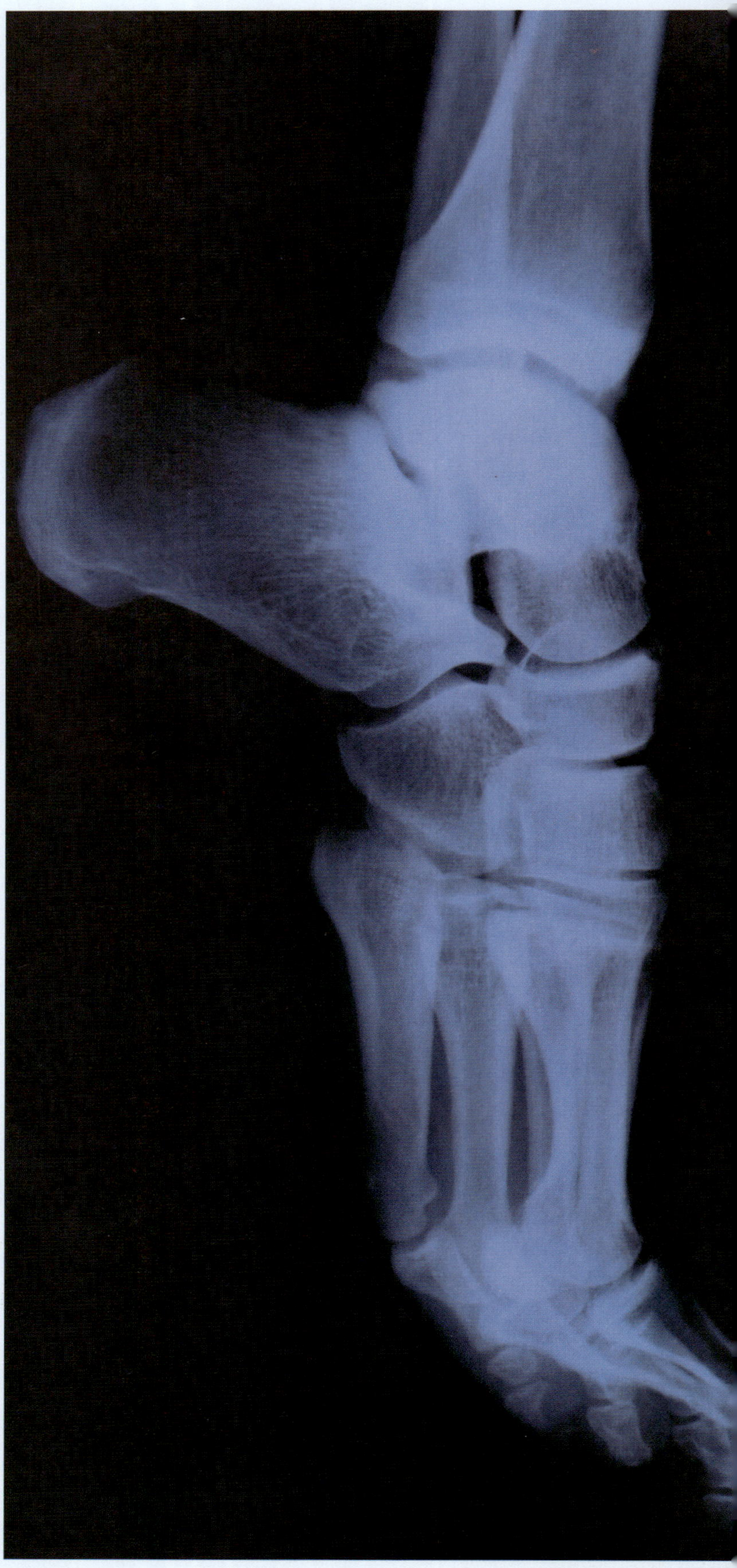

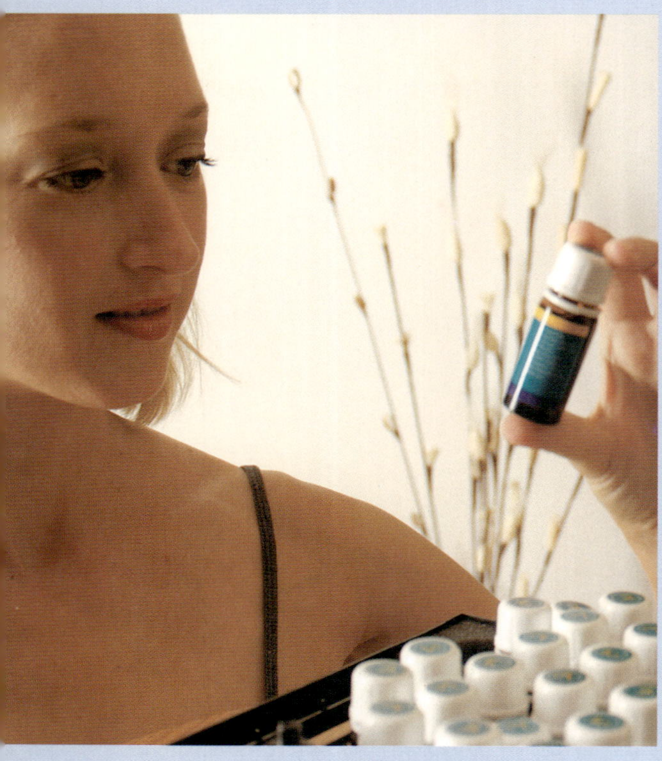

Se préparer pour un traitement de réflexologie du pied

Bien qu'un traitement puisse être pratiqué n'importe où et en tout temps, idéalement, vous devriez créer un milieu agréable et relaxant, afin que le patient et le réflexologue puissent jouir d'une certaine paix et de tranquillité.

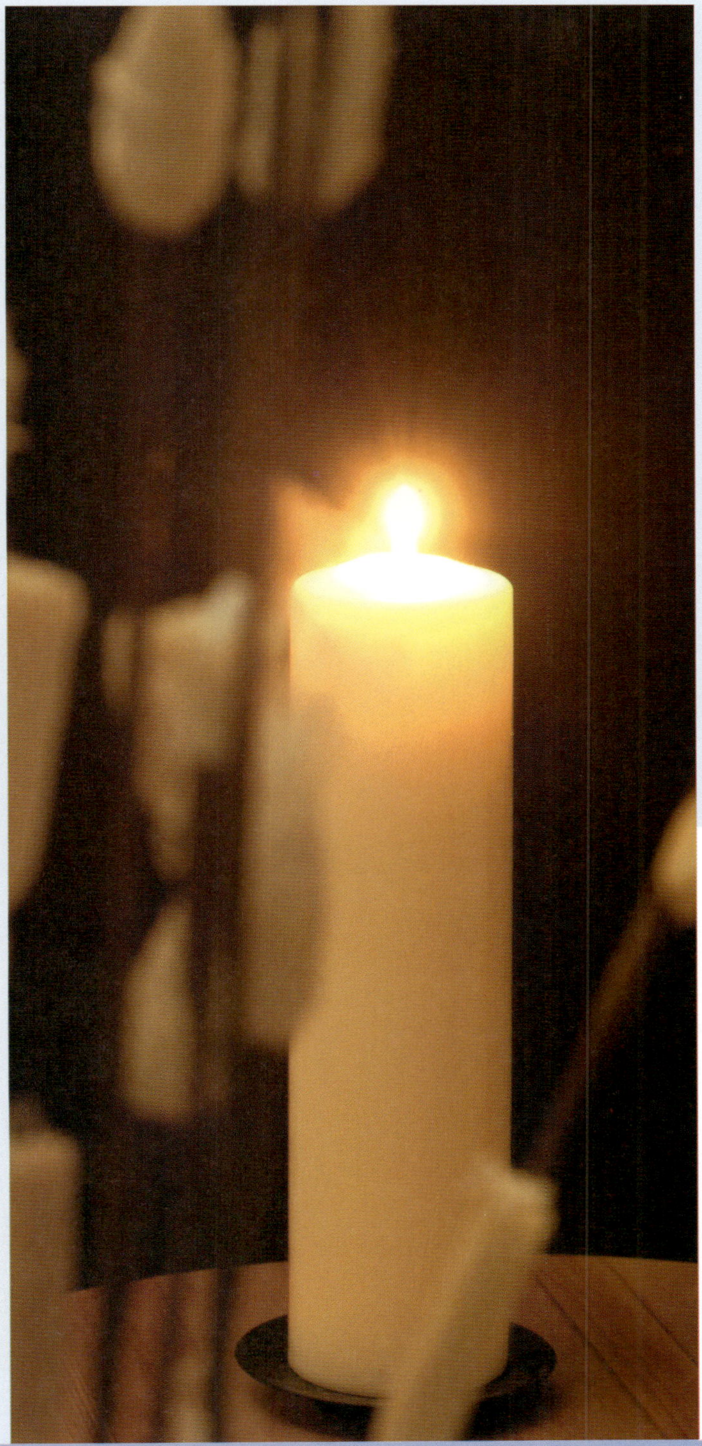

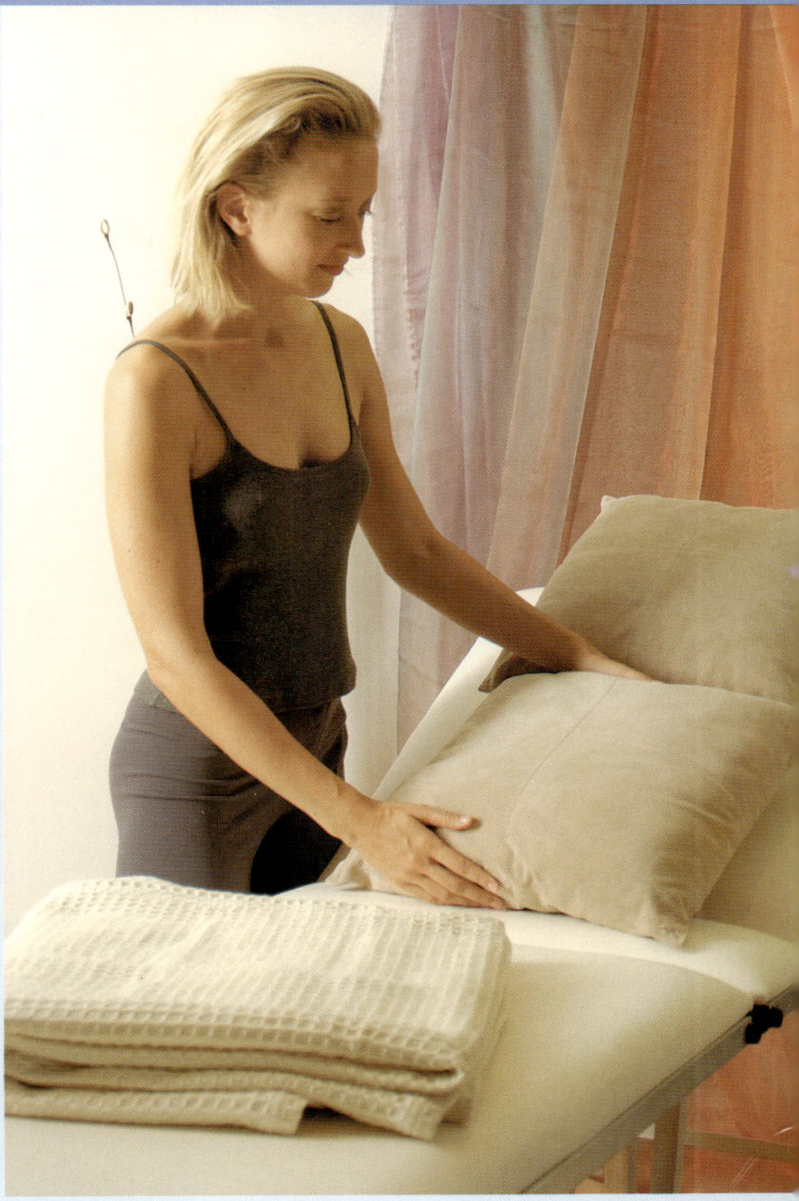

Installez-vous dans une pièce où vous ne serez pas dérangé. Débranchez le téléphone ou activez votre répondeur et dites à votre famille (en particulier aux enfants) que vous ne voulez pas être dérangé. Choisissez une pièce où vous pouvez tamiser l'éclairage, si possible avec un gradateur, ou allumez quelques chandelles. Selon le moment de l'année, réchauffez la salle avant la séance. Ayez une couverture à portée de la main pour couvrir votre patient, de même que plusieurs oreillers. Certaines personnes aiment écouter de la musique pendant le traitement, alors que d'autres préfèrent le silence. Il est bon de maintenir la conversation au strict minimum, d'une part pour permettre au patient de se détendre tout à fait afin que la guérison puisse s'amorcer, d'autre part afin de vous concentrer entièrement sur le traitement que vous donnez et de favoriser votre intuition.

Quelques cristaux placés autour de la salle ajoutent une note toute particulière à l'ambiance. Un morceau d'améthyste mauve transforme les ondes négatives, alors que le quartz rose favorise l'amour et la satisfaction. Le patient peut aimer tenir un cristal dans chaque main. Dans ce cas, des pierres polies ou en forme de cœur ou autre conviennent très bien.

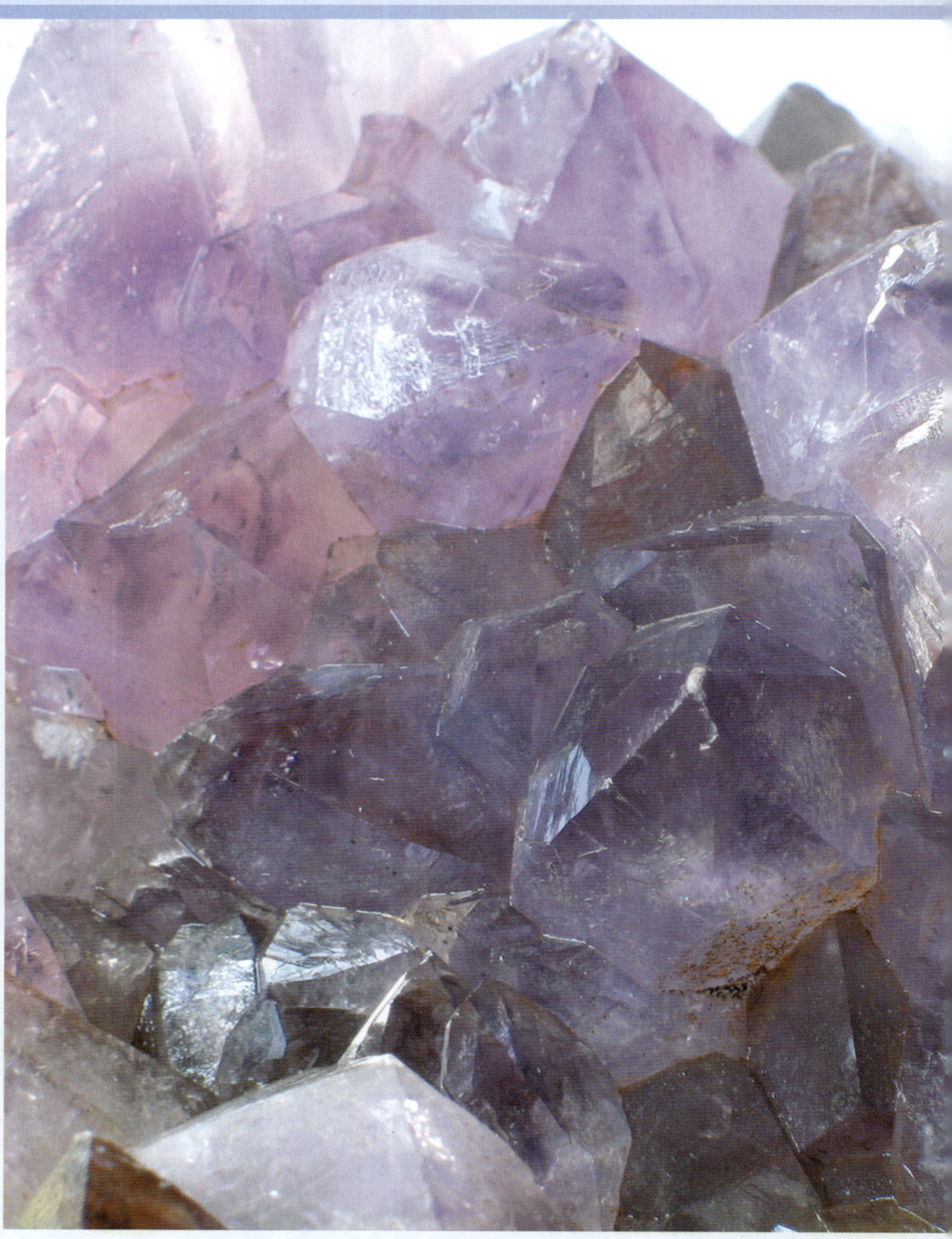

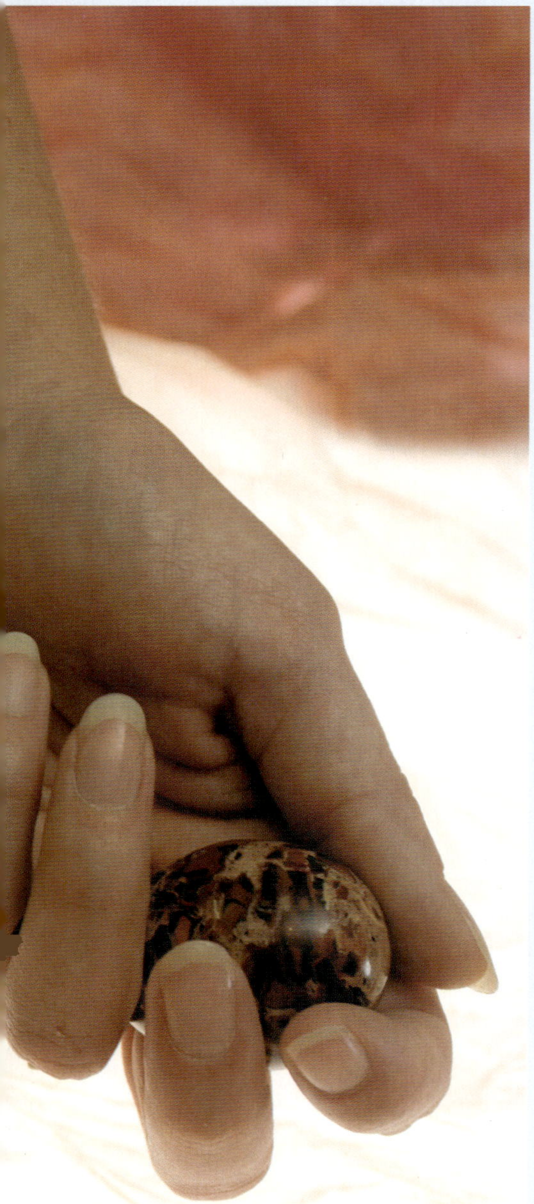

Vous pouvez répandre des huiles essentielles dans la pièce pour créer une atmosphère de bien-être. Les brûleurs d'argile sont bon marché et faciles à utiliser : remplissez d'eau le bol du dessus et ajoutez quelques gouttes de votre huile essentielle préférée avant de chauffer le bol pour créer l'atmosphère voulue. En choisissant votre huile, pensez aux huiles suivantes et à leurs propriétés :

- la lavande, le géranium ou la sauge sclarée calment l'esprit;
- la bergamote et le pamplemousse aident à guérir d'une dépression;
- le genièvre ou le cyprès contribuent à détoxiquer l'organisme, l'esprit et l'âme;
- l'encens apaise les blessures profondes et aide les patients à abandonner leur passé;
- le romarin et le poivre noir stimulent l'esprit et rétablissent la confiance;
- le jasmin et l'ylang-ylang sont de puissants aphrodisiaques qui aident à réconcilier les gens.

Les positions pour le traitement

Une séance de réflexologie du pied donnera de meilleurs résultats si la personne soignée et le soignant sont détendus et se sentent bien à l'aise.

Les meubles suivants peuvent convenir pour installer le patient :

- un divan de massage (un réflexologue professionnel utilisera une table de traitement, mais elle n'est pas nécessaire. Cependant, si vous donnez beaucoup de traitements, vous pouvez décider de vous en procurer une);
- un fauteuil inclinable ou une chaise longue;
- un lit.

Peu importe le meuble que vous choisissez, vous aurez besoin de plusieurs oreillers ou de coussins pour assurer le confort du patient. Placez un ou deux oreillers ou coussins sous la tête du patient pour soutenir son cou; ainsi vous pourrez observer ses expressions faciales. Placez un oreiller ou un coussin sous ses genoux pour que son dos soit détendu.

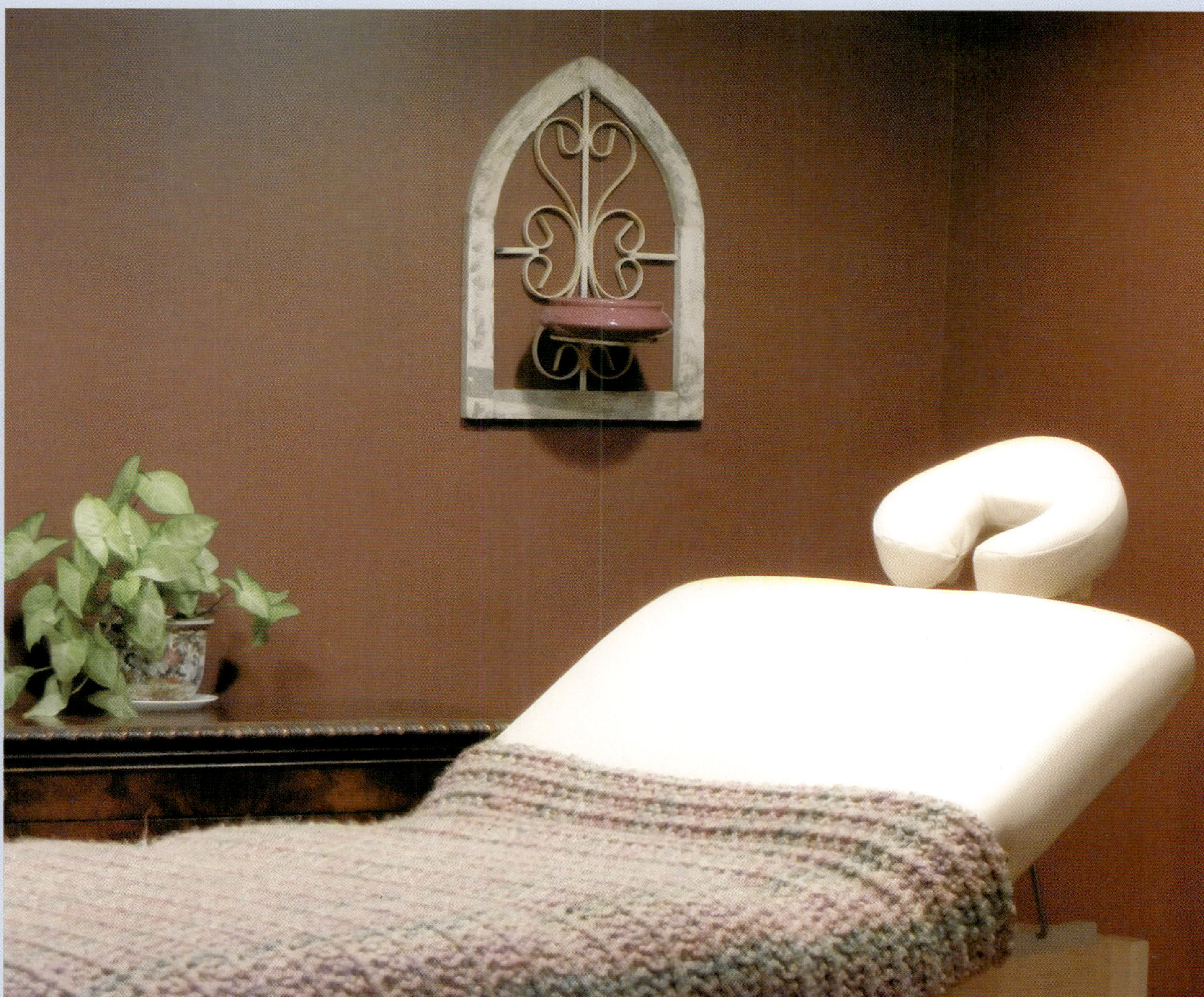

Pensez à couvrir le patient d'une serviette, d'un drap ou d'une couverture, car la température de son corps diminue à mesure que le traitement progresse. Vous respectez ainsi la pudeur du patient et il lui sera plus facile de se détendre complètement. Comme soignant, vous aurez besoin d'une chaise (les chaises pivotantes sont idéales) ou d'un tabouret pour vous asseoir. Vous devez pouvoir atteindre facilement les pieds du patient, sans efforts excessifs, et vous devez éviter des tensions dans votre dos, votre cou ou vos épaules.

Autres points

Vous devez penser aux points suivants avant de commencer une séance de réflexothérapie :

- lavez-vous toujours les mains avant et après un traitement;
- assurez-vous que vos ongles sont courts et propres;
- enlevez vos bijoux comme les bagues, les bracelets et les montres pour ne pas érafler le patient.

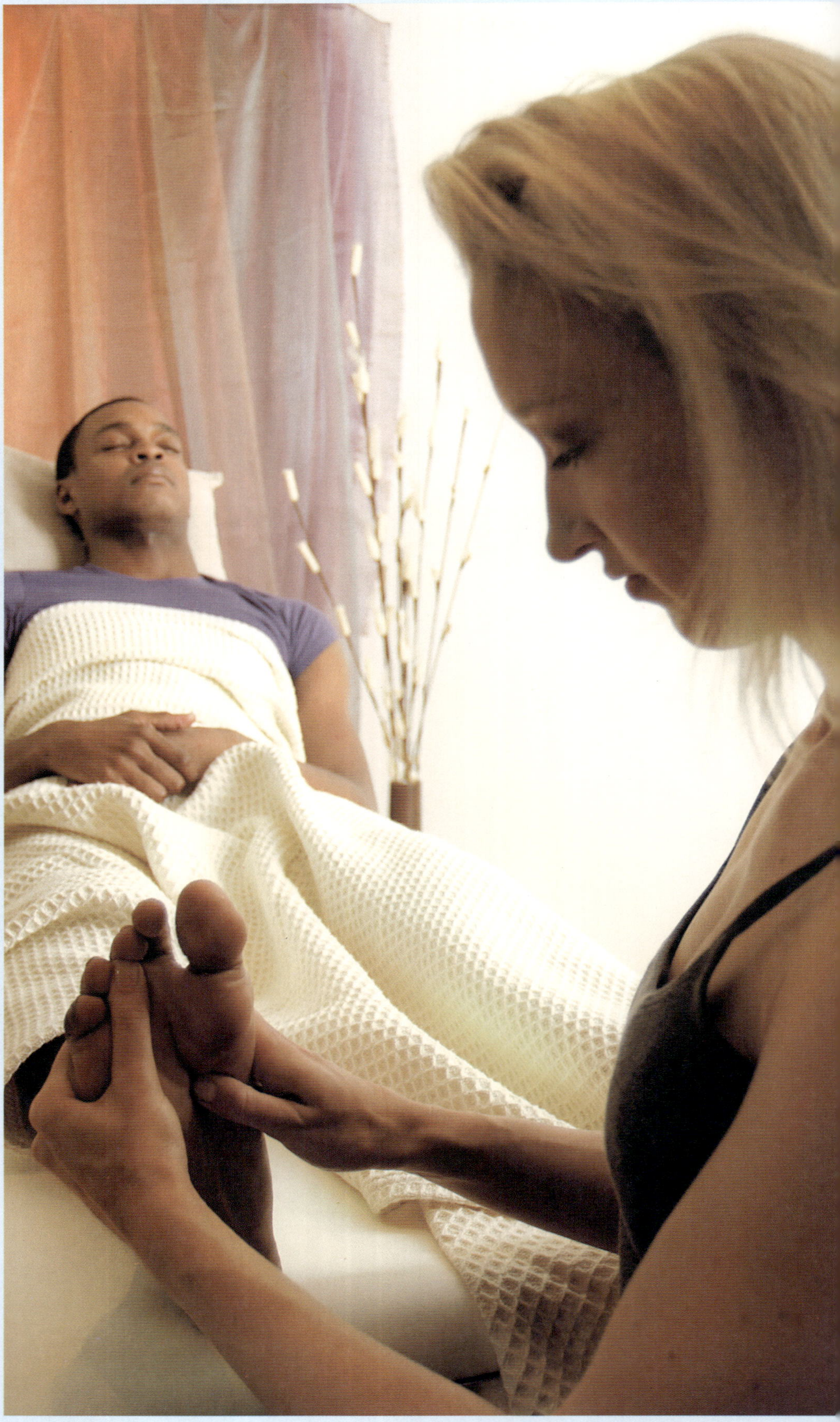

L'examen physique des pieds Que peuvent-ils vous apprendre ?

Les pieds en santé auront une couleur rose uniforme. Ils seront détendus, sans peau dure, cor ni durillon et ils seront chauds, mais non moites. Le tonus musculaire sera bon et les pieds seront souples et flexibles. Cependant, on voit rarement de tels pieds !

Les pieds révèlent non seulement les problèmes physiques, mais aussi notre état émotionnel. Il est donc utile de tenir compte des aspects suivants lorsque vous examinez les pieds.

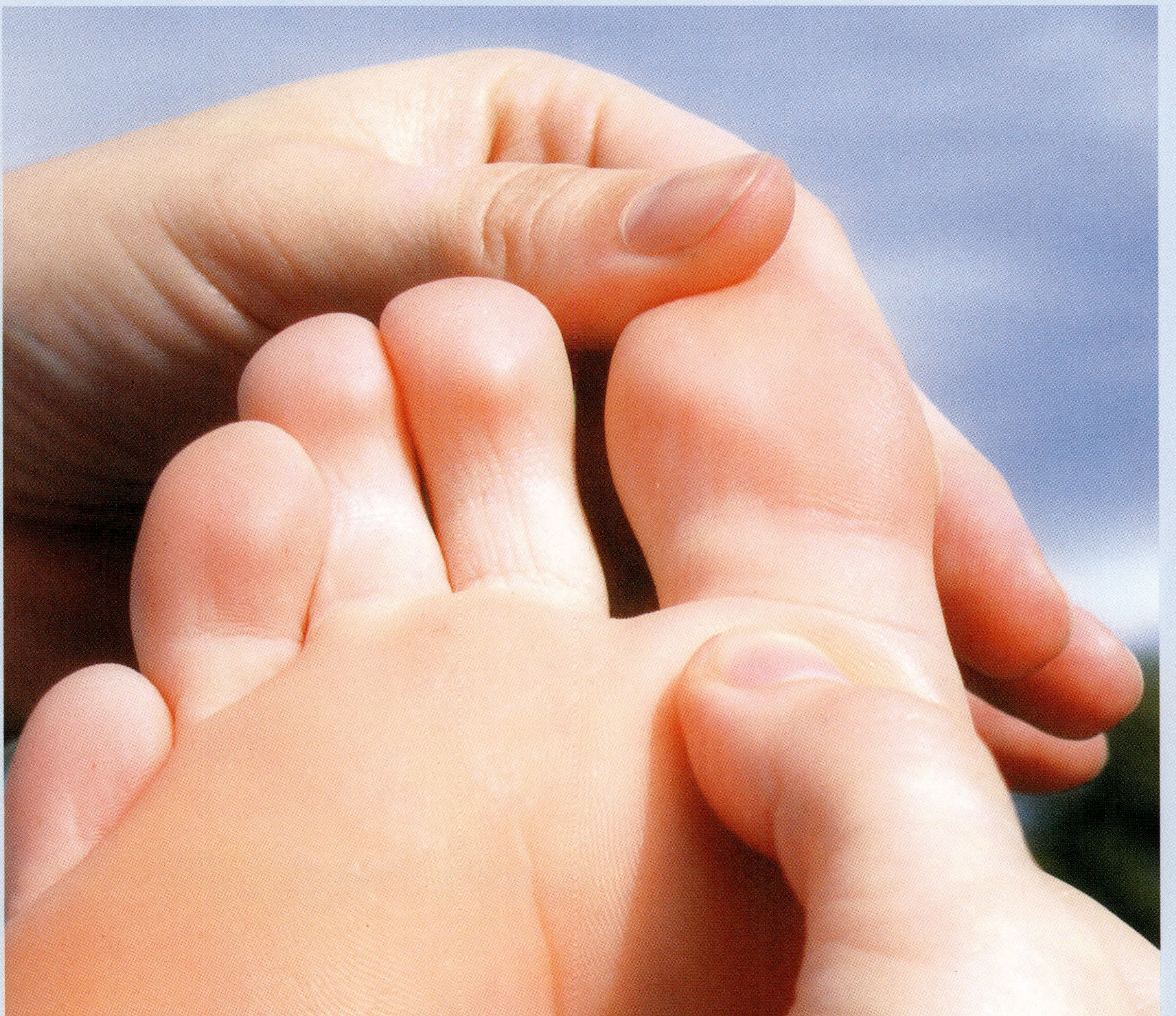

La couleur de la peau

Elle peut donner certaines indications.

- Les pieds blancs indiquent une mauvaise circulation. L'absence de couleur est généralement signe de fatigue et d'épuisement.
- Les pieds rouges indiquent des blocages d'énergie vers les réflexes. La colère et la frustration peuvent aussi faire rougir les pieds.
- Les pieds jaunes indiquent la présence de toxines dans l'organisme. Le tabagisme peut causer un jaunissement important de la zone des poumons. Les produits chimiques, les médicaments et une mauvaise alimentation peuvent faire jaunir les pieds.
- Les pieds bruns indiquent un niveau de toxicité plus élevé que les pieds jaunes. Le patient en a-t-il assez de la vie ?
- Les pieds bleus indiquent une mauvaise circulation et la congestion peut leur donner une couleur mauve. Avec les traumatismes psychiques, ils peuvent sembler « couverts de bleus ».
- Les teintes de vert indiquent non seulement des zones de toxicité, mais que le patient est envieux et mécontent de sa vie.

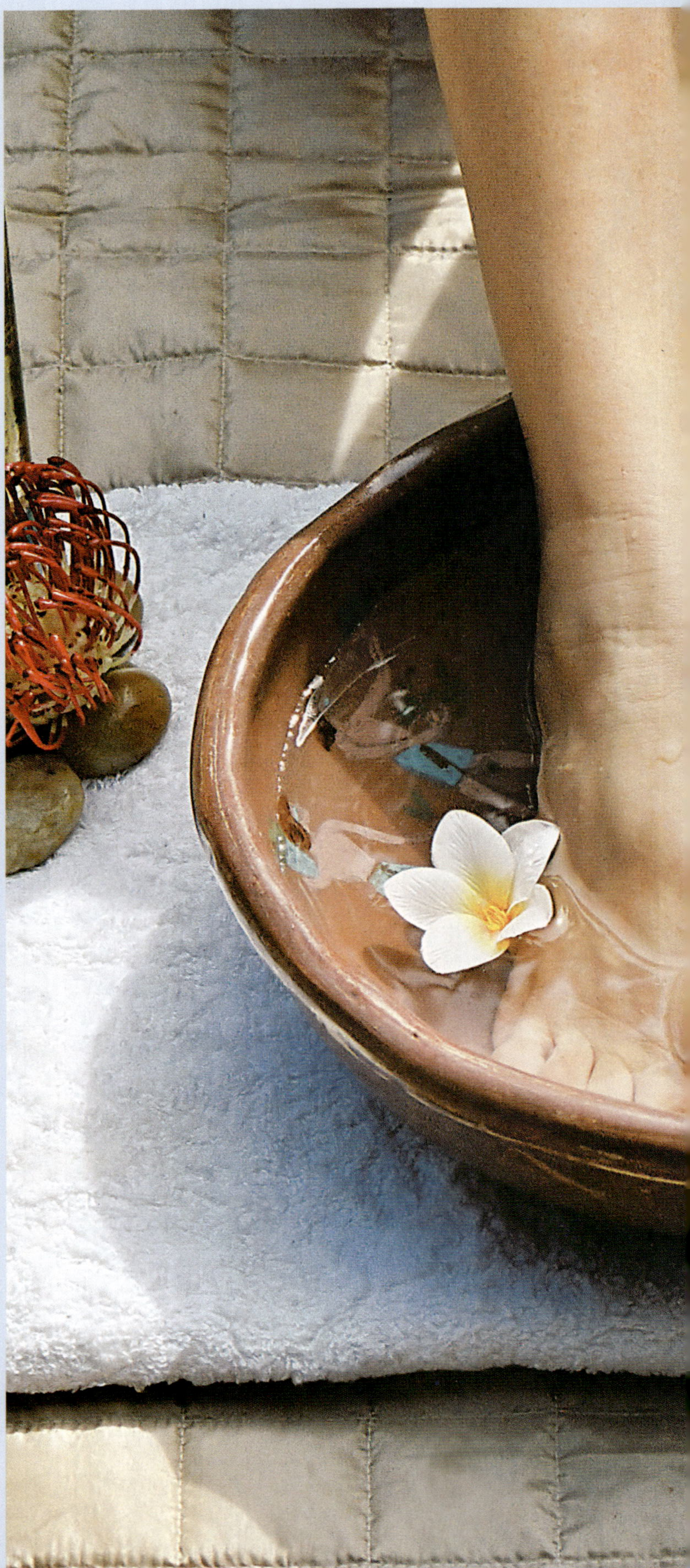

La santé de la peau

L'état de santé de la peau des pieds peut vous renseigner davantage sur le bien-être du patient.

- La peau sèche ou la desquamation est signe de déshydratation, de la nécessité de boire plus d'eau. Au cours d'une période de changement, les zones de la peau peuvent se desquamer à mesure que le corps se libère du passé et qu'il ouvre la voie à l'avenir.
- La peau dure entrave le flux d'énergie vers les zones réflexes. Les zones de peau dure peuvent nous protéger des blessures ou indiquer que nous cachons nos vrais sentiments.
- Les cors et les durillons entravent le flux d'énergie aux zones réflexes. Une pression soutenue et des frictions favorisent l'apparition de durillons (les cors sont plus petits et se développent sur les orteils, alors que les durillons se trouvent habituellement sur la plante du pied).

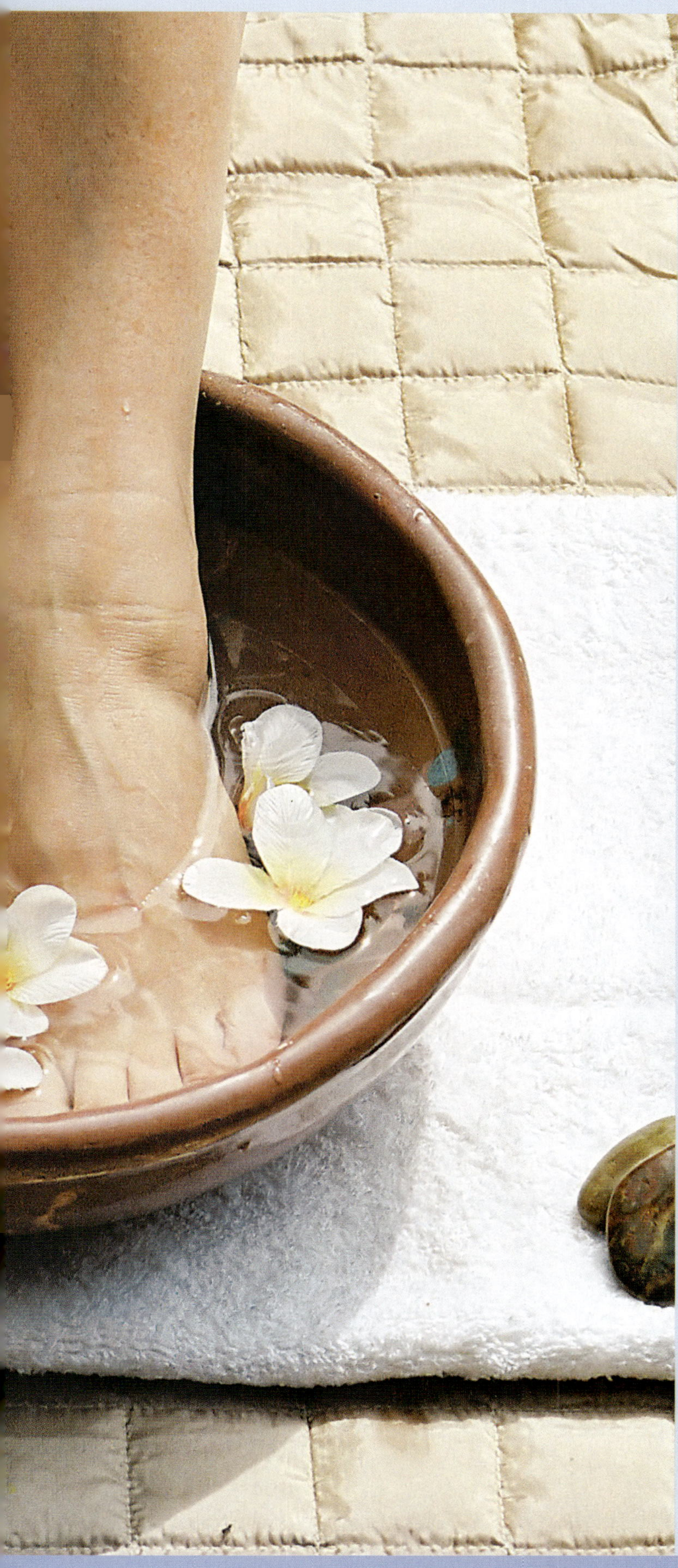

L'odeur des pieds

Une odeur de fromage révèle la présence de toxines et indique que tous les systèmes d'élimination doivent être stimulés.

Une odeur d'acétone indique que les systèmes d'élimination, en particulier le système urinaire, sont surchargés.

Les ongles

N'oubliez par de regarder les ongles, car ils vous donnent des indices sur le bien-être du patient.

- Les ongles rosés révèlent un bon état de santé.
- Les ongles blancs, bleus ou mauves indiquent une mauvaise circulation.
- Les ongles mous ou minces peuvent révéler un déséquilibre nutritionnel. Ils peuvent aussi être signe d'une faible constitution. On les observe souvent chez les personnes sensibles, dont le système nerveux est délicat.
- Les ongles plus épais sont signe de vitalité et de force physique. Néanmoins, s'ils ont durci et perdu leur couleur, les zones réflexes sont bloquées; de tels ongles peuvent aussi indiquer la rigidité et l'entêtement.
- Les stries verticales peuvent indiquer une mauvaise nutrition, de la fatigue, de même qu'un choc et un traumatisme.
- Les stries horizontales ou les échancrures peuvent révéler un traumatisme. Elles peuvent indiquer un changement dans l'alimentation et s'il y a plus d'une échancrure, il est probable qu'il y ait eu plus d'un changement dans le régime. (Remarquez que la période de croissance d'un ongle est de six mois.)
- Les taches blanches indiquent une faible constitution, un traumatisme ou une carence en zinc.
- Les ongles en cuiller peuvent révéler une carence en fer.
- Les petites crevasses peuvent indiquer une affection de la peau, comme le psoriasis.

Autres points à considérer

Recherchez les signes suivants qui indiquent que quelque chose ne va pas :

- enflure ou bouffissure des pieds (indique la congestion);
- faible température de la peau ou transpiration (le froid indique une mauvaise circulation, alors que la moiteur et la transpiration indiquent que les systèmes de l'organisme sont surchargés de toxines);
- verrues;
- pied d'athlète;
- pieds mous, flasques (peuvent révéler un manque d'énergie et de force intérieure et une tendance à laisser les autres prendre les choses en main);
- pieds spongieux (ils peuvent indiquer une tendance à céder aux demandes des autres trop facilement);
- pieds tendus (signe d'un besoin de détente et de malaise intérieur);
- orteils rigides (peuvent être signe de rigidité, d'inflexibilité et d'entêtement);
- ridules et rides (elles peuvent indiquer qu'une personne est troublée, préoccupée);
- anomalies osseuses comme les oignons, les orteils en marteau et les pieds plats ou des voûtes plantaires élevées;
- cicatrices.

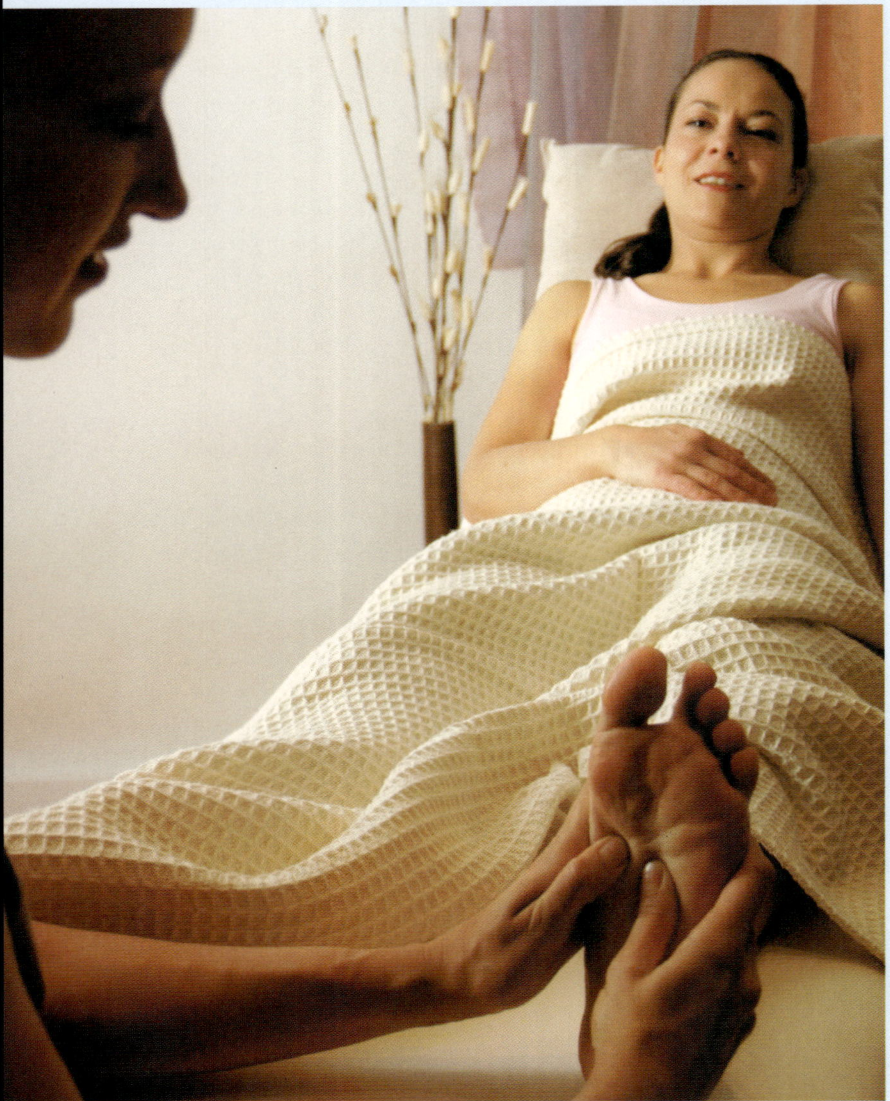

Si vous voyez quoi que ce soit d'inhabituel, rappelez-vous que du point de vue du réflexologue, l'emplacement de l'anomalie est important. Par exemple, tout problème lié aux orteils – cors, peau squameuse, infections, déformations osseuses comme des orteils pliés, ou anomalies des ongles – révèle que les zones réflexes vers la tête sont bloquées. Cet état peut entraîner des troubles comme la sinusite, le mal de tête, des problèmes dentaires, le rhume des foins, les allergies, l'incapacité de se concentrer, etc. Une petite cicatrice, une bouffissure ou une teinte bleuâtre sur la zone liée à l'utérus ou aux ovaires peut indiquer des problèmes menstruels comme des règles irrégulières, rares, abondantes ou douloureuses, des difficultés à concevoir un enfant ou tout autre problème lié à la reproduction.

Souvenez-vous ! Peu importe l'anomalie, c'est son emplacement qui compte !

Les pieds tendus indiquent un besoin de détente. ▶

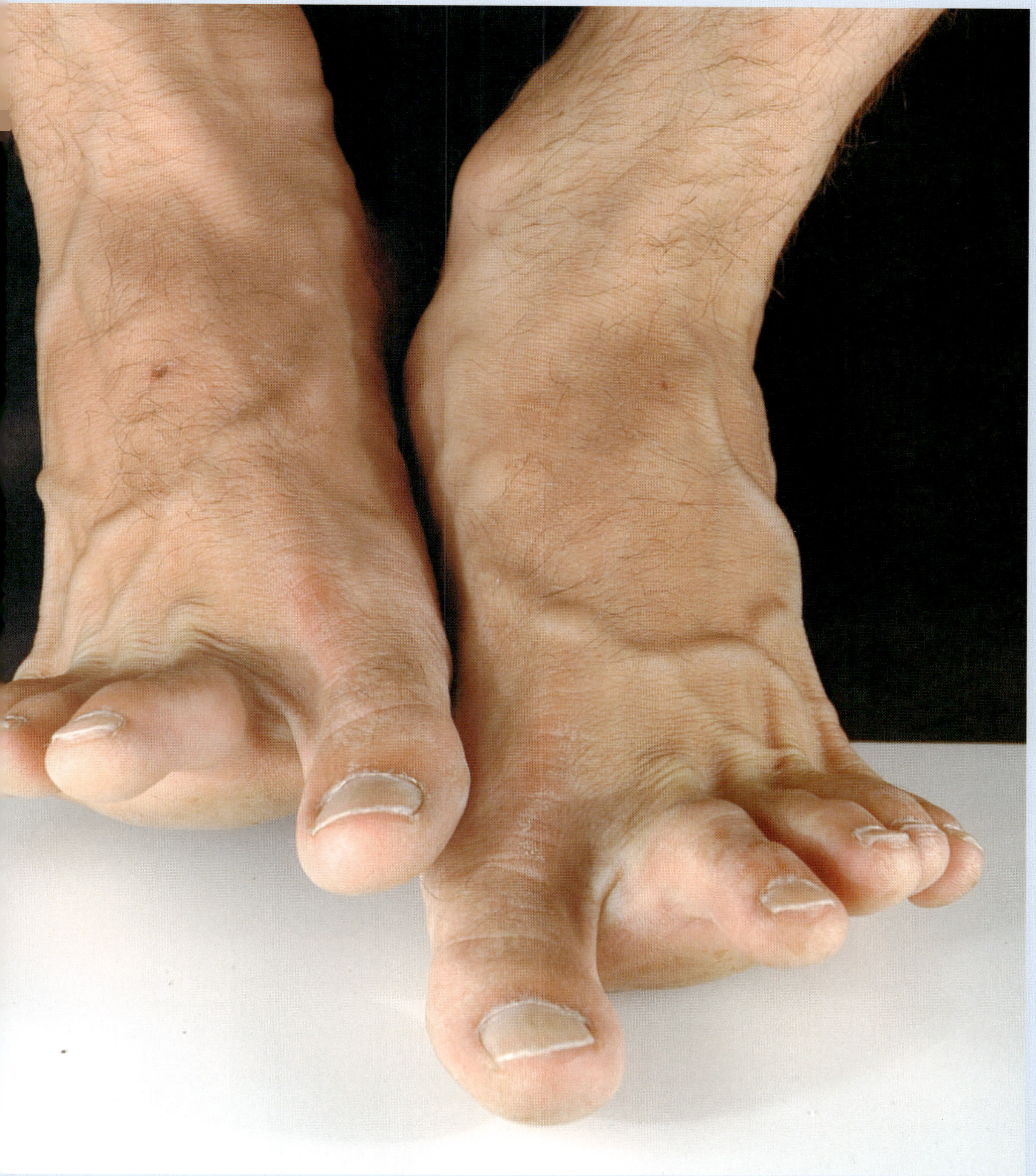

Nettoyer les pieds

Après avoir examiné les pieds du patient, vous devrez peut-être les nettoyer. Toutefois, il faut d'abord les examiner, car une fois les pieds nettoyés, vous pourriez avoir perdu des renseignements précieux. Alors, observez d'abord, nettoyez ensuite !

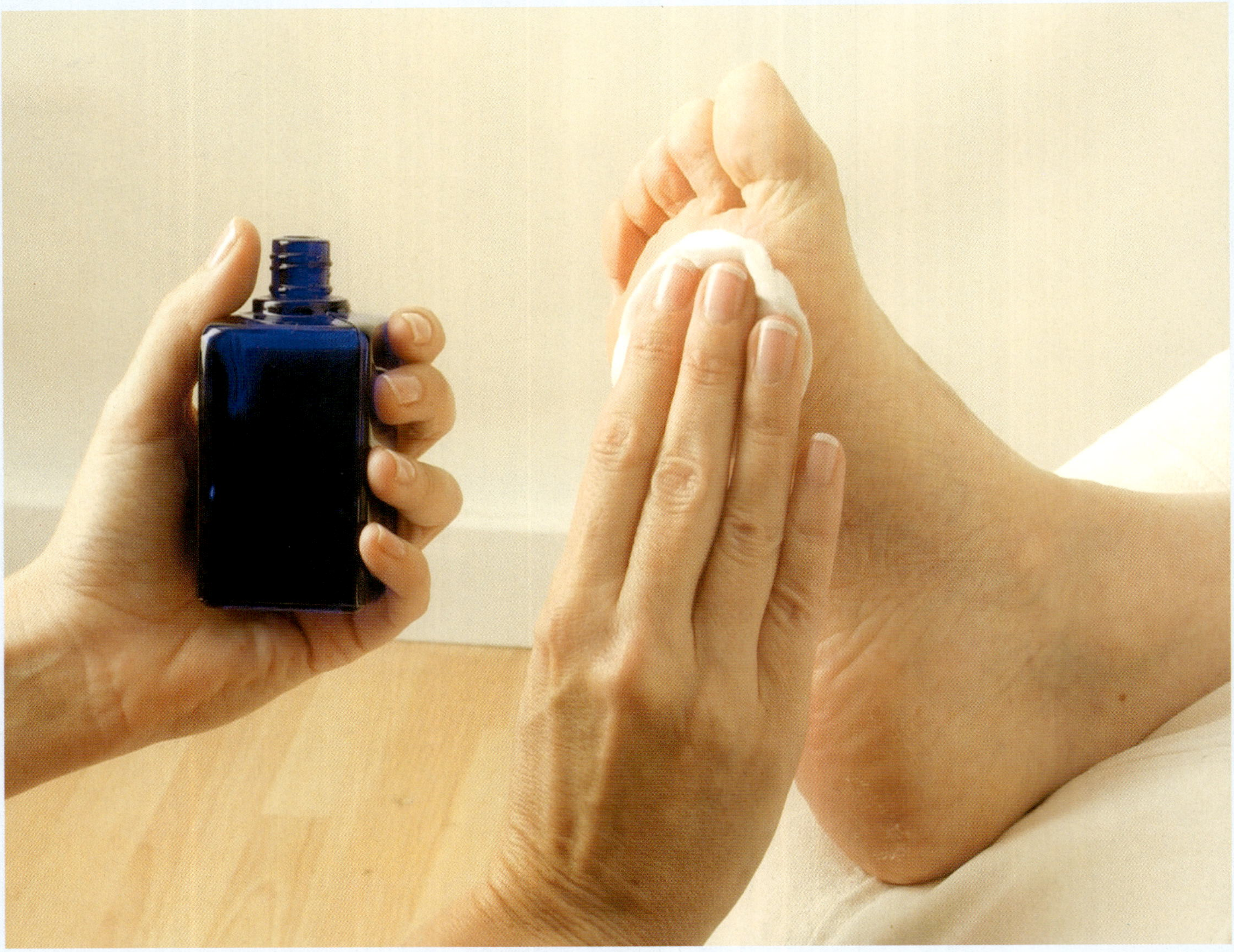

J'aime nettoyer et rafraîchir les pieds avec de l'eau de rose, bien que toute eau florale comme l'eau de lavande ou l'eau d'oranger puisse convenir. Utilisez une boule ou un tampon d'ouate pour chaque pied, car si un pied est infecté, vous ne voulez pas propager l'infection à l'autre. Vous pouvez utiliser de l'alcool à friction, mais son odeur prononcée n'est pas particulièrement agréable.

Si vous le préférez, vous pouvez donner un bol d'eau chaude au patient pour qu'il s'y trempe les pieds. En même temps, pourquoi ne pas y ajouter quelques gouttes d'huile essentielle ? La lavande a de multiples usages et porte à la détente alors que la menthe poivrée convient parfaitement pour rafraîchir les pieds durant l'été. Si vous avez des herbes fraîches dans votre jardin, vous pouvez les ajouter à l'eau. Il existe de nombreuses autres possibilités de parfums.

Réflexologie du pied – les techniques de base

Il existe une grande variété de techniques en réflexologie.
Vous trouverez dans cette section les techniques les plus fréquemment utilisées.

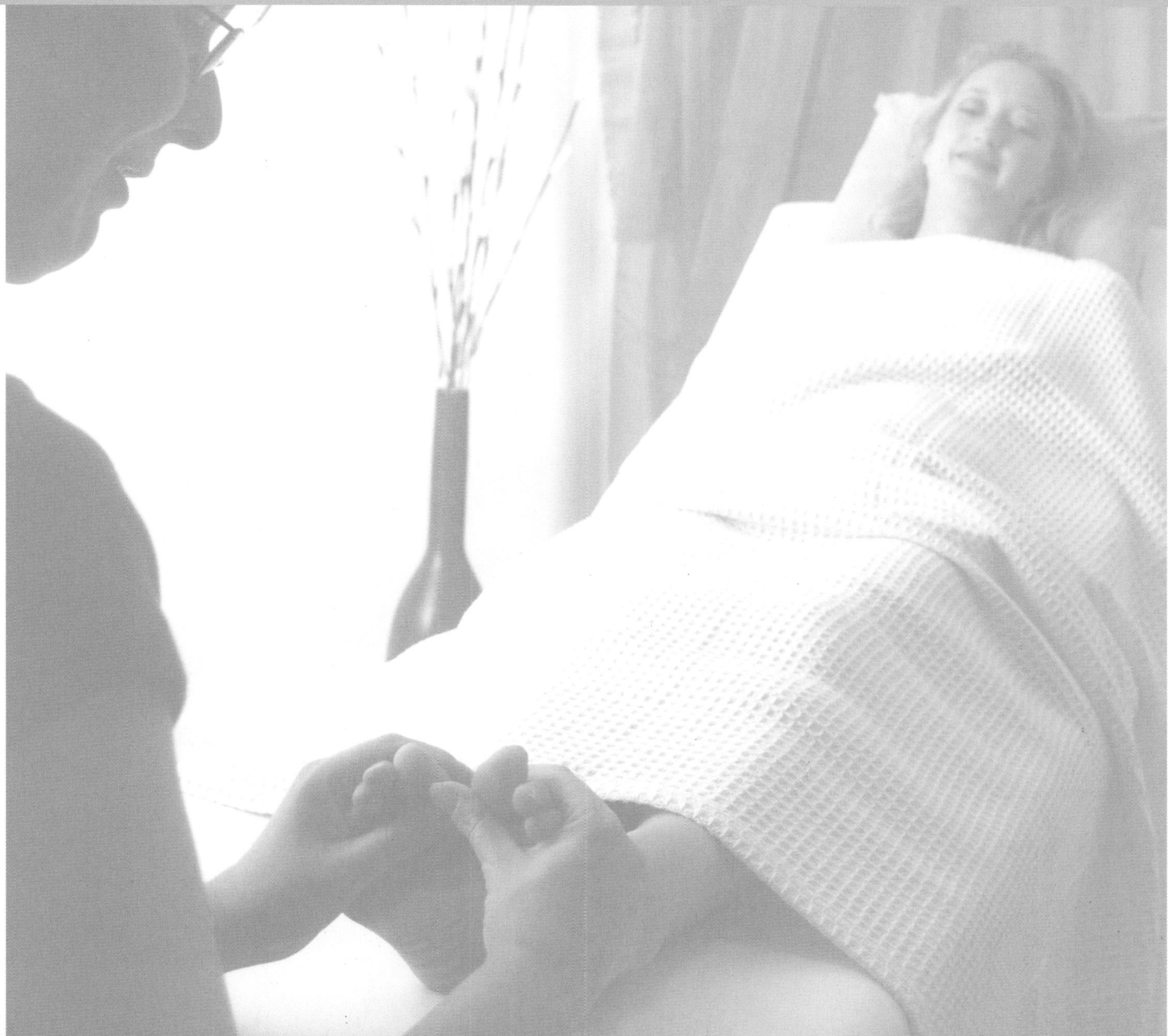

Les techniques de soutien

Il y a plusieurs façons de soutenir les pieds du patient au cours du traitement. En soutenant le pied doucement et fermement, de la bonne façon, vous êtes en mesure :

- d'inspirer confiance;
- d'établir et d'atteindre avec précision les points et les zones réflexes;
- de donner le traitement en étant à l'aise.

Les façons les plus courantes de tenir le pied sont décrites ci-dessous.

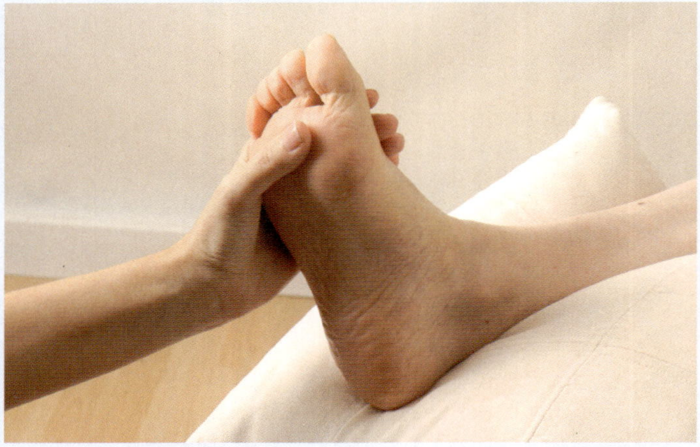

▲ Enveloppement usuel du pied

Entourez légèrement le tiers supérieur de l'avant du pied avec vos doigts en laissant reposer doucement le pouce sur l'avant-pied. Le côté externe du pied reposera doucement dans la paume de votre main.

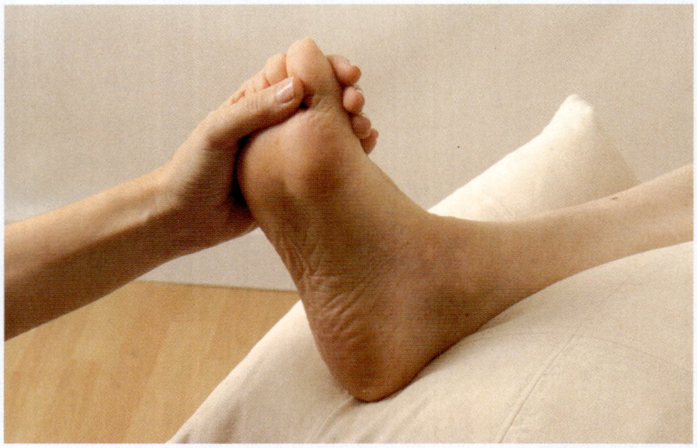

▲ Enveloppement de l'extrémité du pied

Une variante de la technique consiste à placer votre main plus haut sur le pied. De cette façon, vos quatre doigts sont placés sur les orteils et votre pouce repose au-dessous. Vous pouvez ainsi travailler sous les orteils, les plier vers vous ou dans le sens inverse.

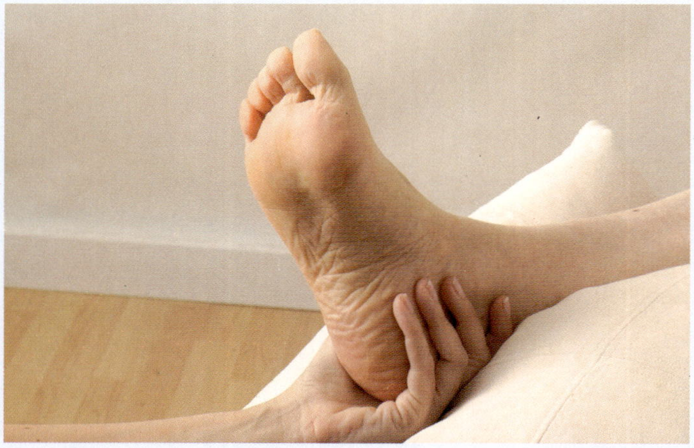

▲ Appui du talon

Cette technique convient surtout lorsque vous travaillez sur une zone de la moitié inférieure du pied ou encore sur le côté interne ou externe du pied. Le talon du patient repose doucement dans la paume de votre main qui le soutient.

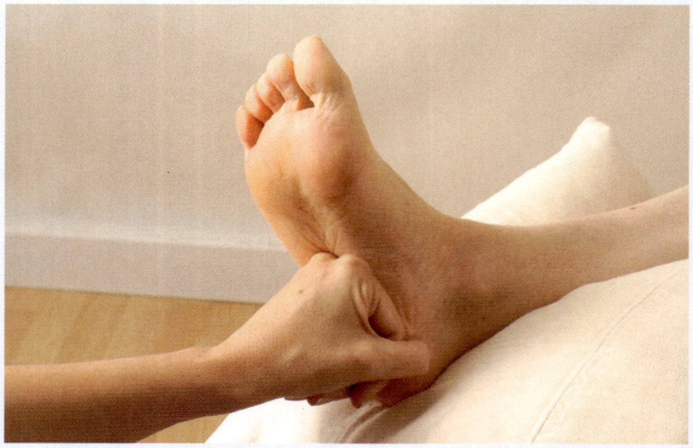

▲ Soutien avec le poing

Formez un poing desserré avec votre main de soutien et placez-le sur la plante du pied.

Retenue avec le plat de la main ►

Vous pouvez aussi soutenir le pied de votre patient avec le plat de votre main, avec la paume ou le revers de votre main.

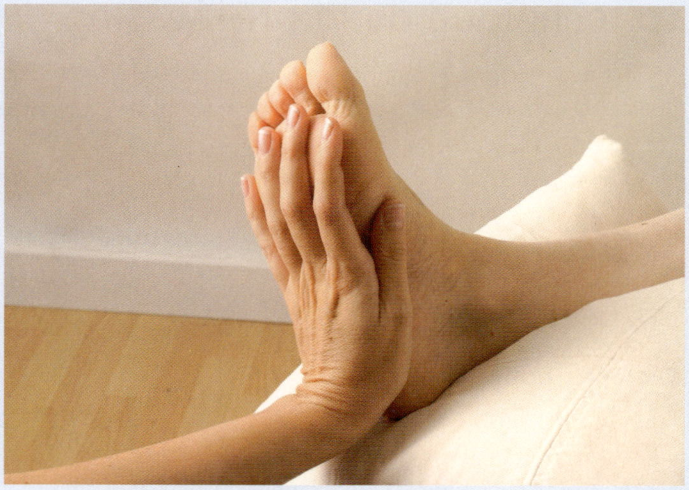

Les techniques de traitement de base pour la réflexologie du pied

On utilise de nombreuses techniques en réflexologie et je décrirai celles qu'on utilise le plus souvent. Remarquez que la zone que vous travaillez déterminera en grande partie le choix de la technique.

Quelle pression appliquer ?

Vous devez adapter le degré de pression selon la personne sur qui vous travaillez. En général, votre toucher doit être à la fois ferme et délicat : pas trop léger pour ne pas chatouiller, ni trop ferme, sinon le patient tentera de dégager son pied. Si vous travaillez sur un adulte fort et en bonne condition physique, vous devez exercer une pression plus ferme que si vous soignez une personne fragile, plus âgée ou un enfant.

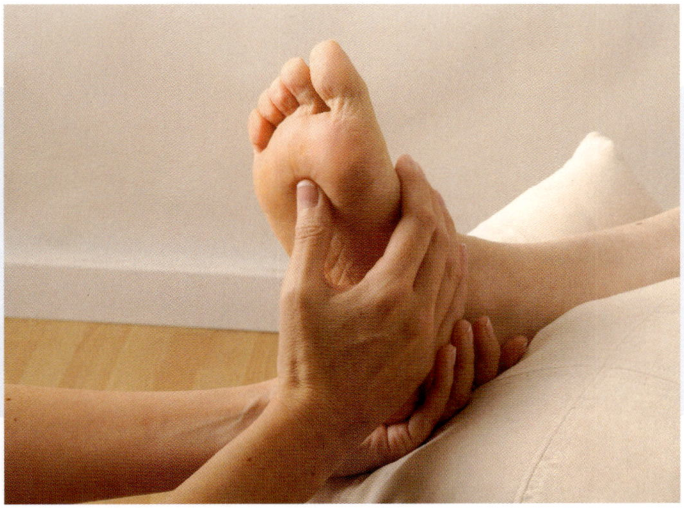

Bien qu'il soit impossible de prévoir le meilleur degré de pression à exercer, j'ai remarqué que les personnes plus robustes, plus fortes aiment les pressions plus fermes, alors que les personnes plus sensibles préfèrent une pression délicate. (Toutefois, elles auront besoin d'une pression plus ferme à certains moments.)

◄ Pression adéquate

▼ Pression trop forte

Il est important de se rappeler que la réflexologie ne doit jamais être douloureuse pour le patient. L'expérience doit être délicieusement relaxante. Dans la plupart des cas, le patient s'endormira.

Observez toujours l'expression faciale ou les réactions du patient au cours du traitement et ne craignez pas de solliciter ses commentaires sur le degré de pression que vous exercez. Essayez de découvrir le degré de pression dont le patient a besoin, suivez votre intuition !

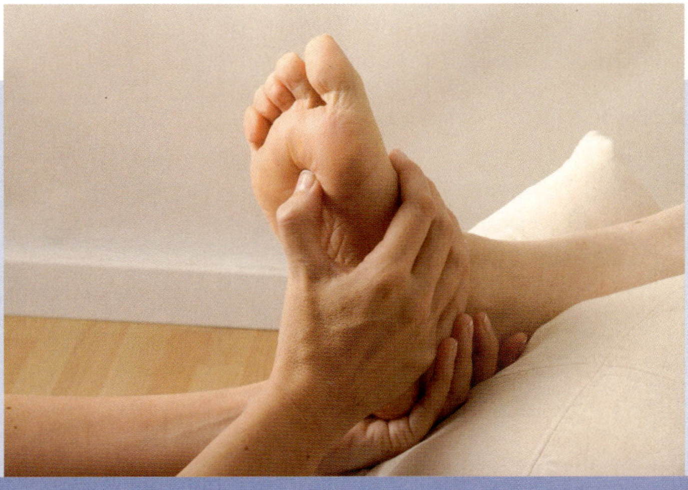

La technique de la progression du pouce ou de la chenille

Il s'agit de la technique la plus fréquemment utilisée en réflexologie, sur la plupart des réflexes. Elle est particulièrement utile pour travailler une zone importante du pied. Le pouce avance simplement sur la zone du pied traitée.

Vous devez plier la première articulation du pouce à un angle d'environ 45°. L'exercice suivant est excellent pour les débutants.

Exerçons-nous

Étape 1 ▶

À l'aide de votre index et de votre pouce, tenez votre autre pouce juste sous la première articulation. Cela la stabilisera et empêchera l'autre articulation de plier. Pliez et redressez l'articulation plusieurs fois, puis changez de main et pliez votre autre pouce à maintes reprises. Si vous êtes droitier, il se peut que votre pouce droit plie plus facilement que le gauche, mais ne vous inquiétez pas, bientôt vos deux pouces effectueront le mouvement de façon aussi efficace. Exercez-vous maintenant à plier la première articulation de chaque pouce sans la stabiliser.

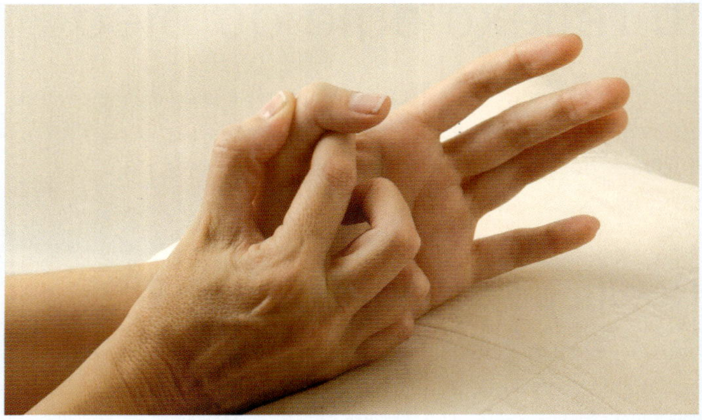

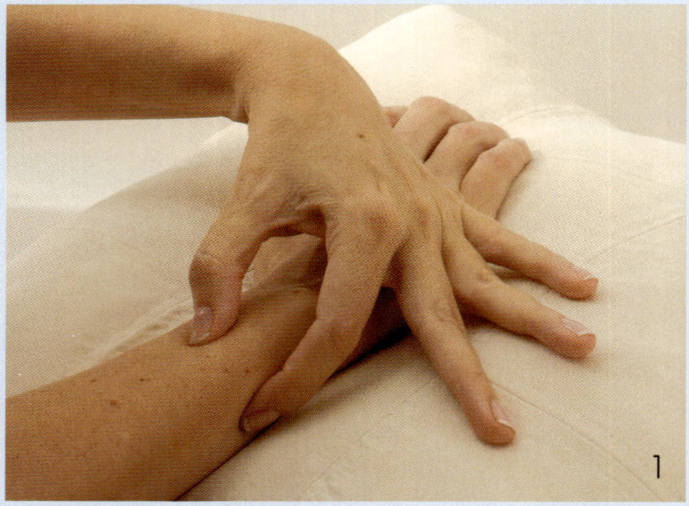

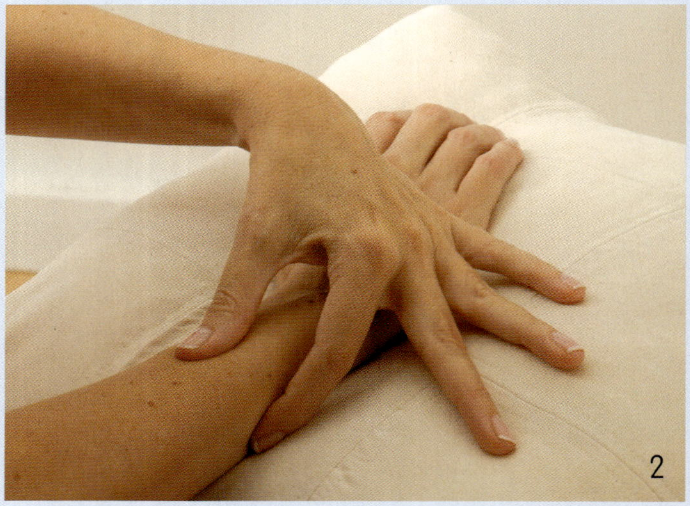

▲ Étape 2

Lorsque vos deux pouces plient facilement, placez le côté externe de l'un d'eux sur votre avant-bras ou votre jambe. Si vous hésitez entre le côté externe et interne, placez votre main sur une surface plate (comme une table), la paume vers le bas. Le côté externe est celui qui touche la surface plate. En utilisant le côté externe de votre pouce, votre ongle ne s'enfonce pas dans le pied du patient.

▲ Commencez maintenant à faire progresser votre pouce le long de votre bras vers le coude, puis essayez cette technique de la chenille sur votre autre bras. Avancez à très petits pas. Votre pouce ne doit pas se plier ou se déplier complètement, sinon le patient le sentira raide et importun. Votre pouce doit plier à un angle de 45°.

Étape 3

La prochaine étape consiste à essayer la technique sur votre partenaire d'exercice. Avant de commencer, assurez-vous que votre partenaire est bien placé (voir les pages 41-42). Bien qu'il ne s'agisse que d'un exercice, votre partenaire appréciera de ressentir un état de bien-être. Nous pratiquerons la chenille sur chacune des cinq zones de la plante du pied. La progression sur les zones constitue un traitement en soi et vous pouvez l'utiliser pour stimuler tous les systèmes de l'organisme. Le réflexologue professionnel aura parfois recours à cette technique de progression lorsqu'un traitement entier n'est pas approprié.

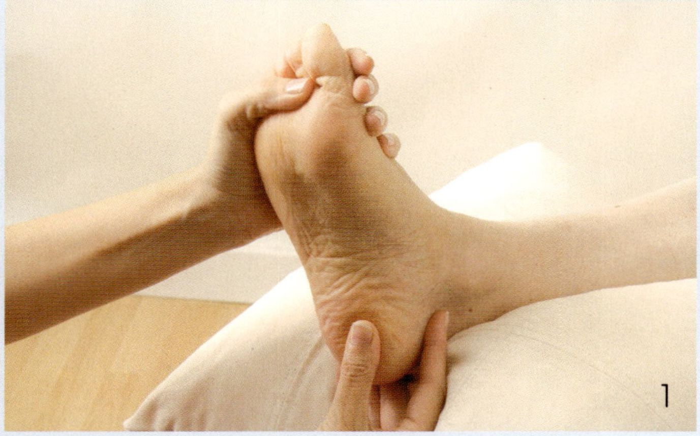
1

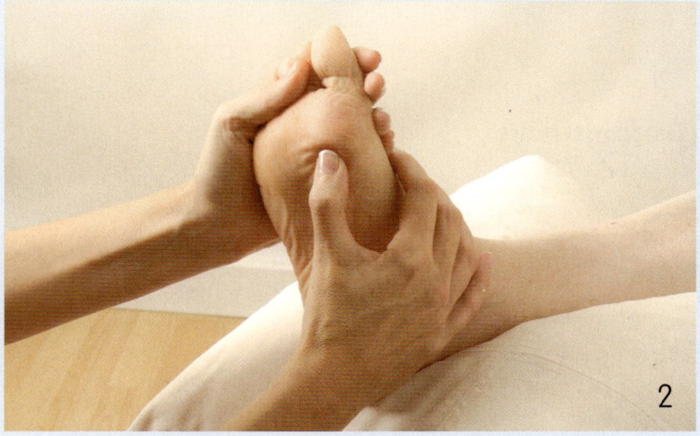
2

▲ Enveloppez le pied du patient avec votre main de soutien, vos doigts sur le dessus et votre pouce dessous. Positionnez le pouce de votre autre main au bas de la zone 1 (c'est-à-dire aligné avec le gros orteil). Pratiquez la progression de la chenille en partant du talon vers le gros orteil.

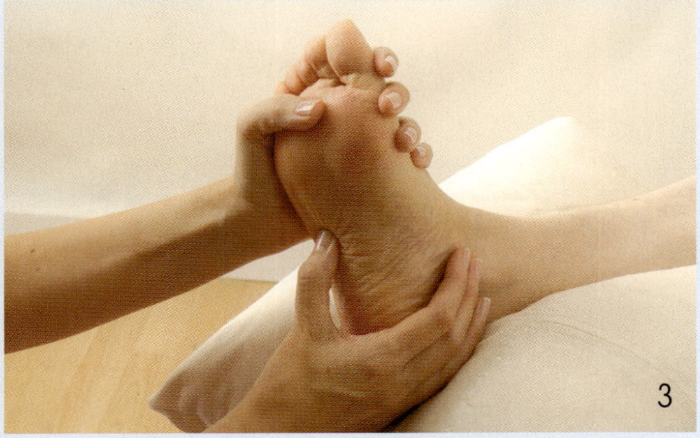
3

▲ Ensuite, montez de la base du talon, dans la zone 2, vers le deuxième orteil et continuez le long des zones 3, 4 et 5.

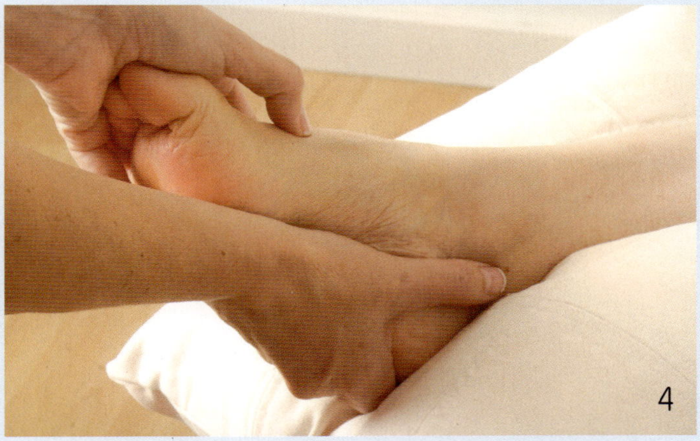
4

▲ Essayez maintenant la progression de zone sur le dos (dessus) du pied. Appuyez le talon dans votre main de soutien en plaçant les doigts sur la plante, avec le pouce positionné sur le dessus et tirez le pied du patient légèrement vers vous. Utilisez votre pouce pour la progression de la chenille en descendant la zone 1, du gros orteil vers la cheville. Continuez la progression en descendant les zones 2, 3, 4 et 5.

Répétez ce mouvement plusieurs fois pour stimuler tous les systèmes de l'organisme et dégager les zones. Maintenant, essayez la chenille le long des zones de l'autre pied. C'est une des techniques importantes en réflexologie. Vous devez continuer à vous exercer pour la maîtriser.

Conseils

Les conseils suivants pourront vous être utiles.

1. Assurez-vous d'utiliser le côté externe de votre pouce.
2. Pliez seulement la première articulation du pouce à un angle d'environ 45° et ne le pliez pas complètement.
3. Maintenez une pression soutenue et constante.
4. La chenille ne fait qu'avancer. Elle ne doit ni reculer ni se déplacer latéralement.
5. Ne saisissez pas le pied du patient trop fermement.

La technique de la progression du doigt

Elle est semblable à la technique de la progression du pouce sauf que vous devez plier la première articulation d'un doigt ou de plusieurs doigts. Cette technique est plus délicate et on l'applique surtout sur le dos (dessus) du pied, qui est plus osseux et plus sensible que la plante.

Exerçons-nous

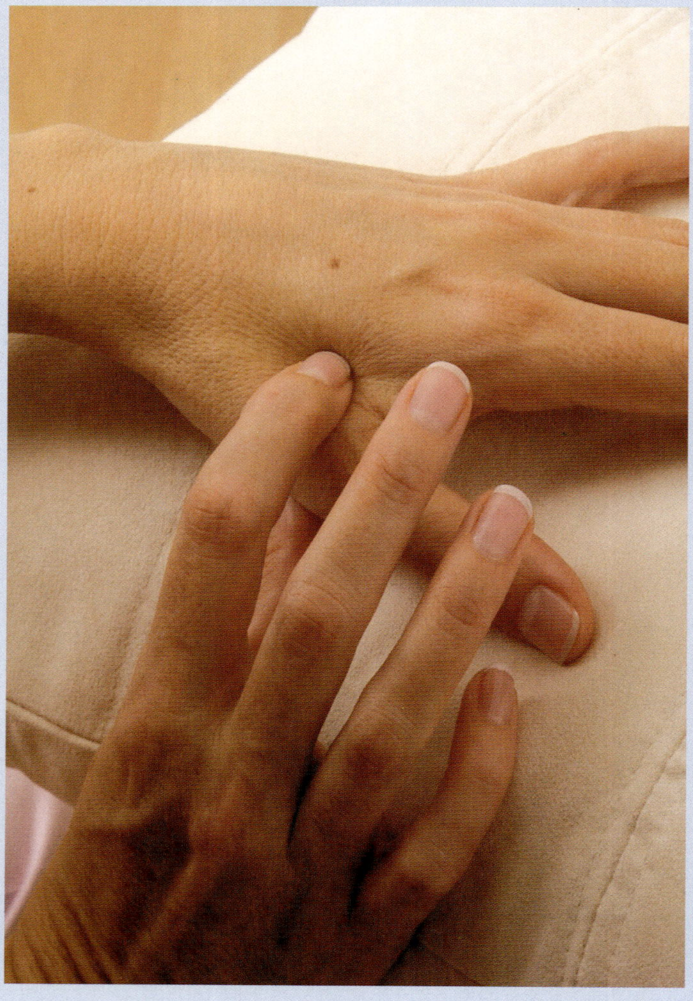

▲ **Étape 1 : progression avec un doigt**
Tout d'abord, il est recommandé de vous exercer sur le dessus de votre main. Essayez la progression avec un doigt, d'un côté à l'autre, sur le dessus de votre main. Faites avancer votre index doucement, d'un côté à l'autre, sur le dessus de votre main. Effectuez plusieurs rangées de progression jusqu'à ce que vous atteigniez le poignet.

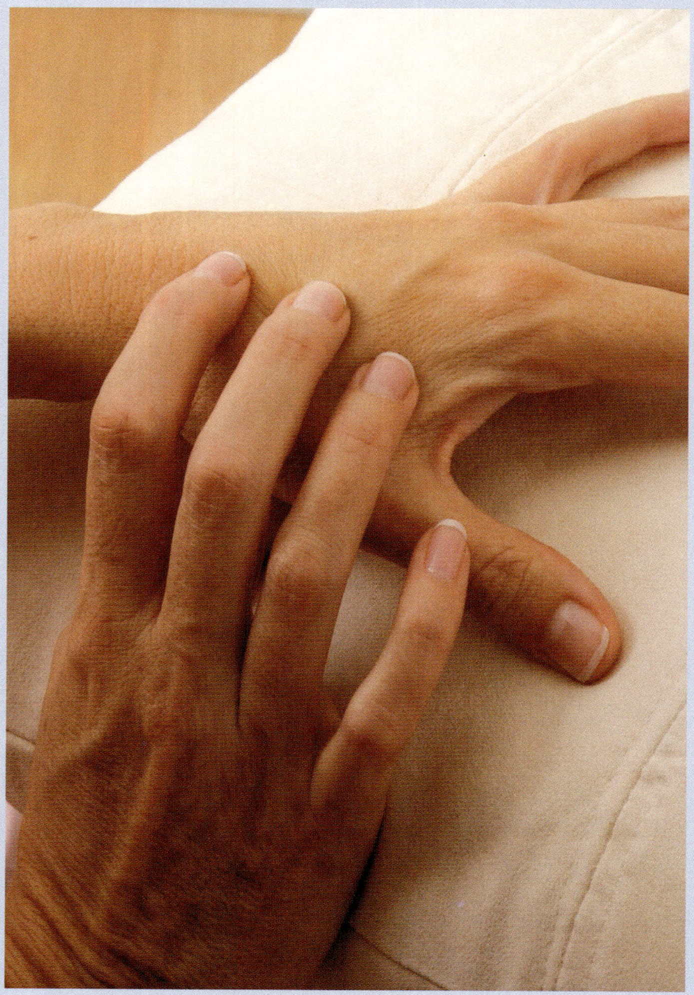

▲ **Étape 2 : progression avec plusieurs doigts**
Essayez maintenant la progression avec plusieurs doigts. Essayez d'abord de faire avancer deux doigts, d'un côté à l'autre, sur le dessus de votre main, puis utilisez trois doigts et enfin, les quatre doigts. (Il se peut que la technique soit plus facile avec plus d'un doigt.)

Étape 3 : c'est le moment de vous exercer avec votre partenaire ▼ ►

Soutenez son pied en appuyant son talon dans la paume de votre main. Tout d'abord, essayez de descendre le pied à l'aide d'un seul doigt de l'autre main. Ensuite, placez l'extrémité des quatre doigts sur le dessus du pied, avec votre pouce sur la plante, puis faites marcher les quatre doigts ensemble en travers du dessus du pied.

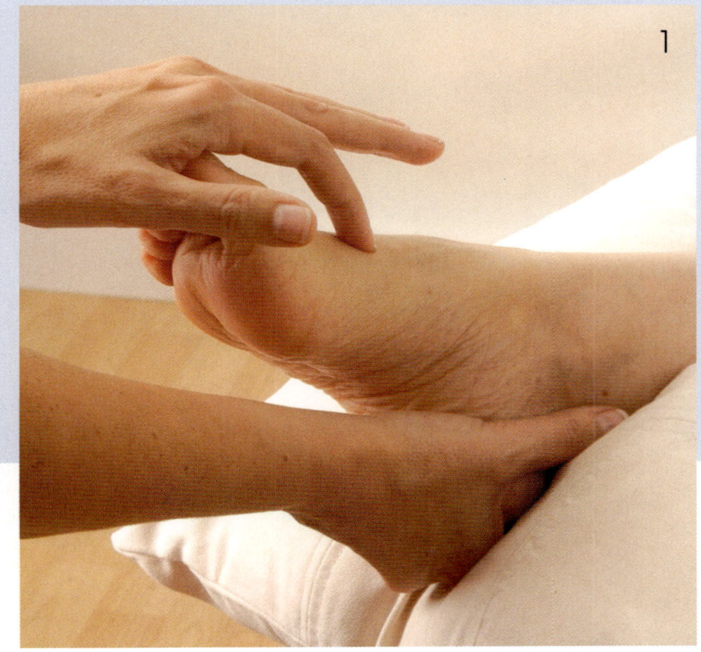

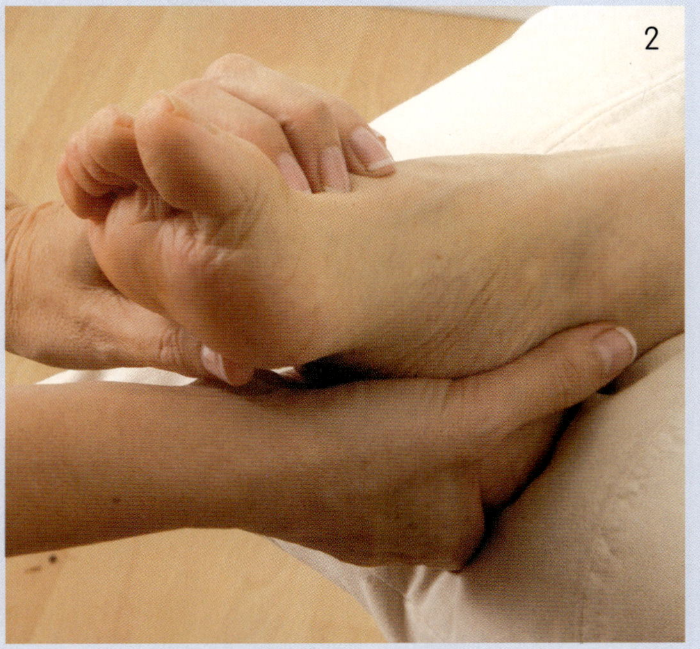

Une variante ►

La progression du doigt à deux mains constitue une variante de cette technique. Ce mouvement est incroyablement relaxant et stimule tous les systèmes de l'organisme. Placez l'extrémité des doigts des deux mains sur le dessus du pied, juste au-dessus des orteils, avec vos pouces sur la plante. Faites avancer votre doigt d'un côté à l'autre sur le dessus de votre pied jusqu'à ce que les extrémités de vos doigts se rencontrent au milieu. Répétez cet exercice plusieurs fois, en couvrant tout le dos (dessus) du pied.

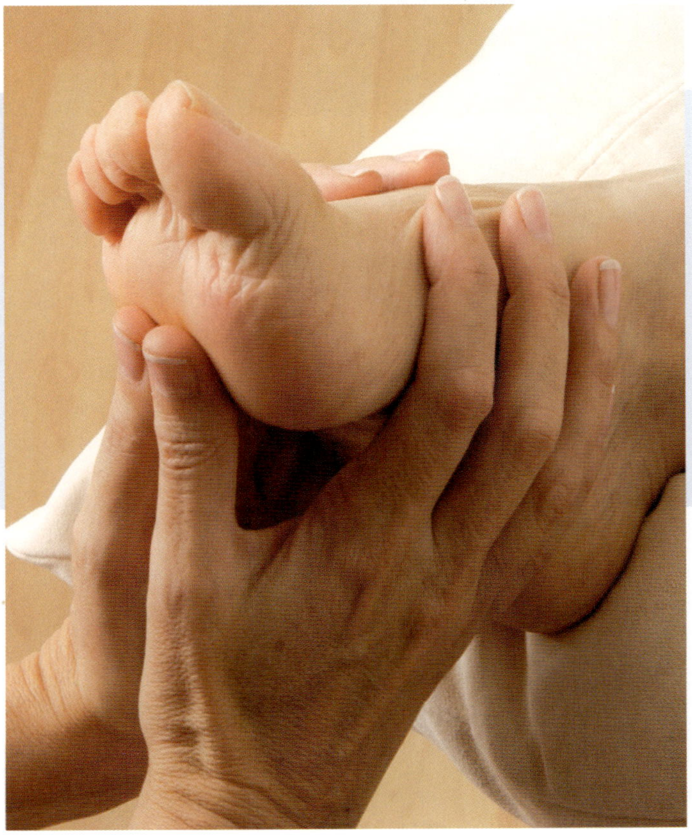

Conseils

Les conseils suivants pourront vous être utiles.

1. Exercez une pression délicate.
2. Vos mouvements doivent être constants et uniformes.
3. Évitez d'enfoncer vos ongles dans la peau du patient.
4. Effectuez toujours de petits pas.
5. Faites progresser vos doigts en avançant.

La technique des pressions en crochet

On associe souvent cette technique à une piqûre d'abeille. Elle est particulièrement utile pour atteindre avec précision des points réflexes précis, petits et profonds. On ne doit jamais utiliser cette technique pour couvrir une grande zone réflexe. Pour exécuter cette technique, placez le côté externe de votre pouce plié sur le point réflexe choisi, exercez une pression sur ce point puis relâchez-la.

Exerçons-nous

Étape 1 ▼

Tout d'abord, utilisez cette technique sur votre main. Placez votre pouce sur la paume de votre autre main, avec les doigts doucement appuyés sur le dos de votre main (sans l'agripper). Pliez la première articulation de votre pouce, appliquez une pression ferme (accrochez).

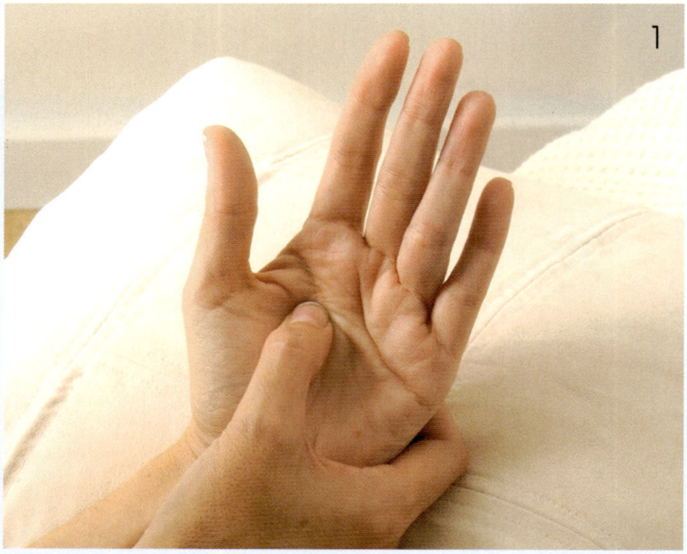

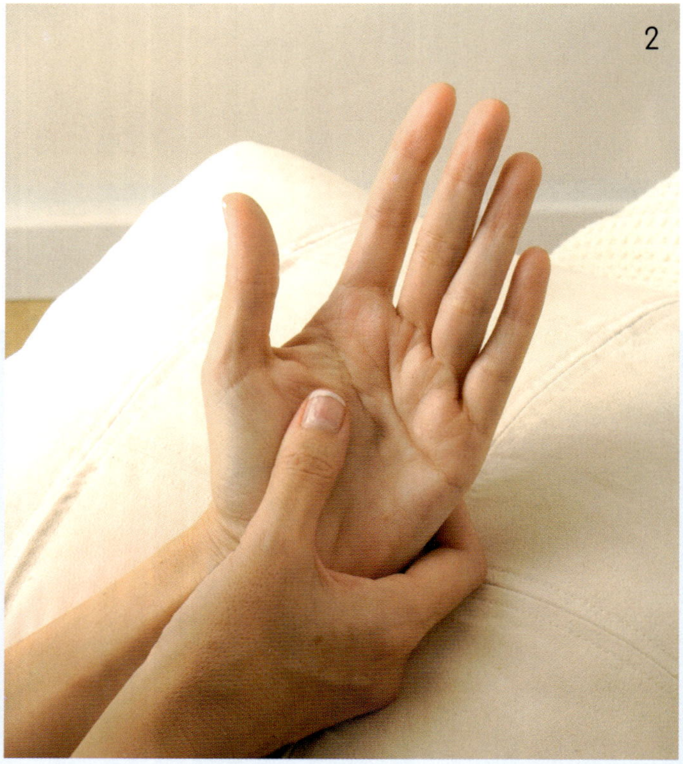

▲ et retirez votre pouce en passant par le point (reculez).

Étape 2 ►

Utilisez maintenant la technique sur le pied de votre partenaire. Pliez le pouce de la main avec laquelle vous travaillez et placez l'extrémité du pouce sur le point réflexe que vous désirez travailler (par exemple, sur le centre du gros orteil, qui représente l'hypophyse et qu'il est essentiel de traiter en cas de problèmes hormonaux). Appliquez une pression ferme sur ce point réflexe (accrochez), puis retirez votre pouce en passant par le point (reculez).

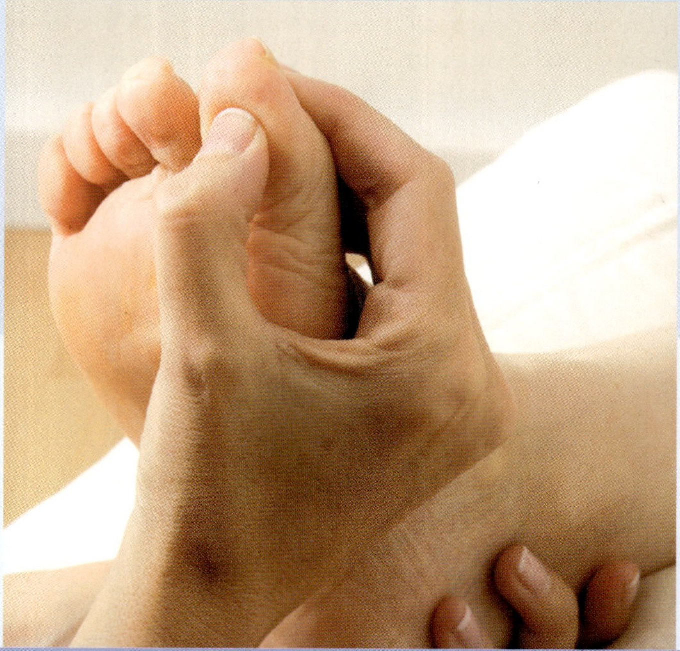

Conseils

Les conseils suivants pourront vous être utiles.

1. Évitez d'exercer une pression avec votre ongle.
2. Ne saisissez pas le pied trop fermement.

La technique des pressions circulaires

En général, on exerce des pressions circulaires avec la pulpe du pouce, mais vous pouvez utiliser la pulpe d'un autre doigt si nécessaire. Cette technique est particulièrement utile pour traiter les réflexes sensibles sur le pied. Elle permet de les débloquer et de les équilibrer.

Conseils

Les conseils suivants pourront vous être utiles.

1. Maintenez votre mouvement circulaire lent et uniforme.
2. N'enfoncez pas votre pouce dans le pied du patient.

Exerçons-nous ▼

Soutenez le pied de votre partenaire en appuyant doucement son talon dans la paume de votre main. Placez la pulpe du pouce de la main avec laquelle vous travaillez sur le point réflexe choisi (par exemple, celui de la glande thyroïde), exercez une pression sur la zone, puis effectuez plusieurs mouvements circulaires en maintenant votre pouce en contact avec le point. Après quelques mouvements, toute sensibilité à ce point devrait avoir diminué.

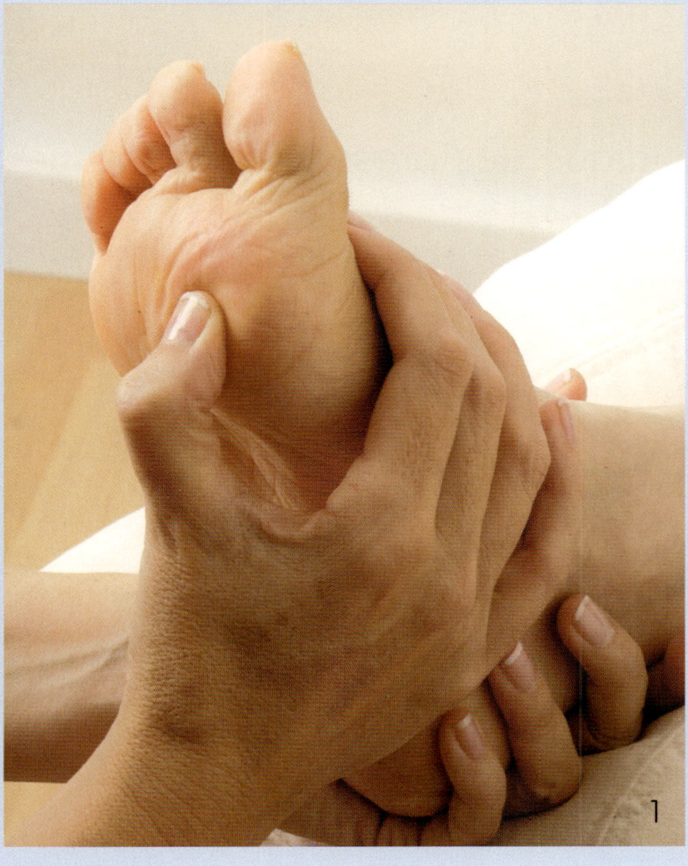

1

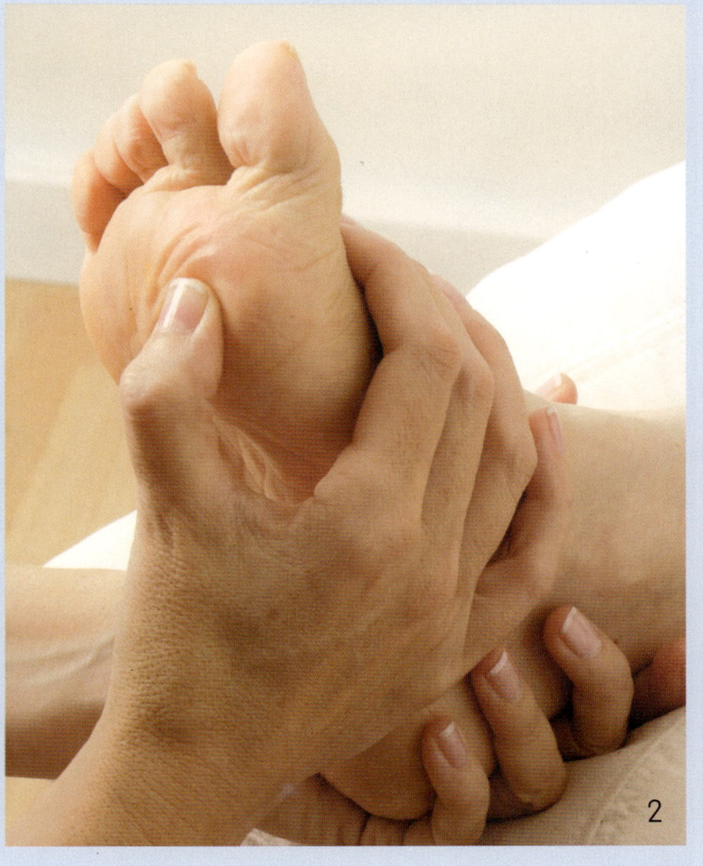

2

La technique des pressions alternées

Cette technique convient surtout pour le traitement des petits points réflexes. Vous utilisez la partie aplatie de la pulpe de votre pouce.

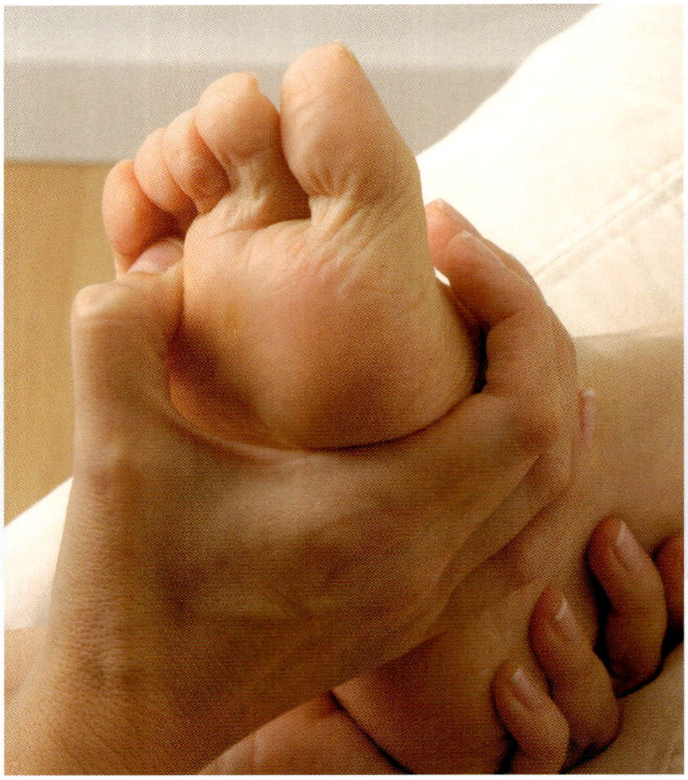

Exerçons-nous ►

Soutenez le pied de votre partenaire dans la paume de votre main. Placez la pulpe de votre pouce sur le point réflexe désiré (comme le réflexe de l'oreille, situé entre le 4e et le 5e orteil), exercez une pression sur le point pendant quelques secondes puis relâchez la pression. Répétez plusieurs fois.

Conseils

Les conseils suivants pourront vous être utiles.

1. N'exercez pas de pression avec votre ongle.
2. Maintenez une pression constante.

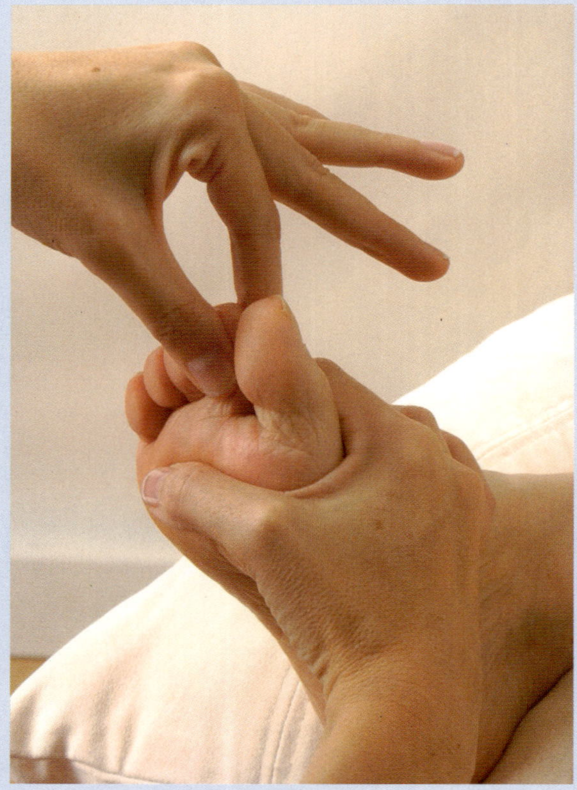

La technique des pressions maintenues

Ma technique des pressions maintenues est très efficace lorsqu'on doit soulager la douleur, par exemple, d'un patient qui souffre d'un mal de dents ou d'oreille, ou encore, si des articulations comme l'épaule ou le genou sont douloureuses et présentent des complications. Cette technique vous permettra de réduire la douleur et la sensibilité dans une zone précise. Normalement, vous devez utiliser votre pouce et votre index.

Exerçons-nous

Soutenez le pied de votre partenaire en plaçant vos doigts sur le dos (dessus) du pied et en plaçant votre pouce juste sous la base des orteils. Placez la pulpe du pouce de votre main de travail au bas de l'orteil et l'extrémité de votre index sur le dessus de l'orteil. Serrez doucement votre index et votre pouce l'un vers l'autre (sans pincer) et maintenez cette pression pendant environ 20 secondes, jusqu'à ce que la douleur s'apaise. Dans cette illustration, nous voyons le travail sur l'un des réflexes des dents.

Conseils

Les conseils suivants pourront vous être utiles.

1. Ne pincez pas la zone sur laquelle vous travaillez.
2. Essayez d'exercer une pression égale avec votre pouce et votre index à mesure que vous pressez et que vous tenez le réflexe.

La technique de rotation sur un point

Cette technique s'avère utile pour traiter un petit réflexe. Vous devez localiser une zone avec précision, puis faire pivoter le pied du patient autour. On utilise habituellement la pulpe du pouce, mais vous pouvez, si vous préférez, utiliser un doigt.

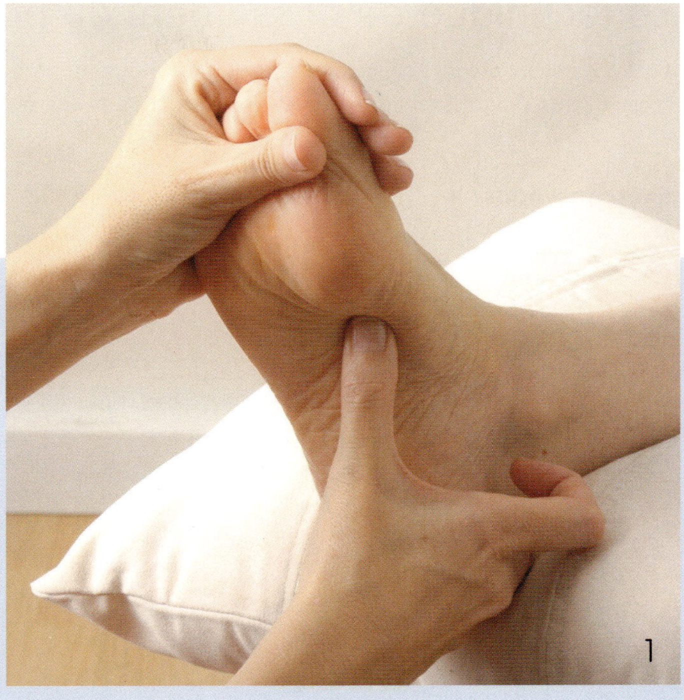

Exerçons-nous ► ▼

Placez les doigts de votre main de soutien sur le dos (dessus) du pied de votre partenaire, fermez à la base des orteils et placez votre pouce de façon à ce qu'il repose sur l'avant-pied. Utilisez la pulpe de votre pouce de travail pour localiser le point à travailler (comme le réflexe des surrénales). Utilisez votre main de soutien pour plier le pied doucement et lentement vers le bas, sur votre pouce, en maintenant votre pouce immobile pendant que vous faites pivoter le pied autour du point plusieurs fois.

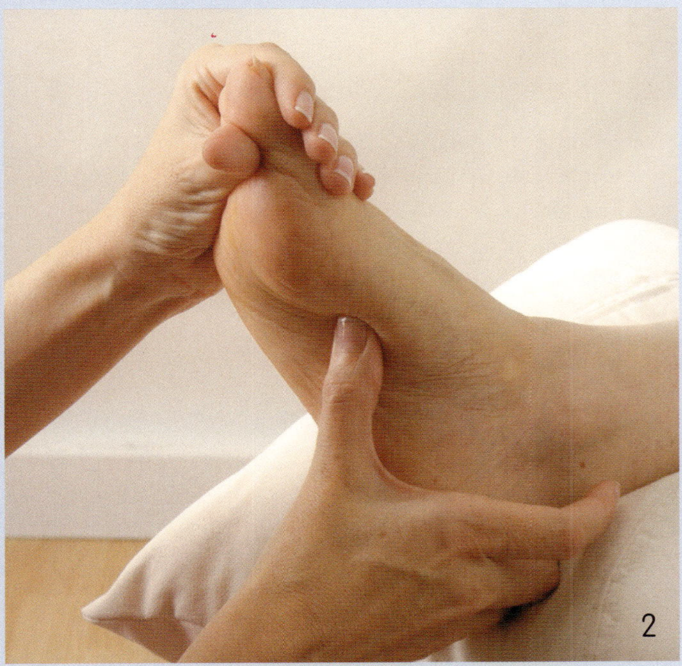

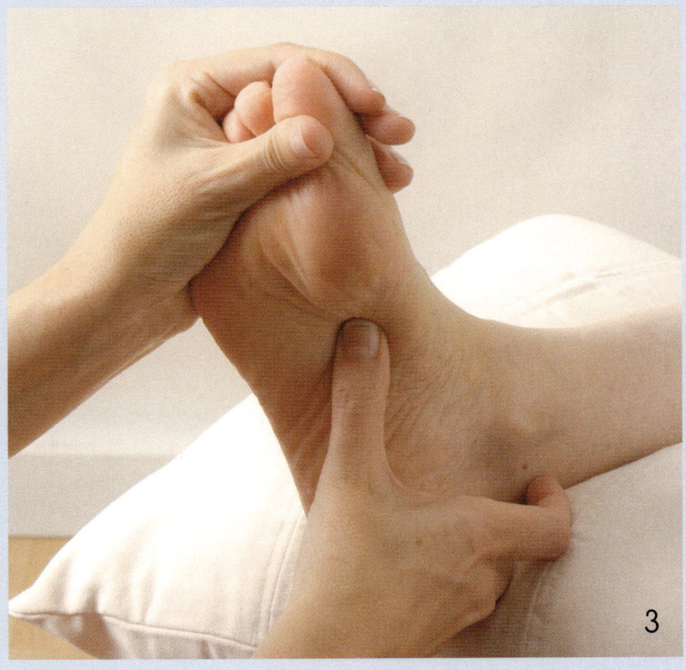

Conseils

Les conseils suivants pourront vous être utiles.

1. Ne saisissez pas le pied trop fermement avec votre main de soutien.
2. N'enfoncez pas votre pouce ou votre doigt trop fermement dans la zone.
3. Pour que le patient soit à l'aise et que le traitement soit efficace, faites pivoter le pied lentement autour du point.

La technique de glissement du pouce

Cette technique est particulièrement utile pour traiter le réflexe de la colonne vertébrale (à l'intérieur du pied). On l'utilise souvent avec la technique de progression de la chenille. La plupart du temps, on utilise le pouce pour le « glissement », mais vous pouvez utiliser l'index.

Exerçons-nous ▼

Nous traiterons la partie interne du pied, qui est liée à la colonne vertébrale. Soutenez le pied de votre partenaire sous le talon avec votre main de soutien.

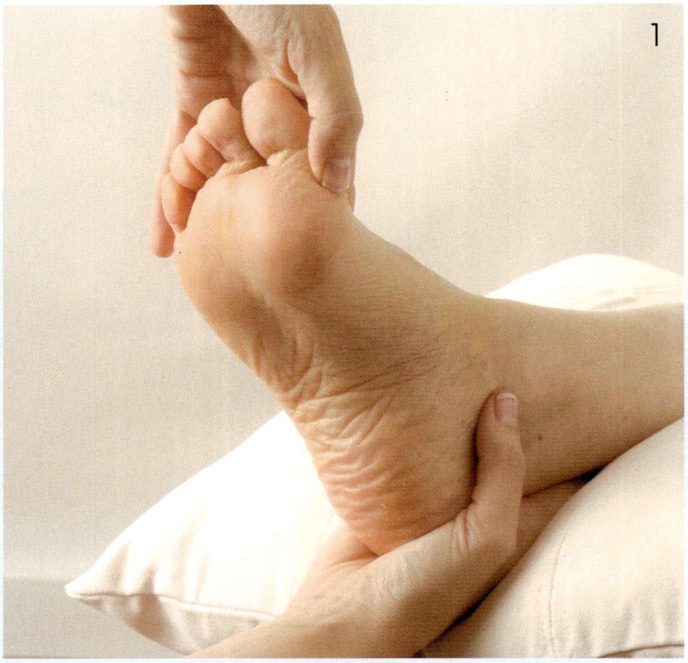
1

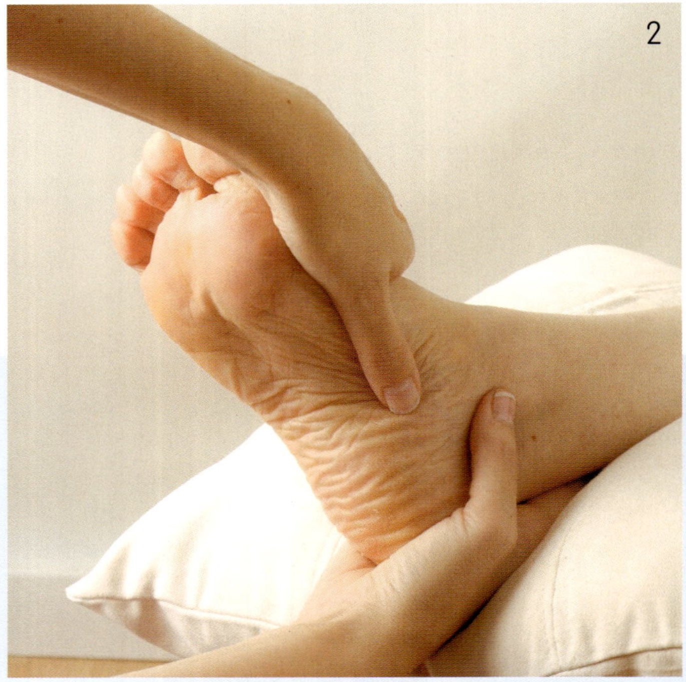
2

Exercez doucement une pression avec votre pouce de travail sur le côté intérieur du pied, à la base de l'ongle (qui représente la partie supérieure de la colonne vertébrale) et glissez-le lentement jusqu'au bout vers le bas, à l'intérieur du pied, en maintenant la pression.

Changez de main et maintenez le dessus du pied avec vos doigts, avec votre pouce sur la plante du pied, sous la base des orteils. Exercez une pression avec votre pouce de travail sur le bas du côté intérieur du pied et glissez-le vers le haut en partant du bas du talon.

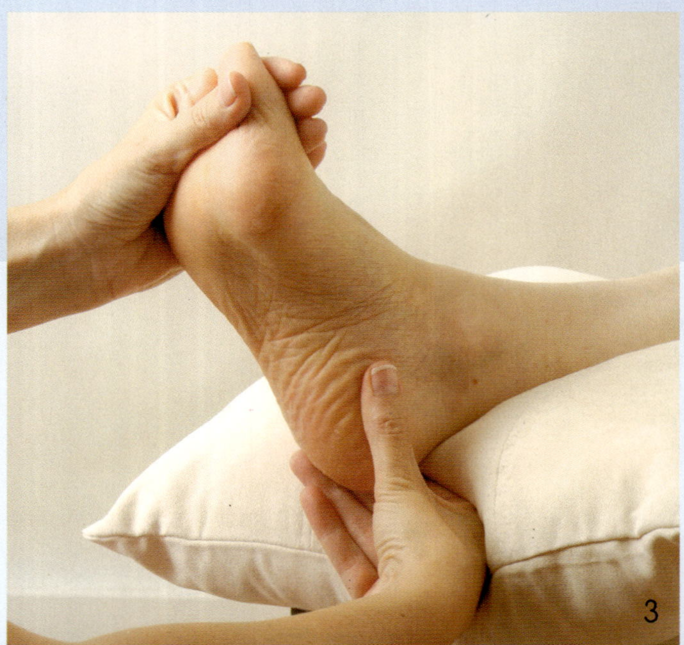
3

Conseils

Les conseils suivants pourront vous être utiles.

1. Assurez-vous de glisser votre pouce vers l'avant.
2. Essayez de glisser lentement et en douceur, en évitant tout mouvement saccadé.
3. Maintenez une pression constante.

La technique du pétrissage du métatarse

Cette technique convient pour les zones plus épaisses, moins sensibles de la plante du pied, lorsque vous voulez appliquer une pression profonde sur une zone étendue.

Exerçons-nous ►

Cette technique est souvent appliquée sur la plante du pied, sur la zone du talon, de même que sous la base des orteils. Pour travailler la zone sous la base des orteils, enveloppez la partie supérieure du pied de votre partenaire avec votre main de soutien, en plaçant votre pouce au-dessous et vos doigts sur le dessus. Formez un poing desserré avec votre main de travail, placez-le sur le pied du patient et effectuez de légers mouvements circulaires sur la partie supérieure épaisse de la plante du pied puis pétrissez la zone du talon.

Conseils

Les conseils suivants pourront vous être utiles.

1. N'exercez pas trop de pression.
2. Assurez-vous d'enlever vos bagues.

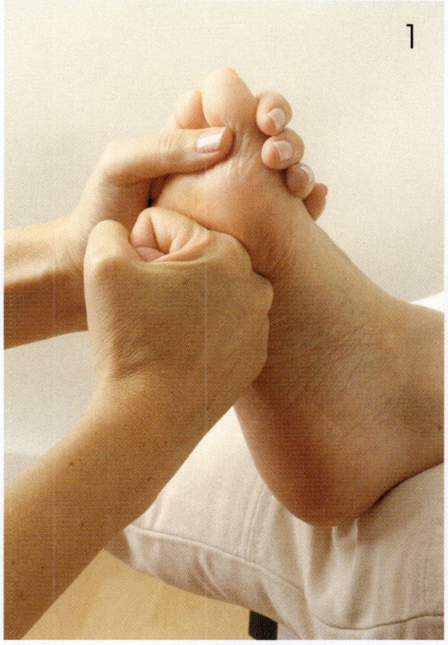

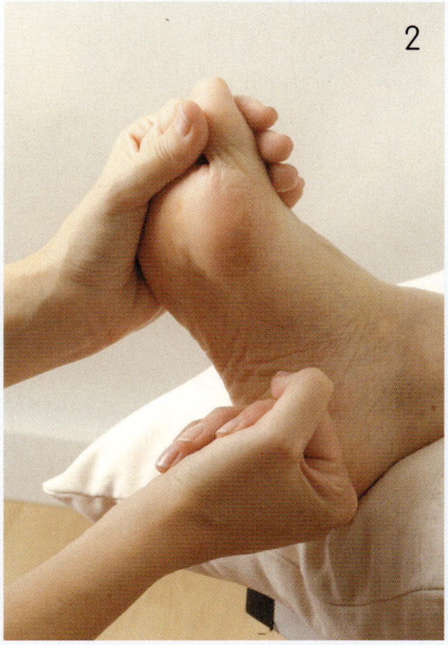

La technique de frottement

On l'emploie surtout pour produire de la chaleur sur une zone, décongestionner un réflexe ou détendre et donner de l'énergie. Vous pouvez prendre une partie ou l'autre de votre main pour frotter. Vous pouvez utiliser les paumes de vos mains pour travailler sur les côtés intérieur et extérieur du pied et vos index pour frotter les orteils. Le frottement crée une friction et produit de la chaleur.

Exerçons-nous ►

Étape 1 : frotter les côtés du pied

Placez une paume sur le côté intérieur du pied de votre partenaire, et l'autre sur le côté extérieur, puis frottez dans un mouvement alternant de haut en bas. Sentez la chaleur !

Étape 2 : frotter un orteil

Placez vos index de chaque côté de l'orteil choisi, puis frottez-le doucement en effectuant des mouvements avec vos index dans des directions opposées.

Conseils

Les conseils suivants pourront vous être utiles.

1. Ne frottez pas trop énergiquement.
2. Vos mains et vos index doivent être détendus.

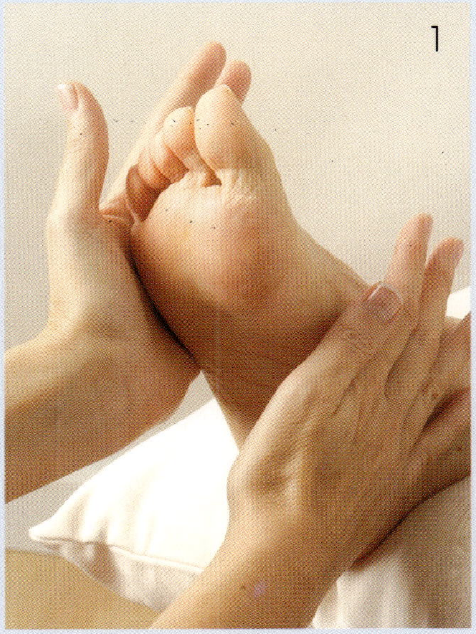

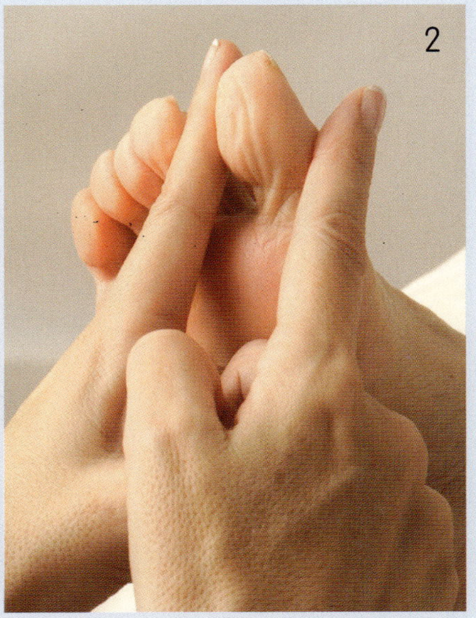

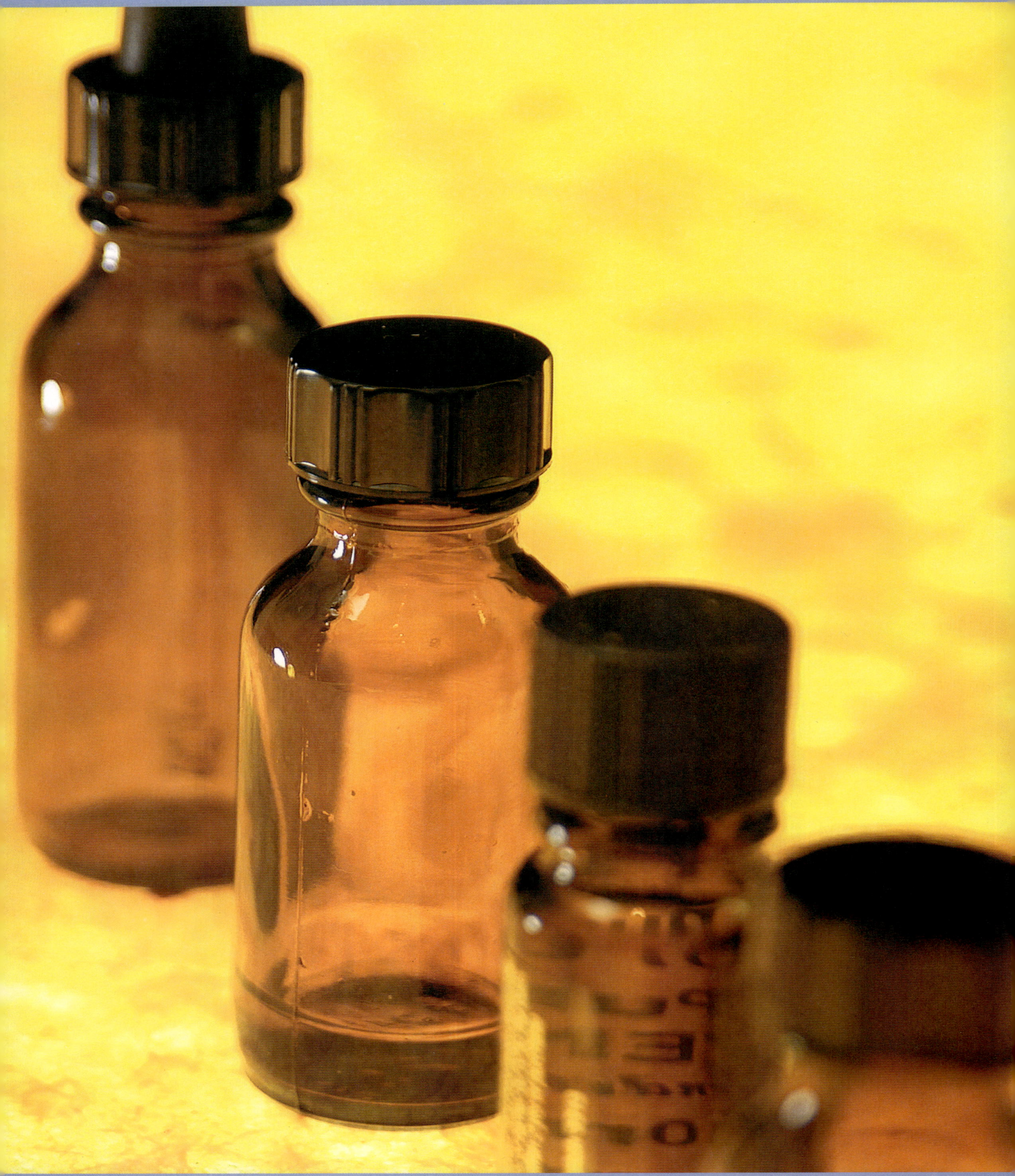

Réflexologie du pied – la séquence

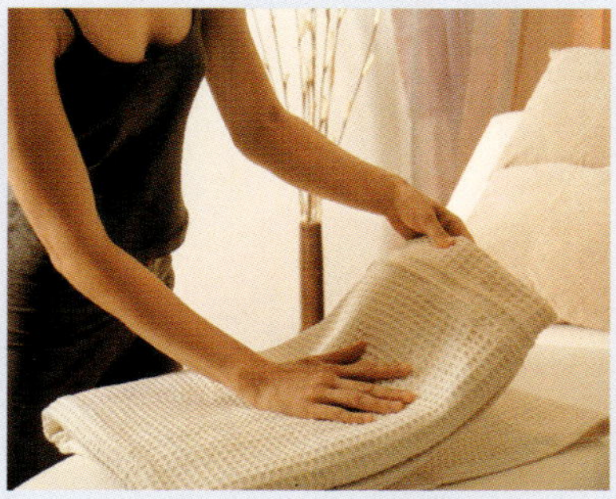

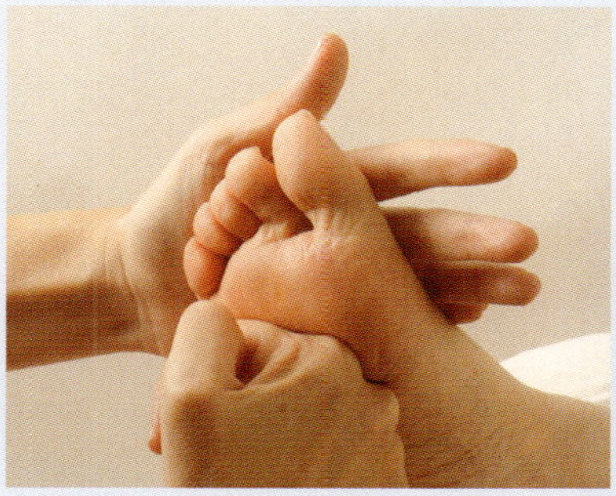

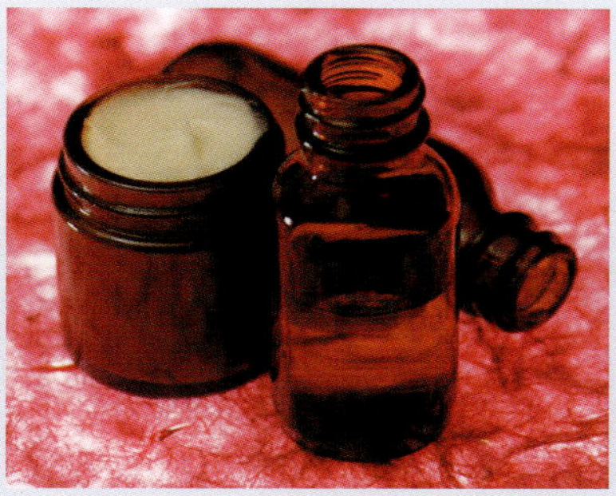

Cette section vous permettra d'exécuter un traitement de réflexologie complet. Les instructions détaillées et les photographies en couleur vous guideront en commençant d'abord par une séance de relaxation, puis en procédant aux réflexes des pieds, étape par étape. En peu de temps, vous aurez confiance en vous et vous perfectionnerez votre savoir-faire. Familiarisez-vous avec les diagrammes détaillés du pied que vous trouverez à la fin de ce livre, avant de donner un traitement.

Quelle doit être la durée du traitement ?

La durée d'une séance de réflexologie peut varier selon l'âge, la condition physique et la sensibilité du patient. (Veuillez consulter les pages 29 à 31 pour les contre-indications et les mises en garde.) Dans le cas d'une personne en santé, le traitement dure environ 45 minutes. (Vous prendrez évidemment plus de temps au début, car vous êtes en apprentissage, mais en très peu de temps, vous serez étonné de la rapidité avec laquelle vous donnez le traitement.) Toutefois, ne pensez pas qu'un traitement plus long est plus efficace, car il est possible qu'un traitement prolongé stimule trop les réflexes.

Quelle doit être la fréquence des traitements ?

En donnant le traitement, au début, une fois par semaine, vous obtiendrez d'excellents résultats. Remarquez qu'il est nécessaire de laisser du temps entre les traitements afin de permettre la guérison.

Combien de séances sont nécessaires ?

Une seule séance de réflexologie est déjà une merveilleuse expérience pour le patient. Vous serez étonné de ses effets et à coup sûr, le patient en voudra plus ! Idéalement, commencez par environ six séances, puis une séance par mois en vue de maintenir la santé et de prévenir tout problème. Bien sûr, cela n'est pas toujours possible et, dans ce cas, donnez ou recevez le traitement lorsque vous le pouvez.

Combien faudra-t-il de temps pour voir des résultats ?

Fait remarquable, on observe quelquefois des résultats après une seule séance de réflexologie, bien que quelques séances puissent être nécessaires avant que tous les bienfaits se manifestent. Ne vous découragez pas si les résultats ne sont pas tout de suite évidents. Cela ne signifie pas que le traitement ne fonctionne pas. Persévérez ! Vous réussirez certainement.

Liste de vérification pour une séance de réflexologie

Avant la séance, assurez-vous :

1. d'avoir créé la bonne ambiance (voir les pages 39-40);
2. que le patient se sent bien, que vous avez placé des oreillers sous sa tête et un autre sous ses genoux. Si vous le désirez, gardez une petite serviette roulée à portée de la main pour la placer sous le pied que vous travaillez;
3. d'avoir une position où vous êtes à l'aise;
4. d'avoir retiré tous vos bijoux;
5. que vos ongles sont courts et vos mains propres;
6. que vous avez vérifié les contre-indications;
7. d'avoir d'abord procédé à un examen physique des pieds du patient;
8. que vous avez rafraîchi les pieds du patient;
9. d'avoir lavé vos mains;
10. d'être détendu et positif. Essayez consciemment de clarifier votre pensée et prenez quelques grandes inspirations pour faire disparaître toute tension. Soyez serein, en paix et aimant.

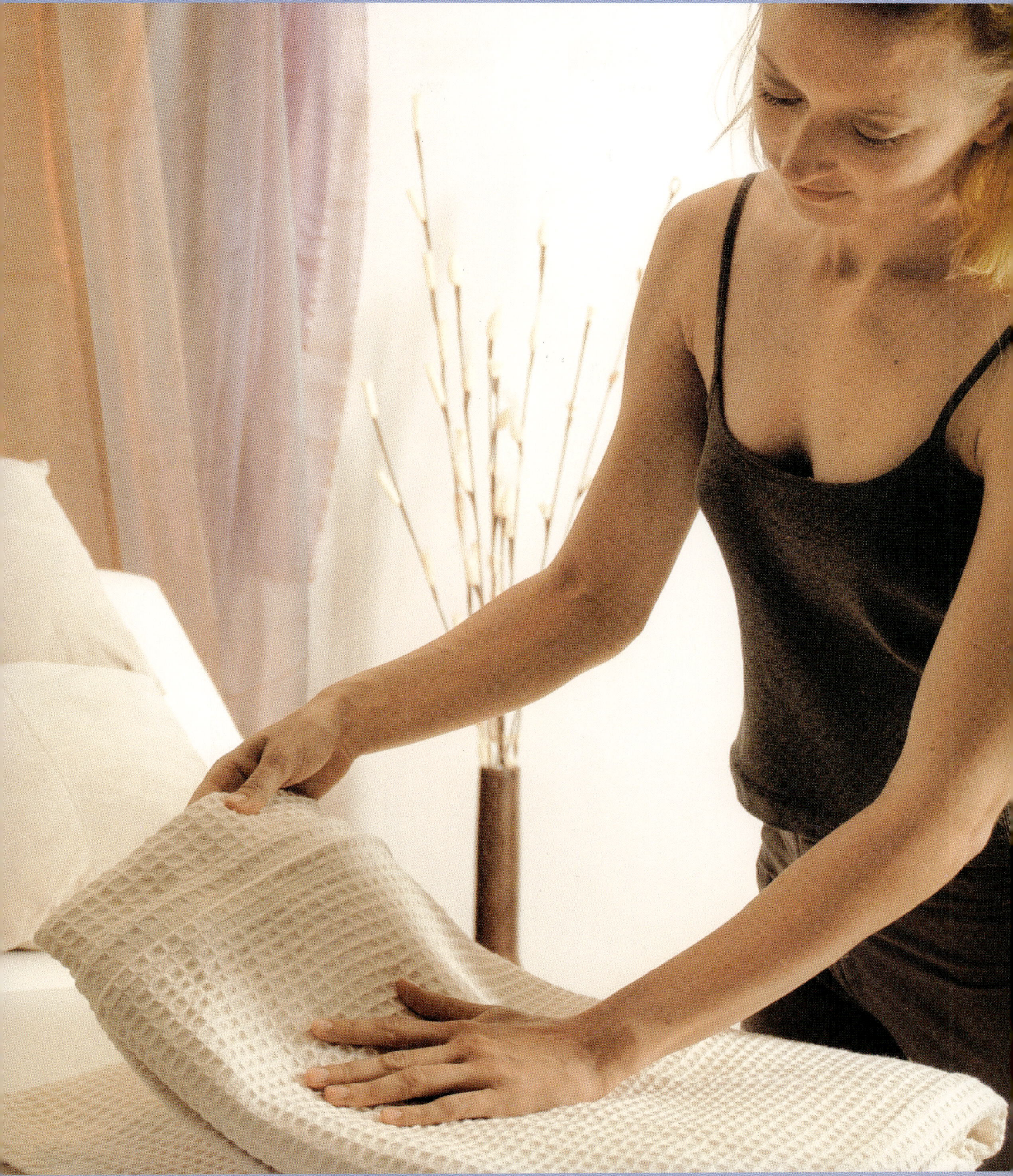

La séquence de relaxation

Il est recommandé d'utiliser des techniques de relaxation avant de commencer un traitement de réflexologie, parce qu'elles :

- favorisent la détente au départ;
- établissent une relation de confiance entre le soignant et le soigné;
- vous mettent tous les deux à l'aise;
- relâchent la tension musculaire dans les pieds, ce qui fait qu'ils sont plus faciles à traiter;
- vous procurent l'occasion idéale pour évaluer le degré de pression nécessaire.

Vous pouvez utiliser les techniques de relaxation pendant la séance pour disperser en douceur toute toxine libérée au cours du traitement. À la fin de la séance, elles constituent un merveilleux « dessert ».

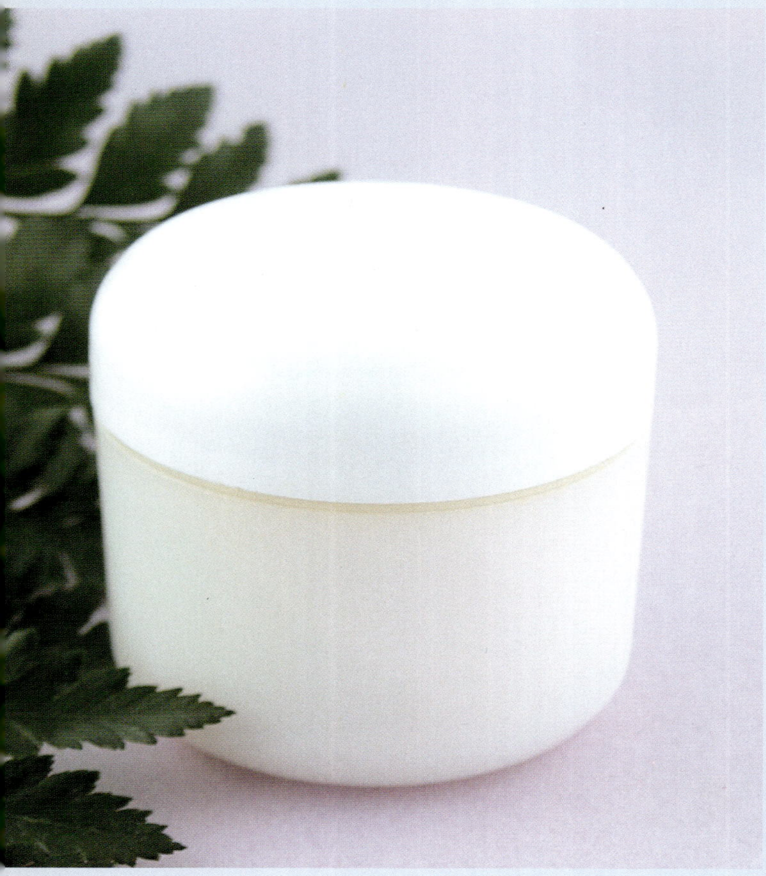

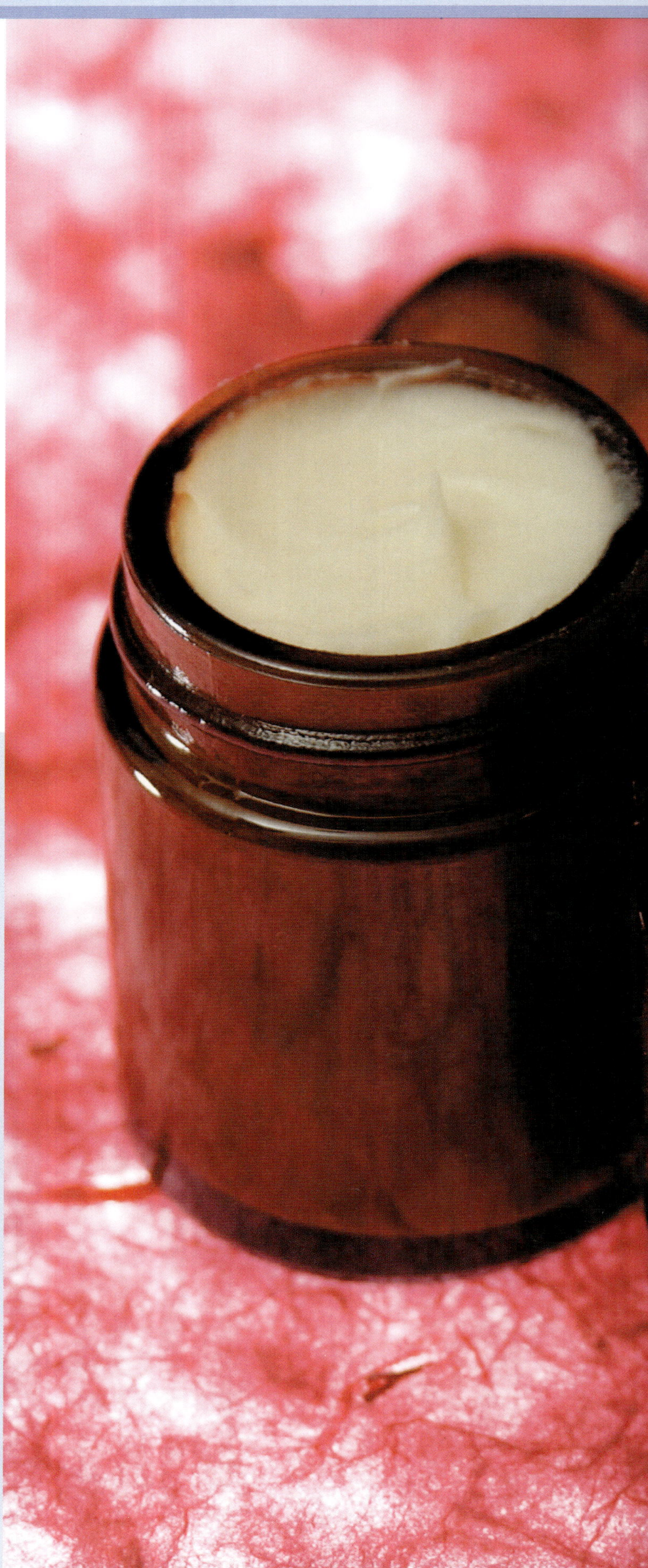

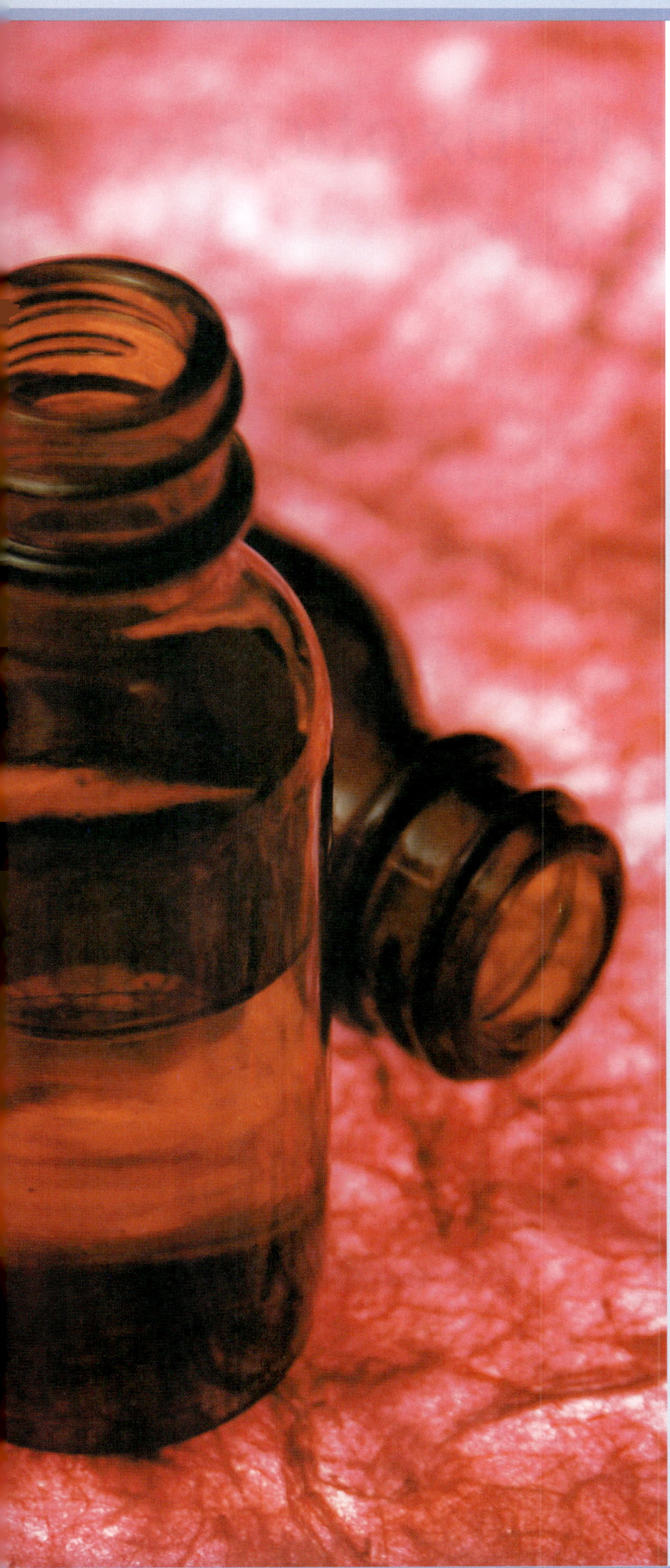

Dois-je utiliser des huiles ou des crèmes ?

N'utilisez ni huiles ni crèmes avant ou au cours du traitement de réflexologie, sinon les pieds du patient et vos mains seront huileux, ces dernières glisseront et il vous sera difficile de sentir les points réflexes.

Toutefois, vous pouvez les utiliser pour vos mouvements de relaxation à la fin d'un traitement. Vous pouvez créer le plus merveilleux mélange d'huiles ou de crèmes conçu spécialement pour le patient, et si cela vous intéresse, consultez les pages 235 à 241.

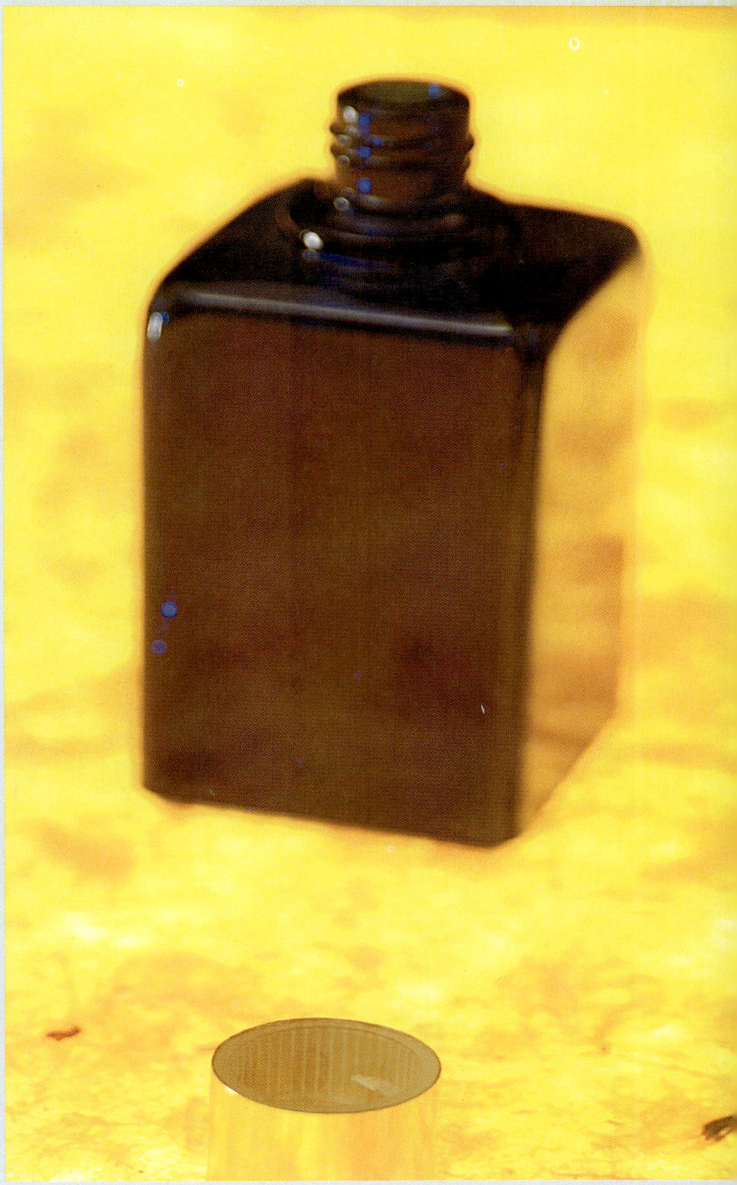

Séquence de relaxation – le pied droit

Il n'est pas nécessaire d'utiliser toutes les techniques de relaxation décrites ici, utilisez celles que vous préférez.

Il n'est pas nécessaire non plus de les utiliser dans l'ordre. Peu importe celles que vous choisirez, assurez-vous que vous travaillez toujours sur toutes les zones du pied, c'est-à-dire la plante, le dos (dessus) et les côtés du pied. Il est recommandé d'utiliser les techniques de relâchement des articulations.

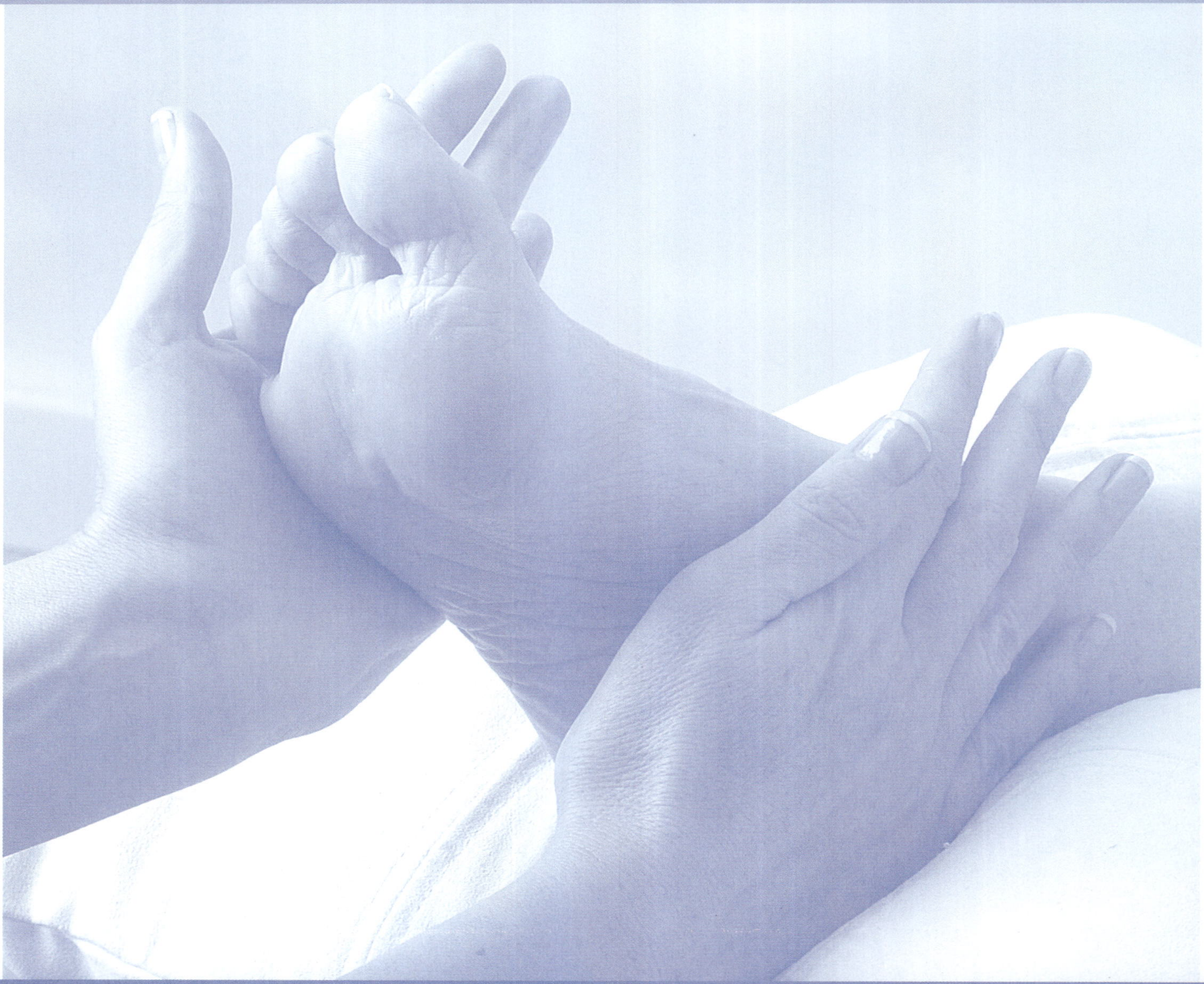

Mouvements d'ouverture

Mouvement de relaxation 1 : accueil du pied ►
Placez la paume d'une main sur le dessus du pied du patient et l'autre paume sur la plante et tenez doucement le pied entre vos mains environ trente secondes ou jusqu'à ce que vous soyez tous deux détendus. Ce premier contact soulage la tension et vous permet d'être plus à l'écoute du patient.

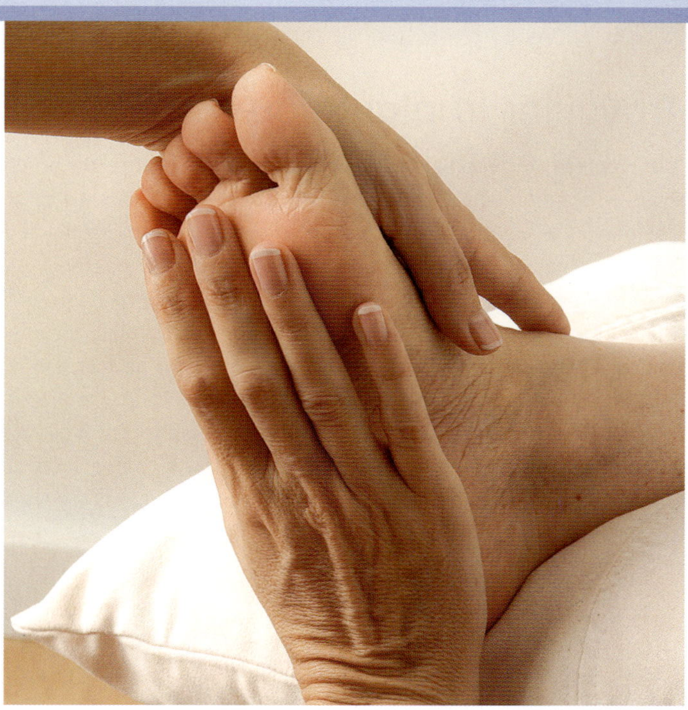

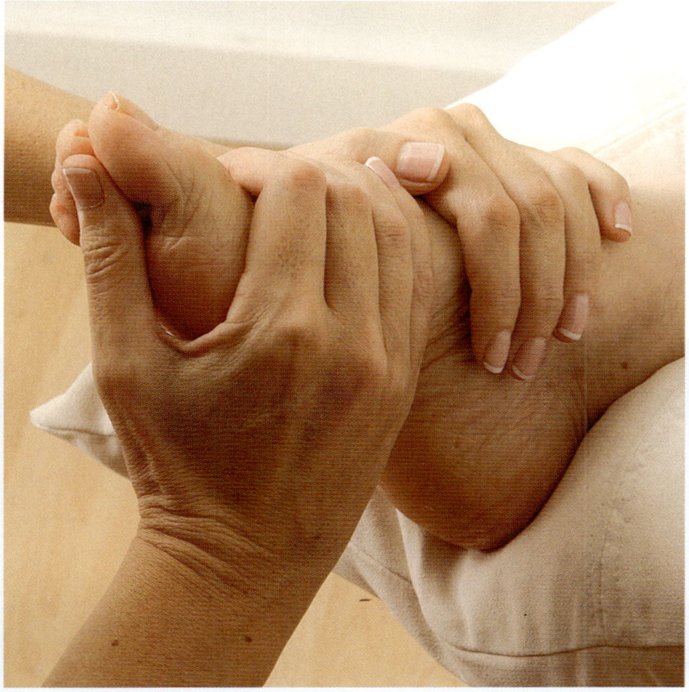

◄ Mouvement de relaxation 2 : caresse du pied
Placez les deux mains sur le dessus du pied du patient, puis caressez-le doucement, en remontant le pied des orteils vers la cheville. Lorsque vous atteignez la cheville, effectuez des mouvements lents autour des astragales, puis glissez vos mains vers leur point de départ, sans appliquer de pression. Vos mouvements doivent d'abord être doux pour réduire la tension, mais vous devez augmenter la pression pour stimuler la circulation et aider à disperser toute rétention de liquide, en particulier autour des chevilles.

Il existe de nombreuses variations de ce mouvement et elles sont toutes valables. Essayez de développer vos propres caresses, celles qui vous conviennent. Par exemple, essayez de caresser le pied du patient avec une main sur le dessus du pied et l'autre au-dessous.

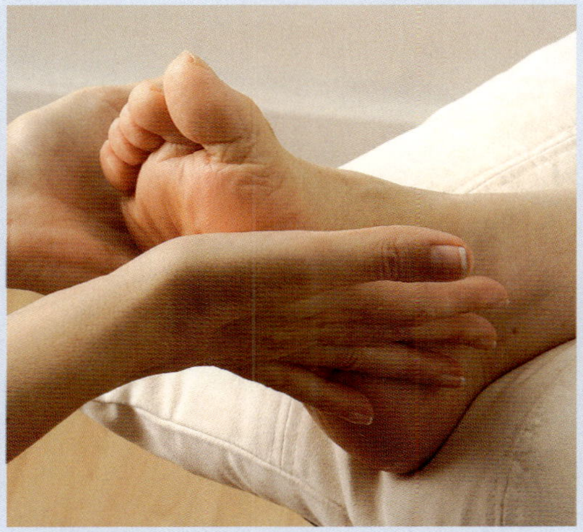

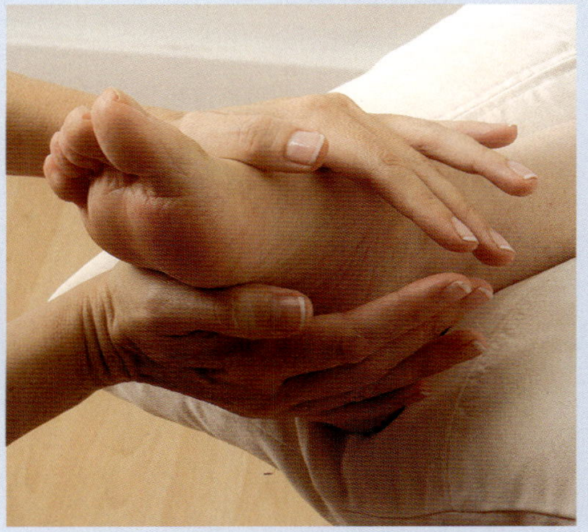

Travailler la plante du pied

Mouvement de relaxation 3 : ouverture de la plante du pied ► ▼

Pour la technique d'ouverture de la plante du pied, vous devez glisser vos pouces le long de la plante du pied du patient. Placez les deux pouces au bas de la plante du pied, avec un pouce légèrement plus haut que l'autre et vos doigts reposant sur le dos (dessus) du pied. Glissez vos pouces vers l'extérieur, vers les côtés du pied, puis ramenez-les l'un vers l'autre en les glissant, ce qui permet d'inverser leur position (c'est-à-dire si votre pouce gauche était légèrement plus haut au départ, le pouce droit doit maintenant être plus haut). Répétez ce mouvement jusqu'à la base des orteils puis revenez au point de départ. Répétez le mouvement jusqu'à ce que la plante du pied soit douce et souple.

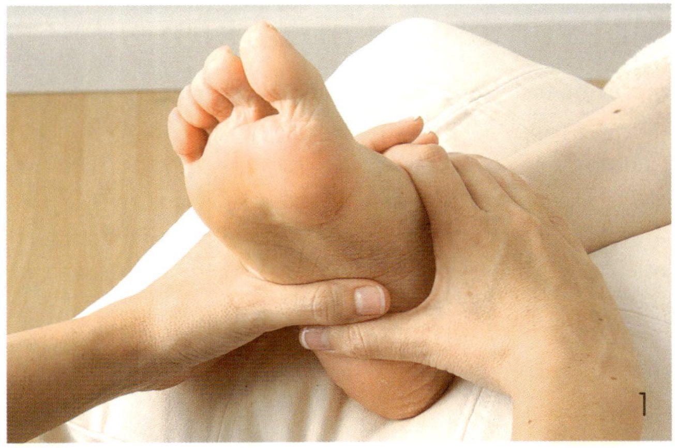

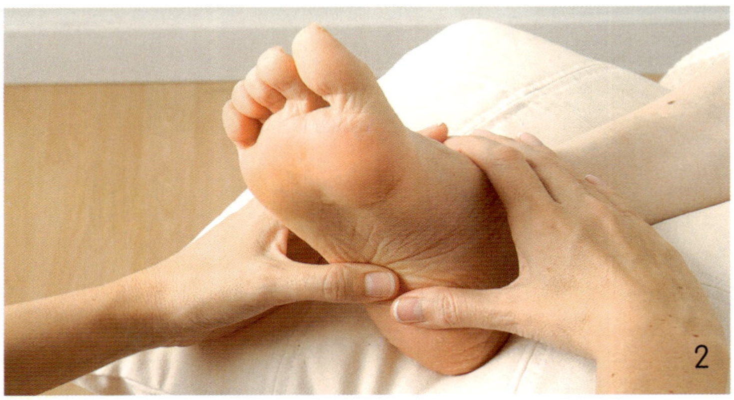

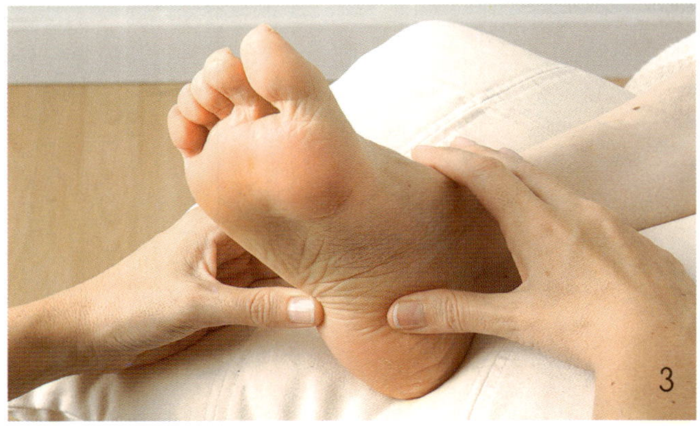

▼ **Mouvement de relaxation 4 : étirement de la plante du pied**

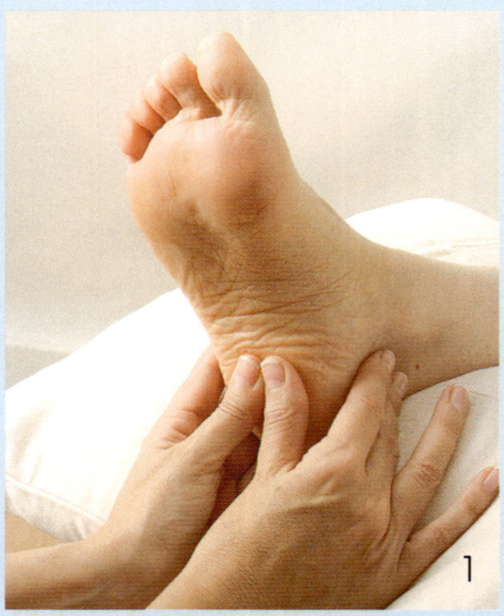

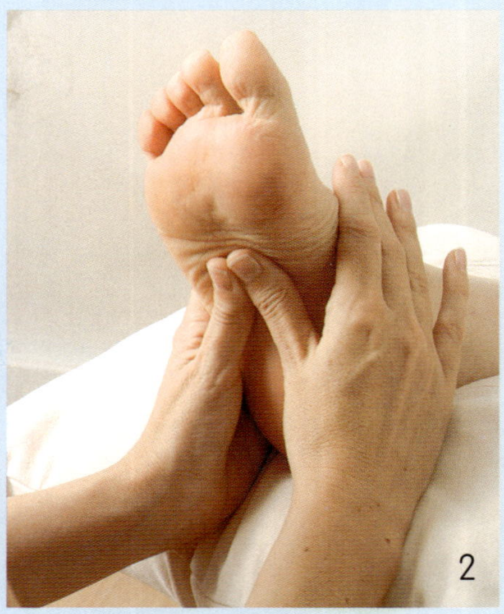

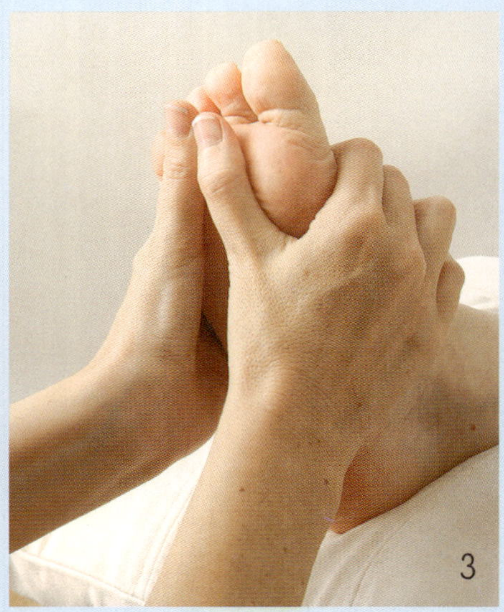

Placez maintenant les deux mains à peu près au milieu de la plante du pied du patient. Remontez vos pouces le long du pied, en travaillant vers les orteils. Répétez ce mouvement plusieurs fois pour étirer doucement la plante du pied.

Mouvement de relaxation 5 : pétrissage du pied ►

Ce mouvement de pétrissage du pied est souvent appelé « pétrissage du métatarse », car on doit utiliser le poing pour travailler dans les métatarses des pieds. Enveloppez avec votre main de soutien l'extrémité du pied du patient en plaçant vos doigts sur le dessus et votre pouce au-dessous. Formez un poing desserré avec l'autre main et placez-la sur le talon. Pétrissez avec votre poing cette zone, avec un mouvement lent et circulaire

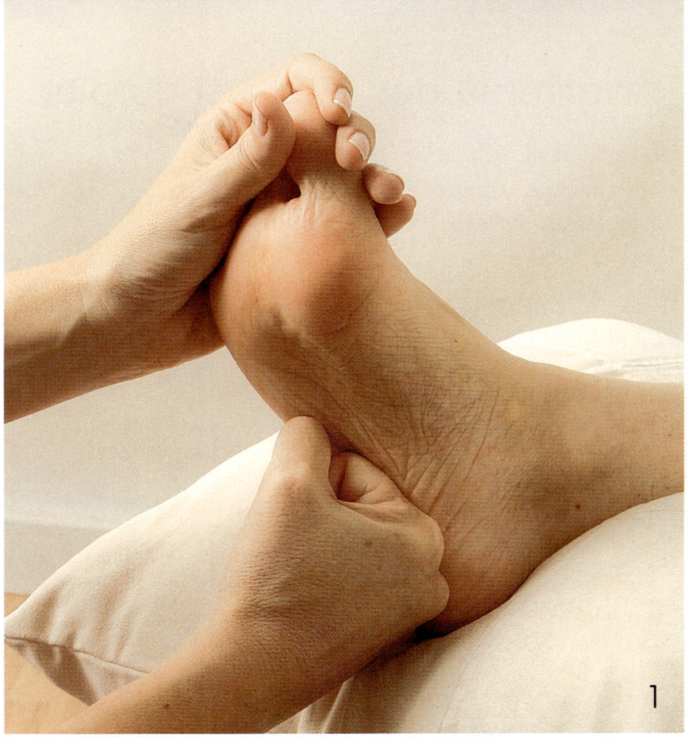

1

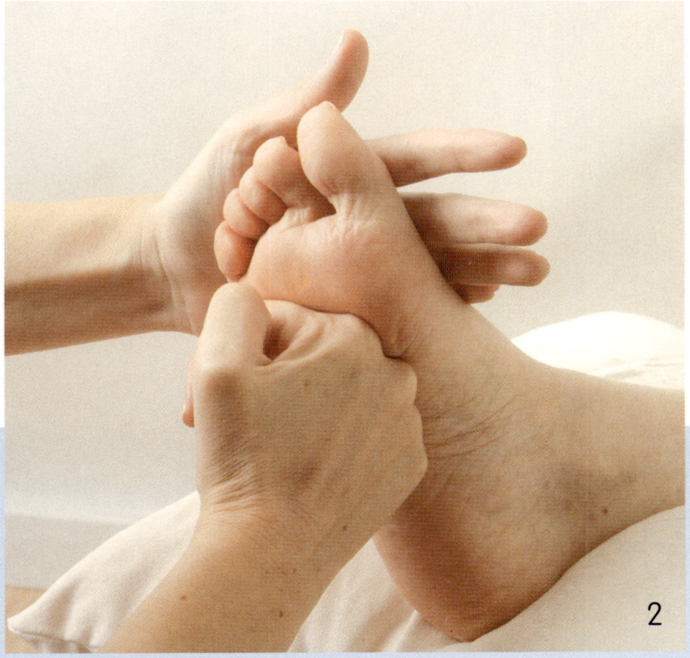

2

◄ Travaillez vers le haut, vers l'avant-pied, et pendant que vous pétrissez la partie supérieure de la plante, déplacez légèrement votre main de soutien afin que toute la paume de votre main se trouve sur le dessus du pied. Le pétrissage du métatarse est excellent pour réduire la tension musculaire, relâcher les articulations et décongestionner la plante du pied.

Mouvement de relaxation 6 : glissement du poing ►

Soutenez doucement le pied du patient en appuyant son talon dans la paume de votre main ou en enveloppant l'extrémité de son pied avec votre main de soutien. Formez un poing desserré avec l'autre main et placez-la sur le talon. Glissez lentement votre poing en remontant le pied jusqu'aux orteils, puis caressez doucement le pied avec le dos de votre main en revenant à votre position de départ. Répétez ce mouvement plusieurs fois.

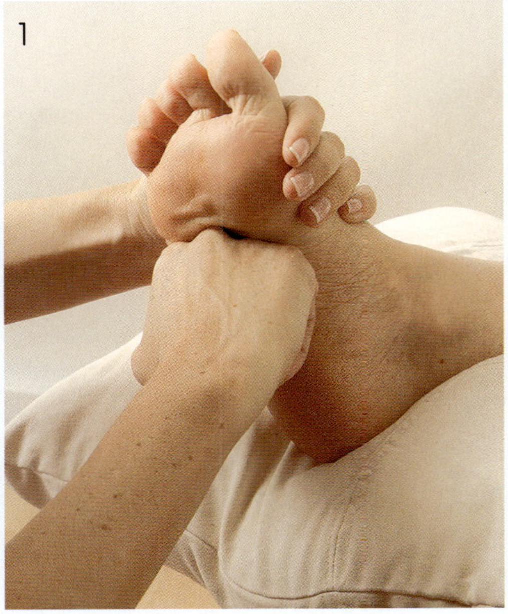

1

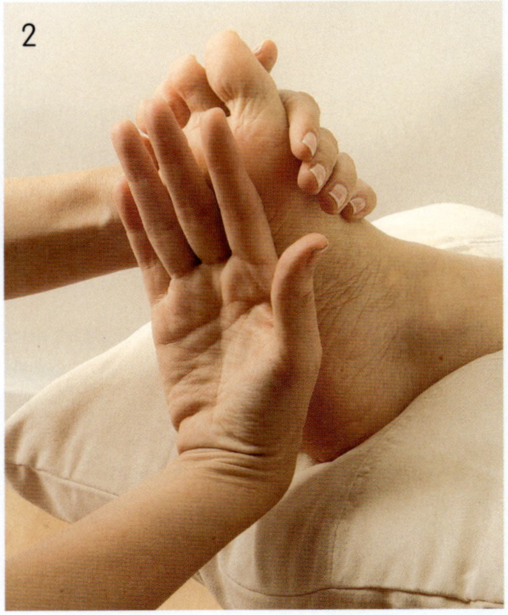

2

Travailler le dos (dessus) du pied

Mouvement de relaxation 7 : ► mouvements circulaires du doigt sur le dessus du pied

Placez la pulpe de tous vos doigts sur le dessus du pied du patient, juste sous les orteils, avec vos pouces sur la plante. Effectuez de minuscules mouvements circulaires avec vos doigts, en remontant des orteils vers la cheville. Continuez les mouvements circulaires autour des astragales, puis glissez doucement vos mains vers leur position de départ. Répétez ce mouvement plusieurs fois.

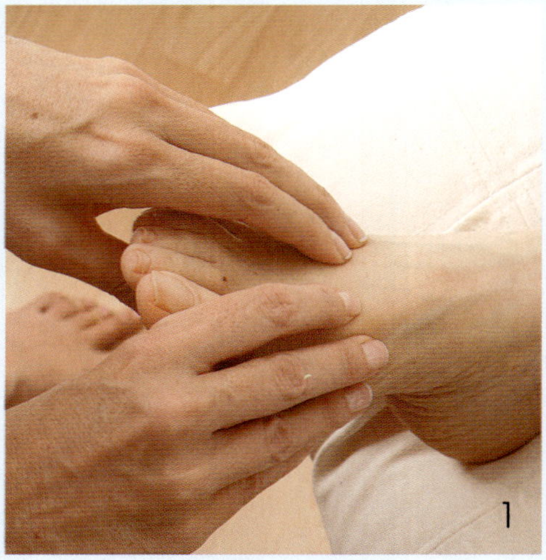

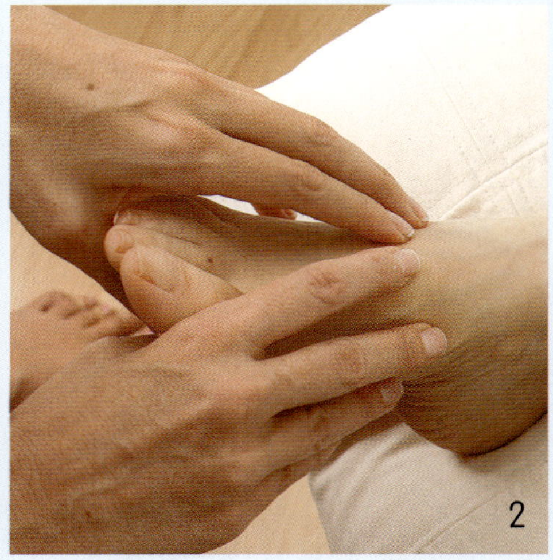

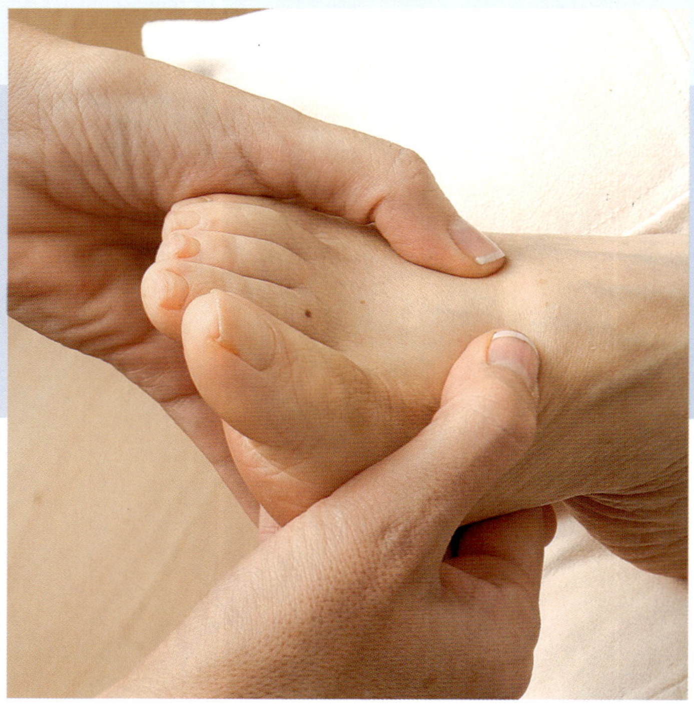

◄ Mouvement de relaxation 8 : mouvements circulaires du pouce sur le dessus du pied

Ce mouvement de relaxation ressemble beaucoup au dernier mouvement. Placez vos pouces sur le dessus du pied du patient, juste sous la base des orteils et effectuez des mouvements circulaires en descendant vers la cheville, avant de remonter le pied en glissant doucement vos mains.

Mouvement de relaxation 9 : glissement du doigt sur le ► dessus du pied

Soutenez le pied du patient avec votre main de soutien et placez le bout des doigts de votre autre main sur le dessus du pied. Glissez doucement vos doigts vers la cheville, puis revenez vers l'extrémité du pied. Répétez ce mouvement plusieurs fois pour relâcher l'extrémité du pied.

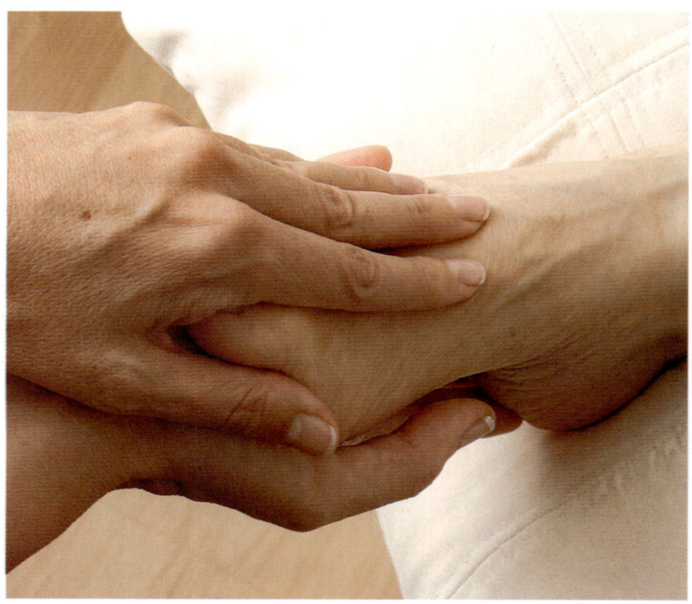

Travailler les côtés des pieds

▼ **Mouvement de relaxation 10 : caresse de la colonne vertébrale**

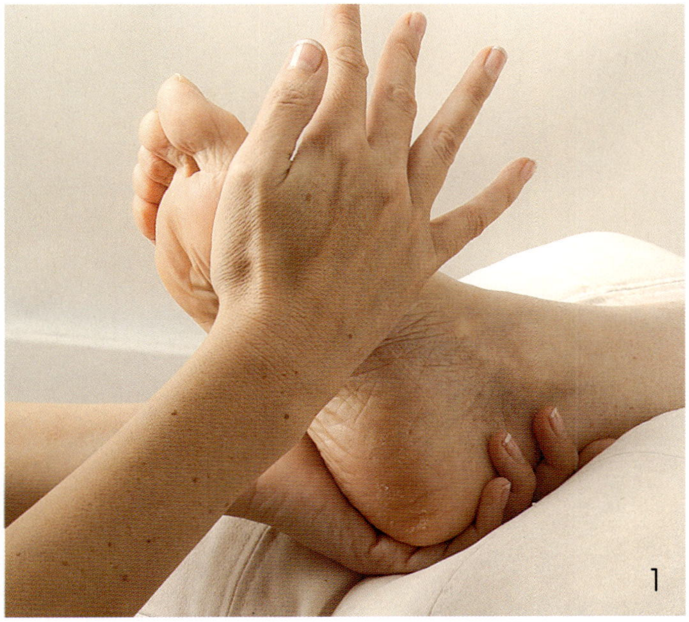

1

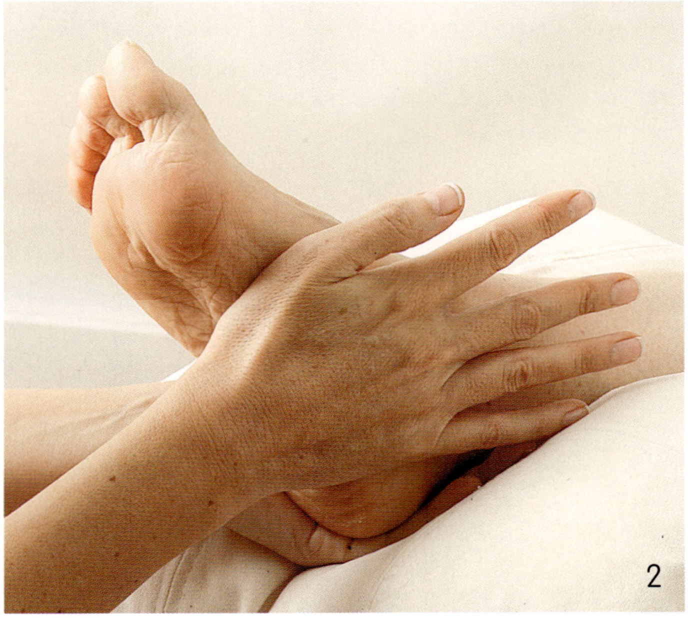

2

Tenez doucement le talon du patient dans le creux de votre main de soutien. Utilisez la paume de votre autre main pour caresser le côté intérieur du pied, avant de revenir à votre position de départ en glissant. Répétez le mouvement plusieurs fois pour relâcher l'intérieur du pied (ce qui correspond à la colonne vertébrale).

Mouvement de relaxation 11 : glissement le long de la colonne vertébrale ►

De nouveau, soutenez le talon du patient. Placez votre pouce de travail à la base de l'ongle du côté intérieur du pied, puis glissez-le lentement en descendant l'intérieur du pied. Maintenant, tenez l'extrémité du pied. Placez votre pouce de travail sur la plante du côté intérieur du pied et glissez-le vers le haut, vers le gros orteil. Répétez ce mouvement plusieurs fois.

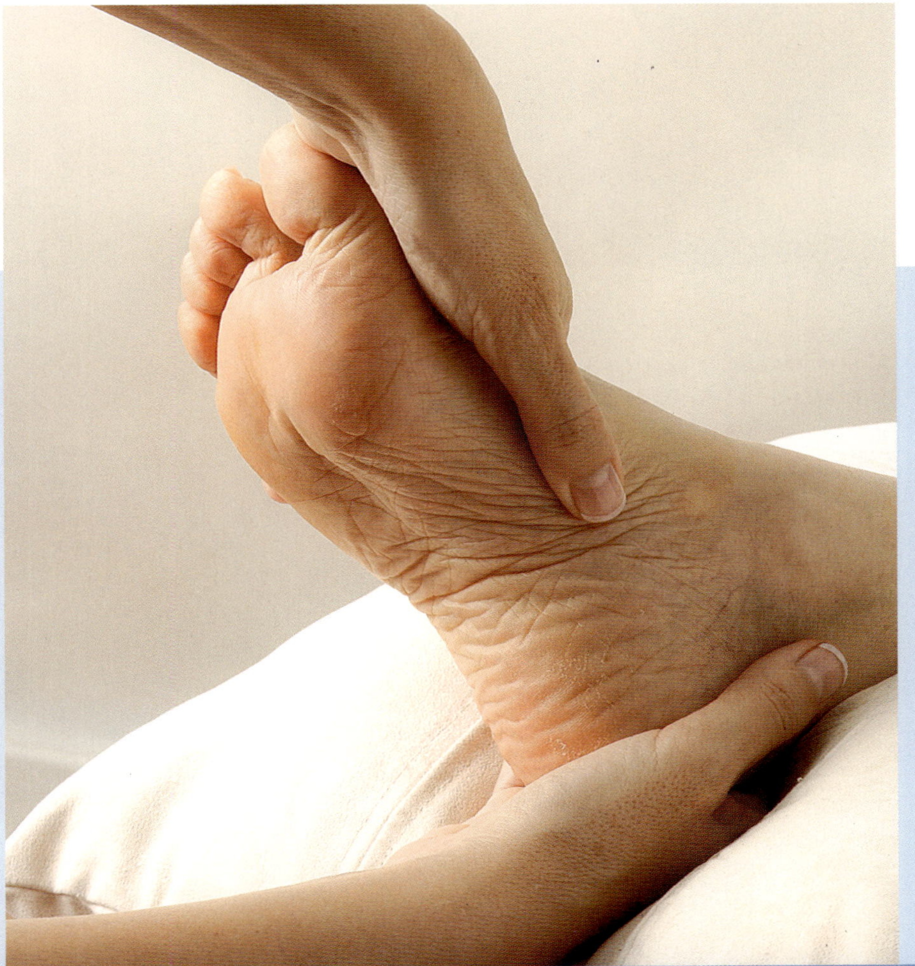

Mouvement de relaxation 12 : ▼ ▶
torsion de la colonne vertébrale

Placez la paume d'une main sur l'intérieur du pied du patient et l'autre sur l'extérieur. Maintenant, avec les paumes de vos mains, tirer l'extérieur du pied vers vous pendant que vous repoussez l'intérieur du pied loin de vous et vice versa. Vous sentirez vraiment les côtés des pieds qui se relâchent. C'est une très bonne technique pour les personnes qui souffrent de problèmes de dos.

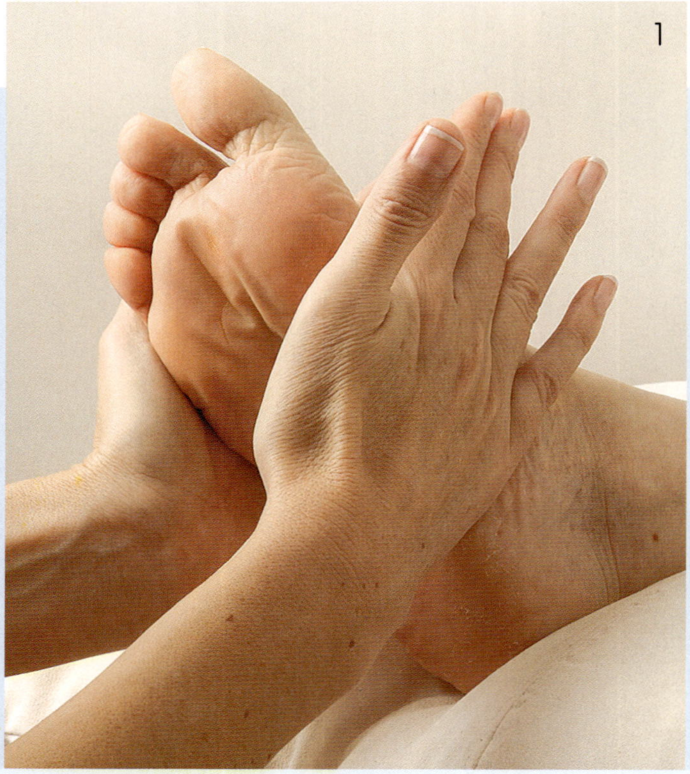
1

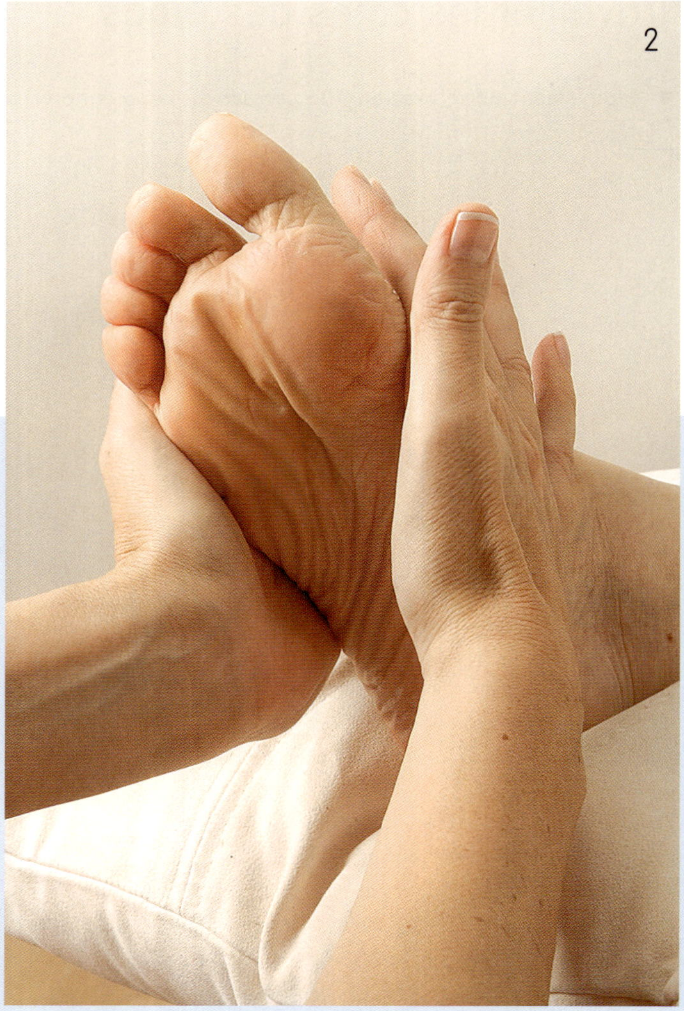
2

Mouvement de relaxation 13 : ▶
frottement des côtés du pied

Placez l'une des paumes de vos mains sur le côté intérieur du pied du patient et l'autre sur le côté extérieur. Frottez dans un mouvement alternant de haut en bas des côtés du pied.

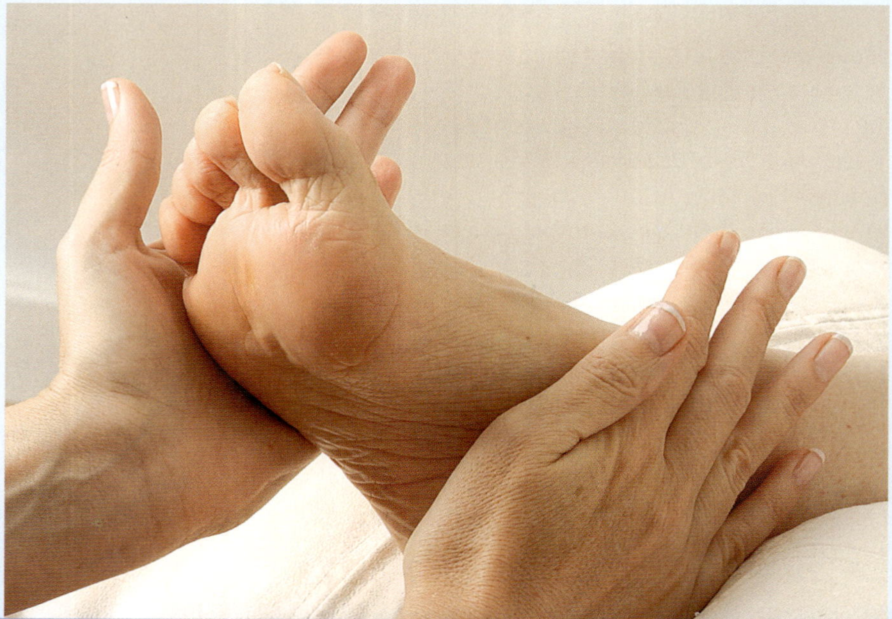

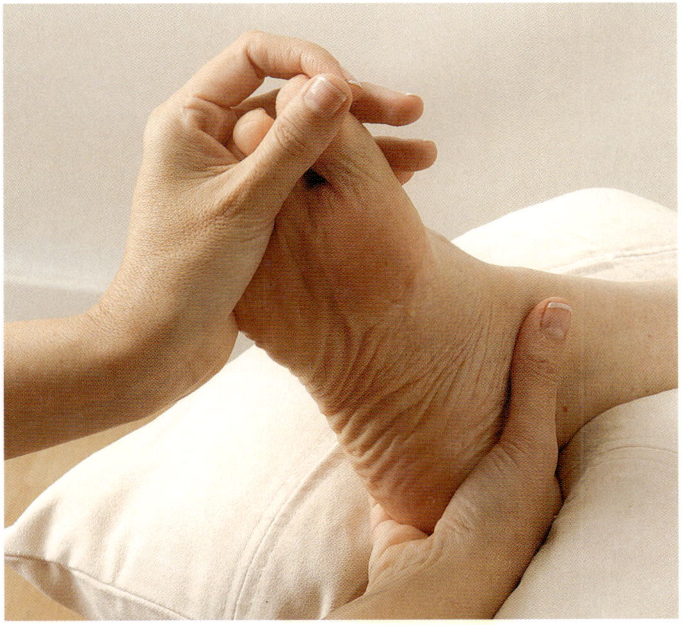

Relâchement des articulations

◄ **Mouvement de relaxation 14 : relâchement de la cheville**
Soutenez le pied de votre patient sous son talon avec votre pouce appuyé d'un côté de la cheville et vos doigts de l'autre. Tenez doucement l'extrémité du pied avec votre main de travail, puis effectuez des mouvements circulaires lents autour de la cheville dans le sens des aiguilles d'une montre, puis dans le sens inverse. La quantité de mouvements variera selon la personne : vous pouvez en prévoir un plus grand nombre pour un jeune adulte en santé que pour une personne plus âgée, souffrant d'arthrite. Ce mouvement est excellent pour augmenter la mobilité des hanches et du bassin.

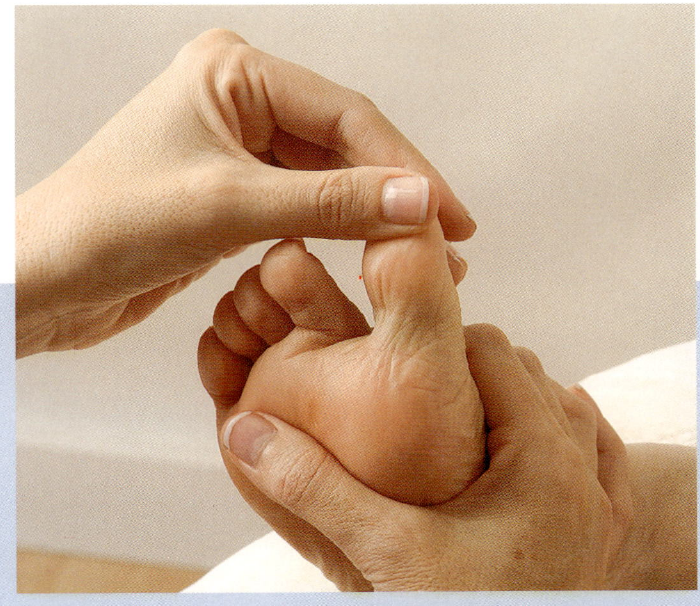

Mouvement de relaxation 15 : relâchement des orteils ►
Soutenez le pied du patient avec votre pouce sur la plante et vos doigts sur le dos (dessus) du pied. Avec votre autre pouce et votre index, effectuez doucement et lentement la rotation de chaque orteil dans le sens des aiguilles d'une montre, puis dans le sens inverse. Cette technique aidera à conserver la souplesse des orteils, à relâcher le cou (son réflexe se trouve dans le gros orteil) et à débloquer les sinus (leurs réflexes se situent dans les autres orteils).

Une variation de cette technique consiste à placer votre pouce sur la plante du pied, vos doigts sur le dessus, puis à utiliser votre main de travail pour effectuer un mouvement de rotation avec tous les orteils à la fois.

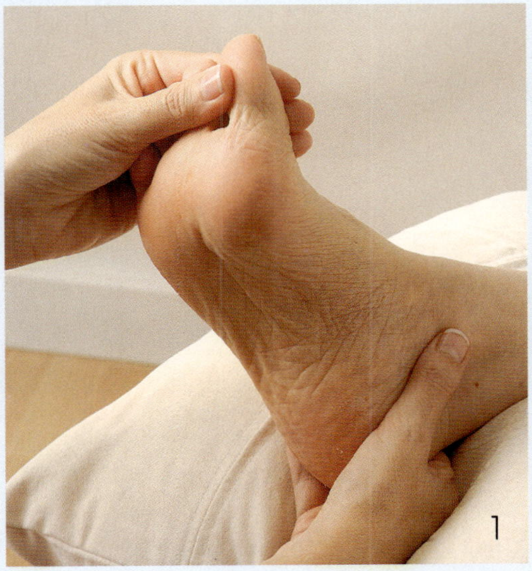

1

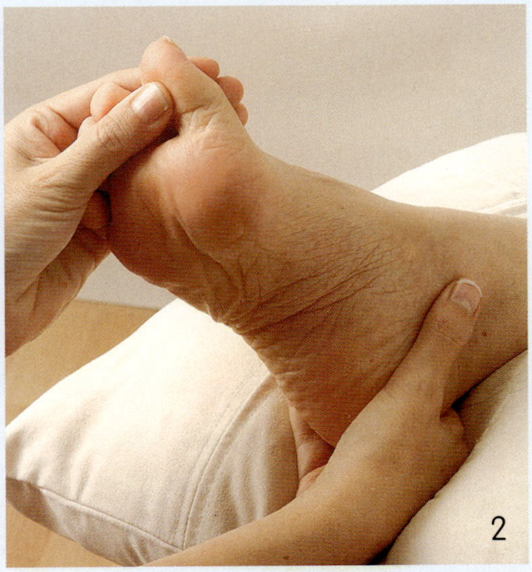

2

Les derniers mouvements

▼ Mouvement de relaxation 16 : étirement du tendon d'Achille

Saisissez doucement le talon du patient dans la paume d'une main et placez l'autre main sur le dessus du pied. En procédant doucement et lentement, tirez le talon vers vous et maintenez cette position quelques secondes avant de relâcher progressivement l'étirement (1). Ensuite, poussez le pied doucement, mais fermement loin de vous, puis tirez-le vers vous (2).

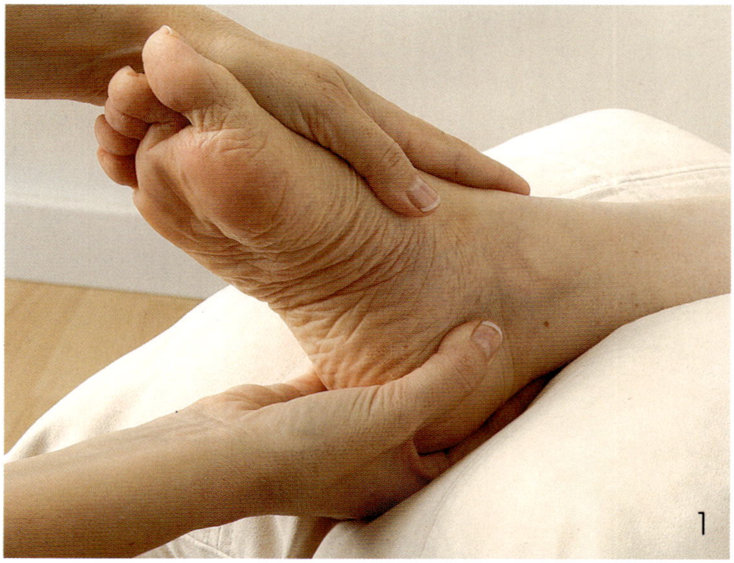

1

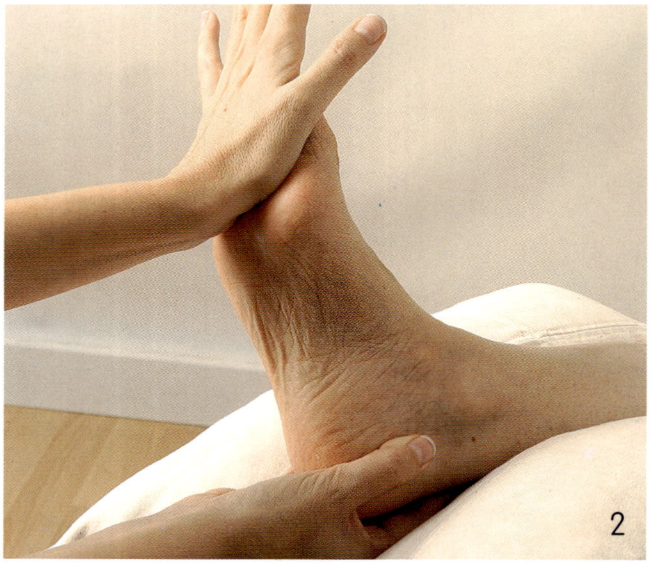

2

▼ Mouvement de relaxation 17 : relâchement du plexus solaire

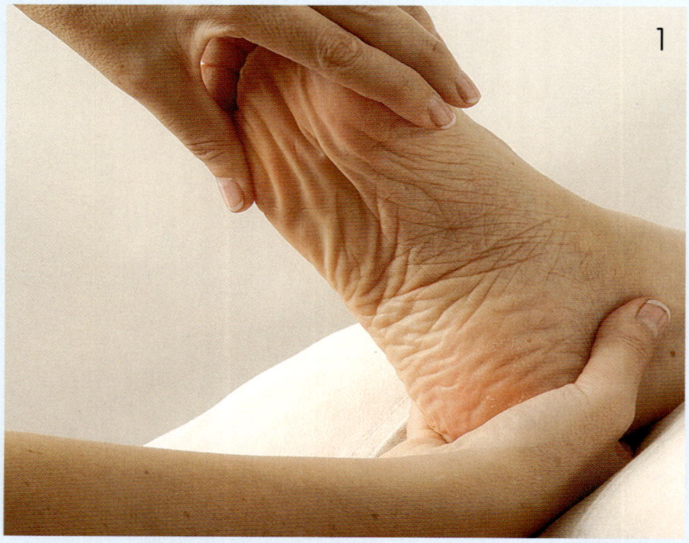

1

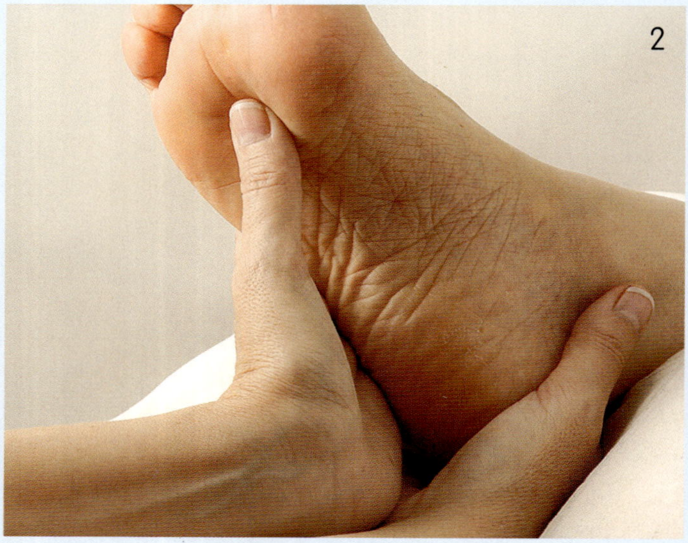

2

Soutenez le pied du patient sous le talon, puis placez la pulpe du pouce de votre main de travail sur la zone du plexus solaire, situé à peu près au milieu de la ligne du diaphragme, juste sous l'avant-pied. (Un bon moyen de trouver la zone du plexus solaire consiste à placer une main sur l'extrémité supérieure du pied et à la serrer doucement – un creux apparaîtra : le plexus solaire (1).) Maintenant, effectuez un mouvement circulaire très doucement avec votre pouce, trois fois. Cette technique est merveilleuse pour soulager le stress et la tension (2).

Les réflexes du pied droit

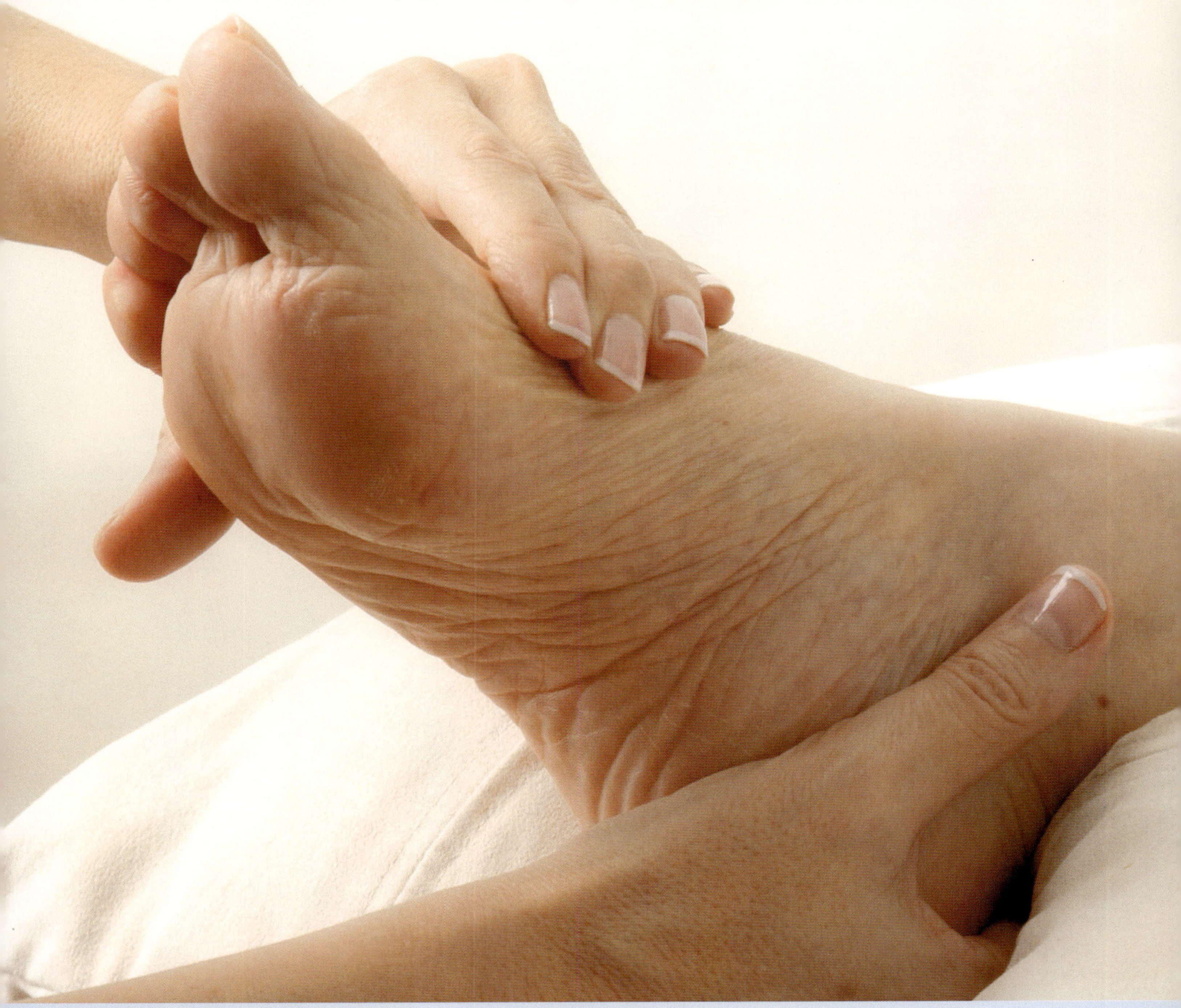

Lorsque vous travaillez sur les réflexes de la tête et du cou, vous traitez les zones suivantes :

- la tête et le cerveau;
- l'hypophyse, la glande pinéale et l'hypothalamus;
- l'occiput, l'apophyse mastoïde et les tempes;
- l'oreille et la trompe d'Eustache droite;
- le visage;
- le cou;
- les cordes vocales;
- les amygdales;
- la gorge;
- les sinus;
- les dents et les gencives;
- les ganglions lymphatiques supérieurs;
- l'œil droit.

Le gros orteil

Le réflexe de la tête et du cerveau

Le traitement du réflexe de la tête et du cerveau soulage les troubles suivants :

- les maux de tête et les migraines;
- la congestion cérébrale;
- l'amnésie;
- la syncope (évanouissement);
- la sclérose en plaques;
- le manque de coordination;
- les problèmes du cuir chevelu;
- le manque de confiance et d'estime de soi;
- le manque de concentration;
- les troubles de la mémoire;
- la névralgie;
- la paralysie de Bell (paralysie faciale périphérique);
- l'accident vasculaire cérébral et la paralysie;
- les séquelles de l'anesthésie;
- les difficultés d'apprentissage, par exemple la dyslexie;
- la dépression;
- l'incapacité de penser clairement;
- la maladie d'Alzheimer;
- la perte d'équilibre;
- la maladie de Parkinson;
- l'épilepsie;
- la calvitie;
- le trouble déficitaire de l'attention (TDA);
- l'absence d'intuition et la fermeture d'esprit.

Étape 1 ▶
Enveloppez avec les doigts de votre main gauche l'avant des orteils du pied du patient, le pouce sous les orteils. Placez votre pouce droit sur le côté extérieur de la base du gros orteil et effectuez la progression de la chenille en remontant à l'extérieur sur le dessus et en descendant le côté intérieur du gros orteil. Répétez le mouvement plusieurs fois.

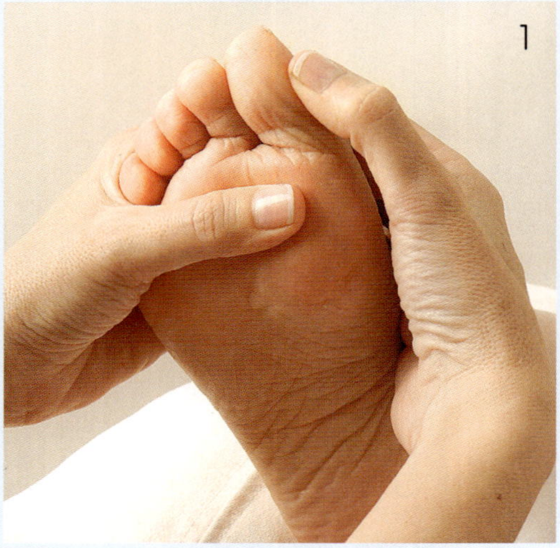
1

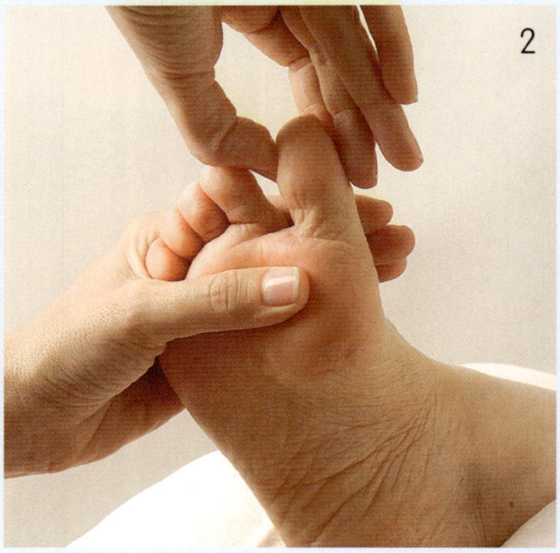
2

Étape 2 ▶
Utilisez maintenant votre pouce droit pour effectuer la progression de la chenille à l'arrière du gros orteil, de la base à l'extrémité. Effectuez la progression de la chenille en remontant le gros orteil autant de rangées que nécessaire pour couvrir toute la zone.

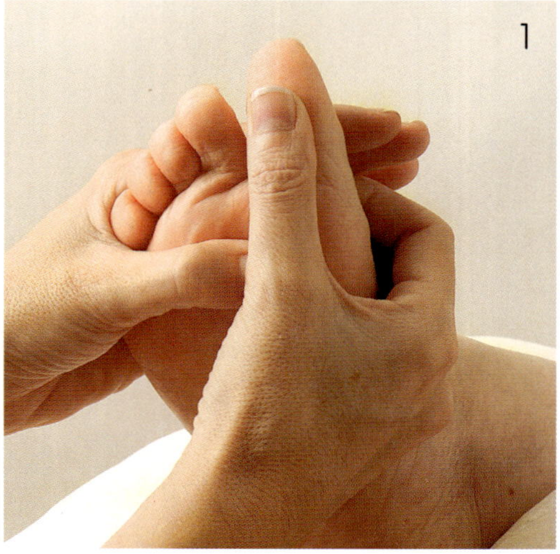
1

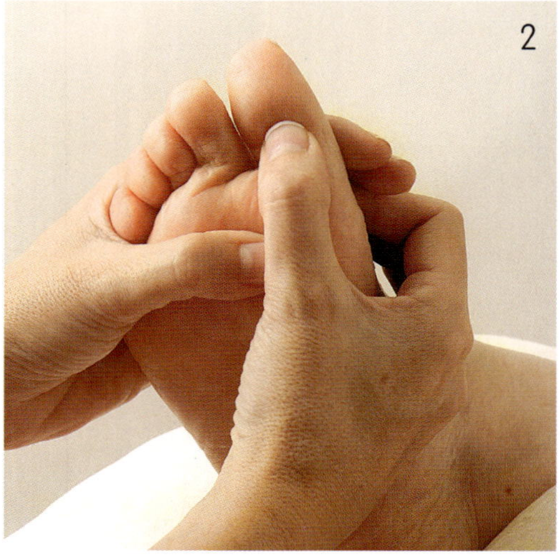
2

Le réflexe de l'hypophyse

Le traitement du réflexe de l'hypophyse soulage les troubles suivants :

- les déséquilibres hormonaux;
- le syndrome prémenstruel (SPM);
- les règles inexistantes, abondantes ou douloureuses;
- les problèmes de fertilité;
- la ménopause.

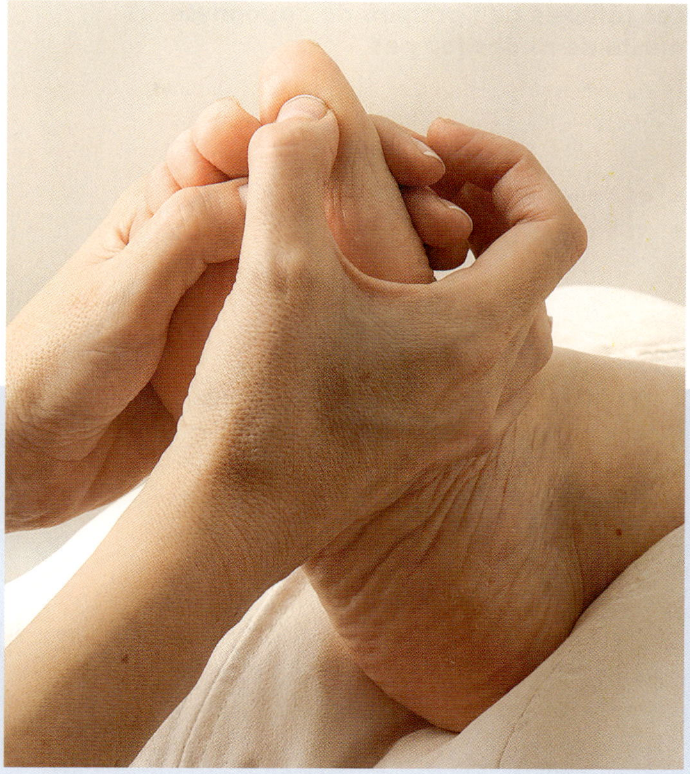

Étape 3 ►

Le réflexe de l'hypophyse est situé à peu près au centre de la partie la plus large de la pulpe du gros orteil. Remarquez qu'il est souvent un peu décentré, mais une légère bosse est parfois visible et indique l'emplacement de ce réflexe. Enveloppez l'avant des orteils du patient avec les doigts de votre main gauche, le pouce sous les orteils. Utilisez votre pouce droit pour exécuter la technique des pressions en crochet sur le réflexe de l'hypophyse : exercez une pression ferme avec votre pouce (accrochez), puis retirez-le en passant sur le point (reculez).

Les réflexes de la glande pinéale et de l'hypothalamus

Le traitement du réflexe de la glande pinéale et de l'hypothalamus soulage les troubles suivants :

- les troubles affectifs saisonniers;
- les problèmes de sommeil;
- les sautes d'humeur et les déséquilibres hormonaux;
- le manque d'introspection, d'intuition ou de vision.

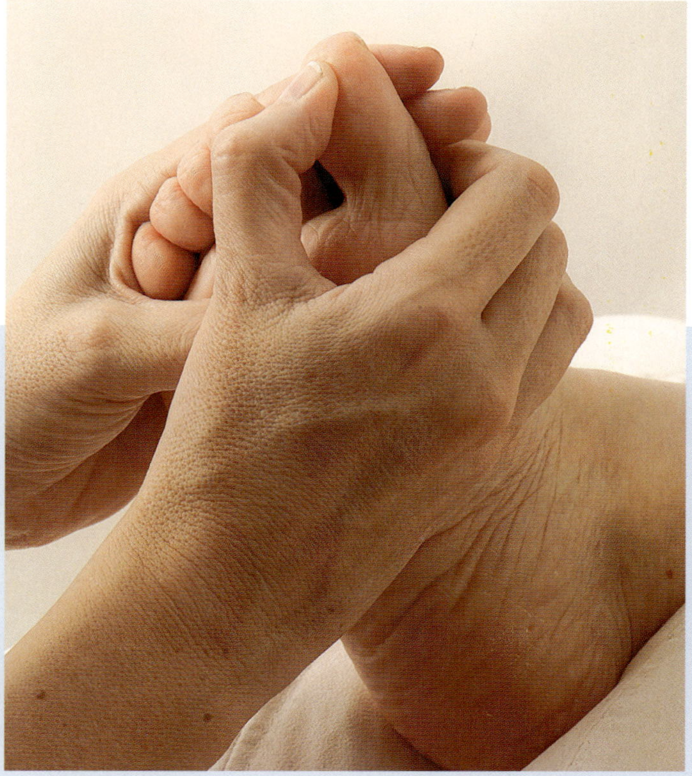

Étape 4 ►

Les réflexes de la glande pinéale et de l'hypothalamus sont situés très près du réflexe de l'hypophyse. Soutenez d'abord le pied du patient, suivant l'étape précédente. Remontez très légèrement votre pouce de travail en le balançant sur la gauche et exercez plusieurs pressions circulaires sur la zone pinéale. Ensuite, balancez votre pouce sur la droite et exercez plusieurs pressions circulaires sur le réflexe de l'hypothalamus.

Les réflexes de l'occiput, de l'apophyse mastoïde et des tempes

Le traitement des réflexes de l'occiput, de l'apophyse mastoïde et des tempes soulage les troubles suivants :

- les maux de tête;
- les problèmes d'oreille.

Étape 5 ▶ ▼

Placez votre pouce droit à la base du gros orteil du pied du patient et effectuez trois minuscules progressions de la chenille en remontant vers l'extrémité de l'orteil, en exerçant une pression dans le réflexe de l'occiput (ce point est habituellement situé juste sous la légère saillie) et en relâchant trois fois. Faites un pas de plus et exercez une pression sur le réflexe de l'apophyse mastoïde (juste au-dessus de la saillie), relâchez trois fois, puis faites deux pas, exercez une pression et relâchez pour traiter le réflexe des tempes.

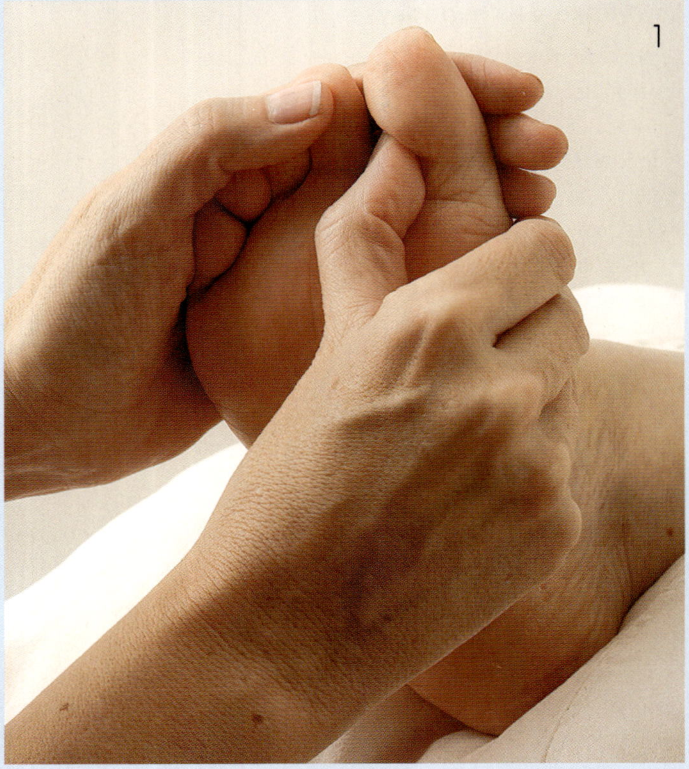

Occiput

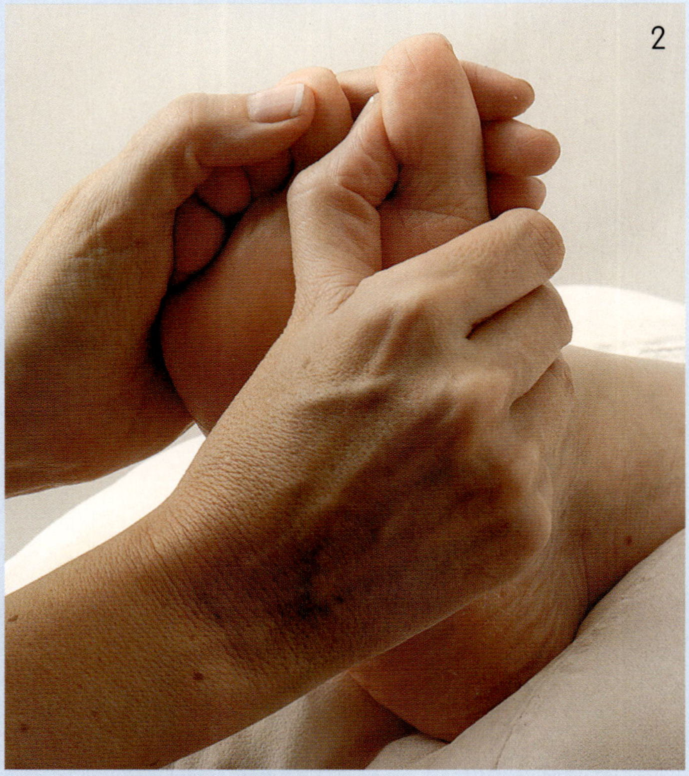

Apophyse mastoïde

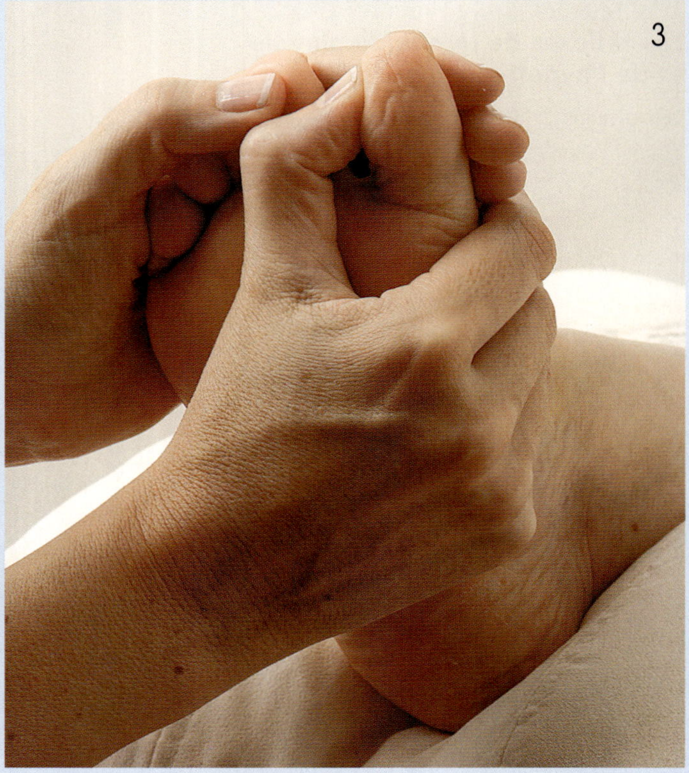

Tempes

Le réflexe du visage

Le traitement du réflexe du visage soulage les troubles suivants :

- les problèmes de l'œil, par exemple la conjonctivite;
- la paralysie de Bell (paralysie faciale périphérique);
- la sinusite;
- les problèmes des fosses nasales;
- la névralgie faciale;
- l'acné;
- les problèmes de mâchoire;
- les problèmes des gencives et des dents.

▼ **Étape 6**

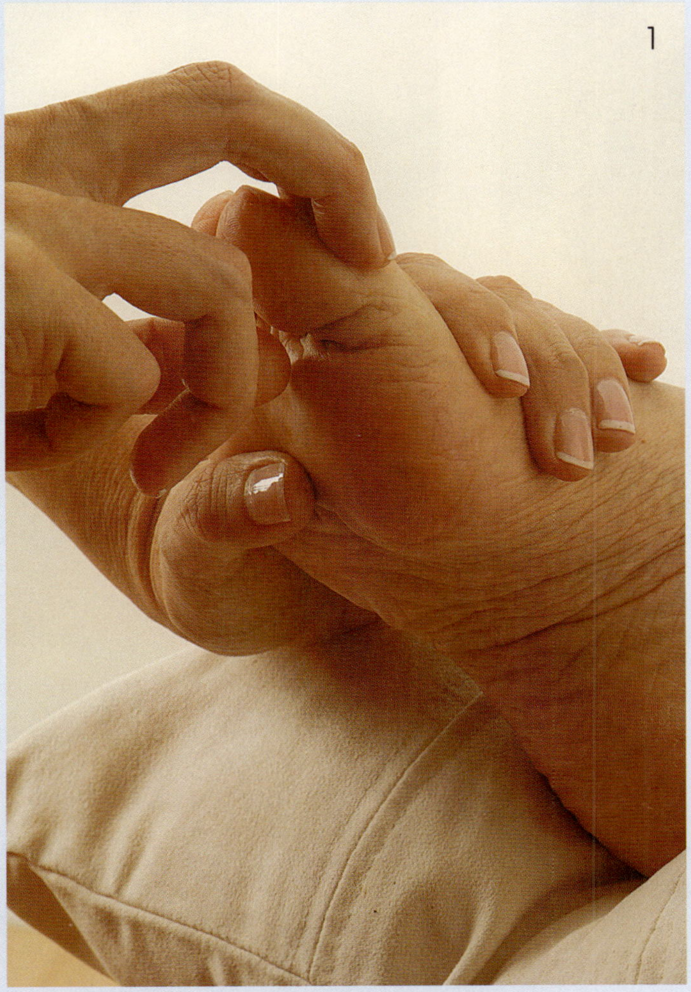

1

Enveloppez la partie supérieure du pied du patient à l'aide de votre main gauche, avec le pouce au-dessous et vos doigts sur le dos (dessus). Placez votre index de travail et les doigts du centre à l'avant du gros orteil, juste sous l'ongle, puis progressez vers le bas du gros orteil. Répétez plusieurs fois. Vous pouvez aussi utiliser seulement votre index, ou même trois doigts, pour exécuter ce mouvement, selon la grosseur de l'orteil et de vos doigts.

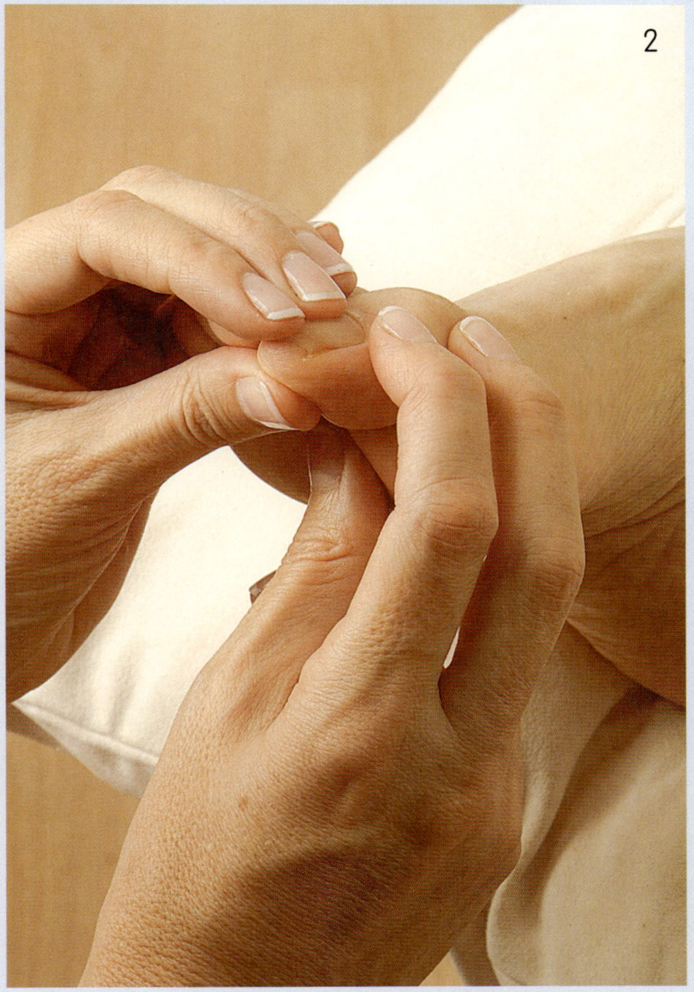

2

Si vous le préférez, exécutez la progression de la chenille sur le réflexe du visage. Avec le pouce sur le dos du gros orteil pour le soutenir, utilisez deux ou trois doigts pour exécuter la progression de la chenille sur l'avant du gros orteil.

Le réflexe du cou

Le traitement du réflexe du cou soulage les troubles suivants :

- les douleurs dans le cou;
- le coup de fouet cervical;
- la rigidité du cou;
- l'arthrite dans le cou.
- les problèmes de la gorge, comme l'amygdalite et les végétations adénoïdes, les problèmes du pharynx et du larynx, en travaillant l'avant du réflexe du cou;

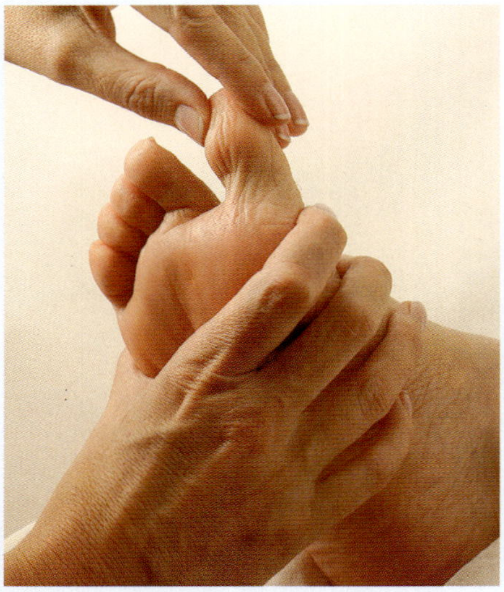

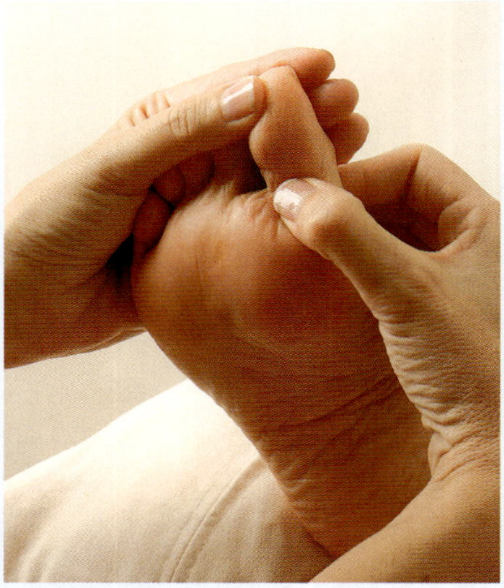

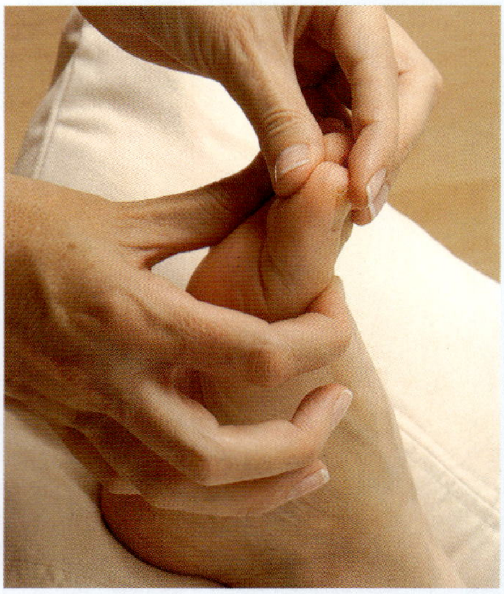

▲ Étape 7
Pour déterminer la mobilité du cou du patient, saisissez doucement son gros orteil entre le pouce et l'index de votre main de travail et effectuez une rotation lente dans le sens des aiguilles d'une montre, puis dans le sens contraire. Il se peut que vous entendiez des bruits de grincement ou que le gros orteil bouge très peu (ne le forcez pas !), ce qui indique des problèmes au cou.

▲ Étape 8
Pour traiter l'arrière du cou, placez vos doigts sur l'avant des orteils avec le pouce au-dessous, puis fléchissez doucement les orteils vers l'arrière. Utilisez votre pouce droit pour exécuter la progression de la chenille sur le dos du gros orteil, de l'extérieur vers l'intérieur.

▲ Étape 9
Pour traiter l'avant du cou, utilisez votre index pour exécuter la progression de la chenille sur l'avant du gros orteil. C'est une bonne zone à travailler si le patient a des problèmes de gorge.

Le réflexe des cordes vocales

Le traitement du réflexe des cordes vocales soulage les troubles suivants :

- les problèmes des cordes vocales;
- la laryngite;
- la pharyngite;
- l'amygdalite;
- la trachéite;
- les difficultés à s'exprimer;
- la sensation de boule dans la gorge;
- l'incapacité de dire ce qu'on pense;
- les problèmes d'élocution;
- la surutilisation de la voix.

Étape 10 ►
Soutenez le pied du patient avec votre main droite et placez l'index de votre main gauche (votre main de travail) sur l'avant du pied, entre le gros orteil et le deuxième orteil, avec le pouce sur la plante du pied, derrière votre index. Avec votre index, effectuez doucement des cercles sur le réflexe des cordes vocales.

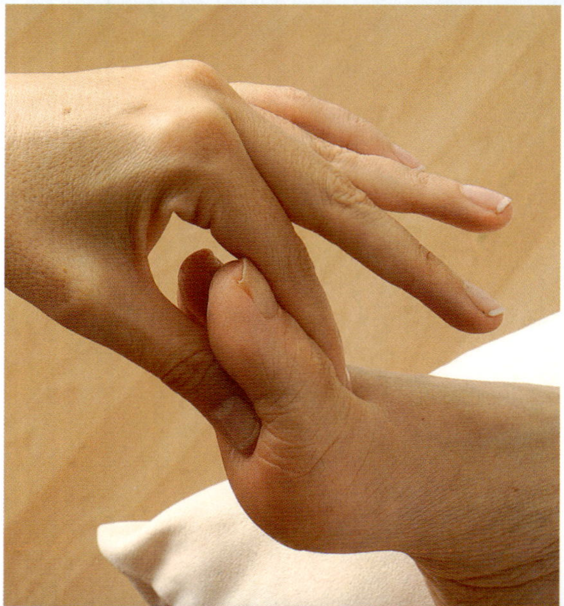

Les petits orteils

Les réflexes des sinus

Le traitement des réflexes des sinus soulage les troubles suivants :

- les problèmes des sinus;
- les allergies;
- le catarrhe;
- le rhume des foins;
- la rhinite;
- les rhumes;
- une réduction de l'odorat;
- les polypes nasaux.

Étape 11 ►
Les réflexes des sinus sont situés à l'arrière et sur les côtés des petits orteils. Pour travailler l'arrière des orteils, soutenez le pied droit du patient entre le pouce et les doigts de votre main gauche et fléchissez doucement les orteils vers l'arrière. Avec votre pouce droit, exécutez la progression de la chenille en remontant l'arrière de chaque orteil. Remarquez que vous devrez peut-être exécuter la progression de la chenille sur deux ou trois rangées sur chaque orteil pour couvrir complètement la zone (1). Vous pouvez aussi exécuter la progression de la chenille avec votre pouce, en descendant l'arrière de chaque orteil (2).

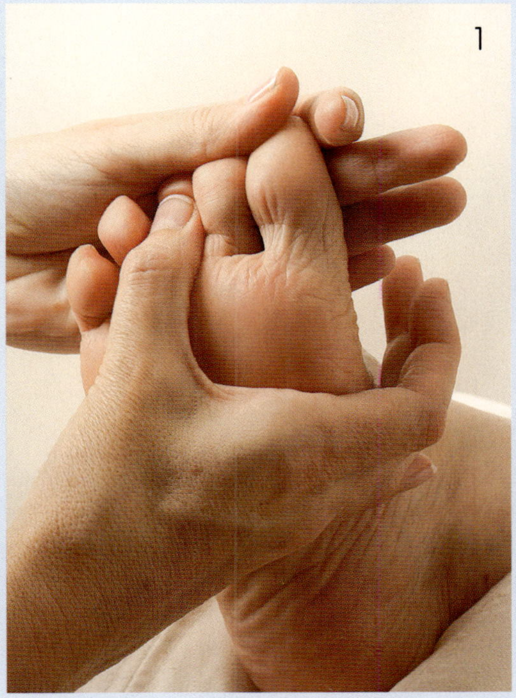

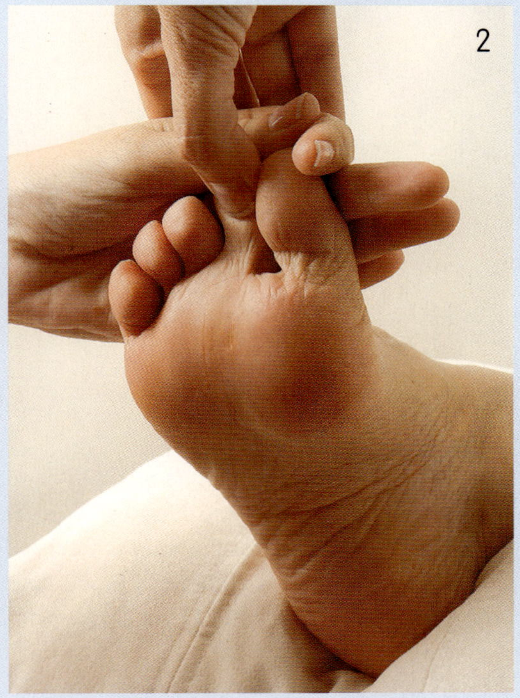

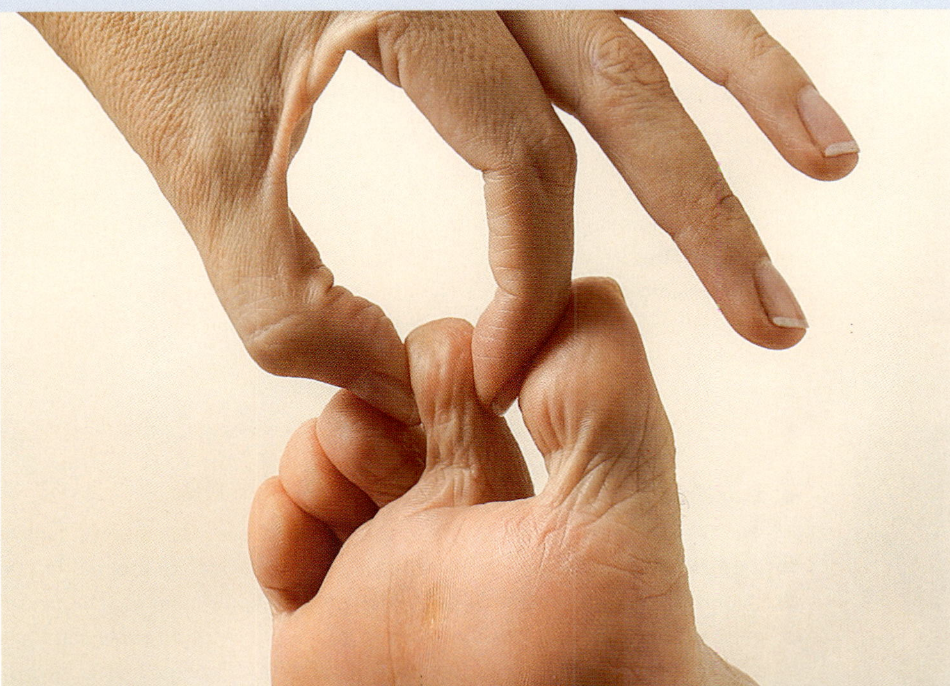

◄ Étape 12
Pour traiter les côtés d'un orteil, vous devrez travailler à partir du dessus de l'orteil. Placez votre pouce sur un côté de l'orteil et votre index sur l'autre, puis exécutez la progression de la chenille du dessus à la base de l'orteil. Répétez le mouvement pour chaque petit orteil, tour à tour. En partant de la même position, vous pouvez aussi glisser simplement votre pouce et votre index en descendant chaque orteil.

Les réflexes des gencives et des dents

Le traitement des réflexes des gencives et des dents soulage les troubles suivants :

- le mal de dents;
- les abcès;
- les dents sensibles ou douloureuses;
- la douleur à la suite d'un traitement dentaire;
- les problèmes de gencive;
- le processus de dentition.

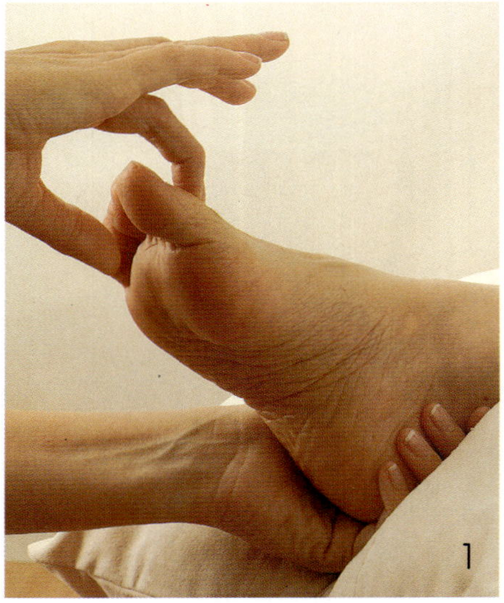
1

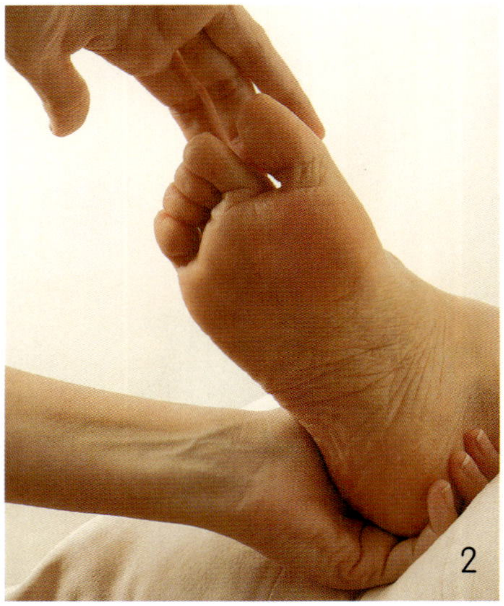
2

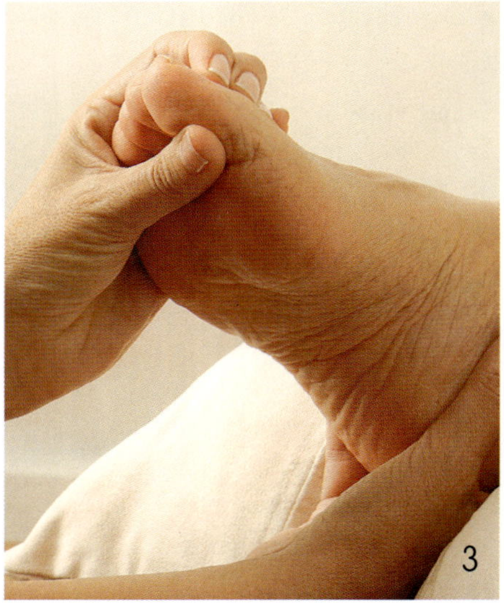
3

▲ **Étape 13**

Les réflexes des dents sont situés à l'avant de tous les orteils. Soutenez le pied du patient avec votre main gauche, avec vos doigts sur le dessus et votre pouce au-dessous ou en appuyant le talon dans la paume de votre main. Placez votre index droit sur le dessus du gros orteil, juste sous l'ongle. Exécutez la progression des doigts en descendant le gros orteil autant de rangées que nécessaire pour couvrir la zone complètement. Remarquez que vous donnez un traitement général à toutes les dents et aux gencives lorsque les doigts descendent le gros orteil. Maintenant, exécutez la progression des doigts en descendant le deuxième orteil pour traiter les incisives et les canines; passez au troisième orteil pour traiter les prémolaires; au quatrième orteil pour traiter les molaires et au cinquième orteil pour traiter les dents de sagesse (1 et 2).

Une autre façon de traiter les dents consiste à exécuter la progression des doigts à l'avant des orteils, dans les deux directions (3).

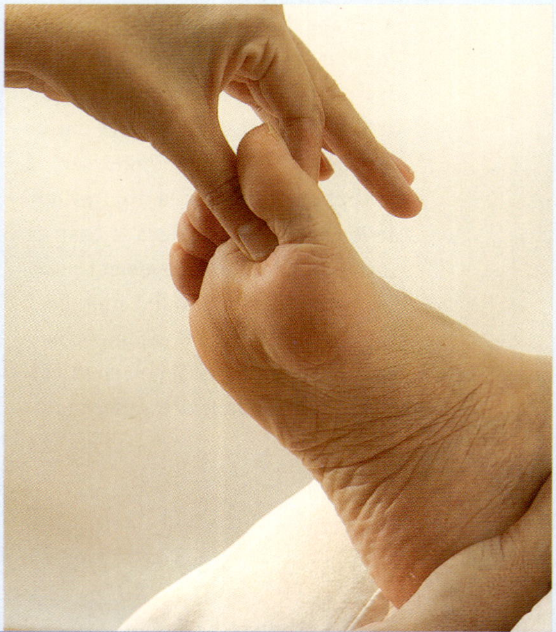

Les réflexes des ganglions lymphatiques supérieurs

Le traitement des réflexes des ganglions lymphatiques supérieurs soulage les troubles suivants :

- un système immunitaire affaibli, par exemple si la personne souffre d'infections à répétition;
- l'encéphalomyélite myalgique (syndrome de fatigue chronique);
- la toxicité du système lymphatique (souvent due à une mauvaise alimentation et à un manque d'exercice);
- les problèmes d'oreille, de nez et de gorge;
- l'acné (cette technique aidera à drainer la zone du cou et de la tête).

◄ **Étape 14**

Les zones réflexes des ganglions lymphatiques supérieurs sont situées dans la partie palmée, entre les orteils. Soutenez le pied du patient en prenant le talon dans la paume de votre main ou en enveloppant de votre main gauche l'avant du pied, avec le pouce au-dessous. Avec le pouce et l'index de votre main gauche, serrez doucement la peau entre chaque orteil. Répétez plusieurs fois.

Les réflexes de l'oreille, de la trompe d'Eustache et de l'œil droits

Le traitement des réflexes de l'oreille, de la trompe d'Eustache et de l'œil droits soulage les troubles suivants :

- les maux d'oreille;
- l'otite muqueuse à tympan;
- les problèmes d'équilibre;
- l'acouphène;
- les douleurs oculaires;
- le rhume des foins;
- la conjonctivite;
- les infections de l'oreille;
- les problèmes d'ouïe;
- le vertige ou les étourdissements;
- le larmoiement;
- le prurit oculaire;
- le blocage des conduits lacrymaux;
- le glaucome.

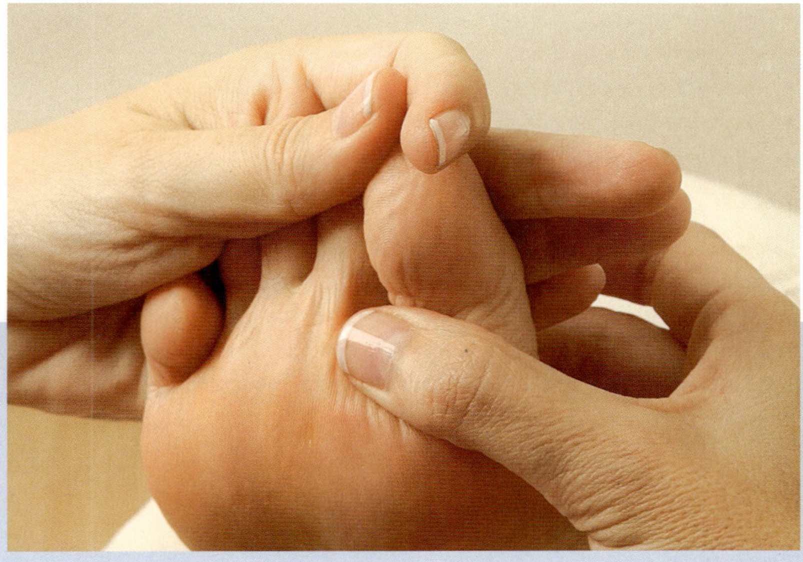

Étape 15 ►
Soutenez le pied droit du patient entre le pouce et les doigts de votre main gauche et fléchissez doucement les orteils vers l'arrière. Placez votre pouce droit à la base du deuxième orteil, puis exécutez la progression de la chenille sur le renflement au bas des orteils jusqu'au cinquième orteil.

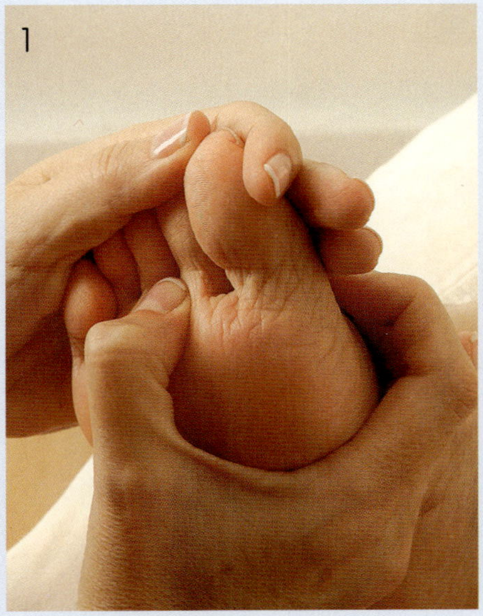

1

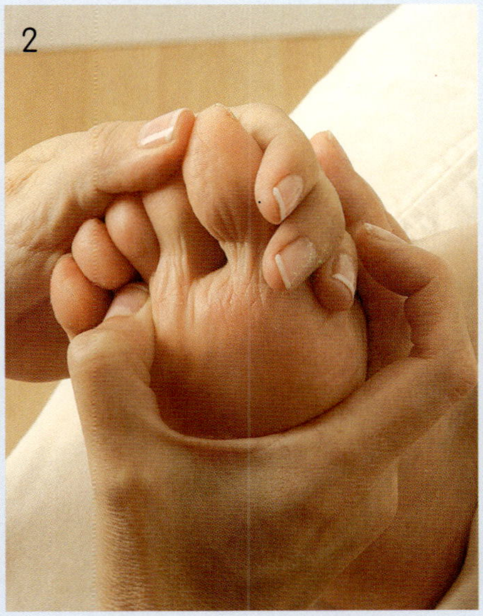

2

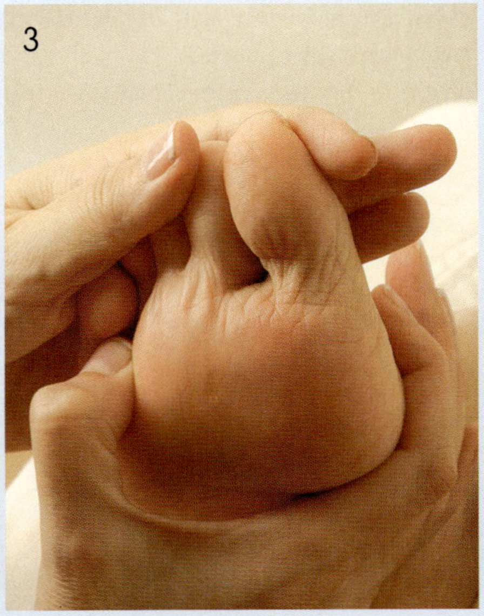

3

▲ Étape 16
Pour travailler plus particulièrement sur l'œil droit, exécutez de nouveau la progression de la chenille le long du renflement au bas des orteils, mais cette fois, arrêtez entre le deuxième et le troisième orteil, exercez une pression sur le point réflexe de l'œil, puis relâchez. Effectuez des cercles de pression sur la zone si elle est très sensible.

Continuez la progression de la chenille, puis arrêtez entre les orteils trois et quatre. Exercez une pression sur le réflexe de la trompe d'Eustache, puis relâchez. Effectuez des cercles de pression sur la zone si elle est très sensible.

Continuez la progression de la chenille le long du renflement des orteils, puis exercez une pression sur le réflexe de l'oreille, situé entre le quatrième et le cinquième orteil.

La colonne vertébrale

Les réflexes de la colonne vertébrale

Le traitement du réflexe de la colonne vertébrale soulage les troubles suivants :

- les maux de dos;
- les spasmes musculaires;
- l'arthrite de la colonne vertébrale;
- la rigidité et le manque de mobilité;
- les problèmes de disques.

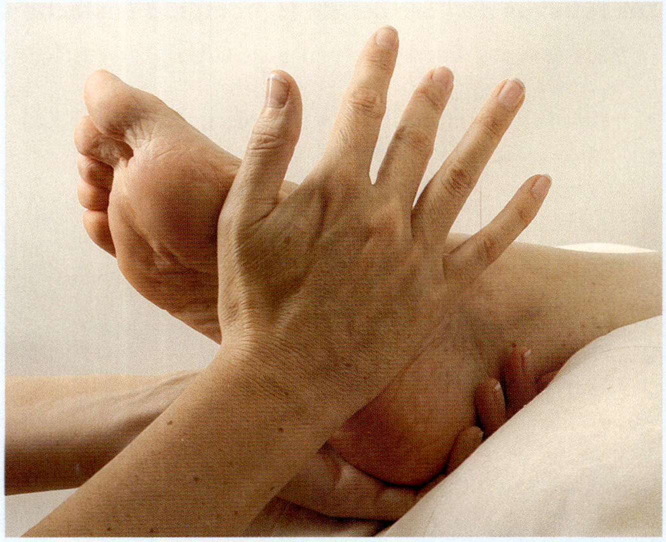

Étape 17 ▶
Les réflexes de la colonne vertébrale sont situés le long de l'intérieur de chaque pied. Tout d'abord, effleurez la colonne. Prenez doucement le talon du patient dans la paume de votre main gauche pour le soutenir. Utilisez la partie charnue de la paume de votre main droite pour descendre l'intérieur du pied en l'effleurant, puis remontez en glissant doucement. Répétez plusieurs fois.

Étape 18 ▶
Toujours en soutenant le pied sous le talon, placez votre pouce de travail à la base de l'ongle de l'orteil, sur le bord interne du pied, puis glissez-le lentement vers l'intérieur du pied (1). Maintenant, enveloppez avec votre main de soutien l'extrémité supérieure du pied, placez votre pouce de travail au bas du côté intérieur du pied, puis glissez-le en remontant vers le gros orteil (2).

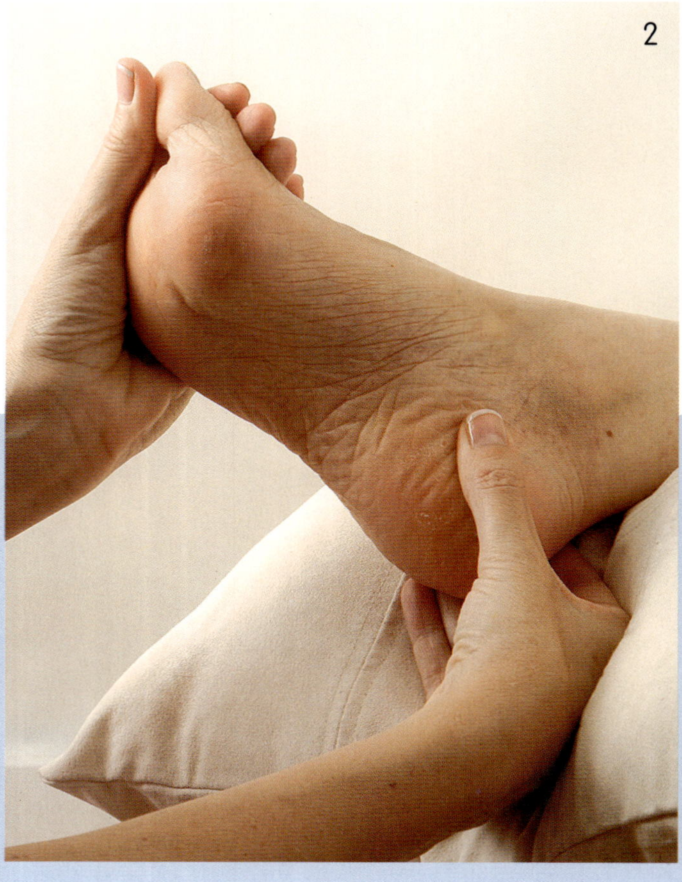

2

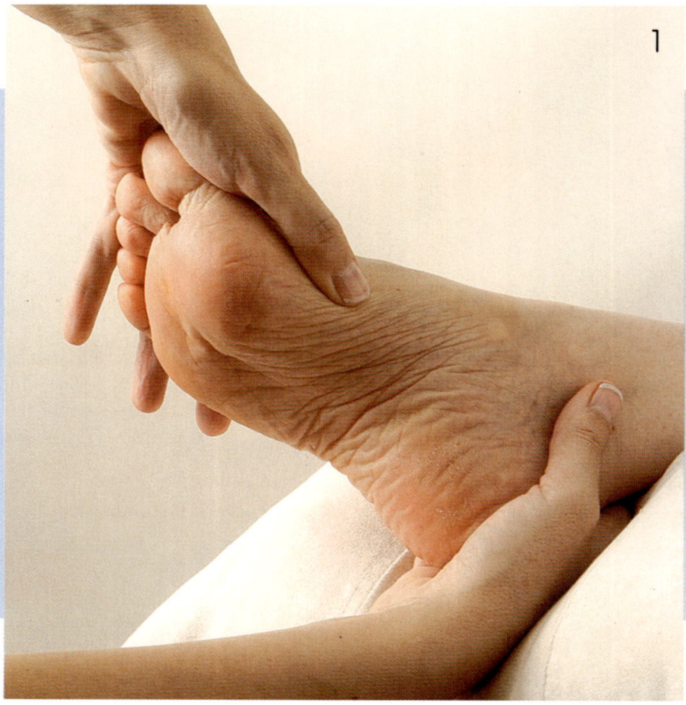

1

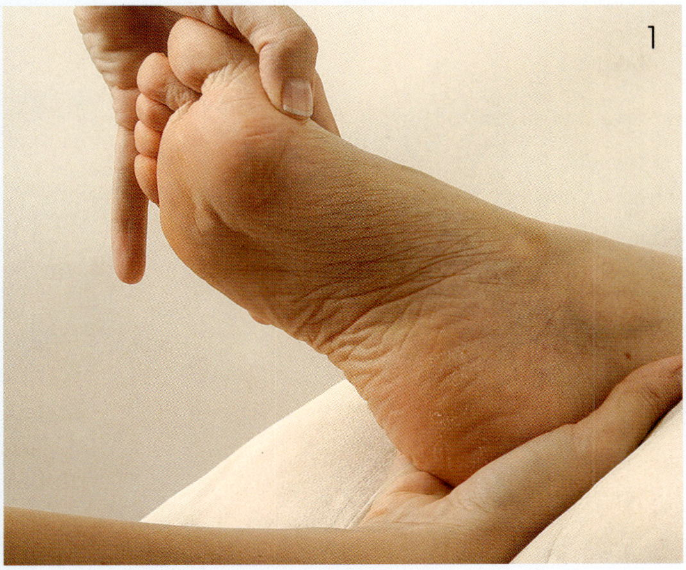

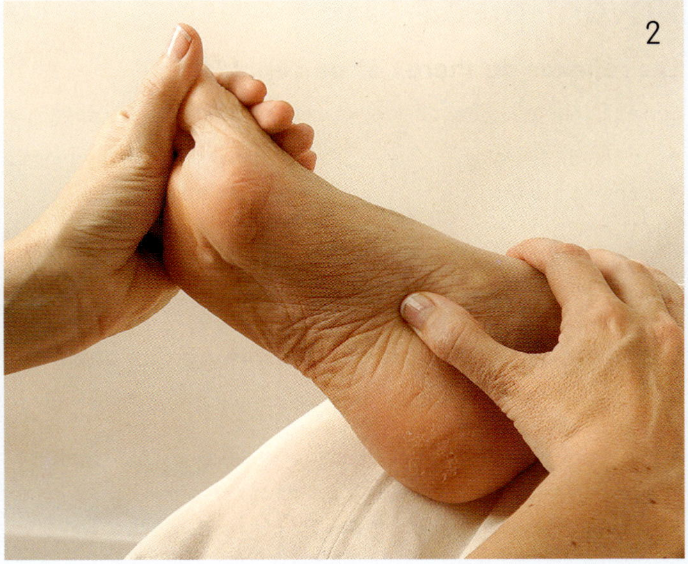

▲ **Étape 19**

Continuez à soutenir le talon du patient avec votre main droite et placez votre pouce gauche sur la partie intérieure du pied à la base du lit de l'ongle. Exécutez la progression de la chenille en descendant le côté intérieur du pied, en suivant la courbe de l'os. À mesure que vous descendez, vous traitez la zone cervicale (le cou), la zone thoracique (le milieu du dos) et la zone lombaire (le bas du dos).

Pour changer de main, entourez de votre main gauche le dessus du pied, placez votre pouce droit à la base du talon et exécutez la progression de la chenille en remontant vers le gros orteil.

Si vous sentez qu'une zone est dure, grumeleuse, spongieuse ou simplement différente, exécutez des cercles de pression sur celle-ci.

Étape 20 ►

La technique suivante aide à libérer des craintes et de l'anxiété, en particulier de ce qu'on a vécu dans l'utérus. On croit que le bout des gros orteils représente le moment de la conception, le réflexe spinal, le temps passé dans l'utérus, et la cheville, la naissance. Soutenez le talon droit du patient et placez légèrement le bout du troisième doigt de votre main de travail sur le dessus du gros orteil. Laissez-le immobile quelques instants. En l'effleurant à peine, aussi légèrement qu'une plume, descendez lentement votre doigt sur le réflexe spinal et sous l'astragale. Immobilisez-le quelques instants avant de répéter le mouvement trois fois ou plus.

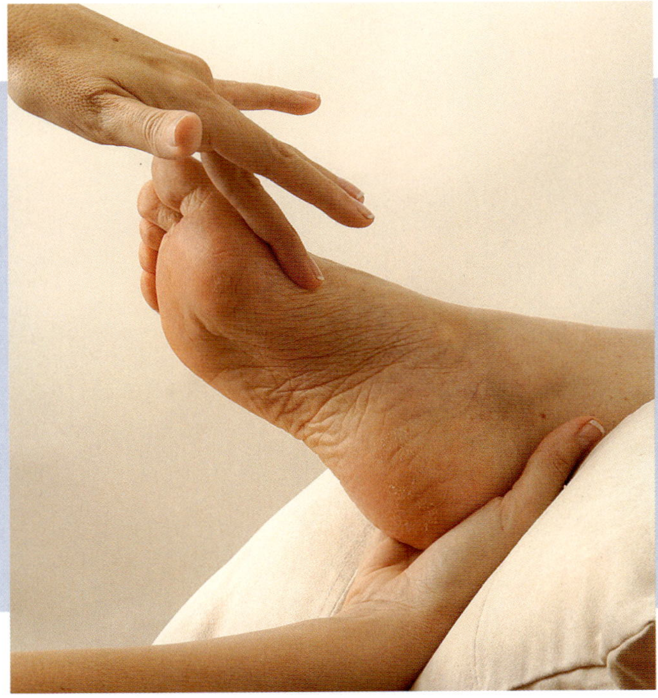

L'avant-pied

Les réflexes du thorax et de l'épaule

Lorsque vous travaillez sur les réflexes du thorax et de l'épaule, vous traitez les zones suivantes :

- la glande thyroïde;
- l'épaule droite;
- les glandes parathyroïdes;
- le diaphragme;
- le thymus;
- le plexus solaire;
- le poumon droit;
- les côtes, le sternum et le sein droit.

Les réflexes du thymus, des parathyroïdes et de la thyroïde

Le traitement des réflexes du thymus, des parathyroïdes et de la thyroïde soulage les troubles suivants :

- les problèmes de thyroïde, la nervosité et les problèmes de poids (les réflexes de la thyroïde);
- l'ostéoporose, les secousses musculaires et l'arthrite (les réflexes des parathyroïdes);
- un système immunitaire affaibli (le réflexe du thymus).

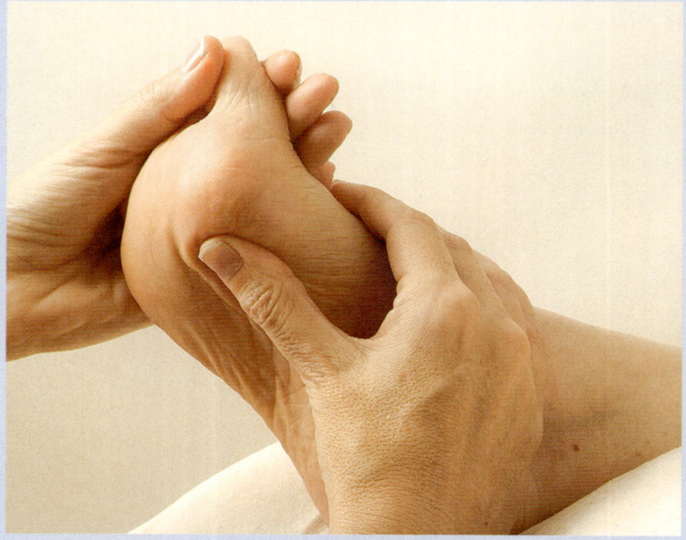

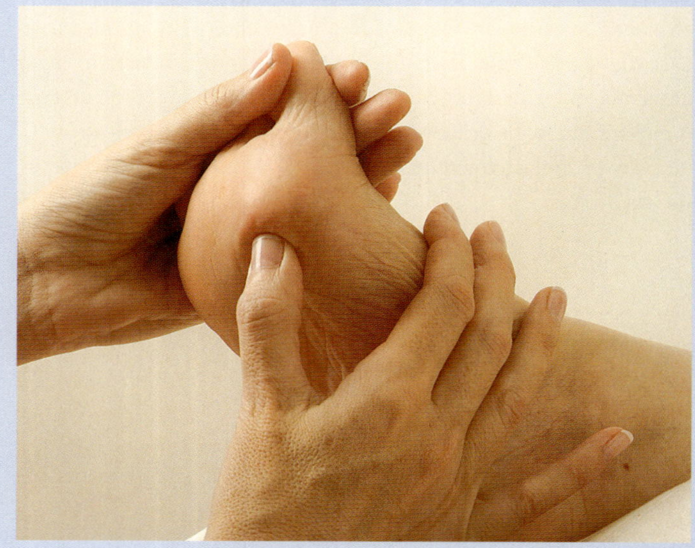

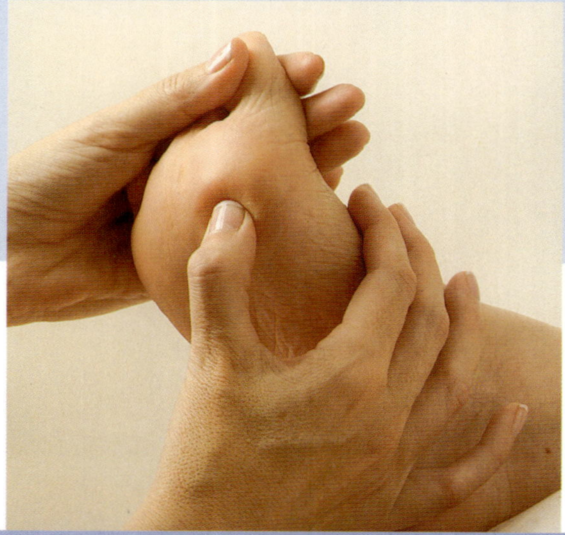

Étape 21 ▲

Enveloppez le pied du patient avec votre main gauche pour le soutenir. Placez votre pouce droit sur la ligne du diaphragme, juste au-dessous de la pulpe du gros orteil et exécutez la progression de la chenille le long de la ligne du diaphragme. Tournez votre pouce et exécutez la progression de la chenille sur l'avant-pied, entre le gros orteil et le deuxième orteil. Répétez plusieurs fois.

◄ Étape 22

Retournez à la ligne du diaphragme et exécutez la progression de la chenille en remontant l'avant-pied plusieurs fois, jusqu'à ce que vous ayez complètement couvert la partie charnue du pied sous le gros orteil.

Étape 23 ►

Placez la pulpe de votre pouce de travail au centre de la partie charnue de la zone sur laquelle vous avez travaillé pour situer le réflexe de la glande thyroïde. Effectuez trois cercles de pression.

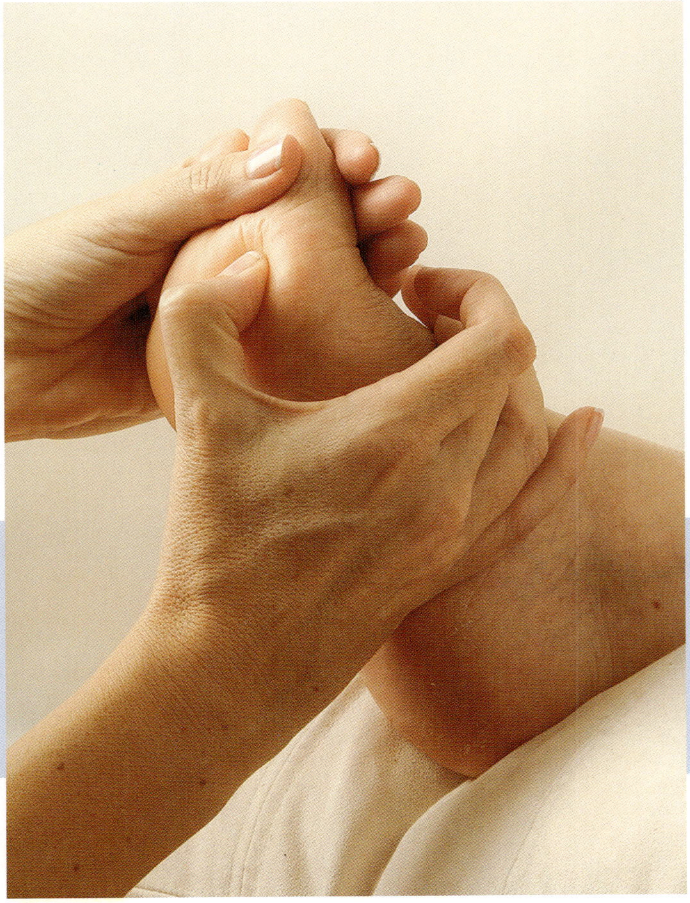

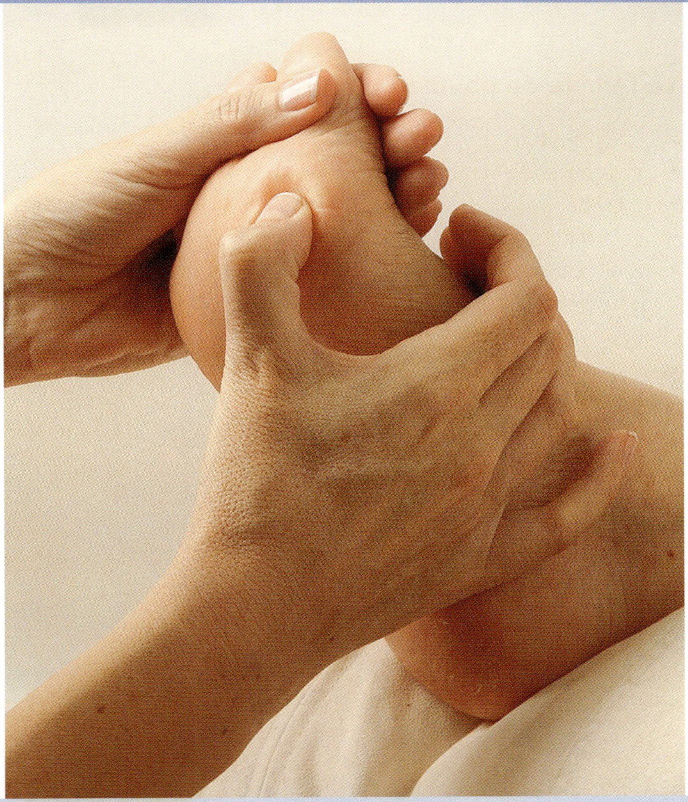

◄ Étape 24

Déplacez votre pouce légèrement vers la gauche et vers le haut pour trouver le réflexe des parathyroïdes. Effectuez trois cercles de pression.

Étape 25 ►

Retournez votre pouce sur la zone du réflexe de la thyroïde et déplacez-le lentement vers la droite et vers le bas pour trouver le réflexe du thymus. Effectuez trois cercles de pression sur la zone.

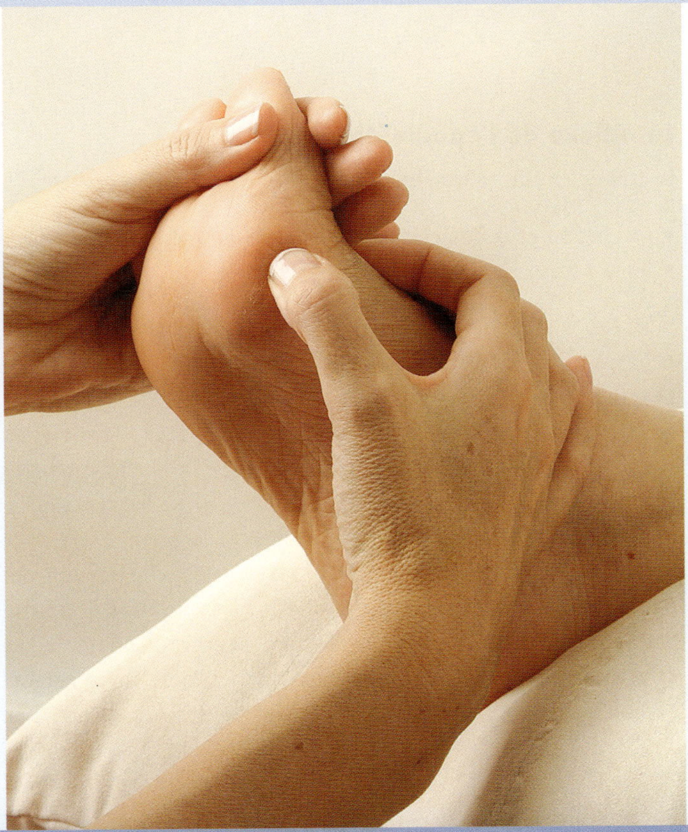

Le réflexe du poumon droit

Le traitement du réflexe du poumon droit soulage les troubles suivants :

- les problèmes de poumon;
- la bronchite;
- les craintes et l'anxiété;
- la difficulté à exprimer ses émotions;
- la toux et le rhume;
- l'hyperventilation;
- les crises de panique;
- les infections de la poitrine;
- le manque d'estime de soi;
- la respiration superficielle;
- l'épuisement à la suite du dévouement envers autrui;
- l'asthme;
- l'hystérie;
- les effets du tabagisme;
- l'emphysème;
- la dépendance émotive.

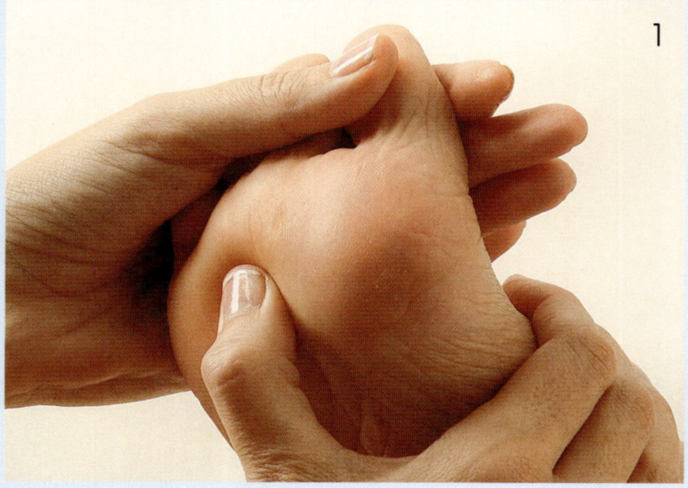

1

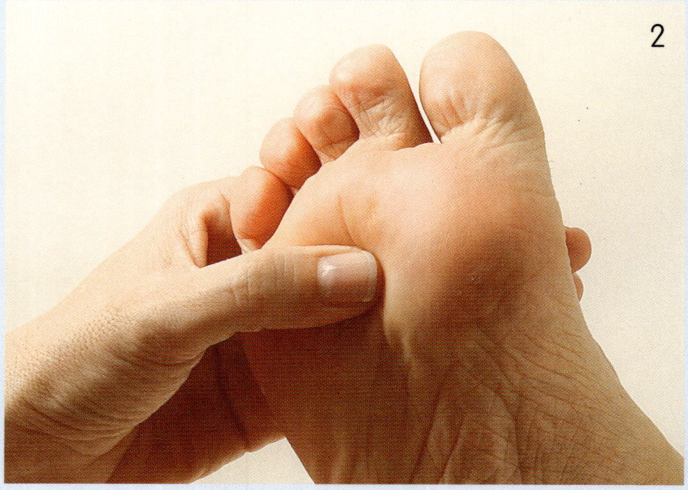

2

▲ **Étape 26**

Enveloppez avec votre main de soutien gauche le dessus du pied du patient et fléchissez doucement les orteils vers l'arrière. Placez votre pouce de travail droit sur la ligne du diaphragme et exécutez la progression de la chenille en remontant, en bandes verticales, vers la base des orteils deux, trois et quatre pour traiter la zone des poumons (1). Vous pouvez aussi soutenir le talon dans la paume de votre main et utilisez votre pouce de travail pour exécuter la progression de la chenille en rangées horizontales, d'un côté à l'autre du pied (2).

Le réflexe de l'épaule droite

Le traitement du réflexe de l'épaule droite soulage les troubles suivants :

- la tension et la douleur dans l'épaule;
- une épaule bloquée;
- l'arthrite;
- le manque de mobilité;
- le fait d'assumer trop de responsabilités.

Étape 27 ▶

Le réflexe de l'épaule se trouve dans la zone 5, sous le petit orteil, de même que sur le bord externe du pied, à la base du petit orteil. Soutenez le pied du patient avec votre main droite. Placez votre pouce gauche sur la plante et votre index sur le dessus du pied, juste sous le petit orteil, puis serrez votre pouce et votre index ensemble trois fois. Tout en maintenant la pression, effectuez une rotation de votre pouce et de votre index (ce qui équivaut à une rotation de l'épaule). Maintenant, placez votre pouce de travail sur le bord externe, à la base du petit orteil et effectuez des cercles de pression sur la zone. Comme les épaules sont habituellement tendues, cet endroit sera souvent rugueux et congestionné.

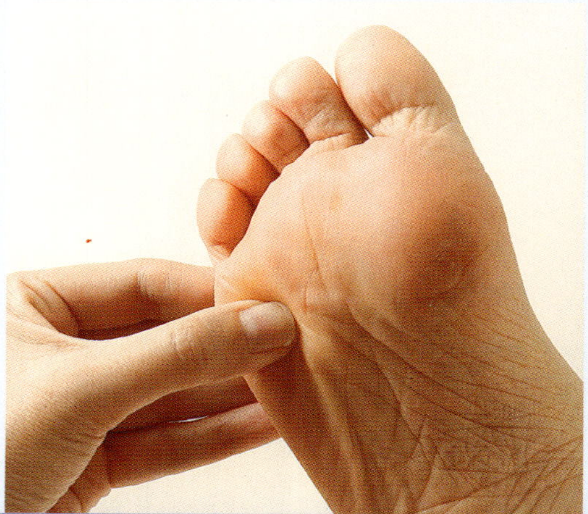

Les réflexes du poumon droit, des côtes, du sternum et du sein droit

Le traitement des réflexes du poumon droit, des côtes, du sternum et du sein droit soulage les troubles suivants :

- tous les problèmes respiratoires;
- les tumeurs bénignes aux seins;
- la tension et l'anxiété;
- les problèmes des seins, par exemple la sensibilité au toucher avant les règles;
- la mastite;
- les émotions accablantes (le traitement aide le patient à s'en libérer);
- les palpitations et l'hyperventilation.

Étape 28 ►

Soutenez le pied du patient vers l'avant avec votre main gauche, en tirant doucement les orteils vers vous et en plaçant la pulpe de vos doigts de travail sur le dos (dessus) du pied, juste au-dessous de la base des orteils. Faites progresser vos doigts en descendant l'avant du pied, de la base des orteils à la ligne du diaphragme, en couvrant la zone en bandes verticales. Vous traitez le poumon droit et les côtes. Vous pouvez aussi faire progresser vos doigts d'un côté à l'autre du dessus du pied pour traiter cette zone. Formez un poing desserré avec votre main gauche, placez-le sous les orteils du patient comme soutien, puis exécutez la progression des doigts avec deux ou trois doigts d'un côté à l'autre du dessus du pied.

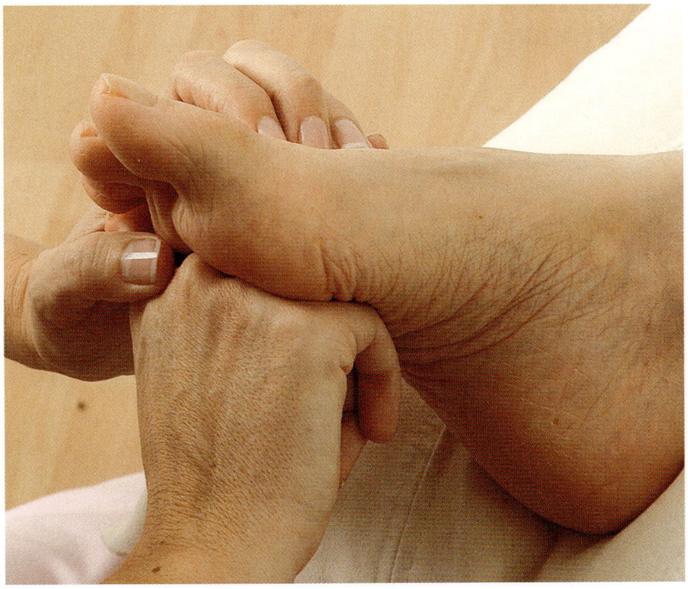

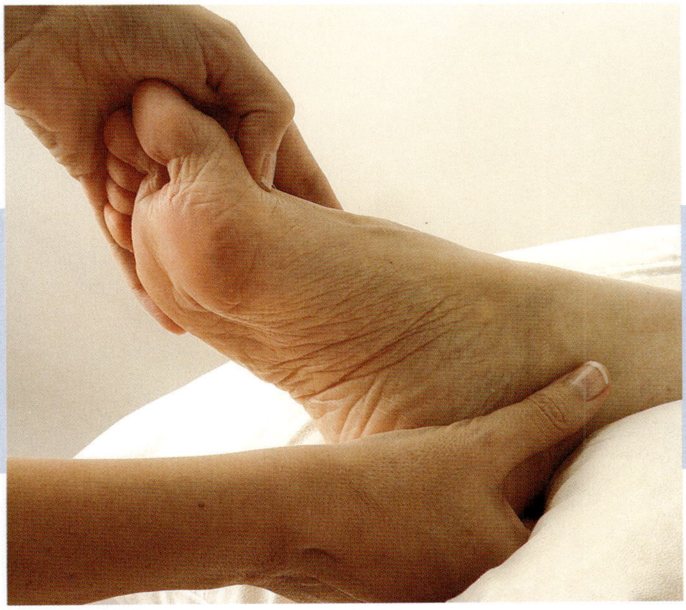

◄ Étape 29

Pour traiter le réflexe du sternum, soutenez le pied du patient avec votre main droite et placez votre pouce de travail juste au-dessous de la base du gros orteil. Exécutez doucement des cercles de pression sur cette zone.

Étape 30 ►

Pour travailler le réflexe du sein droit en particulier, soutenez le talon du patient, placez le pouce de votre main de travail sur l'avant-pied, vos doigts sur le dessus, et effectuez de larges mouvements circulaires sur le dessus du pied.

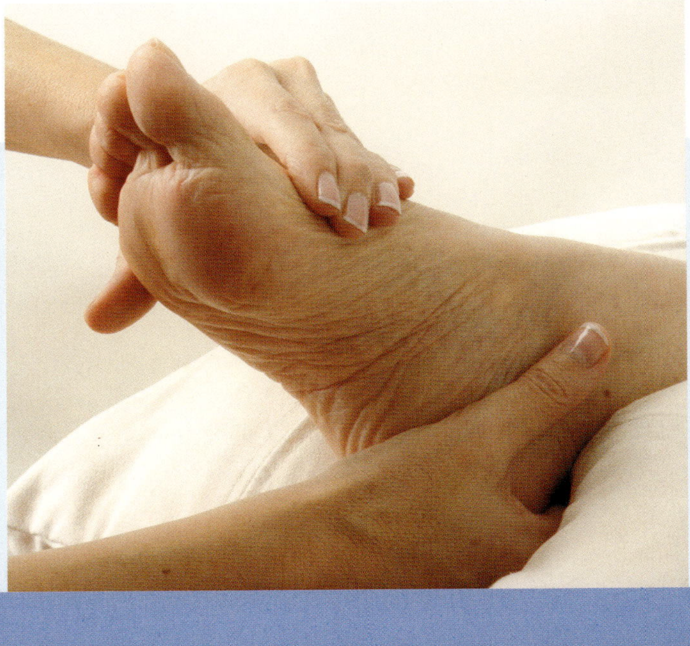

Le réflexe du plexus solaire et du diaphragme

Le traitement du réflexe du plexus solaire et du diaphragme soulage les troubles suivants :

- les problèmes respiratoires;
- la peur;
- les crises de panique;
- l'hyperventilation;
- le stress et la tension;
- la respiration superficielle;
- l'hystérie.

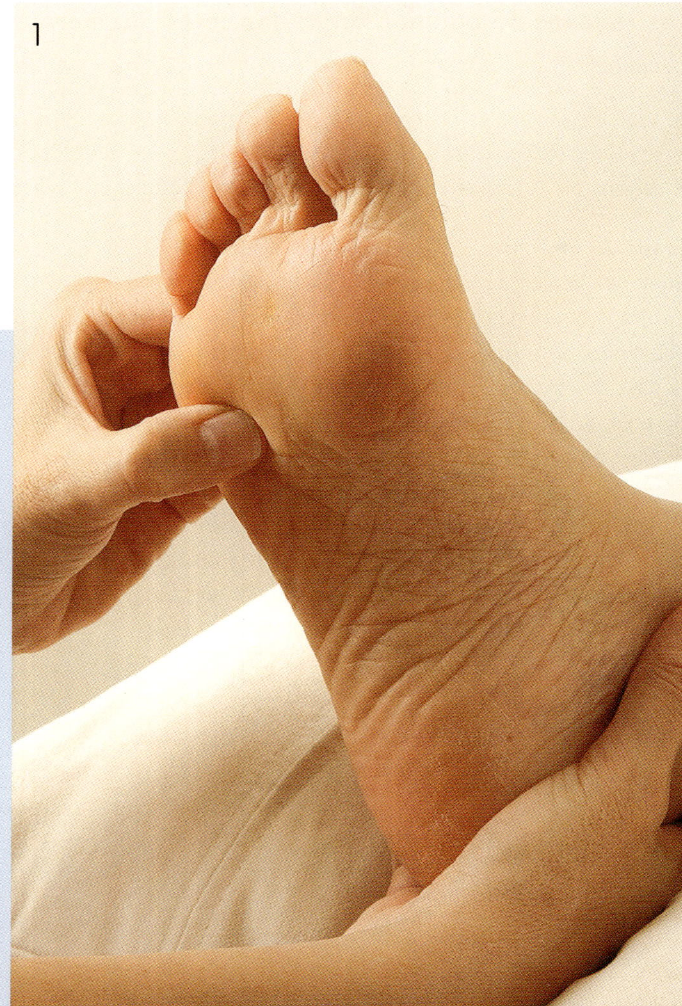

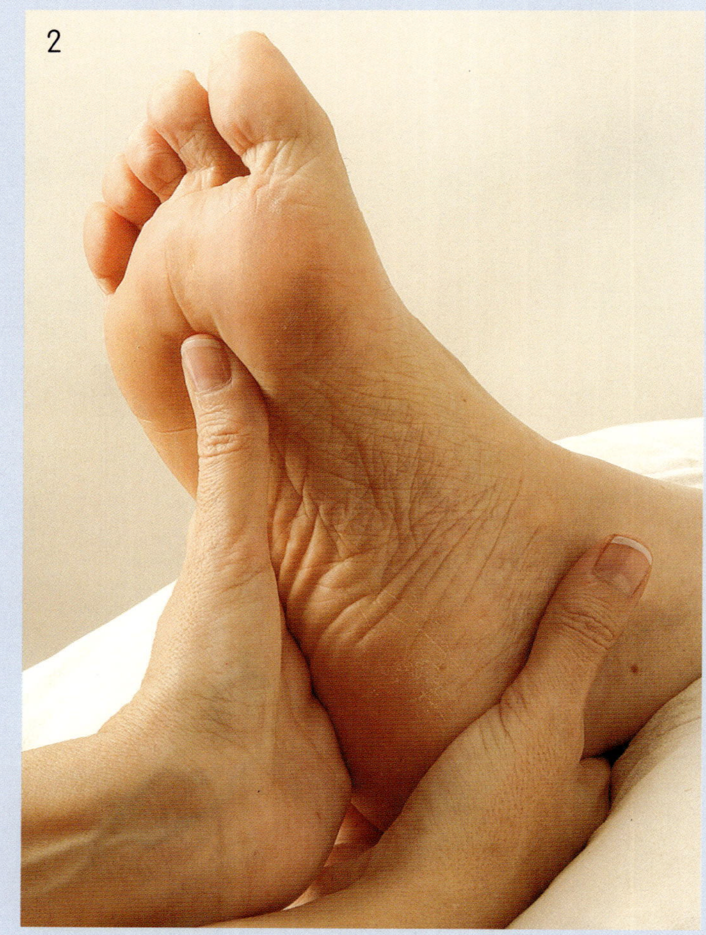

▲◀ Étape 31
Soutenez le pied du patient avec votre main droite et placez votre pouce gauche sous l'avant-pied. Exécutez la progression de la chenille le long de la ligne du diaphragme et lorsque vous parvenez au centre, tournez votre pouce, la pulpe vers le haut, avant d'effectuer doucement des cercles de pression sur le réflexe du plexus solaire. Si vous travaillez sur une personne très tendue, cette zone peut être sensible, alors soyez délicat. Continuez la progression le long de la ligne du diaphragme vers la zone 1.

Les réflexes de l'abdomen

Lorsque vous travaillez les réflexes de l'abdomen, vous traitez les zones suivantes :

- le foie;
- le pancréas;
- l'appendice;
- la surrénale droite;
- la vésicule biliaire;
- le duodénum;
- la valvule de Bauhin;
- le rein droit, l'uretère et la vessie;
- l'estomac;
- l'intestin grêle;
- le gros intestin (le côlon ascendant et transverse).

Les réflexes du foie et de la vésicule biliaire (le pied droit seulement)

Le traitement des réflexes du foie et de la vésicule biliaire soulage les troubles suivants :

- les problèmes du foie;
- les difficultés à dégrader les matières grasses;
- les problèmes de la vésicule biliaire ;
- la digestion difficile;
- les excès de nourriture ou de boissons;
- la toxicité.

Étape 32 ►

Les réflexes du foie et de la vésicule biliaire se trouvent sur le pied droit seulement, entre la ligne du diaphragme et la ligne de la taille. La zone du réflexe du foie ressemble à un triangle. Tenez le dessus du pied du patient avec votre main droite et fléchissez les orteils pour ouvrir les zones réflexes. Placez le pouce de votre main gauche sur la zone 5, juste au-dessous de la ligne du diaphragme et exécutez la progression de la chenille d'un côté à l'autre du pied vers la zone 1.

Pour la prochaine rangée, commencez légèrement plus bas et exécutez la progression de la chenille de la zone 5 à la zone 2, puis de la zone 5 à la zone 3 et enfin de la zone 5 à la zone 4. Vous aurez ainsi décrit un triangle.

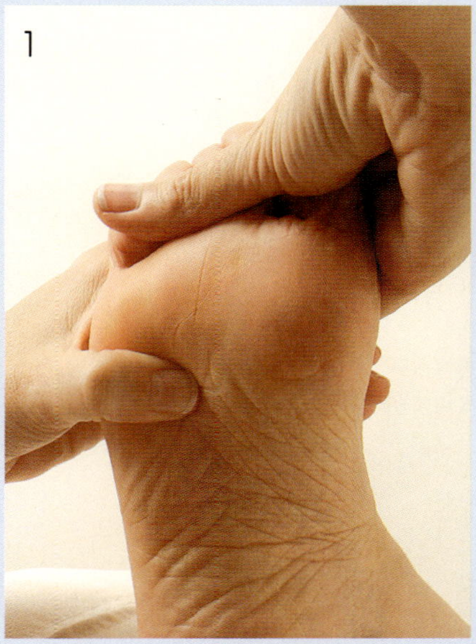

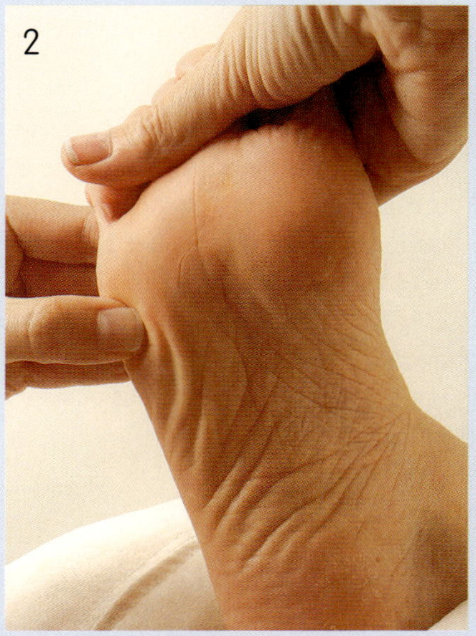

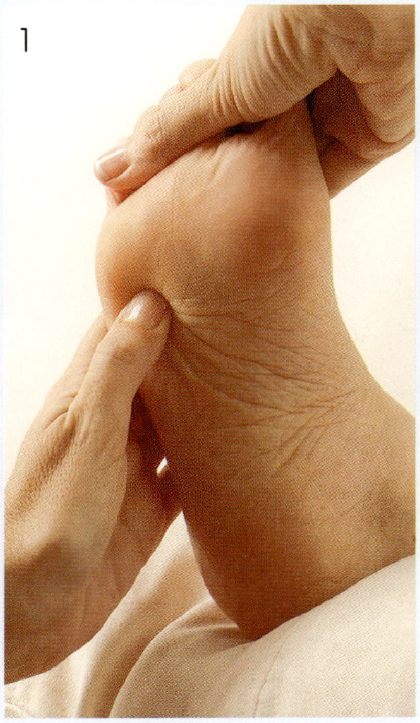

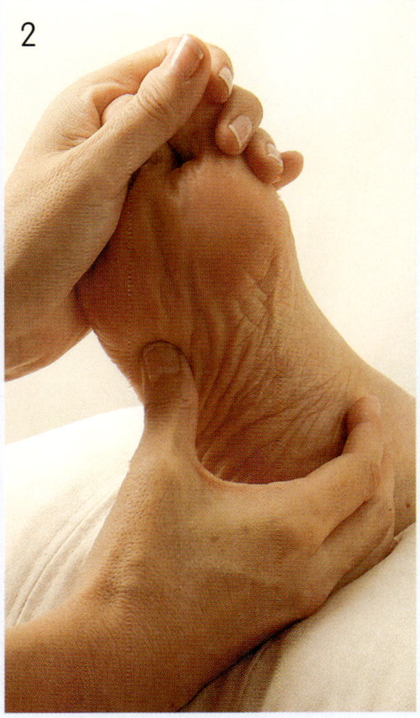

◄ Étape 33

Le réflexe de la vésicule biliaire se trouve aligné environ au troisième et au quatrième orteil. Ce réflexe est petit, parfois difficile à trouver et sa position semble varier légèrement. On peut le sentir comme un renfoncement, une légère enflure ou même une petite bosse. De nouveau, soutenez le pied avec votre main droite, tout comme dans l'étape précédente, et utilisez la pulpe de votre pouce gauche pour exercer des pressions, puis les relâcher sur le réflexe de la vésicule biliaire, ou pour effectuer plusieurs cercles de pression sur la zone.

Vous pouvez aussi utiliser la technique de rotation sur un point, ce qui est très utile pour traiter les petites zones réflexes comme celle de la vésicule biliaire. Tenez le pied du patient avec votre main gauche et placez votre pouce droit sur le réflexe de la vésicule biliaire. Pliez lentement le pied vers l'avant, sur votre pouce droit, puis effectuez des cercles avec le pied autour du point plusieurs fois.

Les réflexes de l'estomac, du pancréas et du duodénum

Le traitement des réflexes de l'estomac, du pancréas et du duodénum soulage les troubles suivants :

- les ulcères;
- les troubles digestifs généraux;
- l'indigestion et les brûlures d'estomac;
- les crampes d'estomac;
- le diabète;
- l'hypoglycémie.

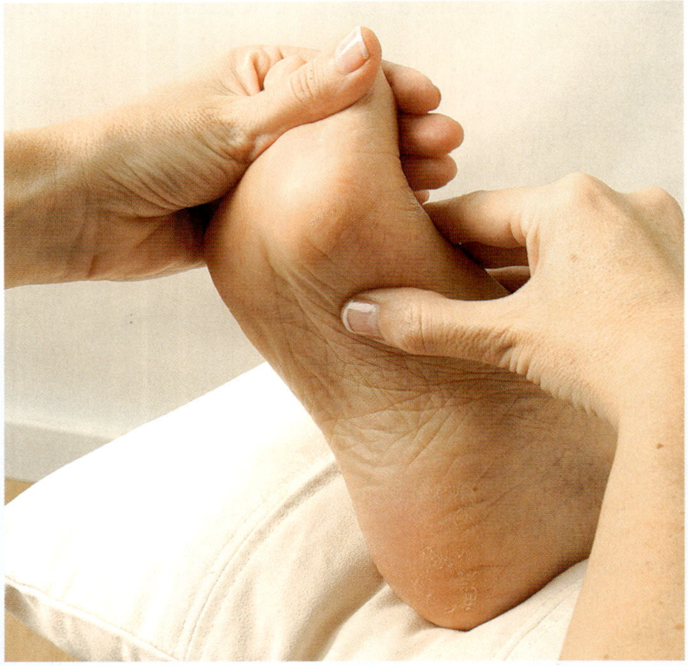

Étape 34 ►
Les réflexes de l'estomac, du pancréas et du duodénum sont situés entre la ligne du diaphragme et celle de la taille et occupent les zones 1 et 2. Soutenez le pied du patient avec votre main gauche et placez votre pouce droit juste au-dessous de la ligne du diaphragme, sur le côté médial (intérieur) du pied. Exécutez la progression de la chenille de la zone 1 à la zone 2 plusieurs fois, en rangées horizontales, jusqu'à la ligne de la taille. Si vous le désirez, vous pouvez travailler la zone dans la direction opposée.

Le réflexe de l'intestin grêle

Le traitement du réflexe de l'intestin grêle soulage les troubles suivants :

- tous les troubles digestifs;
- les crampes abdominales;
- le ballonnement;
- les allergies.

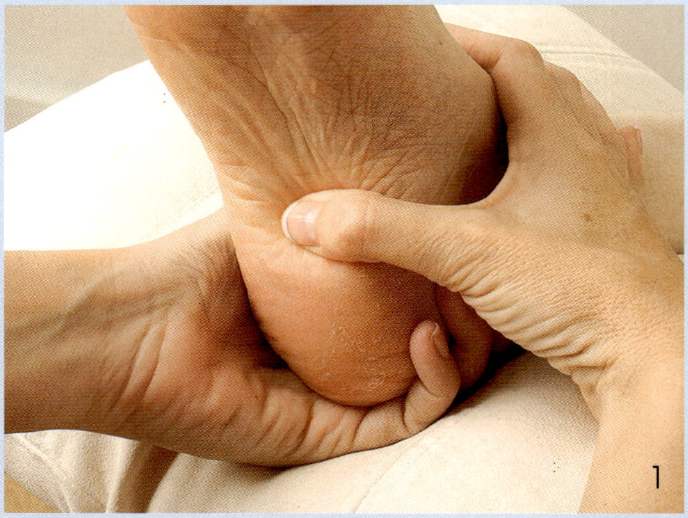
1

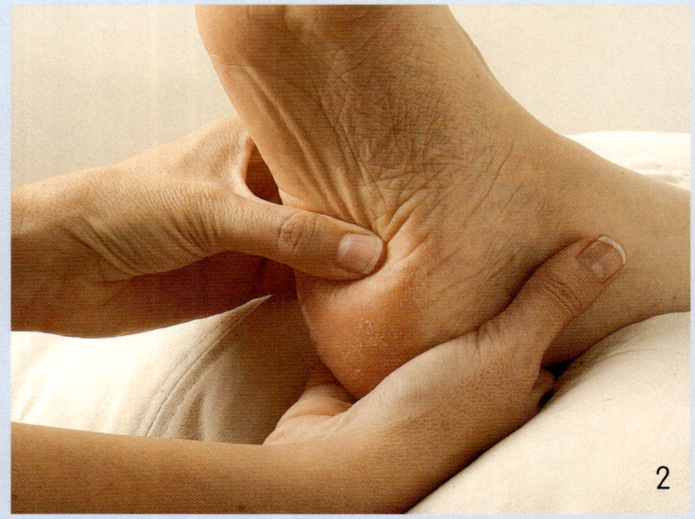
2

▲ Étape 35
La zone réflexe de l'intestin grêle se situe entre la ligne de la taille et la ligne de la ceinture pelvienne et couvre les zones 1 à 4. Soutenez le pied avec votre main gauche, alignez votre pouce droit avec le premier orteil, juste sous la ligne de la taille, puis exécutez la progression de la chenille jusqu'à la zone 4. Continuez en rangées horizontales, de la zone 1 à la zone 4, jusqu'à ce que vous atteigniez la ligne de la ceinture pelvienne (1). Changez de main et exécutez la progression de la chenille de la zone 4 à la zone 1, avec votre pouce gauche (2).

Les réflexes de l'appendice, de la valvule de Bauhin et du gros intestin (côlon ascendant et transverse)

Le traitement des réflexes de l'appendice, de la valvule de Bauhin et du gros intestin (côlon ascendant et transverse) soulage les troubles suivants :

- tous les problèmes digestifs;
- le syndrome du côlon irritable;
- la constipation;
- la diarrhée.

Étape 36 ►

Soutenez le pied du patient avec votre main droite et placez votre pouce gauche, le bout pointant vers le haut, juste au-dessous de la ligne de la ceinture pelvienne, entre les zones 4 et 5. Vous pouvez sentir un petit trou, le réflexe de l'appendice. Effectuez plusieurs cercles de pression sur cette zone. Remontez votre pouce très légèrement pour effectuer des cercles sur le réflexe de la valvule de Bauhin.

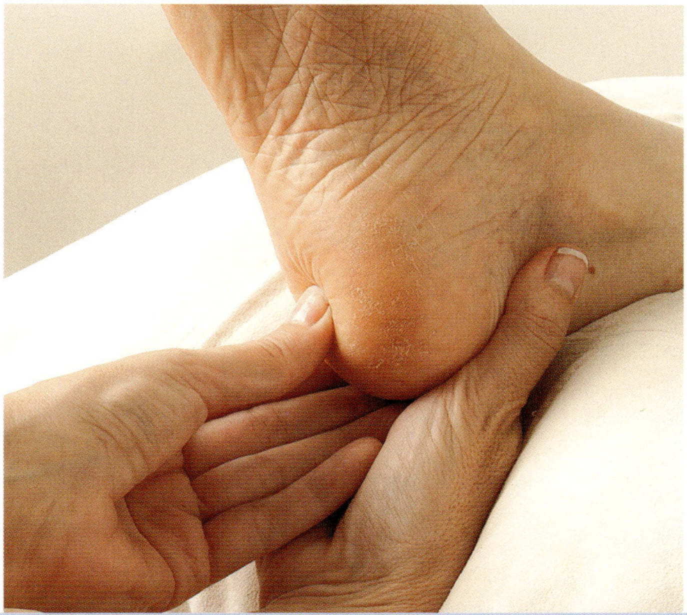

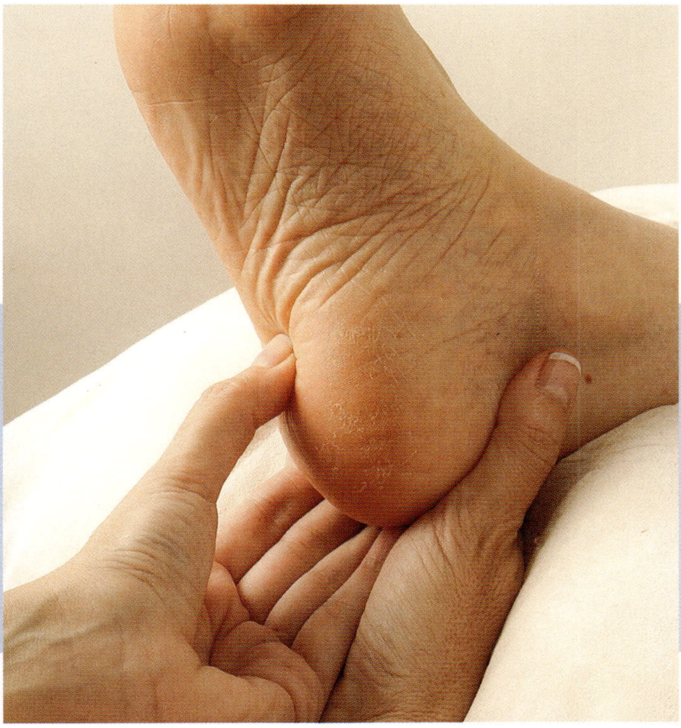

◄ Étape 37

Exécutez la progression de la chenille en remontant le pied (toujours entre les zones 4 et 5) vers la ligne de la taille pour traiter le côlon ascendant. Juste sous la ligne de la taille, effectuez trois cercles de pression pour traiter l'angle droit du côlon, l'endroit où le côlon tourne avant de devenir le côlon transverse.

Étape 38 ►

Tournez votre pouce à 90 degrés vers la droite et exécutez la progression de la chenille d'un côté à l'autre du pied vers la zone 1. Vous traitez le réflexe du côlon transverse.

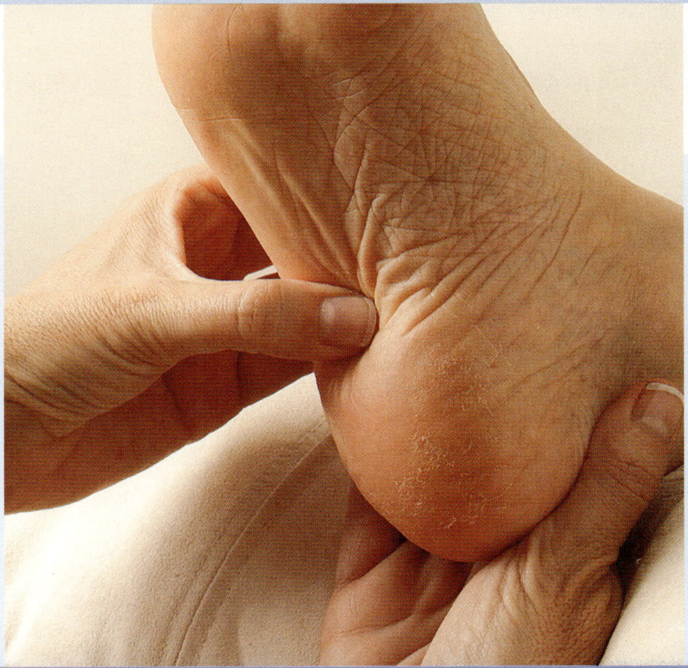

Les réflexes de la vessie, de l'uretère et du rein droit

Le traitement des réflexes de la vessie, de l'uretère et du rein droit soulage les troubles suivants :

- les problèmes de rein;
- la rétention d'eau;
- les infections de la vessie;
- l'incontinence;
- la cystite.

▼ Étape 39

Le réflexe du rein droit est situé entre les zones 2 et 3, à cheval sur la ligne de la taille. Soutenez le pied avec votre main droite, placez votre pouce gauche, pointant vers les orteils, sur le réflexe du rein droit. Effectuez plusieurs cercles de pression sur la zone.

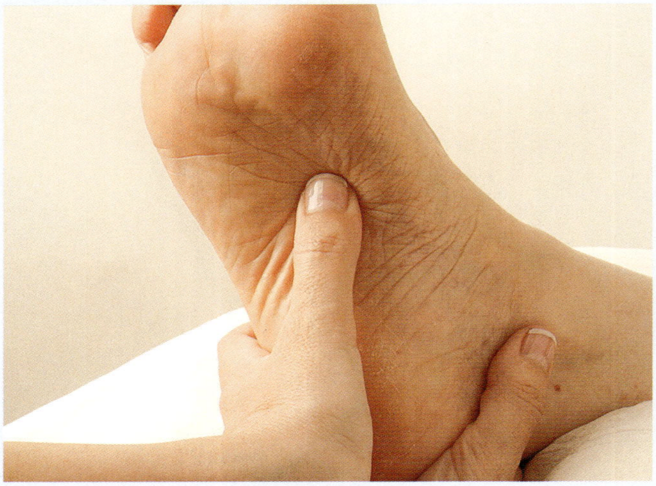

▼ Étape 40

Faites pivoter votre pouce de façon à ce que la pulpe soit vers le bas. Exécutez la progression de la chenille en descendant le pied sur le réflexe de l'uretère, vers la zone légèrement enflée du bord médial (intérieur) du pied, le réflexe de la vessie.

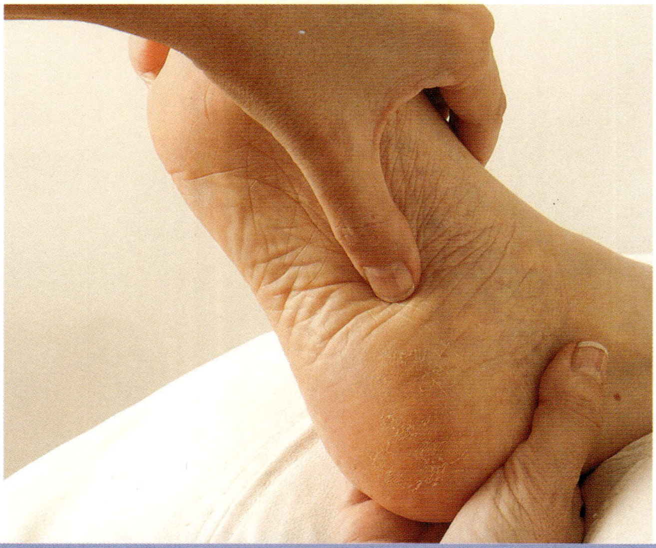

▼ Étape 41

Effectuez des cercles de pression sur le réflexe de la vessie avec votre pouce gauche,

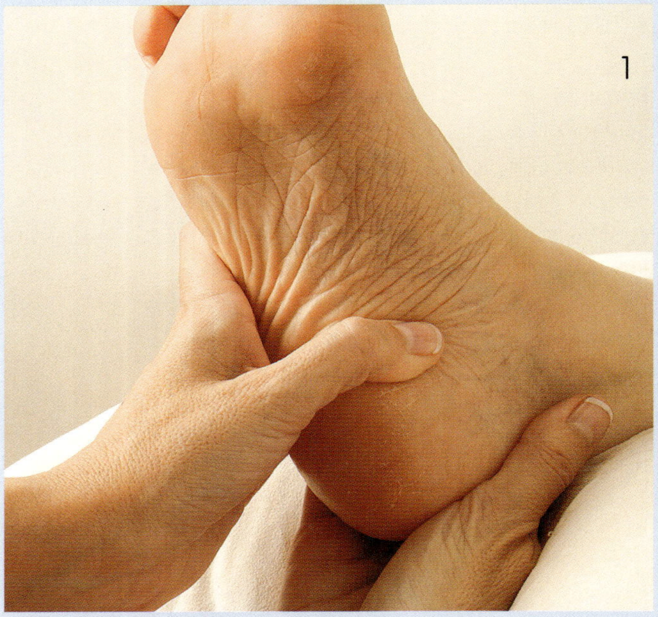

puis exécutez la progression de la chenille sur la zone en allant vers l'orteil.

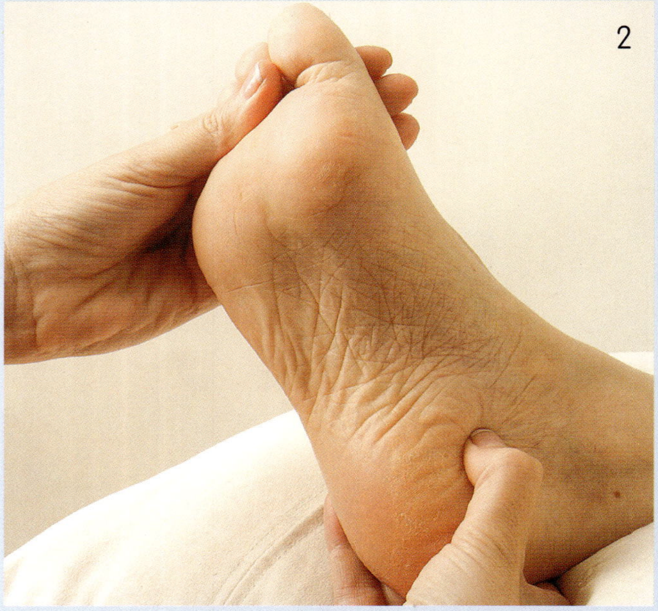

Travaillez toujours en partant du réflexe du rein droit vers le réflexe de la vessie (jamais du réflexe de la vessie vers le réflexe du rein droit) pour éviter de propager l'infection de la vessie au rein.

Le réflexe de la surrénale droite

Le traitement du réflexe de la surrénale droite soulage les troubles suivants :

- les troubles de nervosité;
- les allergies;
- le manque d'énergie;
- les troubles inflammatoires comme le syndrome du côlon irritable et la polyarthrite rhumatoïde;
- la douleur.

▼ Étape 42

Le réflexe de la surrénale droite se trouve juste au-dessus du réflexe du rein droit, dans la zone 2. Il est habituellement facile à situer, car c'est un point sensible au toucher. (Nous éprouvons tous du stress dans nos vies !) Enveloppez avec votre main gauche le dessus du pied et utilisez votre pouce droit pour exercer des pressions et relâcher sur le réflexe de la surrénale droite. Vous pouvez aussi utiliser la technique des pressions en crochet. Si la zone est très sensible, traitez-la avec plusieurs cercles de pression.

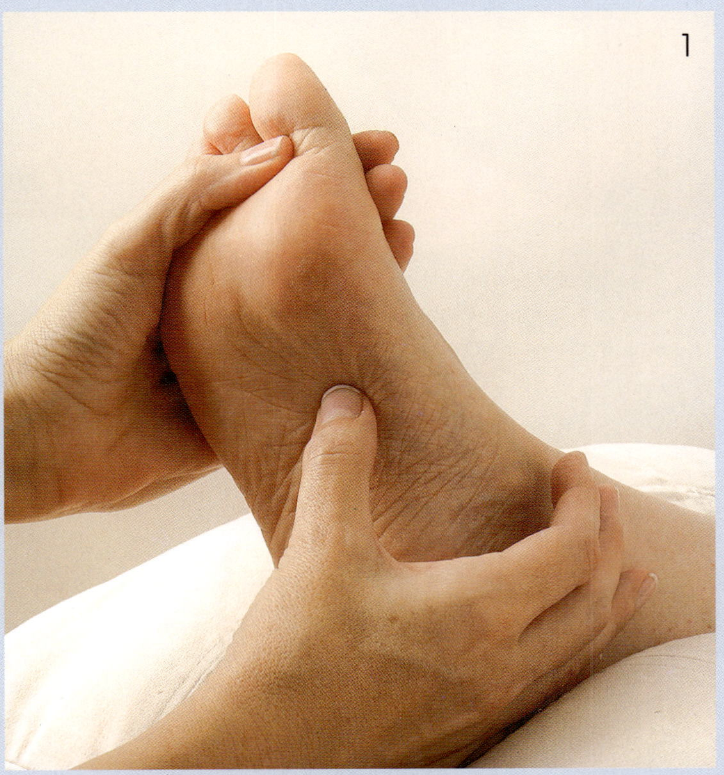

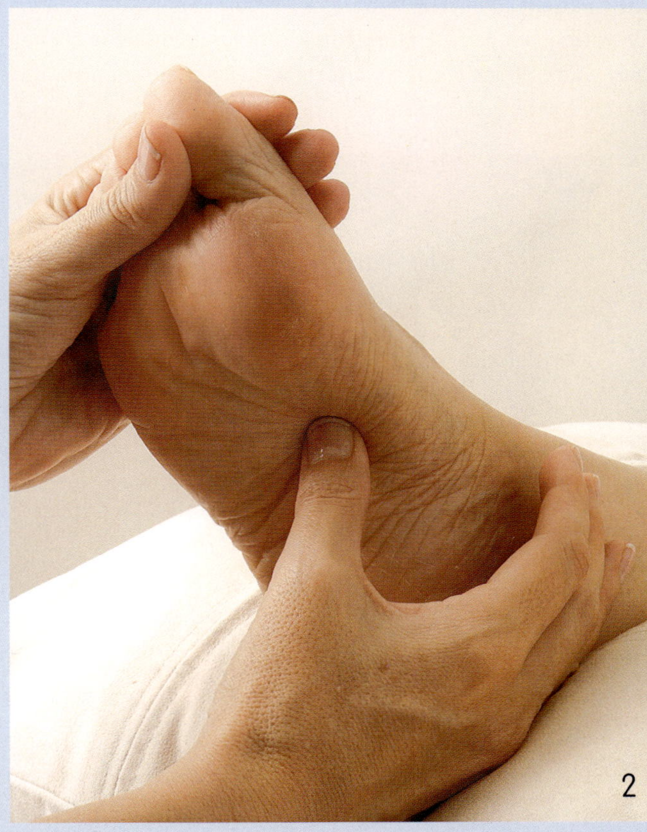

▲ Vous pouvez aussi utiliser la technique de rotation sur un point. Soutenez le pied avec votre main gauche et placez votre pouce droit sur le réflexe de la surrénale droite. Avec votre main de soutien, fléchissez le pied vers le bas, sur votre pouce, puis effectuez des cercles avec le pied autour du point plusieurs fois.

Les réflexes des articulations, du nerf sciatique et des muscles pelviens

Lorsque vous travaillez les réflexes des articulations, du nerf sciatique et des muscles pelviens, vous traitez les zones suivantes :

- l'épaule droite;
- la hanche droite;
- le bras droit;
- le nerf sciatique;
- le coude droit;
- les muscles pelviens;
- le genou droit.

Les réflexes des articulations

Le traitement des réflexes des articulations soulage les troubles suivants :

- tous les problèmes d'articulation;
- l'arthrite;
- l'épicondylite latérale (coude du joueur de tennis);
- l'hygroma prérotulien;
- les blessures sportives;
- les entorses et les foulures;
- les troubles de la hanche;
- les problèmes du cartilage et de la hanche;
- l'épaule bloquée.

Étape 43 ▼ ▶

Les réflexes des articulations se trouvent le long du côté latéral (extérieur) du pied. Pour prodiguer un traitement général aux articulations, prenez le talon du pied du patient dans la paume de votre main gauche et exécutez la progression de la chenille avec votre pouce droit, en descendant l'extérieur du pied, de la base du petit orteil au talon.

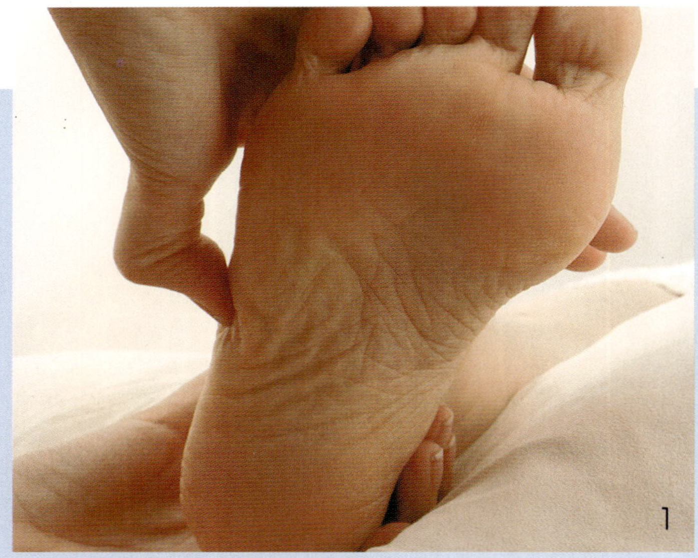

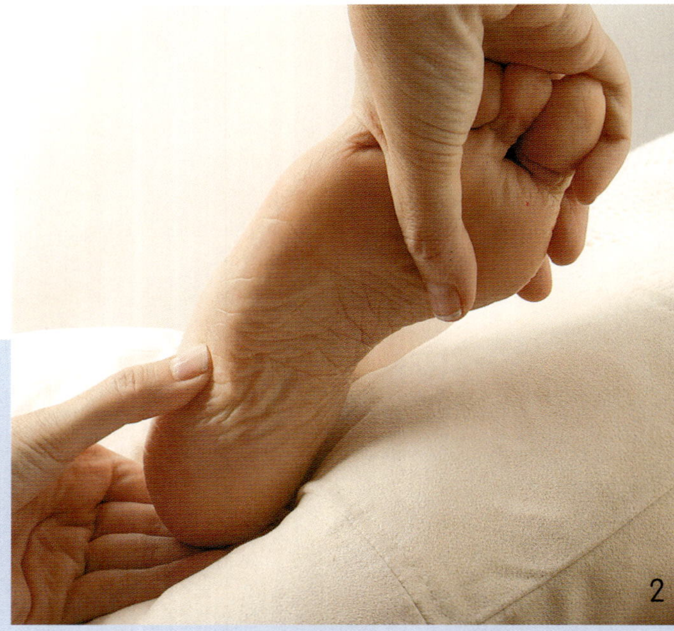

Ensuite, tenez le dessus du pied avec votre main droite et exécutez la progression de la chenille avec votre pouce gauche, en remontant le côté extérieur du pied, du talon au petit orteil.

Étape 44 ▶

Pour traiter les articulations en particulier, soutenez d'abord le pied dans votre main droite. Placez votre pouce gauche de travail sur le côté extérieur du pied, à la base du petit orteil, et effectuez des cercles de pression pour traiter l'épaule ou exécutez la progression du pouce sur ce réflexe plusieurs fois.

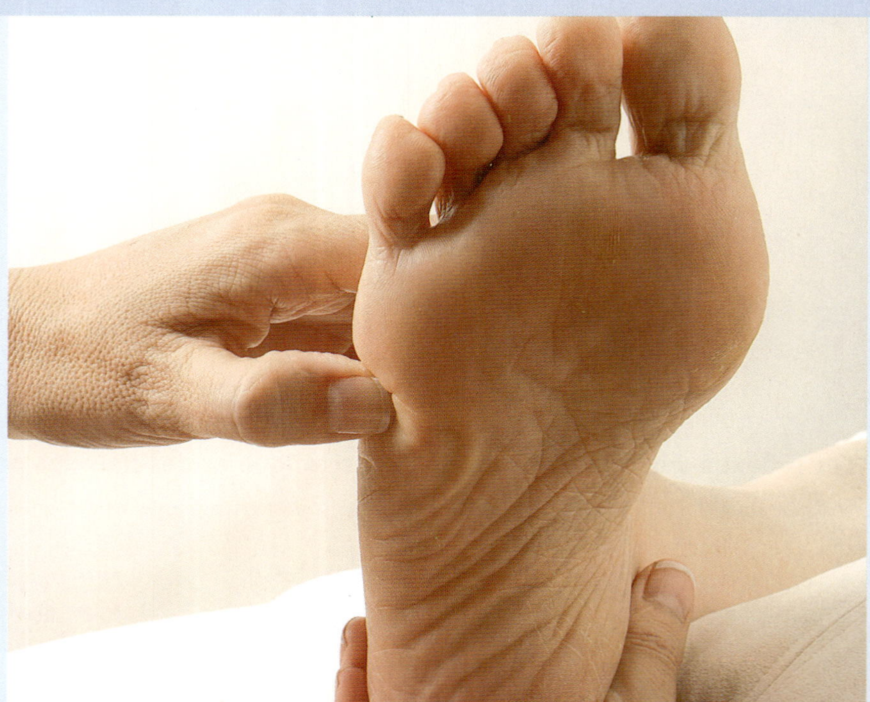

Étape 45 ▶
Continuez en exécutant trois petites progressions de la chenille. Ce faisant, vous traitez le bras. Maintenant, effectuez trois cercles de pression pour traiter le coude. Vous pouvez aussi exécuter la progression de la chenille en remontant légèrement vers le haut, pour traiter le réflexe du coude.

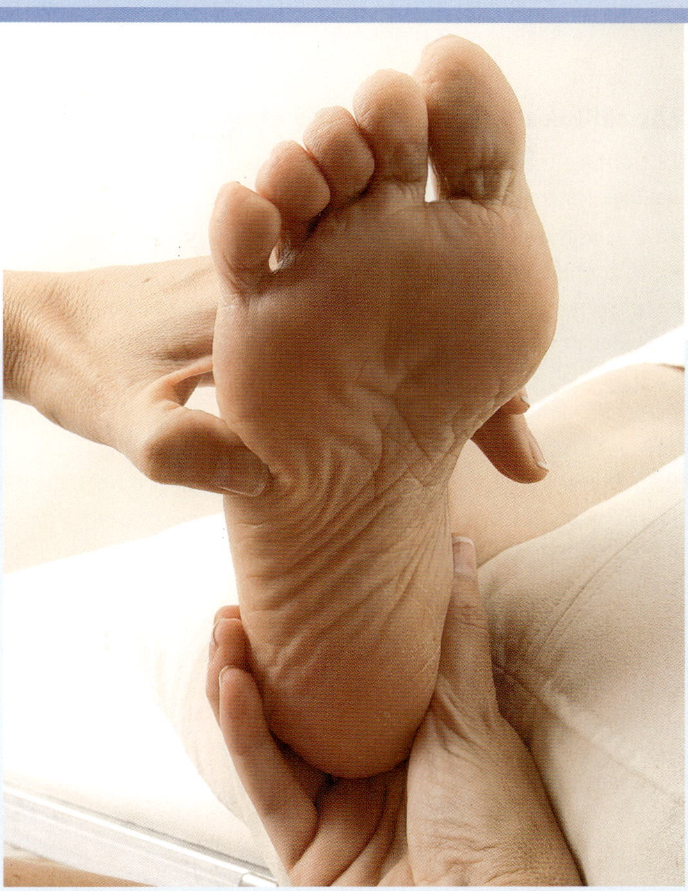

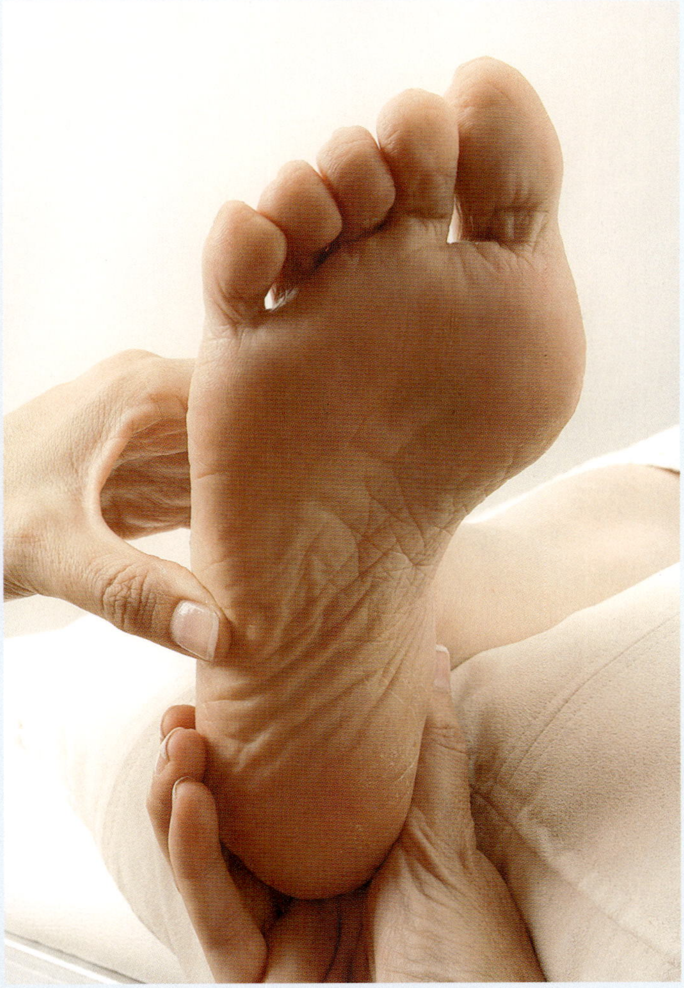

▲ Étape 46
Continuez la progression de la chenille le long du côté extérieur du pied, jusqu'à ce que vous atteigniez la saillie qui est le réflexe du genou. Effectuez plusieurs cercles de pression, selon la rugosité de la zone, ou exécutez la progression de la chenille sur la zone en forme de demi-lune.

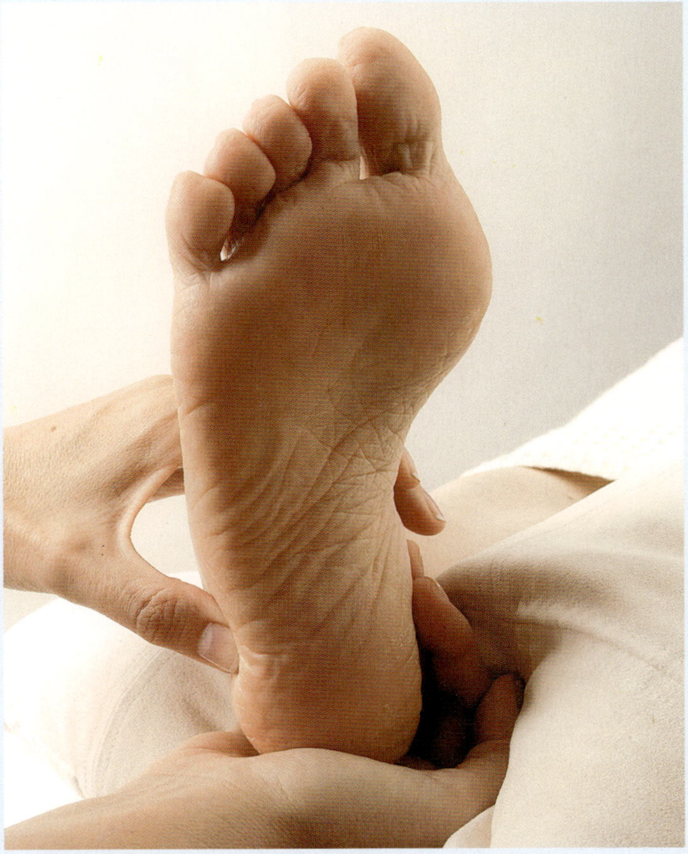

Étape 47 ▶
À côté du réflexe du genou, vous trouverez le réflexe de la hanche. Effectuez des cercles de pression sur cette zone puis, avec votre pouce ou vos doigts, exécutez la progression de la chenille sur ce réflexe en demi-lune.

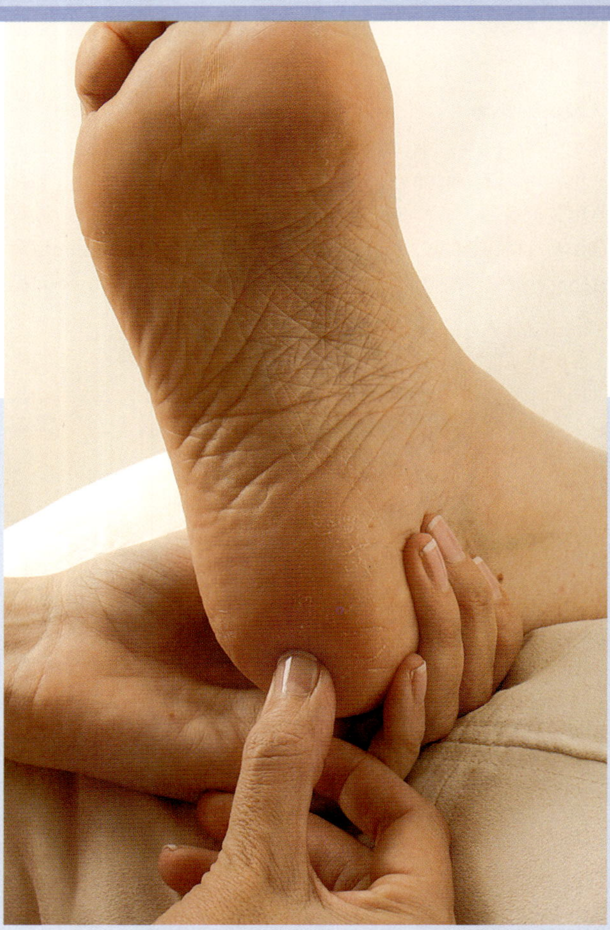

Les réflexes du nerf sciatique et des muscles pelviens

Le traitement des réflexes du nerf sciatique et des muscles pelviens soulage les troubles suivants :

- la sciatique;
- les problèmes de disques;
- les serrements musculaires des fesses et du bassin;
- les problèmes de la région lombaire;
- les problèmes de hanche.

Étape 48 ▶
Pour traiter les muscles du bassin, soutenez le pied du patient dans la paume de votre main gauche. Formez un poing desserré avec votre main droite, puis à l'aide de vos jointures, dans un mouvement circulaire, travaillez doucement la zone du talon sous la ligne de la ceinture pelvienne. Vous pouvez exécuter la progression de la chenille de la base du talon en remontant jusqu'à la ligne de la ceinture pelvienne pour couvrir la zone entièrement ou d'un côté à l'autre du talon, en rangées horizontales.

▼ Étape 49
En traitant le réflexe du nerf sciatique, enveloppez d'abord le pied avec votre main de soutien, puis utilisez la paume de votre main de travail pour effleurer et serrer les muscles du mollet à l'arrière de
la jambe.

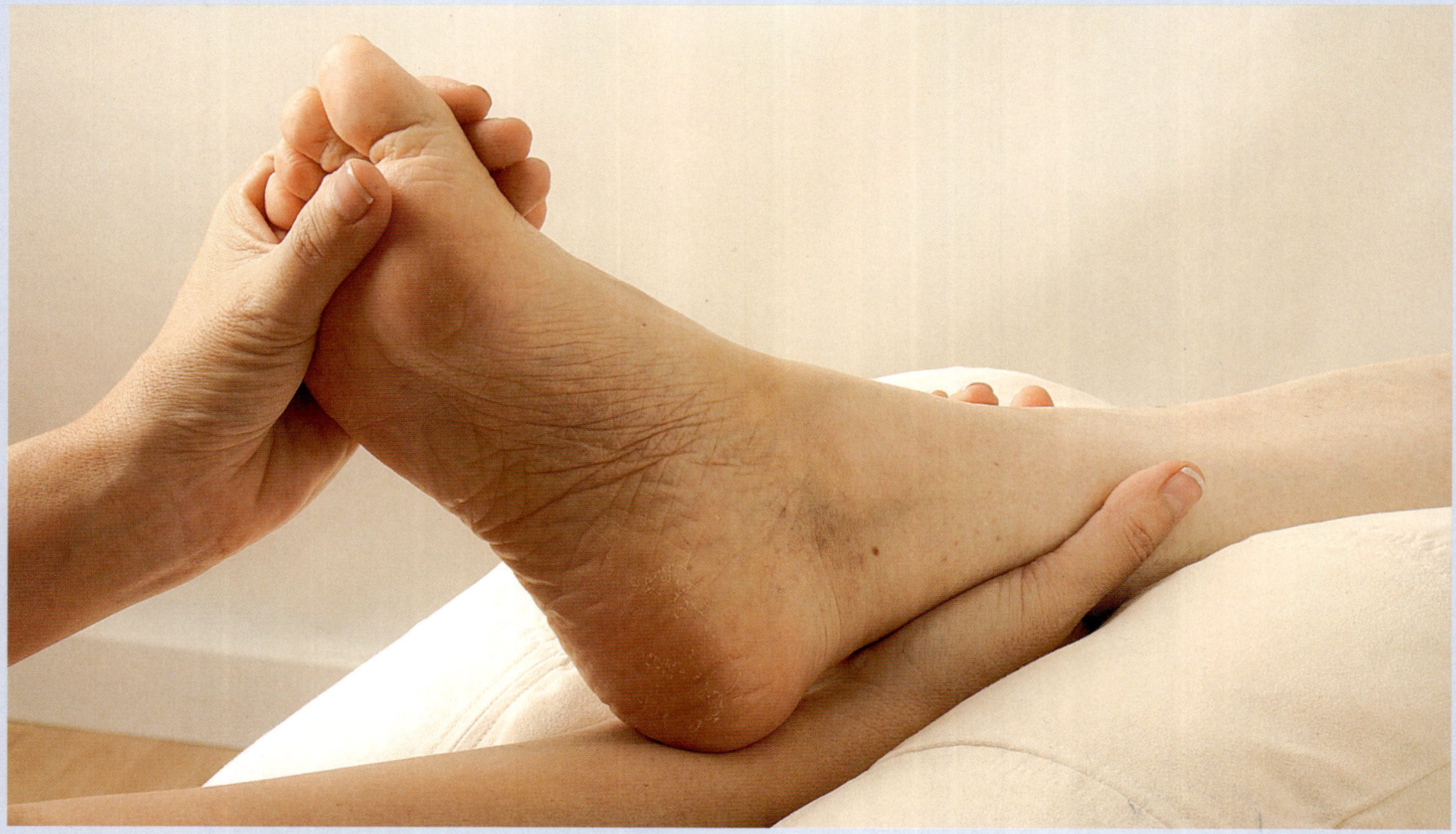

Étape 50 ►
Maintenant, soutenez le pied droit avec votre main gauche et placez votre pouce droit, pointant vers le bas du pied, au-dessus de l'astragale intérieur. Exécutez la progression de la chenille en descendant le tendon d'Achille, en allant vers le talon.

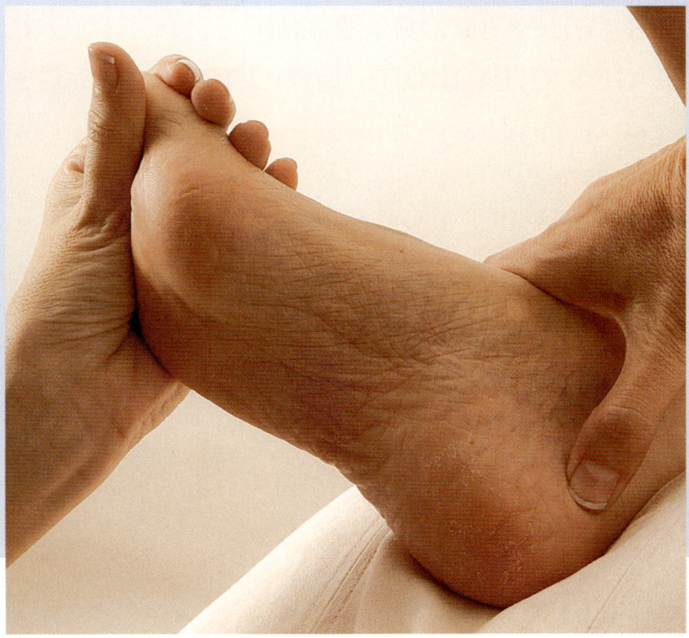

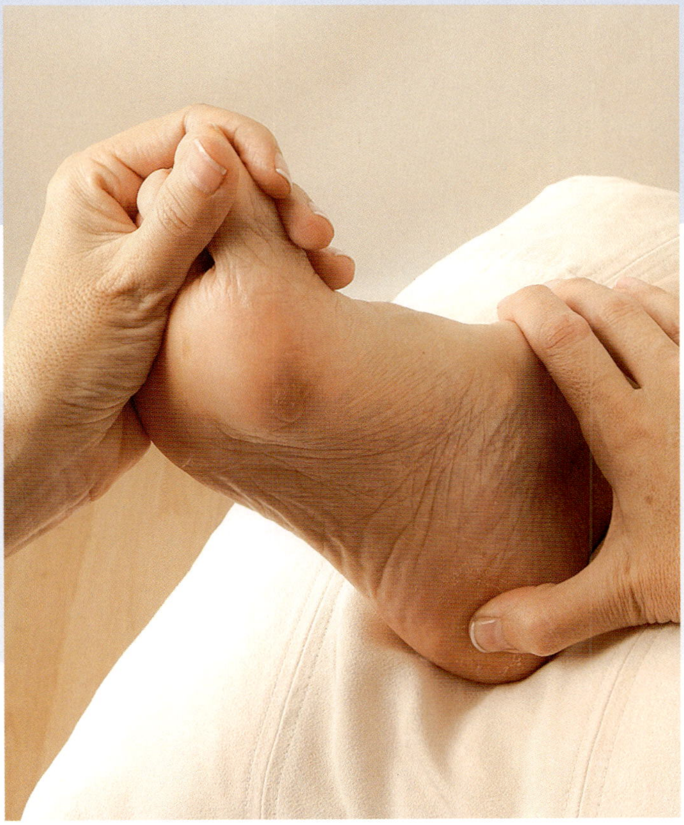

◄ Étape 51
Continuez la progression de la chenille d'un côté à l'autre du réflexe du nerf sciatique sur la partie charnue du talon.

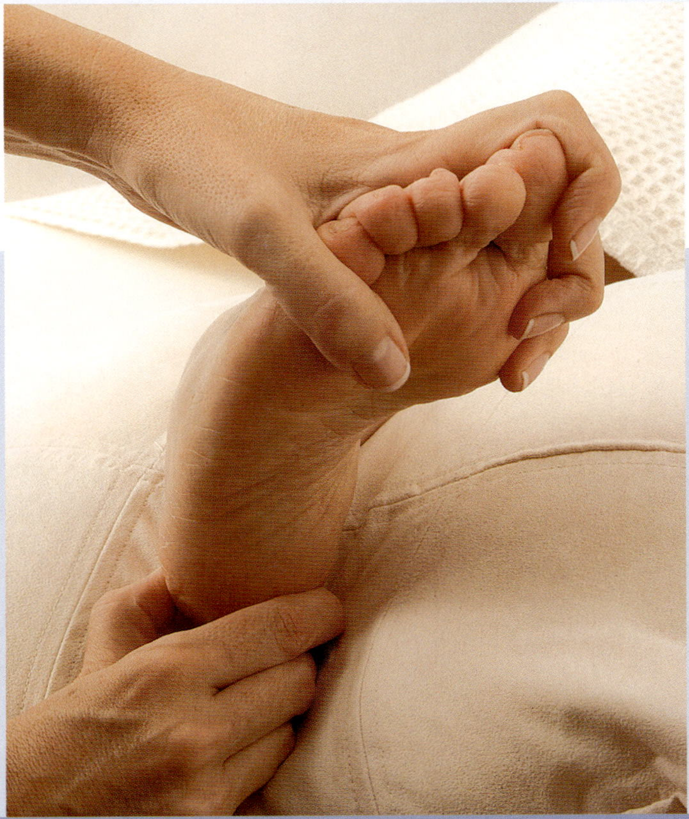

Étape 52 ►
Enfin, exécutez la progression de la chenille en remontant l'autre côté du tendon d'Achille. Vous devriez être en mesure de traiter tout le réflexe du nerf sciatique avec votre pouce droit seulement, mais changez de main si vous n'êtes pas à l'aise.

Les réflexes des organes reproducteurs et des ganglions lymphatiques de l'aine

Lorsque vous travaillez les réflexes des organes reproducteurs et des ganglions lymphatiques de l'aine, vous traitez les zones suivantes :

- l'ovaire droit ou le testicule droit;
- les ganglions lymphatiques de l'aine;
- la trompe de Fallope droite ou le canal déférent;
- l'utérus ou la prostate.

Le traitement des réflexes des organes reproducteurs, des ganglions lymphatiques de l'aine soulage les troubles suivants :

- tous les problèmes liés aux règles;
- le syndrome prémenstruel (SPM);
- la ménopause;
- une accumulation de toxines;
- les problèmes de fertilité;
- les problèmes de prostate.

Étape 53 ►
Pour situer le réflexe de l'ovaire droit (s'il s'agit d'une femme) ou le testicule droit (s'il s'agit d'un homme), imaginez d'abord une ligne diagonale allant de l'astragale extérieur au talon, puis situez le point milieu. Tenez le dessus du pied avec votre main droite, placez votre pouce ou votre index gauche sur le réflexe, puis effectuez doucement des cercles de pression sur la zone.

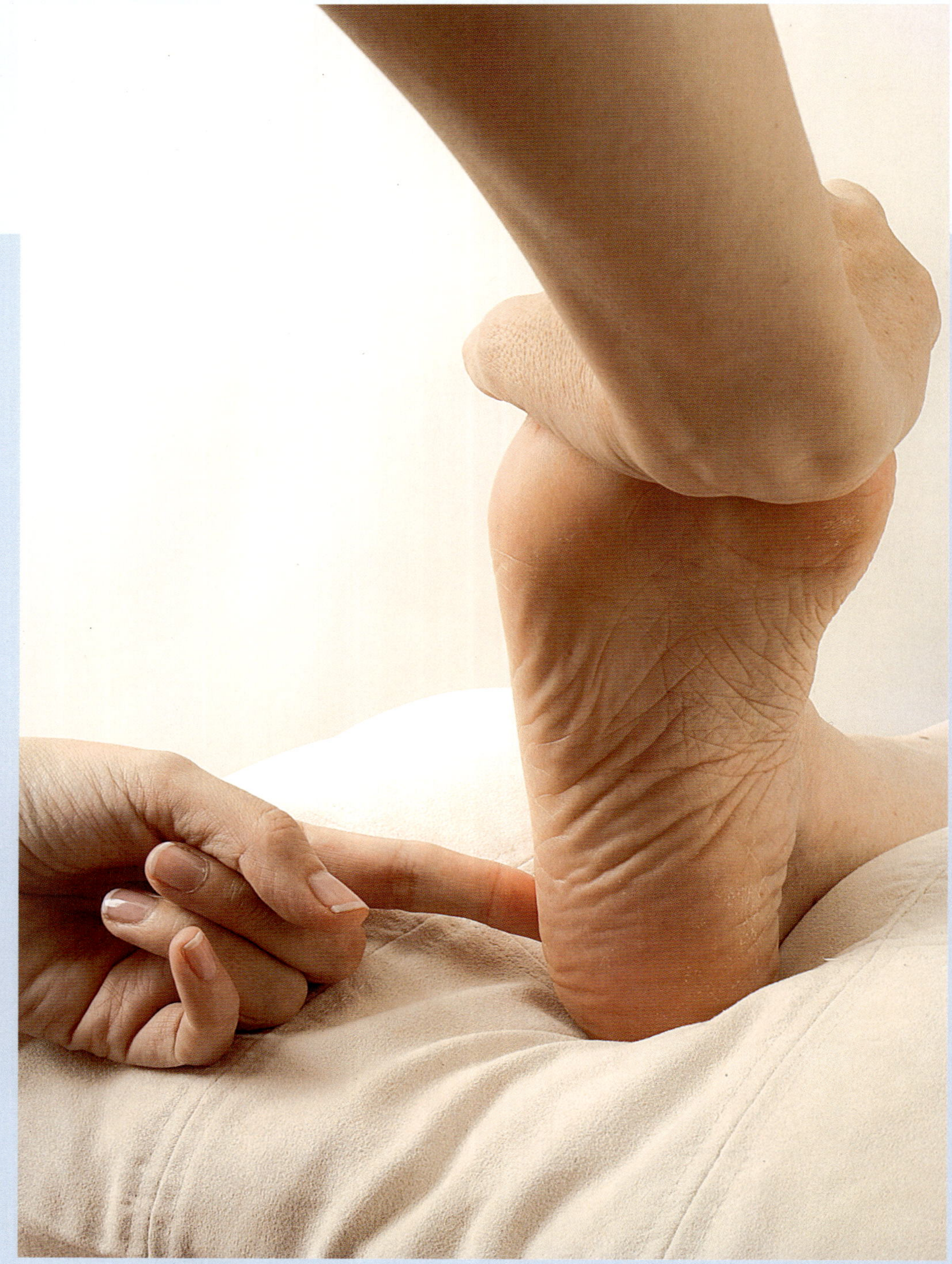

Mise en garde

Si la patiente est enceinte, ne travaillez pas ces zones si cette personne a des antécédents de fausse couche. Néanmoins, un réflexologue très expérimenté peut traiter ces réflexes. Si la patiente porte un dispositif intra-utérin (DIU), effleurez doucement la zone réflexe de l'utérus plutôt que d'exercer des pressions.

Étape 54 ▶
Exécutez la progression du pouce ou du doigt sur le dessus du pied jusqu'à un point à mi-chemin entre l'astragale intérieur et le talon. C'est le réflexe de la trompe de Fallope droite (femme) ou du canal déférent (homme). Cependant, c'est aussi le réflexe des ganglions lymphatiques de l'aine et comme ils sont souvent obstrués en raison d'une mauvaise alimentation, d'un manque d'exercice ou du stress, une zone sensible au toucher révèle habituellement la présence de toxines. Exécutez la progression de la chenille sur la zone plusieurs fois si le réflexe des ganglions lymphatiques semble congestionné (grumeleux ou enflé).

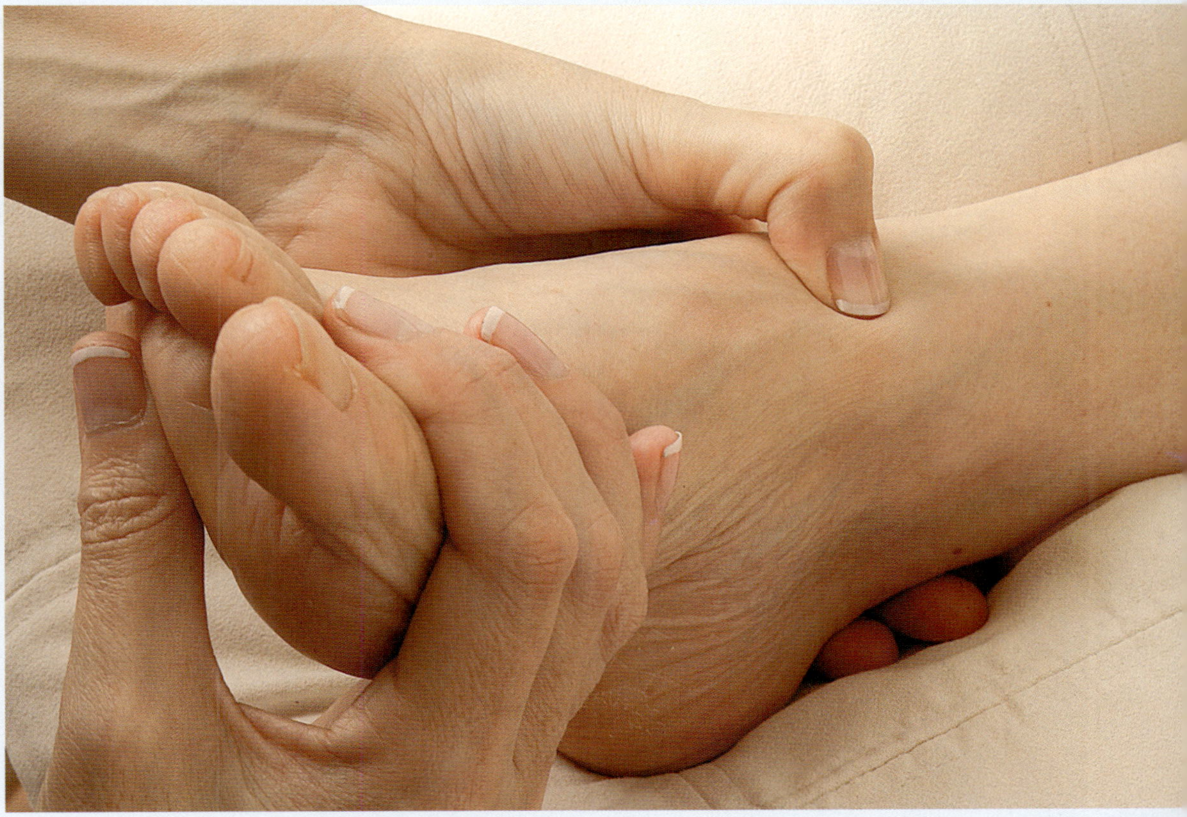

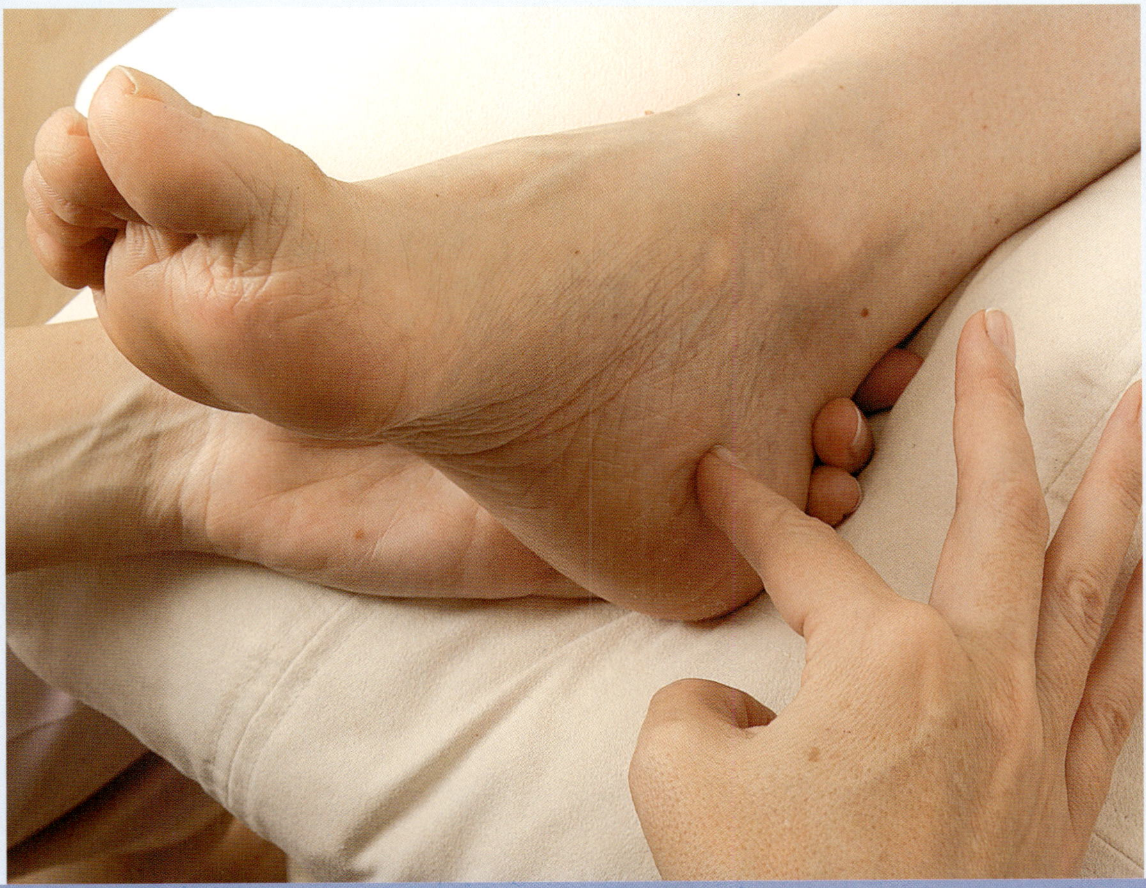

◀ Étape 55
Placez votre pouce ou votre index droit sur le réflexe de l'utérus (femme) ou de la prostate (homme), situé à mi-chemin entre l'astragale intérieur et le talon, puis effectuez doucement des cercles de pression sur la zone.

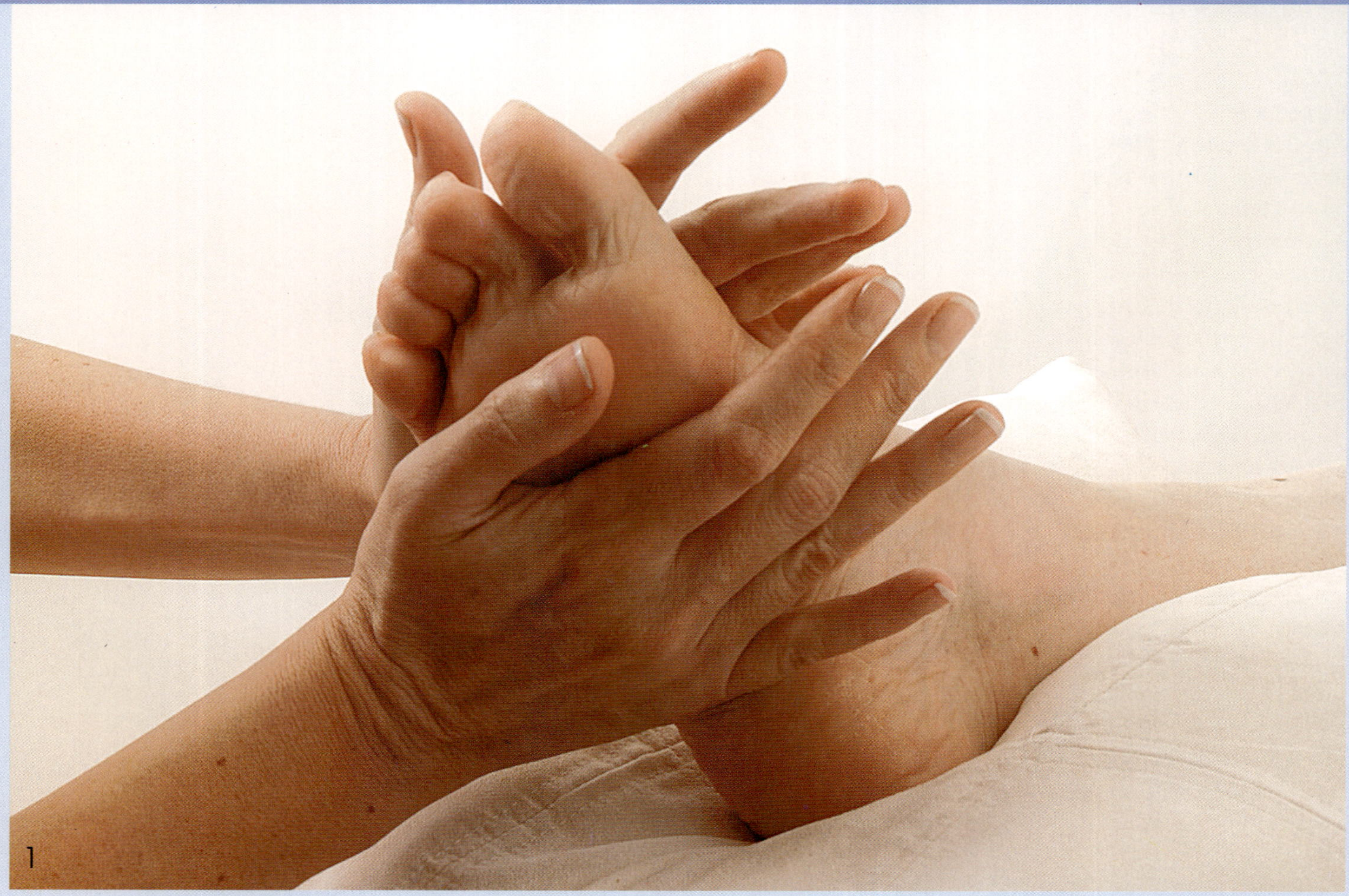

1

2

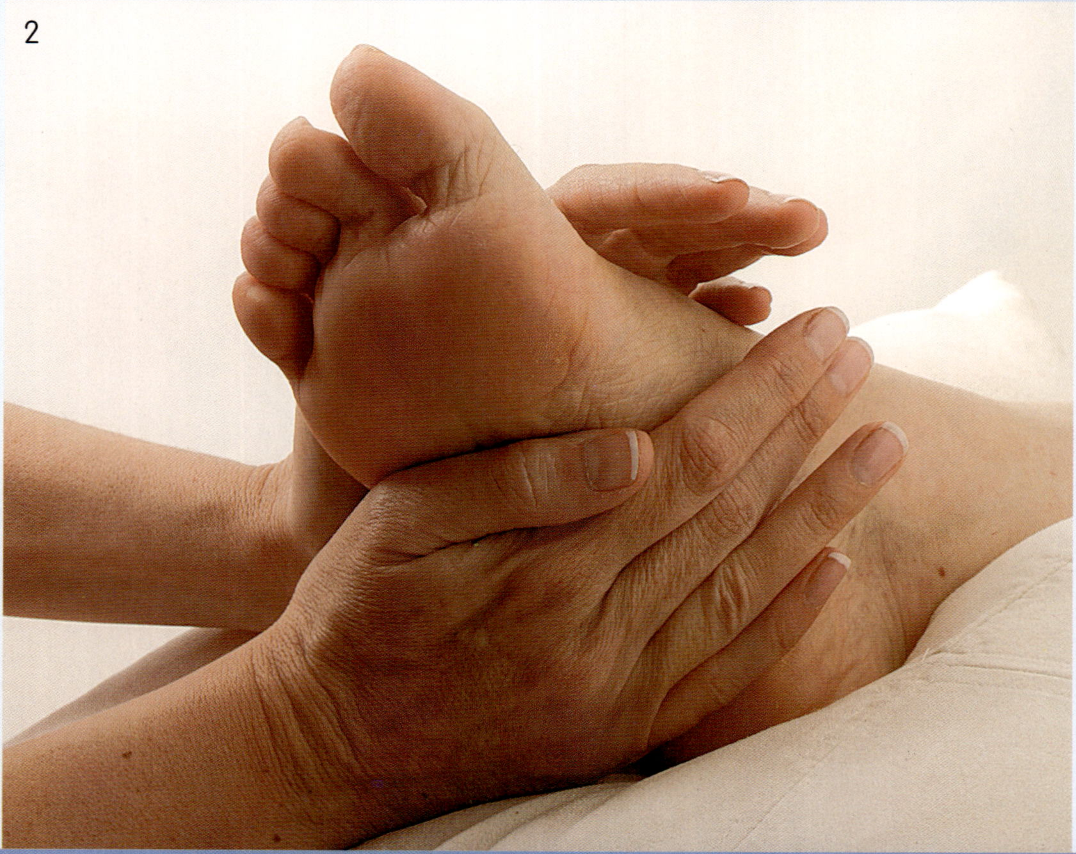

Pour terminer
Caressez doucement le pied du patient avec les deux mains plusieurs fois pour vous assurer que toutes les toxines ont été dispersées et pour détendre le pied entièrement. Ensuite, saisissez doucement le pied entre vos mains et couvrez-le.

Séquence de relaxation – le pied gauche

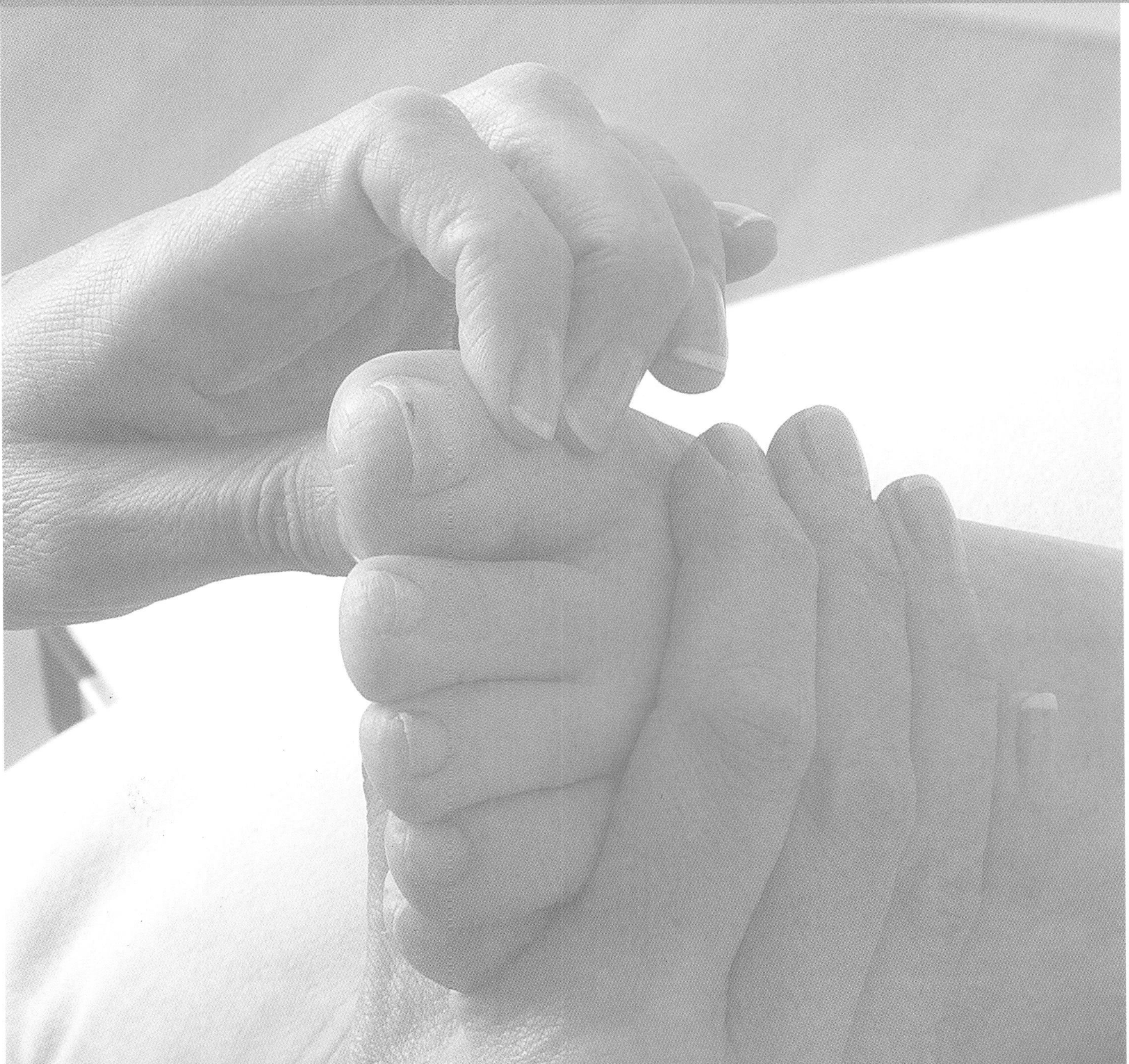

Découvrez le pied gauche du patient, puis effectuez vos techniques de relaxation préférées, en vous assurant de couvrir la plante, le dessus et les côtés du pied.

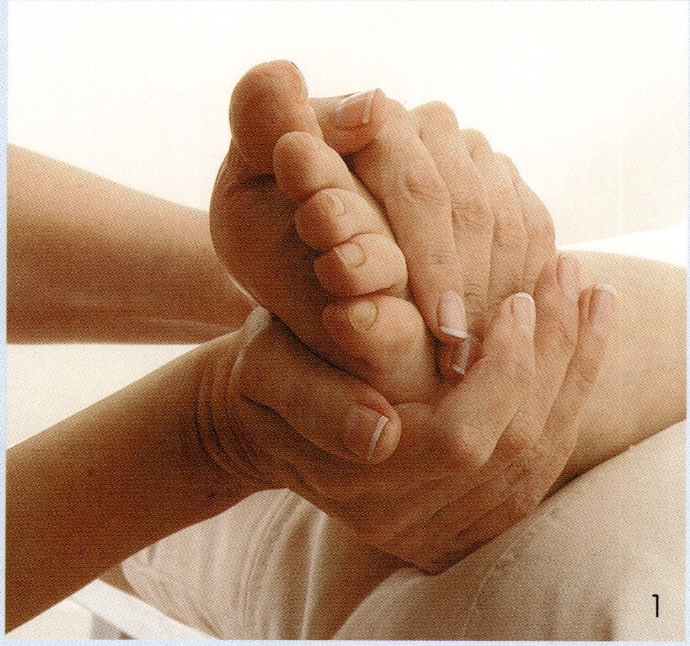

▲ Effleurez le pied.

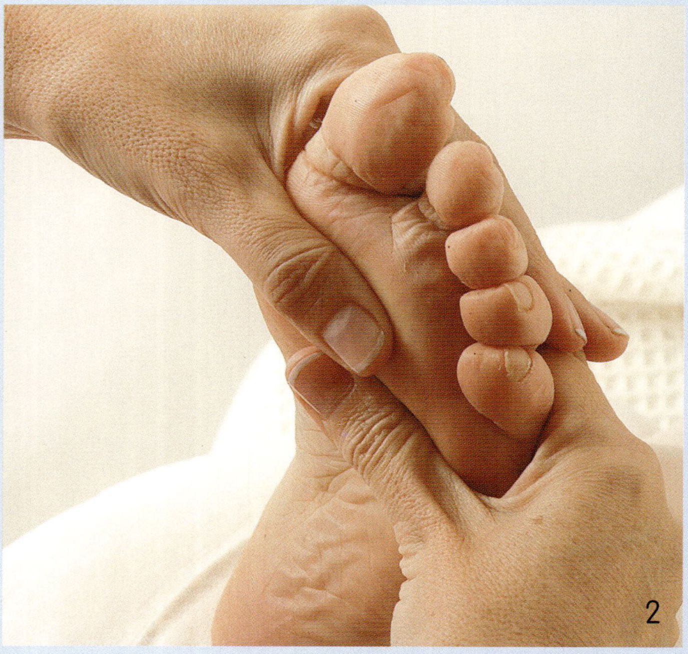

▲ Ouvrez le pied.

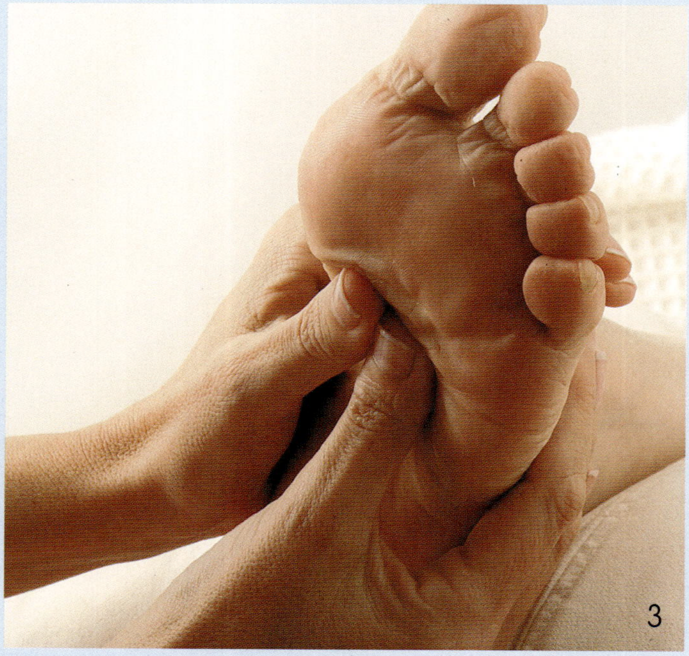

▲ Étirez la plante.

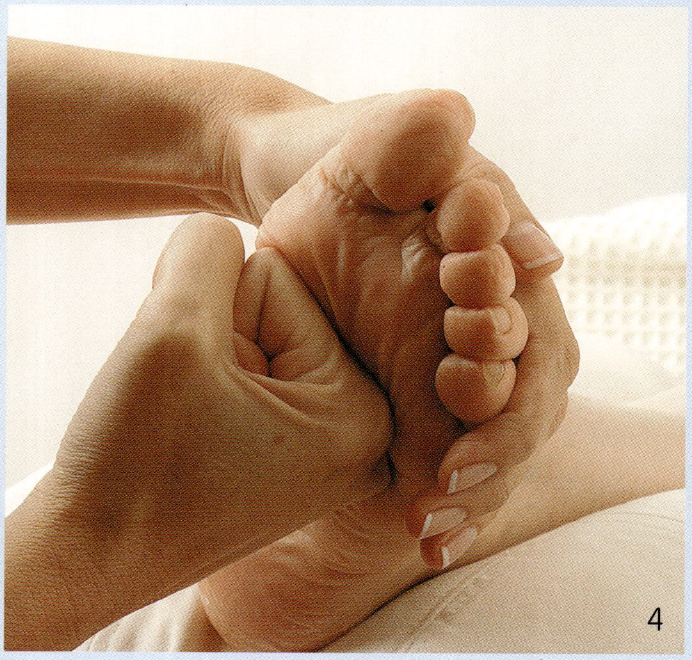

▲ Pétrissez.

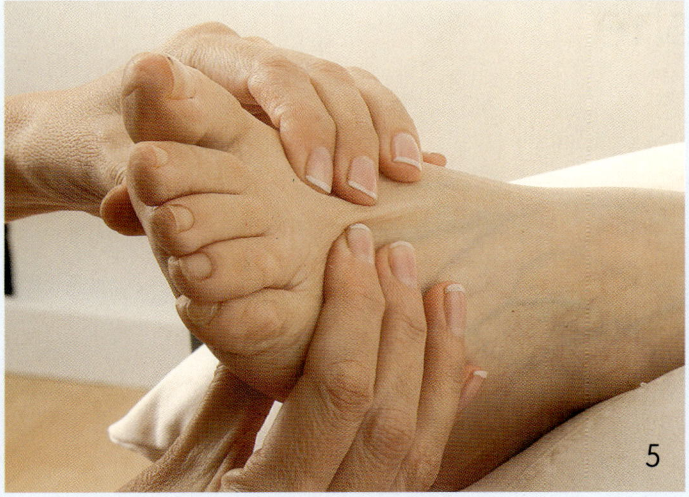

▲ Cercles avec les doigts sur le dessus du pied.

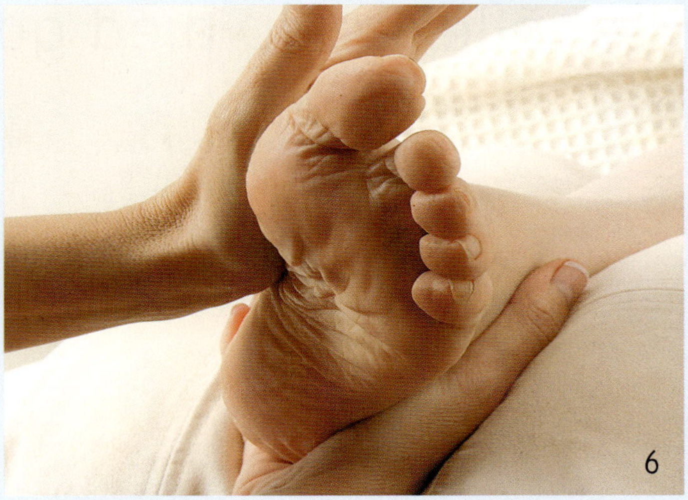

▲ Torsion de la colonne vertébrale.

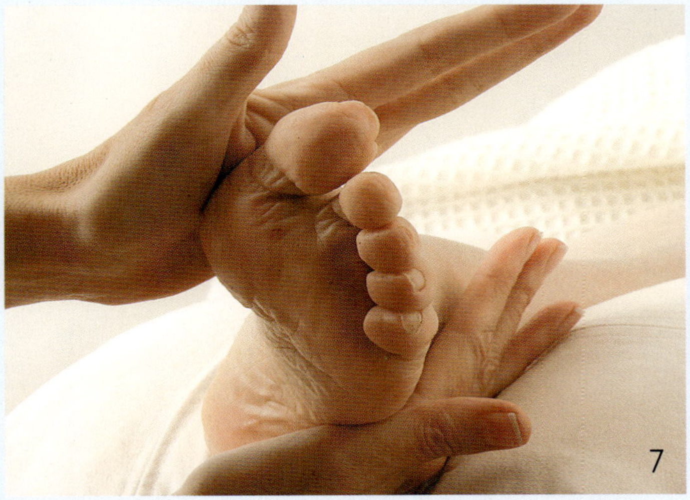

▲ Frottement des côtés du pied.

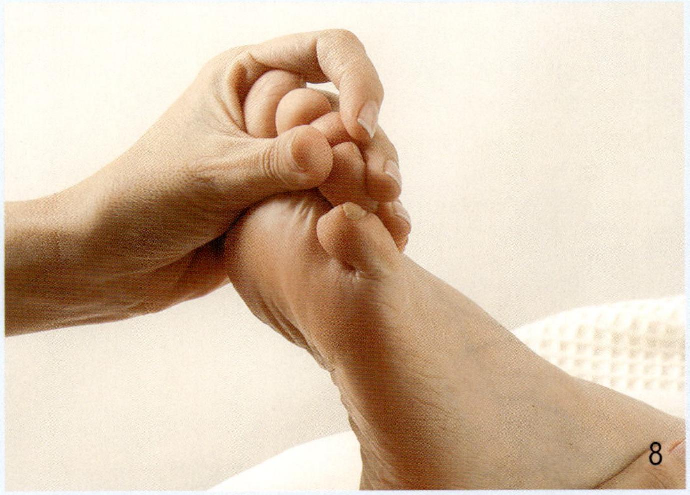

▲ Relâchement de la cheville.

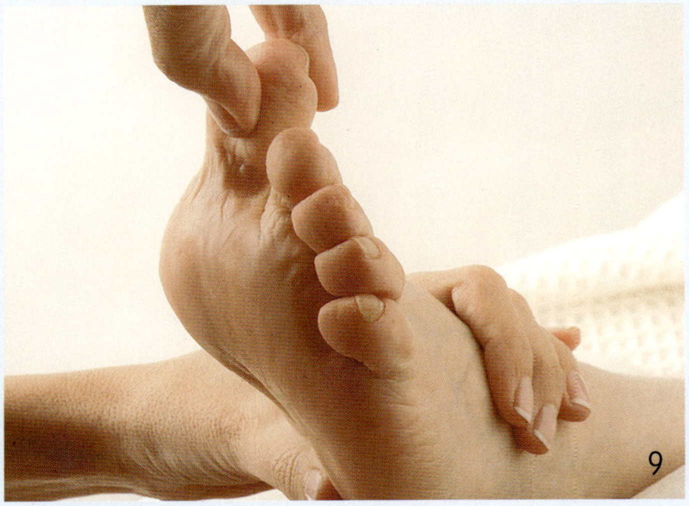

▲ Détente des orteils.

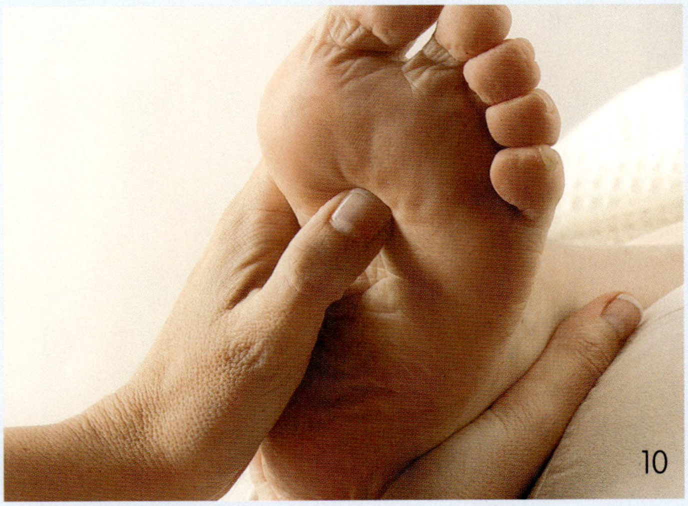

▲ Relâchement du plexus solaire.

Les réflexes du pied gauche

Les réflexes du cou et de la tête

Lorsque vous travaillez les réflexes du cou et de la tête, vous traitez les zones suivantes :

- la tête et le cerveau;
- le visage;
- les amygdales;
- le cou;
- l'hypophyse, la glande pinéale et l'hypothalamus;
- les ganglions lymphatiques supérieurs;
- les sinus;
- l'oreille gauche et la trompe d'Eustache gauche;
- l'œil gauche;
- les cordes vocales;
- les dents et les gencives;
- l'œil gauche;
- l'occiput, l'apophyse mastoïde et les tempes.

Le traitement des réflexes du cou et de la tête soulage les troubles suivants :

- les maux de tête et les migraines;
- la congestion cérébrale;
- l'amnésie;
- la syncope;
- la sclérose en plaques;
- le manque de coordination;
- les problèmes du cuir chevelu;
- le manque de confiance et d'estime de soi;
- le manque de concentration;
- les troubles de la mémoire;
- la névralgie;
- la paralysie de Bell (paralysie faciale périphérique);
- l'accident vasculaire cérébral et la paralysie;
- les séquelles de l'anesthésie;
- les difficultés d'apprentissage, par exemple la dyslexie;
- la dépression;
- l'incapacité de penser clairement;
- la maladie d'Alzheimer;
- la perte d'équilibre;
- la maladie de Parkinson;
- l'épilepsie;
- la calvitie;
- le trouble déficitaire de l'attention (TDA);
- l'absence d'intuition et la fermeture d'esprit.

Étape 1 ►
Enveloppez l'avant des orteils du patient avec les doigts de votre main droite, en plaçant votre pouce sous les orteils. Placez votre pouce gauche sur le côté extérieur de la base du gros orteil, puis exécutez la progression de la chenille en remontant l'extérieur, sur le dessus et en descendant l'intérieur du gros orteil. Répétez plusieurs fois.

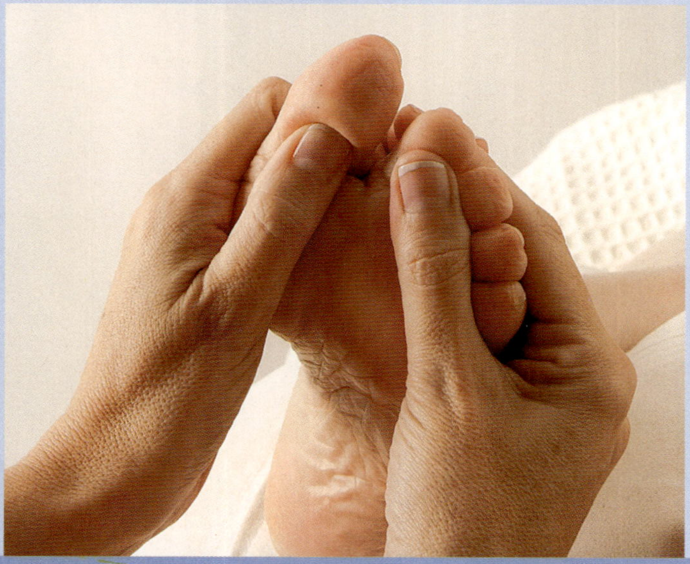

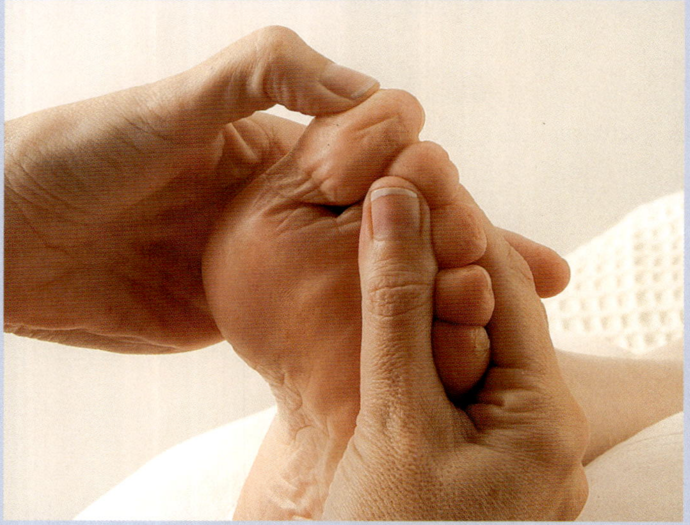

◄ Étape 2
Utilisez maintenant votre pouce gauche pour exécuter la progression de la chenille en remontant l'arrière du gros orteil, du bas jusqu'au dessus. Exécutez la progression de la chenille autant de rangées que nécessaire pour couvrir toute la zone.

Le réflexe de l'hypophyse

Le traitement des réflexes de l'hypophyse soulage les troubles suivants :

- les déséquilibres hormonaux;
- le syndrome prémenstruel (SPM);
- les règles inexistantes, abondantes ou douloureuses;
- les problèmes de fertilité;
- la ménopause.

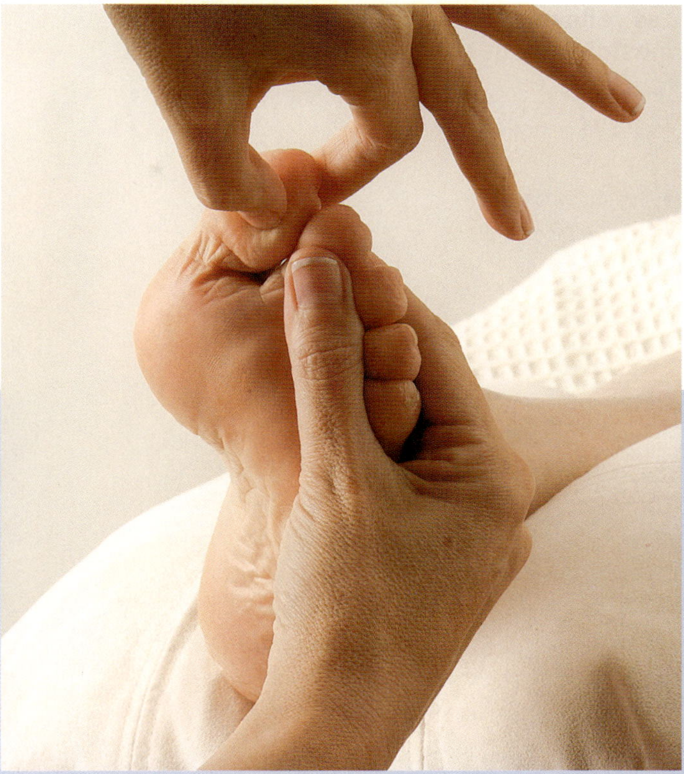

Étape 3 ►

Le réflexe de l'hypophyse est situé à peu près au centre de la partie la plus large de la pulpe du gros orteil. Remarquez qu'il est souvent un peu décentré, mais une légère bosse est parfois visible et indique l'emplacement de ce réflexe. Enveloppez l'avant des orteils du patient avec les doigts de votre main droite, en plaçant votre pouce sous les orteils. Utilisez votre pouce gauche pour exécuter la technique des pressions en crochet sur le réflexe de l'hypophyse : exercez une pression ferme avec votre pouce (accrochez), puis retirez-le en passant sur le point (reculez).

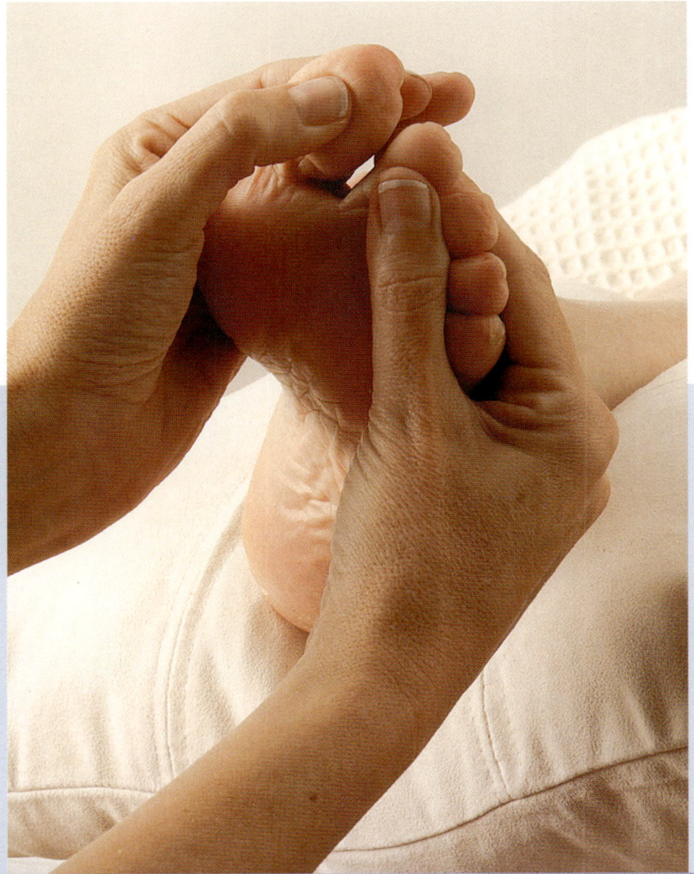

Les réflexes de la glande pinéale et de l'hypothalamus

Le traitement des réflexes de la glande pinéale et de l'hypothalamus soulage les troubles suivants :

les troubles affectifs saisonniers;
les problèmes de sommeil;
les sautes d'humeur;
les déséquilibres hormonaux;
le manque d'introspection, d'intuition ou de vision.

◄ Étape 4

Les réflexes de la glande pinéale et de l'hypothalamus sont situés très près du réflexe de l'hypophyse. Soutenez d'abord le pied du patient, suivant l'étape précédente. Maintenant, remontez très légèrement votre pouce de travail en le balançant sur la droite et exercez plusieurs pressions circulaires sur la zone pinéale. Ensuite, balancez votre pouce sur la gauche et exercez plusieurs pressions circulaires sur le réflexe de l'hypothalamus.

Les réflexes de l'occiput, de l'apophyse mastoïde et des tempes

Le traitement des réflexes de l'occiput, de l'apophyse mastoïde et des tempes soulage les troubles suivants :

- les maux de tête;
- les problèmes d'oreille.

Étape 5 ► ▼
Placez votre pouce de travail à la base du gros orteil du pied du patient et effectuez trois minuscules progressions de la chenille en remontant vers l'extrémité de l'orteil, en exerçant une pression dans le réflexe de l'occiput (ce point est habituellement situé juste sous la légère saillie) et en relâchant trois fois. Faites un pas de plus et exercez une pression sur le réflexe de l'apophyse mastoïde (juste au-dessus de la saillie) et relâchez trois fois. Faites deux pas et exercez des pressions alternées pour traiter le réflexe des tempes.

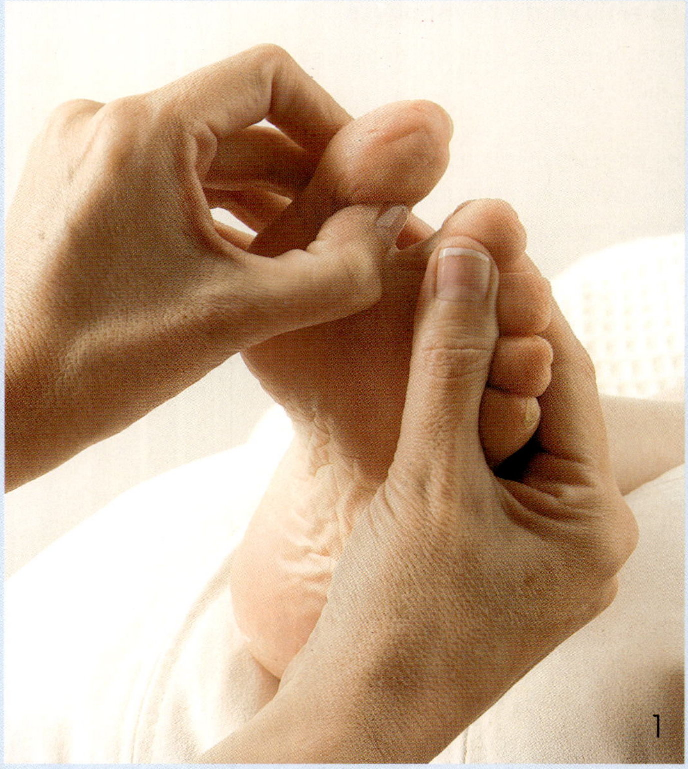

Occiput

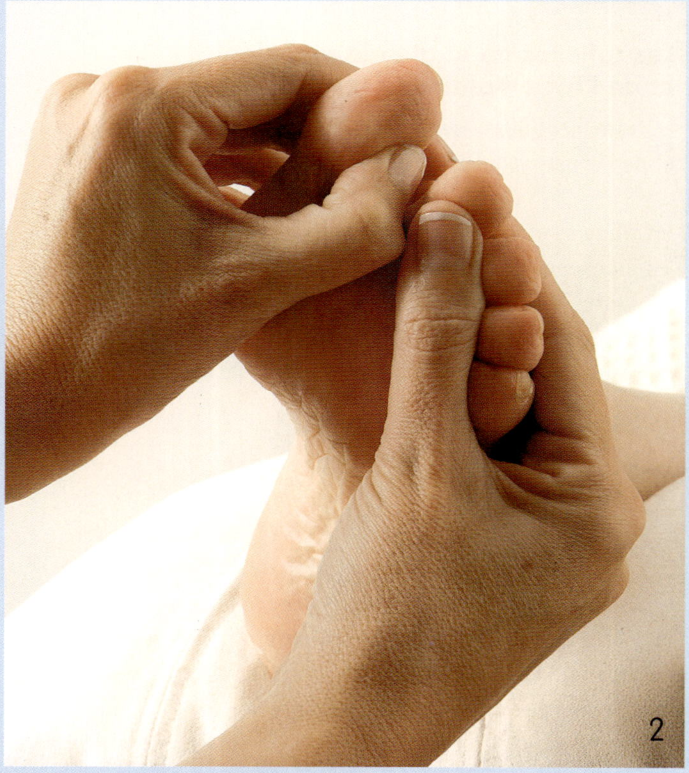

Apophyse mastoïde

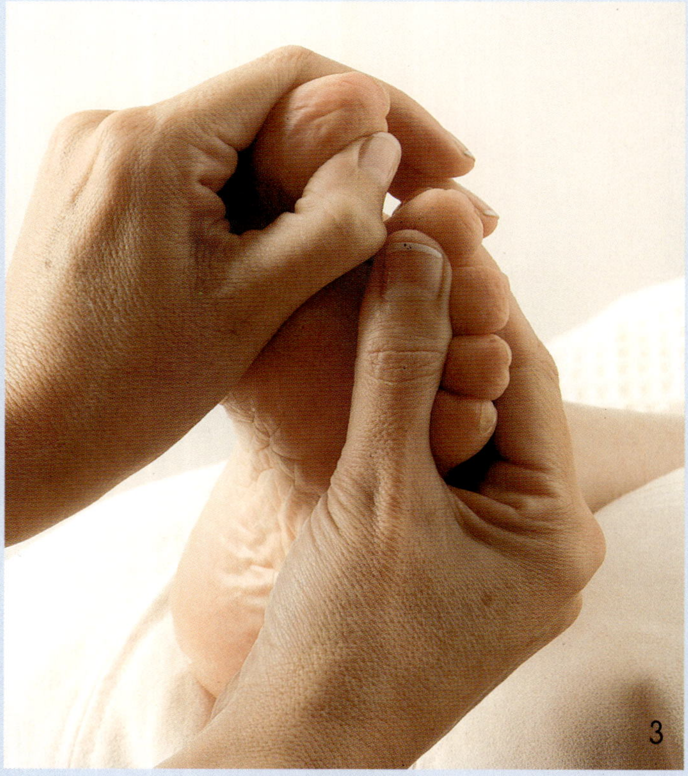

Tempes

Le réflexe du visage

Le traitement du réflexe du visage soulage les troubles suivants :

- les problèmes de l'œil, par exemple la conjonctivite;
- la paralysie de Bell (paralysie faciale périphérique);
- la sinusite;
- les problèmes des fosses nasales;
- la névralgie faciale;
- l'acné;
- les problèmes de mâchoire;
- les problèmes des gencives et des dents.

Étape 6 ▼

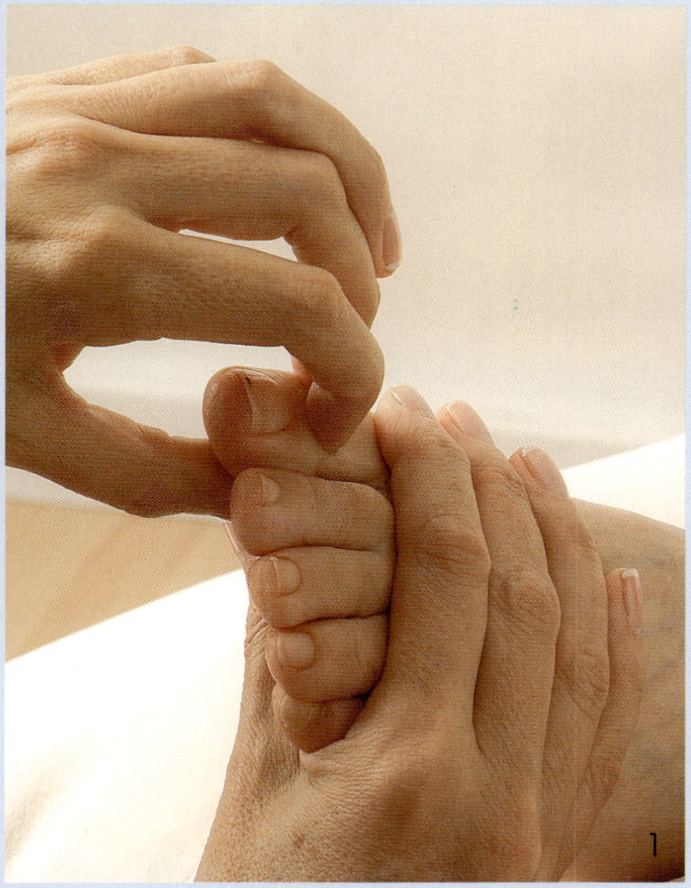

1

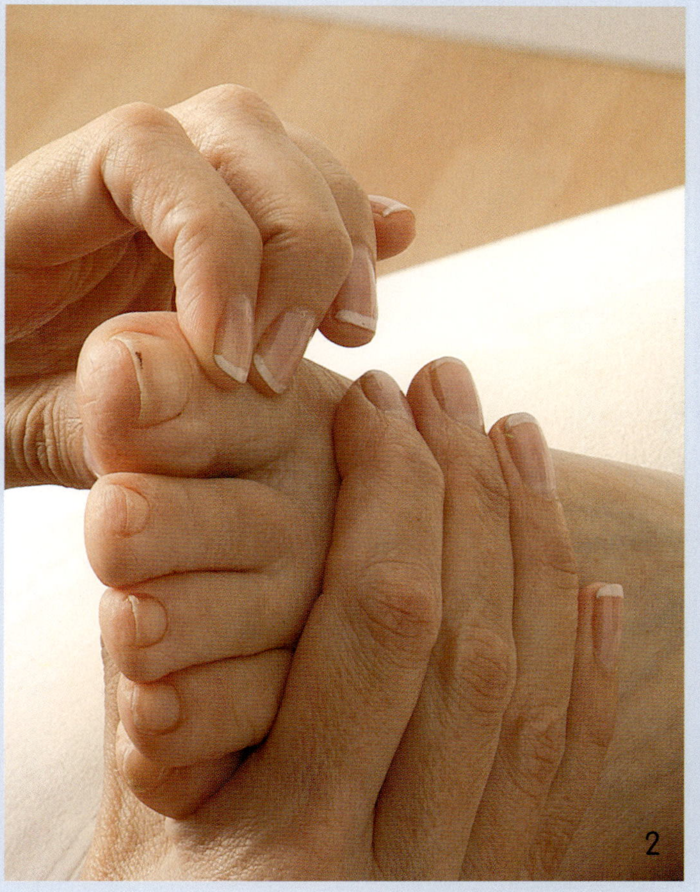

2

Enveloppez la partie supérieure du pied de votre patient avec votre main droite, en plaçant votre pouce au-dessous et vos doigts sur le dos (dessus) du pied. Placez votre autre index et les doigts du centre à l'avant du gros orteil, juste sous l'ongle, avec votre pouce au-dessous pour le soutien, puis exécutez la progression de la chenille vers le bas du gros orteil. Répétez plusieurs fois. Vous pouvez aussi utiliser seulement votre index, ou même trois doigts pour exécuter ce mouvement, selon la grosseur de l'orteil et de vos doigts.

Si vous le préférez, exécutez la progression de la chenille sur le réflexe du visage. Avec le pouce sur le dos du gros orteil pour le soutenir, utilisez deux ou trois doigts pour exécuter la progression de la chenille sur l'avant du gros orteil.

Le réflexe du cou

Le traitement du réflexe du cou soulage les troubles suivants :

- les douleurs dans le cou;
- le coup de fouet cervical;
- les problèmes de la gorge, comme l'amygdalite et les végétations adénoïdes, les problèmes du pharynx et du larynx, en travaillant l'avant du réflexe du cou;
- la rigidité du cou;
- l'arthrite dans le cou.

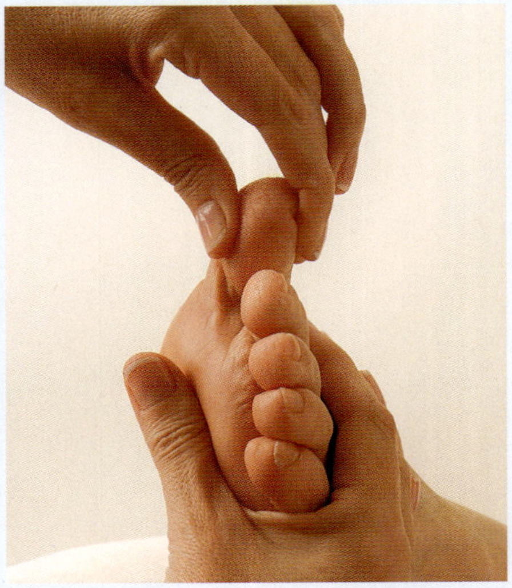

Étape 7 ▲
Pour connaître la mobilité du cou du patient, saisissez doucement son gros orteil entre le pouce et l'index de votre main gauche et effectuez une rotation lente dans le sens des aiguilles d'une montre, puis dans le sens contraire. Il se peut que vous entendiez des bruits de grincement ou que le gros orteil bouge très peu (ne le forcez pas !), ce qui indique des problèmes au cou.

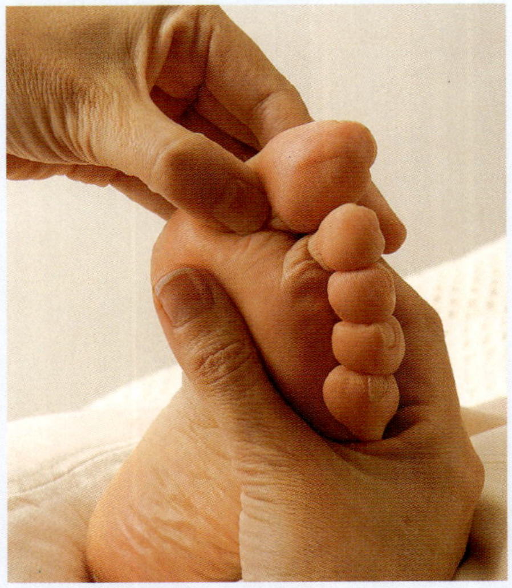

Étape 8 ▲
Pour traiter l'arrière du cou, placez vos doigts sur l'avant des orteils avec le pouce au-dessous, puis fléchissez doucement les orteils vers l'arrière. Utilisez votre pouce droit pour exécuter la progression de la chenille sur le dos du gros orteil, de l'extérieur vers l'intérieur.

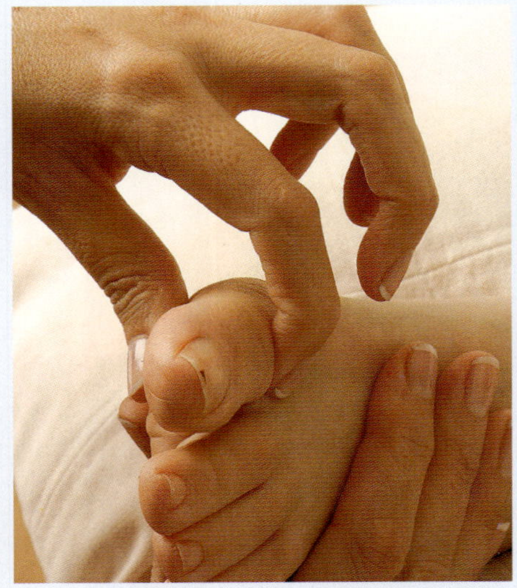

Étape 9 ▲
Pour traiter l'avant du cou, exécutez la progression de la chenille sur l'avant du gros orteil avec votre index. C'est une bonne zone à travailler si le patient a des problèmes de gorge.

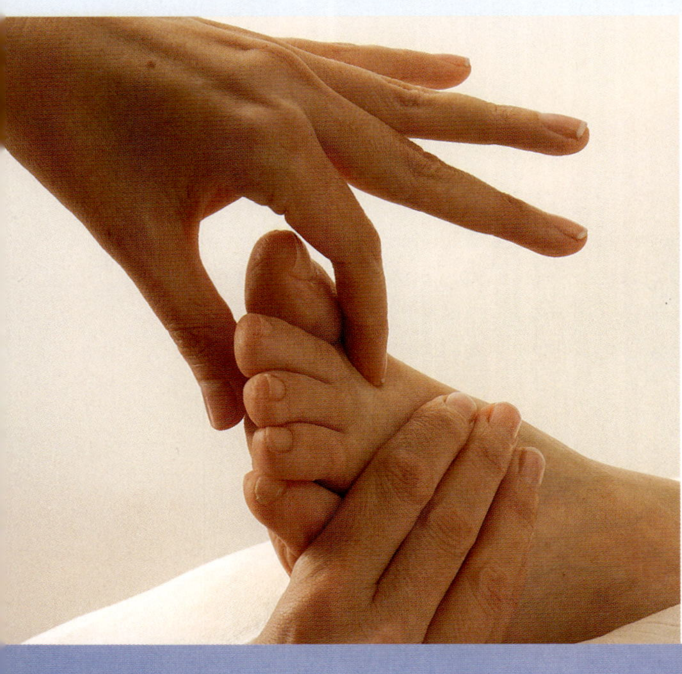

Le réflexe des cordes vocales

Le traitement du réflexe des cordes vocales soulage les troubles suivants :

- Les problèmes des cordes vocales;
- la pharyngite;
- les difficultés à s'exprimer;
- les problèmes d'élocution;
- l'incapacité de dire ce qu'on pense;
- la laryngite;
- la trachéite;
- la sensation de boule dans la gorge;
- la surutilisation de la voix.

◄ Étape 10
Soutenez le pied du patient avec votre main droite et placez l'index de votre main gauche, de travail, sur l'avant du pied, entre le gros orteil et le deuxième orteil, avec le pouce sur la plante du pied, derrière votre index. Avec ce dernier, effectuez doucement des cercles sur le réflexe des cordes vocales.

Les petits orteils

Les réflexes des sinus

Le traitement des réflexes des sinus soulage les troubles suivants :

- les problèmes des sinus;
- les allergies;
- le catarrhe;
- le rhume des foins;
- la rhinite;
- les rhumes;
- une réduction de l'odorat;
- les polypes nasaux.

Étape 11 ▶
Les réflexes des sinus sont situés à l'arrière et sur les côtés des petits orteils. Pour travailler l'arrière des orteils, soutenez le pied gauche du patient entre le pouce et les doigts de votre main droite et fléchissez doucement les orteils vers l'arrière. Avec votre pouce, exécutez la progression de la chenille en remontant l'arrière de chaque orteil. Remarquez que vous devrez peut-être exécuter la progression de la chenille sur deux ou trois rangées sur chaque orteil pour couvrir complètement la zone (1). Vous pouvez aussi exécuter la progression de la chenille avec votre pouce, en descendant l'arrière de chaque orteil.

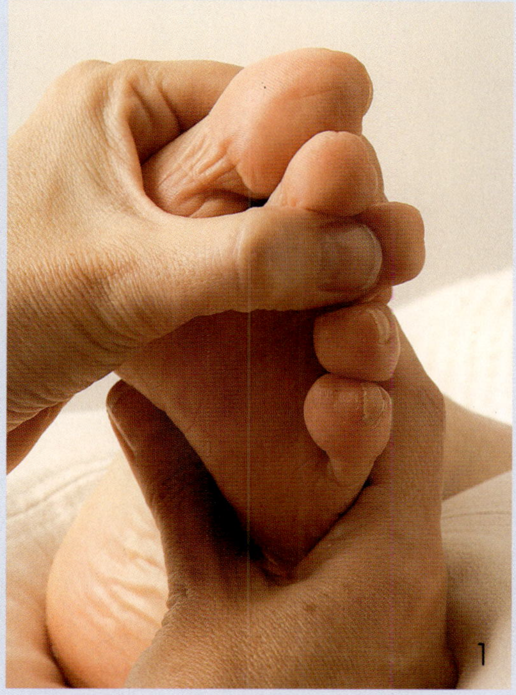
1

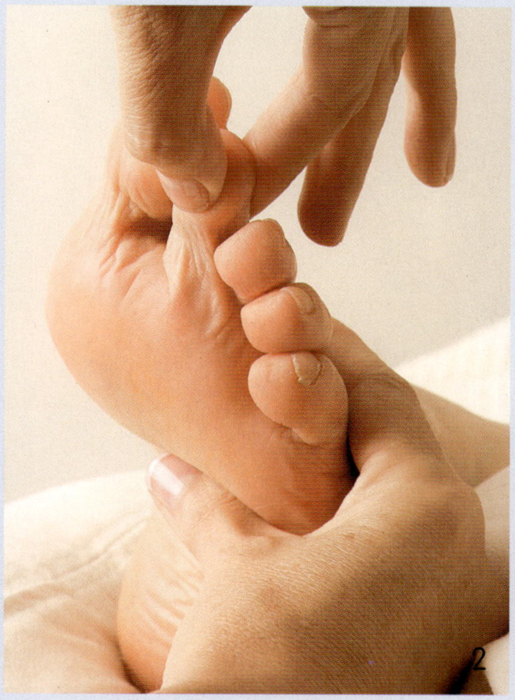
2

Étape 12 ▶
Pour traiter les côtés d'un orteil, vous devrez travailler à partir du dessus de l'orteil. Placez votre pouce sur un côté de l'orteil et votre index sur l'autre, puis exécutez la progression de la chenille du dessus à la base de l'orteil. Répétez ce mouvement pour chaque petit orteil tour à tour. En partant de la même position, vous pouvez aussi glisser simplement votre pouce et votre index en descendant chaque orteil.

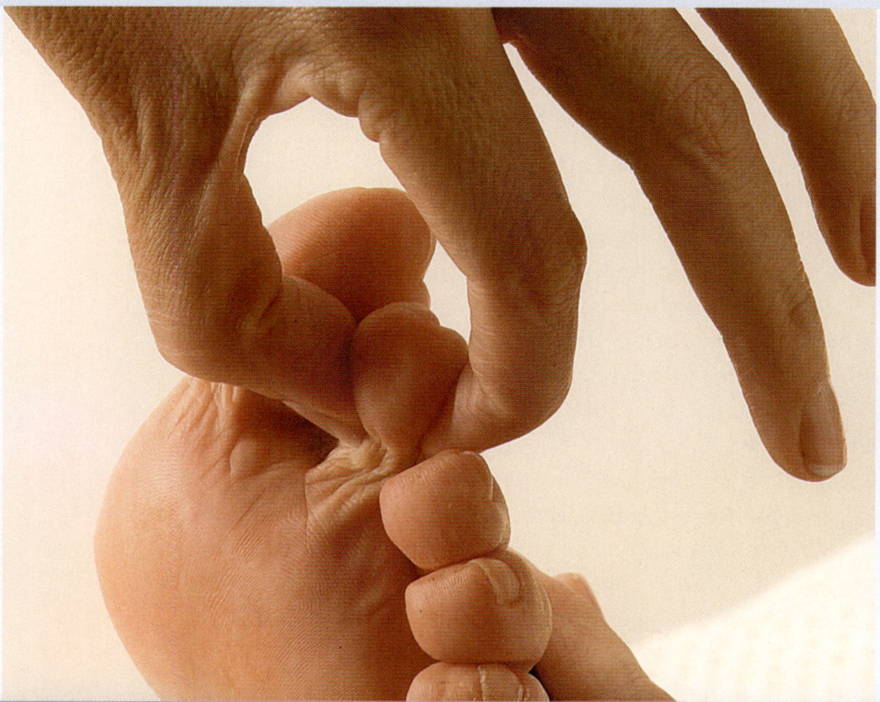

Les réflexes des gencives et des dents

Le traitement des réflexes des gencives et des dents soulage les troubles suivants :

- le mal de dents;
- les abcès;
- les dents sensibles ou douloureuses;
- la douleur à la suite d'un traitement dentaire;
- les problèmes de gencive;
- le processus de dentition.

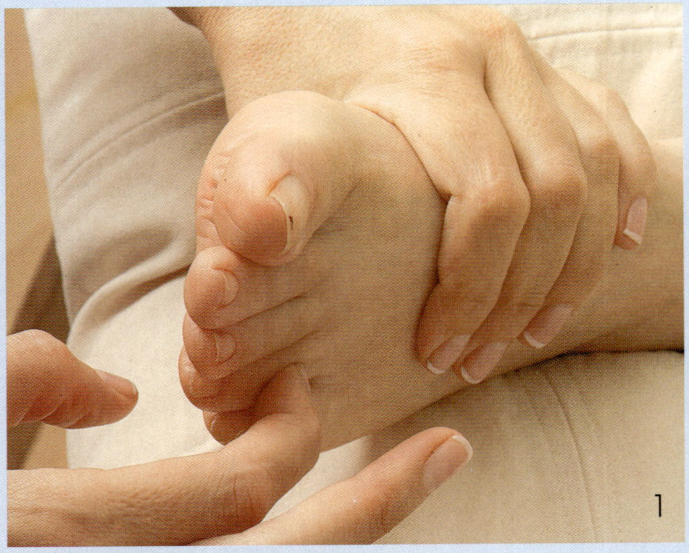
1

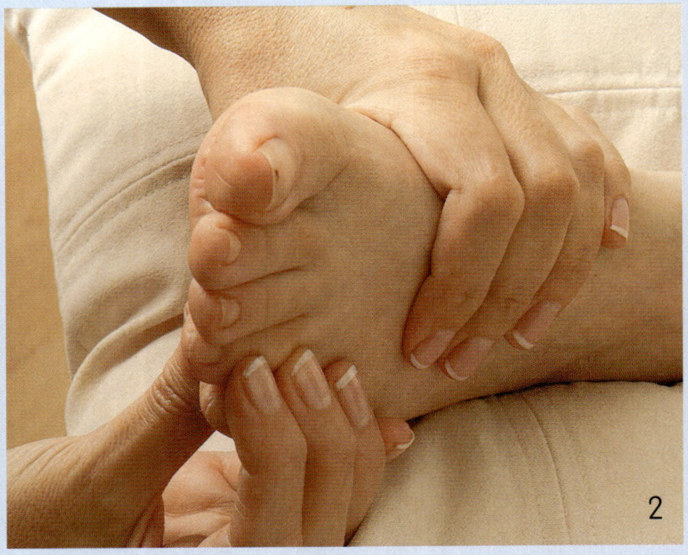
2

▲ Étape 13

Les réflexes des dents sont situés à l'avant de tous les orteils. Soutenez le pied du patient avec votre main gauche, avec vos doigts sur le dessus et votre pouce au-dessous ou en appuyant le talon dans la paume de votre main. Placez votre index droit sur le dessus du gros orteil, juste sous l'ongle. Exécutez la progression des doigts en descendant le gros orteil autant de rangées que nécessaire pour couvrir la zone complètement. Remarquez que vous donnez un traitement général à toutes les dents et aux gencives lorsque les doigts descendent le gros orteil. Maintenant, exécutez la progression des doigts en descendant le deuxième orteil pour traiter les incisives et les canines; passez au troisième orteil pour traiter les prémolaires; au quatrième orteil pour traiter les molaires et au cinquième orteil pour traiter les dents de sagesse (1).
Une autre façon de traiter les dents consiste à exécuter la progression des doigts à l'avant des orteils, dans les deux directions (2).

Les réflexes des ganglions lymphatiques supérieurs

Le traitement des réflexes des ganglions lymphatiques supérieurs soulage les troubles suivants :

- un système immunitaire affaibli, par exemple si la personne souffre d'infections à répétition;
- l'encéphalo-myélite myalgique;
- la toxicité du système lymphatique (souvent due à une mauvaise alimentation et à un manque d'exercice);
- les problèmes d'oreille, de nez et de gorge;
- l'acné (cette technique aidera à drainer la zone du cou et de la tête).

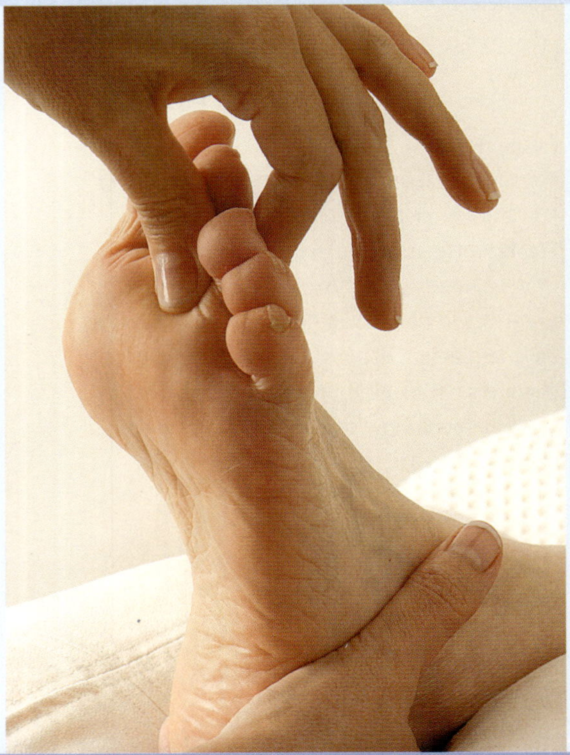

Étape 14 ►

Les zones réflexes des ganglions lymphatiques supérieurs sont situées dans la partie palmée, entre les orteils. Soutenez le pied en prenant le talon dans la paume de votre main ou en plaçant les doigts de votre main droite sur l'avant du pied, avec le pouce au-dessous. Avec le pouce et l'index de votre main gauche, serrez doucement la peau entre chaque orteil. Répétez plusieurs fois.

Les réflexes de l'oreille, de la trompe d'Eustache et de l'œil gauches

Le traitement des réflexes de l'oreille, de la trompe d'Eustache et de l'œil gauches soulage les troubles suivants :

- les maux d'oreille;
- l'otite muqueuse à tympan;
- les problèmes d'équilibre;
- l'acouphène;
- les douleurs oculaires;
- le rhume des foins;
- la conjonctivite;
- les infections de l'oreille;
- les problèmes d'ouïe;
- le vertige ou les étourdissements;
- le larmoiement;
- le prurit oculaire;
- le blocage des conduits lacrymaux;
- le glaucome.

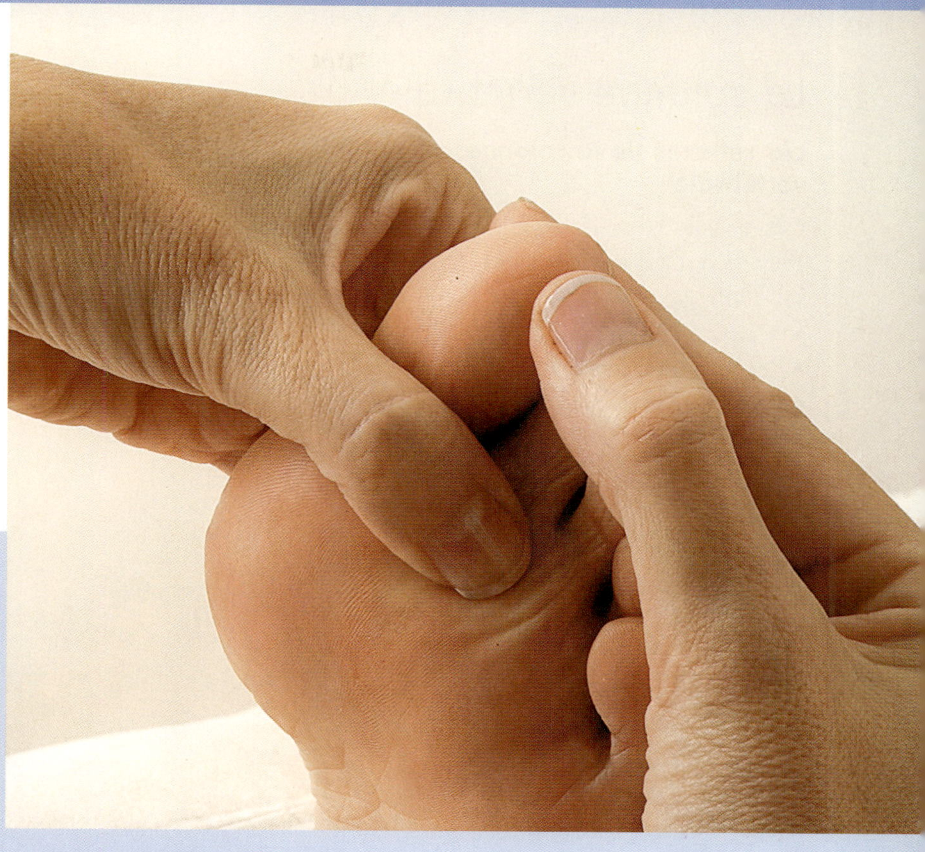

Étape 15 ▶

Soutenez le pied gauche du patient entre le pouce et les doigts de votre main droite et fléchissez doucement les orteils vers l'arrière. Placez votre pouce gauche à la base du deuxième orteil, puis exécutez la progression de la chenille sur le renflement au bas des orteils, jusqu'au cinquième orteil.

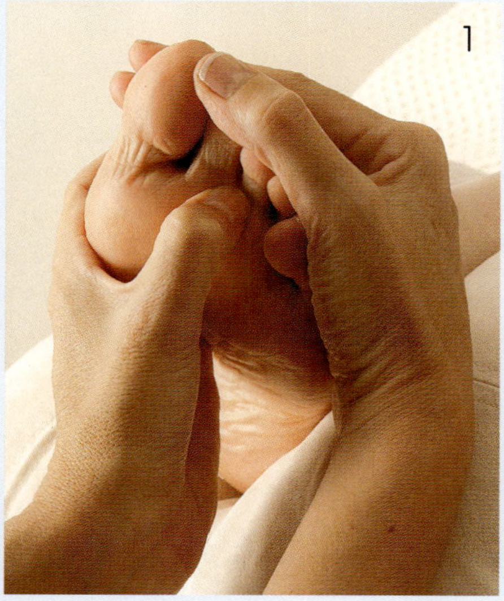

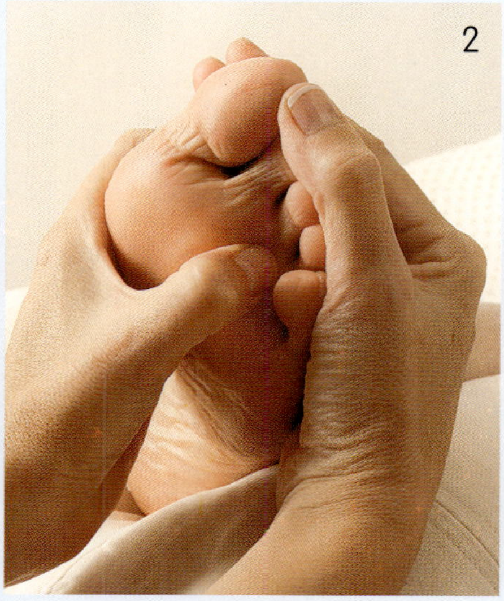

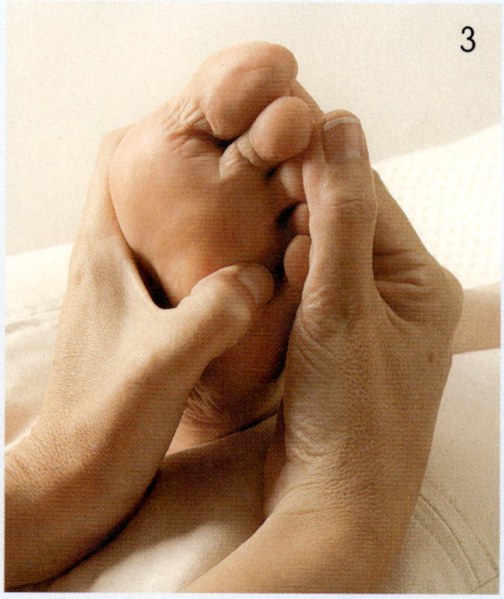

▲ Étape 16

Pour travailler plus particulièrement sur l'œil gauche, exécutez de nouveau la progression de la chenille le long du renflement au bas des orteils, mais cette fois, arrêtez entre le deuxième et le troisième orteil, exercez une pression sur le point réflexe de l'œil, puis relâchez. Effectuez des cercles de pression sur la zone si elle est très sensible.

Continuez la progression de la chenille, puis arrêtez entre les orteils trois et quatre. Exercez une pression sur le réflexe de la trompe d'Eustache, puis relâchez. Effectuez des cercles de pression sur la zone si elle est très sensible.

Continuez la progression de la chenille le long du renflement des orteils, puis exercez une pression sur le réflexe de l'oreille, situé entre le quatrième et le cinquième orteil.

La colonne vertébrale

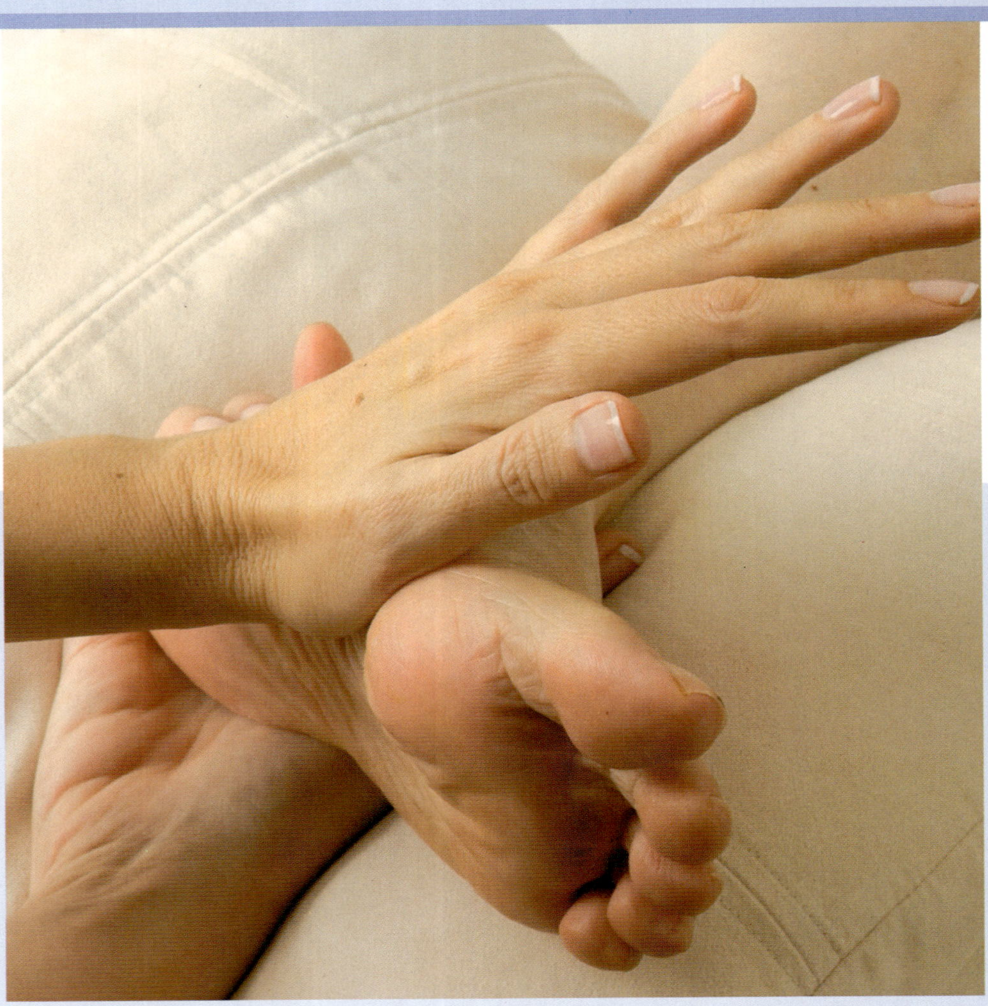

Les réflexes de la colonne vertébrale

Lorsque vous travaillez le réflexe de la colonne vertébrale, vous traitez les zones suivantes :

- les vertèbres cervicales;
- les vertèbres lombaires;
- les vertèbres thoraciques;
- le sacrum et le coccyx.

Étape 17 ▶
Les réflexes de la colonne vertébrale sont situés le long de l'intérieur de chaque pied. Tout d'abord, effleurez la colonne. Prenez doucement le talon du patient dans la paume de votre main droite pour le soutenir. Utilisez la partie charnue de la paume de votre main droite pour descendre l'intérieur du pied en l'effleurant, puis remontez en glissant doucement. Répétez plusieurs fois.

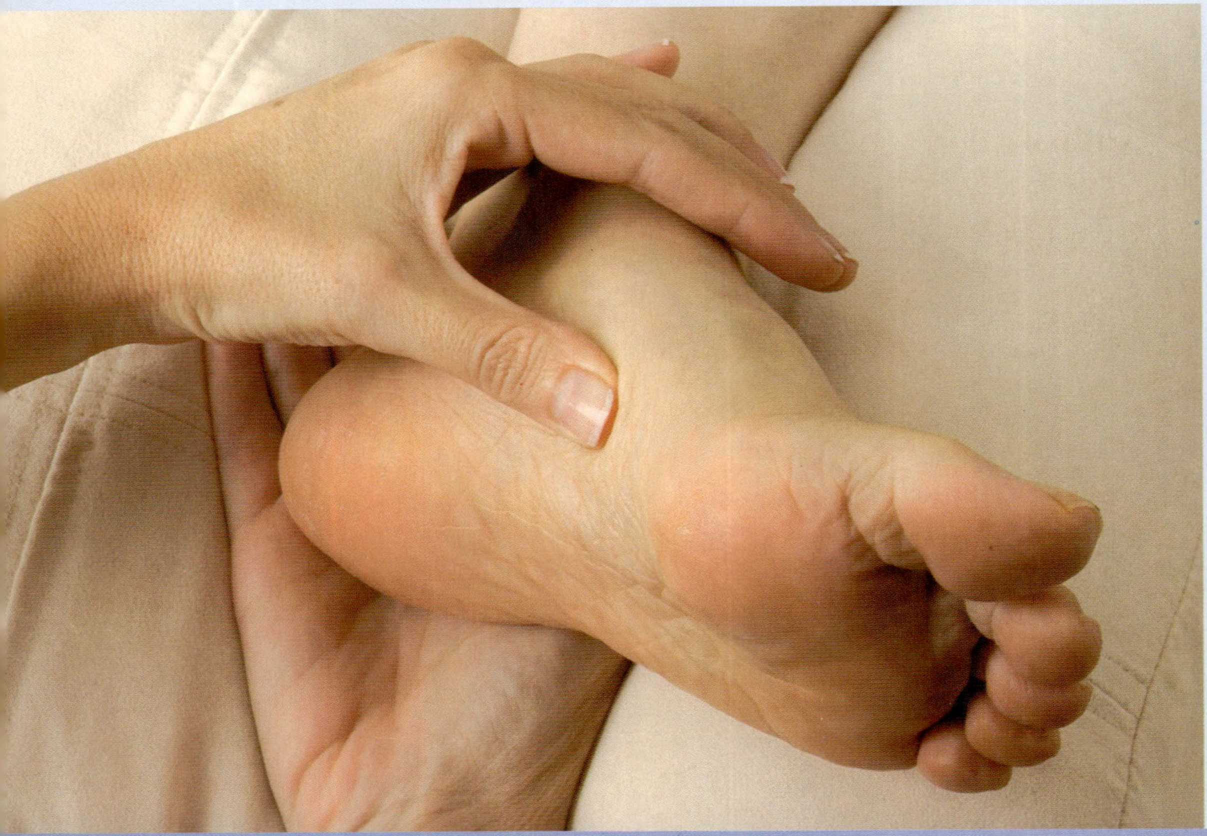

◀ Étape 18
Toujours en soutenant le pied sous le talon, placez votre pouce de travail à la base de l'ongle de l'orteil, sur le côté intérieur du pied, puis glissez-le lentement vers l'intérieur du pied. Ensuite, glissez votre pouce de travail en remontant l'intérieur du pied vers le gros orteil.

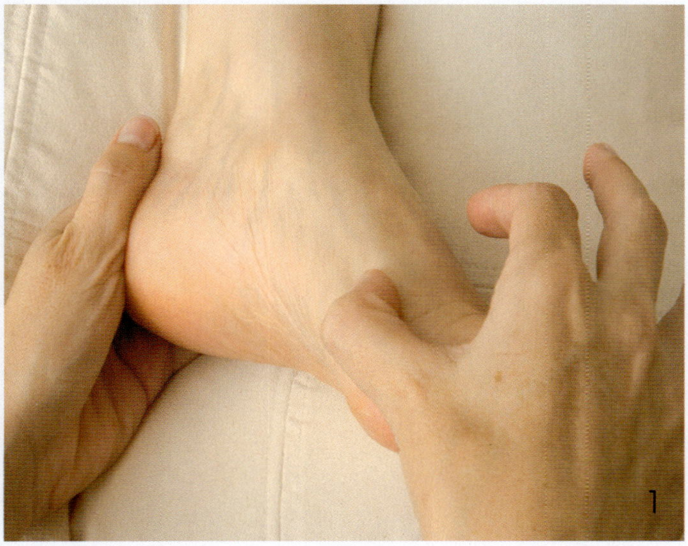

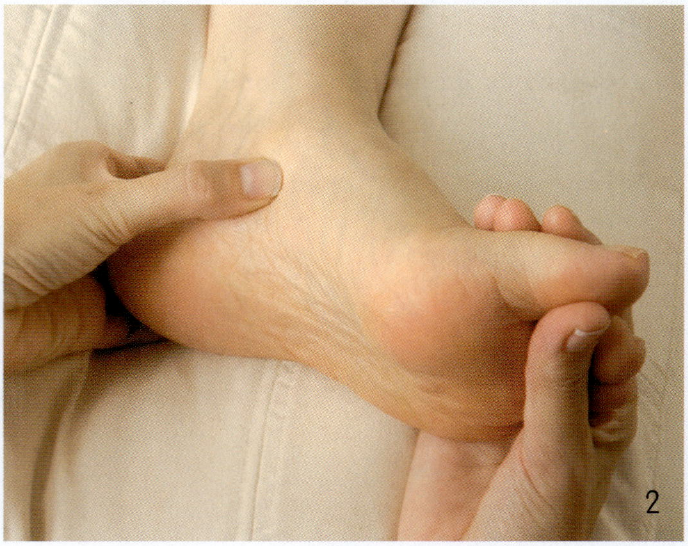

▲ **Étape 19**

Continuez à soutenir le talon avec votre main gauche et placez votre pouce droit sur la partie intérieure du pied à la base du lit de l'ongle. Exécutez la progression de la chenille en descendant le côté intérieur du pied, en suivant la courbe de l'os. À mesure que vous descendez, vous traitez la zone cervicale (le cou), la zone thoracique (le milieu du dos) et la zone lombaire (le bas du dos).

Pour changer de main, enveloppez de votre main droite le dessus du pied, placez votre pouce gauche à la base du talon et exécutez la progression de la chenille en remontant vers le gros orteil.

Si vous sentez qu'une zone est dure, grumeleuse, spongieuse ou simplement différente, exécutez des cercles de pression sur celle-ci.

Étape 20 ►

La technique suivante aide le patient à se libérer de ses craintes et de l'anxiété, en particulier celles qu'il a vécues dans l'utérus. On croit que le bout des gros orteils représente le moment de la conception, le réflexe spinal, le temps passé dans l'utérus et la cheville, la naissance. Soutenez le talon gauche du patient et placez légèrement le bout du troisième doigt de votre main de travail sur le dessus du gros orteil. Laissez-le immobile quelques instants. En l'effleurant à peine, aussi légèrement qu'une plume, descendez lentement votre doigt sur le réflexe spinal et sous l'astragale. Immobillisez-le quelques instants avant de répéter le mouvement trois fois.

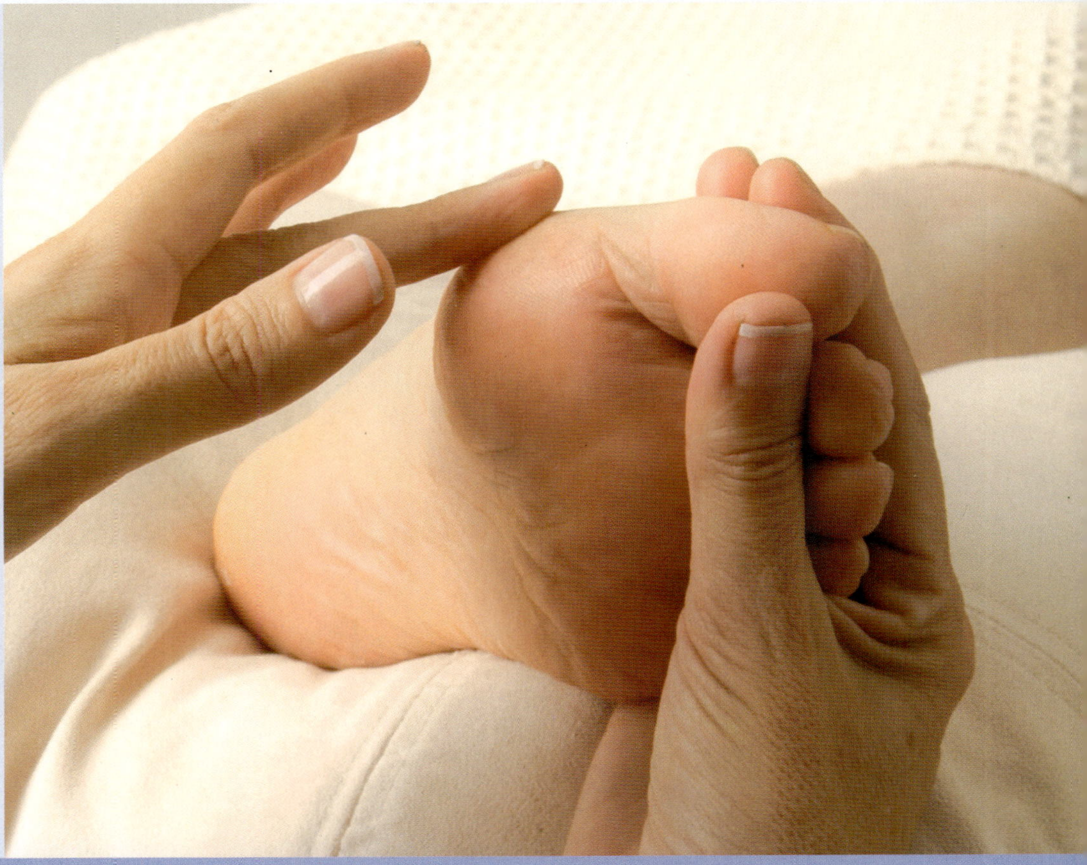

L'avant-pied

Les réflexes du thorax et de l'épaule

Lorsque vous travaillez les réflexes du thorax et de l'épaule, vous traitez les zones suivantes :

- la glande thyroïde;
- l'épaule gauche;
- les glandes parathyroïdes;
- le diaphragme;
- le thymus;
- le plexus solaire;
- le poumon gauche;
- les côtes, le sternum et le sein gauche;
- le cœur.

Les réflexes du thymus, des parathyroïdes et de la thyroïde

Le traitement des réflexes du thymus, des parathyroïdes et de la thyroïde soulage les troubles suivants :

- les problèmes de thyroïde, la nervosité et les problèmes de poids (les réflexes de la thyroïde);
- l'ostéoporose, les secousses musculaires et l'arthrite (les réflexes des parathyroïdes);
- un système immunitaire affaibli (le réflexe du thymus).

Étape 21 ►

Enveloppez le pied du patient avec votre main droite. Placez votre pouce gauche sur la ligne du diaphragme, juste au-dessous de la pulpe du gros orteil et exécutez la progression de la chenille le long de la ligne du diaphragme. Tournez votre pouce et exécutez la progression de la chenille entre le gros orteil et le deuxième orteil. Répétez plusieurs fois.

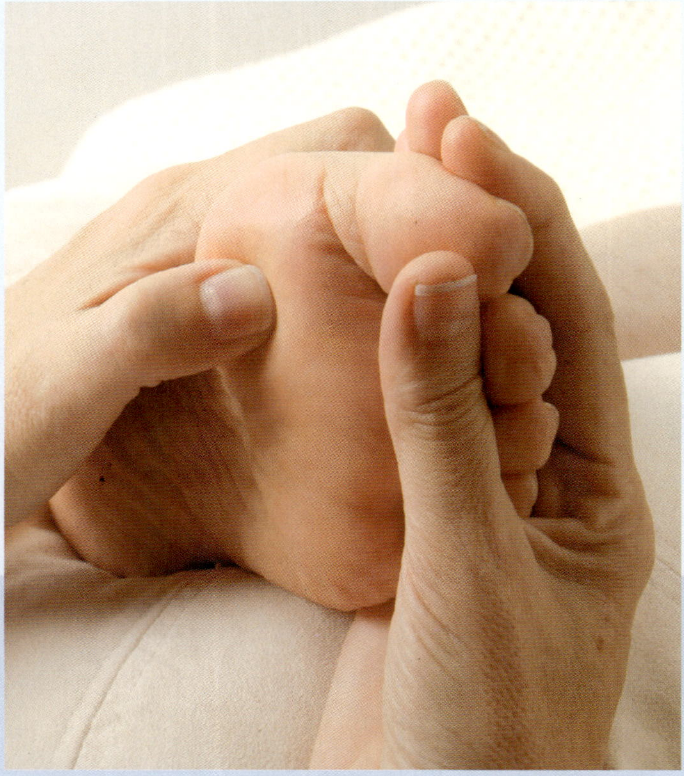

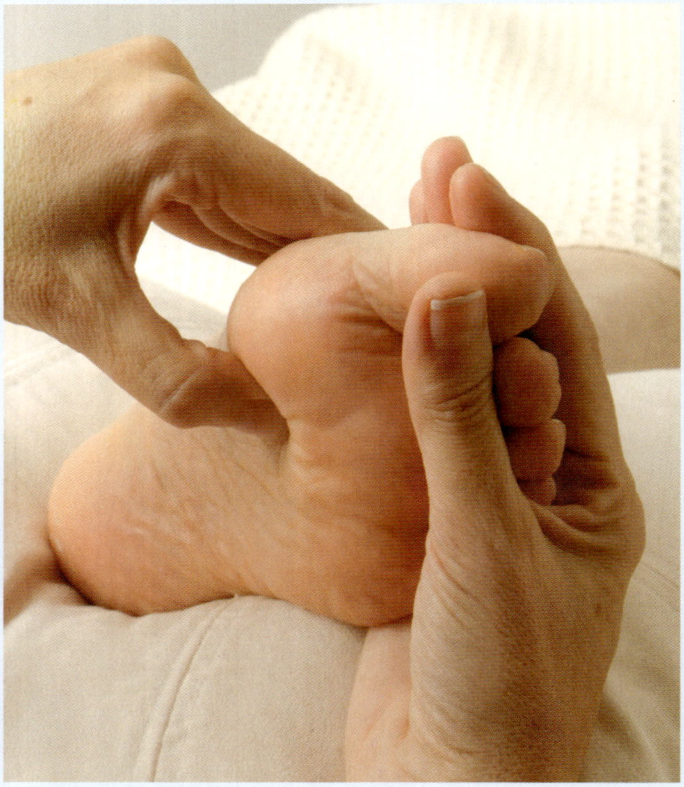

◄ Étape 22

Retournez à la ligne du diaphragme et exécutez la progression de la chenille en remontant l'avant-pied plusieurs fois, jusqu'à ce que vous ayez complètement couvert la partie charnue du pied sous le gros orteil.

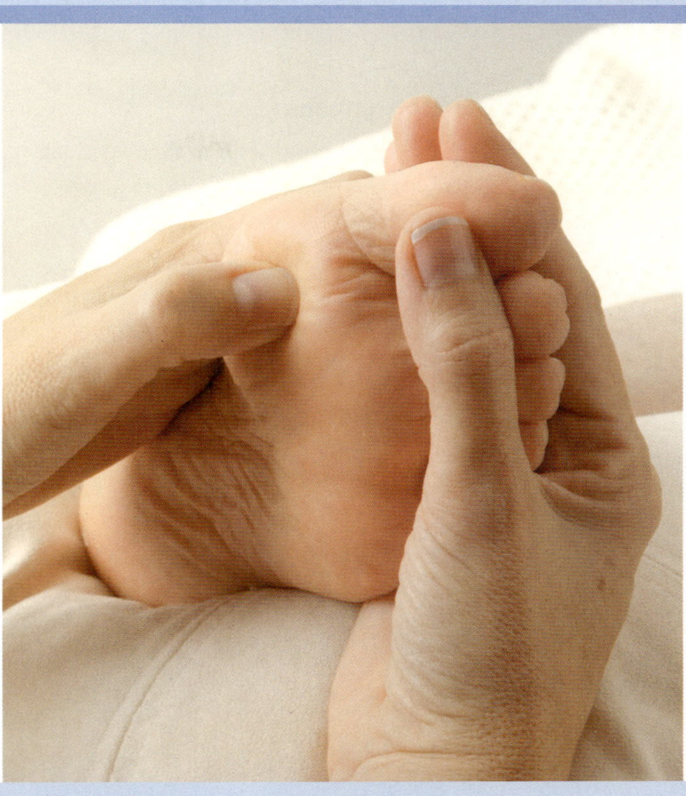

Étape 23 ►

Placez la pulpe de votre pouce de travail au centre de la partie charnue de la zone sur laquelle vous avez travaillé pour situer le réflexe de la glande thyroïde. Effectuez trois cercles de pression.

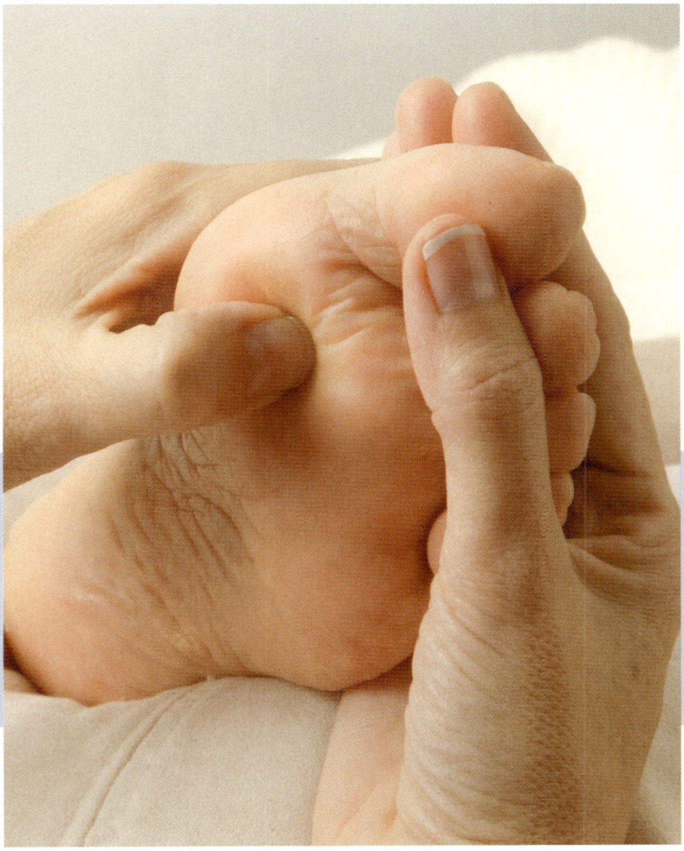

◄ Étape 24

Déplacez votre pouce légèrement vers la droite et vers le haut pour situer le réflexe des parathyroïdes. Effectuez trois cercles de pression.

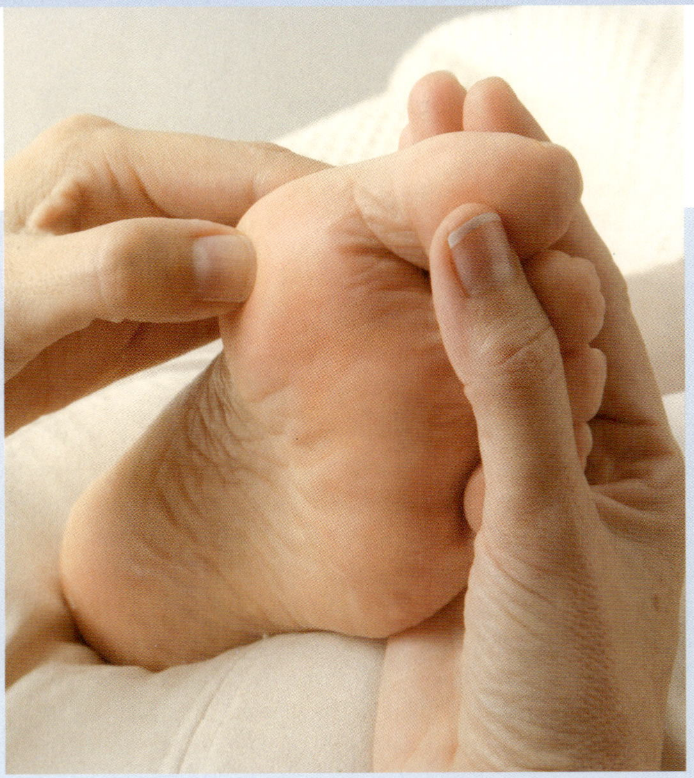

Étape 25 ►

Retournez votre pouce sur la zone du réflexe de la thyroïde et déplacez-le lentement vers la gauche et vers le bas pour trouver le réflexe du thymus. Effectuez trois cercles de pression sur la zone.

Le réflexe du poumon gauche

Le traitement du réflexe du poumon gauche soulage les troubles suivants :

- les problèmes de poumon;
- la bronchite;
- les craintes et l'anxiété;
- la difficulté à exprimer ses émotions;
- la toux et le rhume;
- l'hyperventilation;
- les crises de panique;
- les infections de la poitrine;
- le manque d'estime de soi;
- la respiration superficielle;
- l'épuisement à la suite du dévouement envers autrui;
- l'asthme;
- l'hystérie;
- les effets du tabagisme;
- l'emphysème;
- la dépendance émotive.

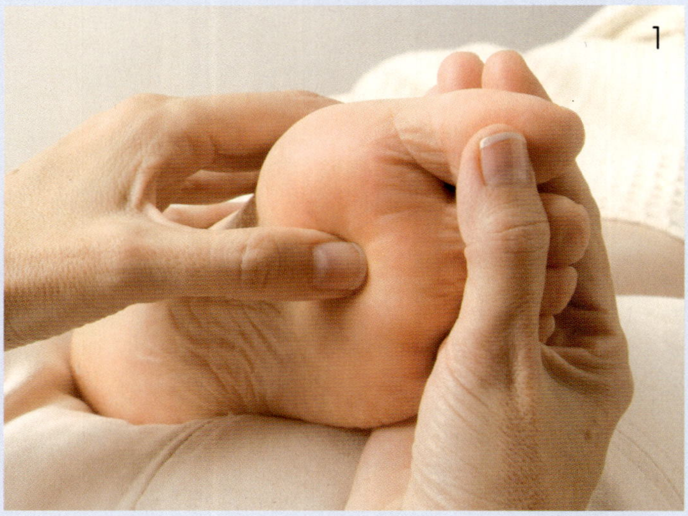

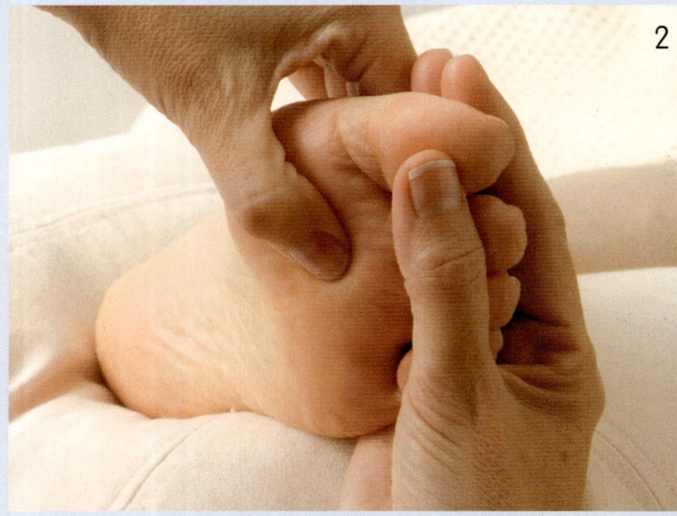

▲ **Étape 26**
Enveloppez le dessus du pied du patient avec votre main de soutien droite et fléchissez doucement les orteils vers l'arrière. Placez votre pouce de travail gauche sur la ligne du diaphragme et exécutez la progression de la chenille en remontant, en bandes verticales, vers la base des orteils deux, trois et quatre pour traiter la zone des poumons (1). Vous pouvez aussi soutenir le talon dans la paume de votre main et utilisez votre pouce de travail pour exécuter la progression de la chenille en rangées horizontales, d'un côté à l'autre du pied (2).

Le réflexe de l'épaule gauche

Le traitement du réflexe de l'épaule gauche soulage les troubles suivants :

- la tension et la douleur dans l'épaule;
- une épaule bloquée;
- l'arthrite;
- le manque de mobilité;
- le fait d'assumer trop de responsabilités.

Étape 27 ▶
Le réflexe de l'épaule se trouve dans la zone 5, sous le petit orteil, de même que sur le bord externe du pied, à la base du petit orteil. Soutenez le pied du patient avec votre main gauche. Placez votre pouce droit sur la plante et votre index sur le dessus du pied, juste sous le petit orteil, puis serrez votre pouce et votre index ensemble trois fois. Tout en maintenant la pression, effectuez une rotation de votre pouce et de votre index (ce qui équivaut à une rotation de l'épaule). Maintenant, placez votre pouce de travail sur le côté extérieur, à la base du petit orteil et effectuez des cercles de pression sur la zone. Comme les épaules sont habituellement tendues, cet endroit sera souvent rugueux et congestionné.

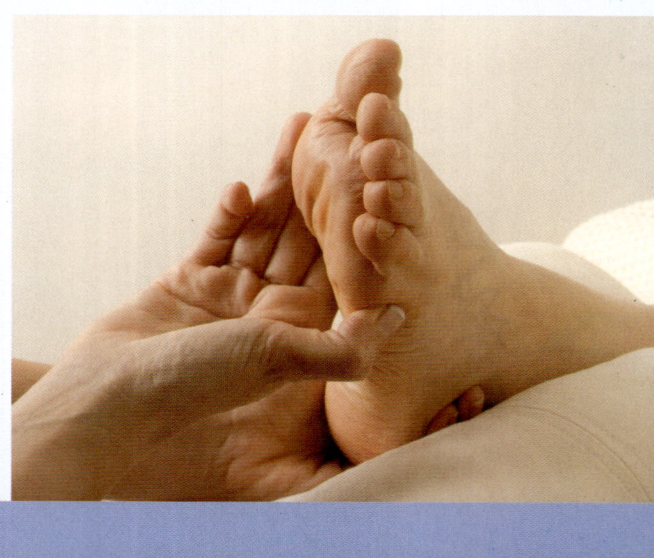

Les réflexes du poumon gauche, des côtes, du sternum et du sein gauche

Le traitement des réflexes du poumon gauche, des côtes, du sternum et du sein gauche soulage les troubles suivants :

- tous les problèmes respiratoires;
- les problèmes des seins, par exemple, la sensibilité au toucher avant les règles;
- les tumeurs bénignes aux seins;
- la mastite;
- les émotions accablantes (le traitement aide le patient à s'en libérer);
- la tension et l'anxiété;
- les palpitations et l'hyperventilation.

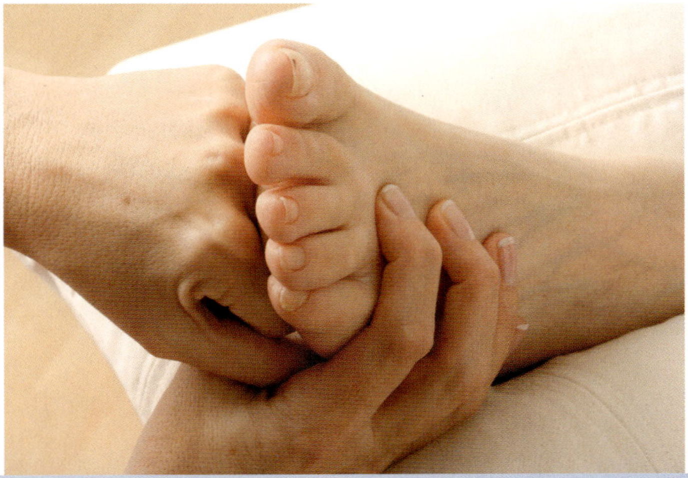

Étape 28 ▶

Soutenez le pied du patient vers l'avant avec votre main droite, en tirant doucement les orteils vers vous et en plaçant la pulpe de vos doigts de travail sur le dos (dessus) du pied, juste au-dessous de la base des orteils. Faites progresser vos doigts en descendant l'avant du pied, de la base des orteils à la ligne du diaphragme, en couvrant la zone en bandes verticales. Vous traitez le poumon gauche et les côtes. Vous pouvez aussi faire progresser vos doigts d'un côté à l'autre du dessus du pied pour traiter cette zone. Formez un poing desserré avec votre main droite, placez-le sous les orteils du patient comme soutien, puis exécutez la progression des doigts avec deux ou trois doigts d'un côté à l'autre du dessus du pied.

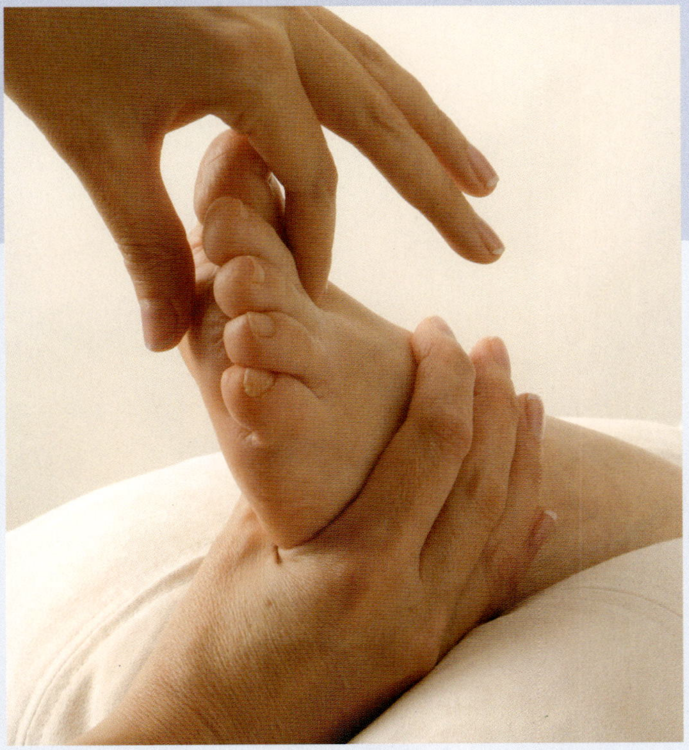

◀ Étape 29

Pour traiter le réflexe du sternum, soutenez le pied du patient avec votre main droite et placez votre pouce ou votre index gauche juste au-dessous de la base, à l'avant du gros orteil. Exécutez doucement des cercles de pression sur cette zone.

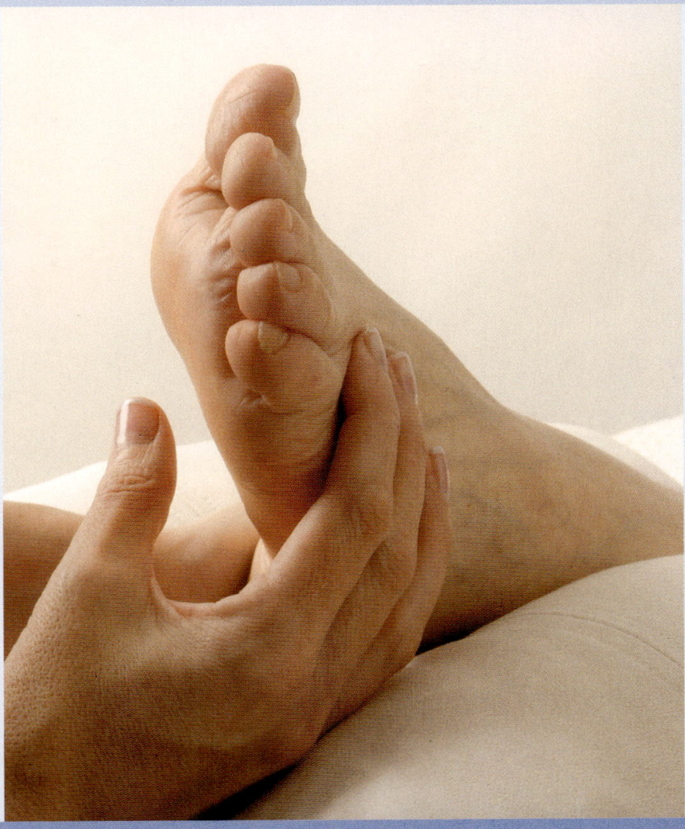

Étape 30 ▶

Pour travailler particulièrement le réflexe du sein gauche, soutenez le talon du patient, placez vos doigts sur le dessus, puis effectuez de larges mouvements circulaires sur le dessus du pied.

Le réflexe du coeur

Le traitement du réflexe du cœur soulage les troubles suivants :

- les palpitations;
- les problèmes cardiaques;
- les problèmes d'hypertension.

Mise en garde

Ne traitez pas ce réflexe si le patient souffre de graves problèmes cardiaques ou s'il a un stimulateur cardiaque.

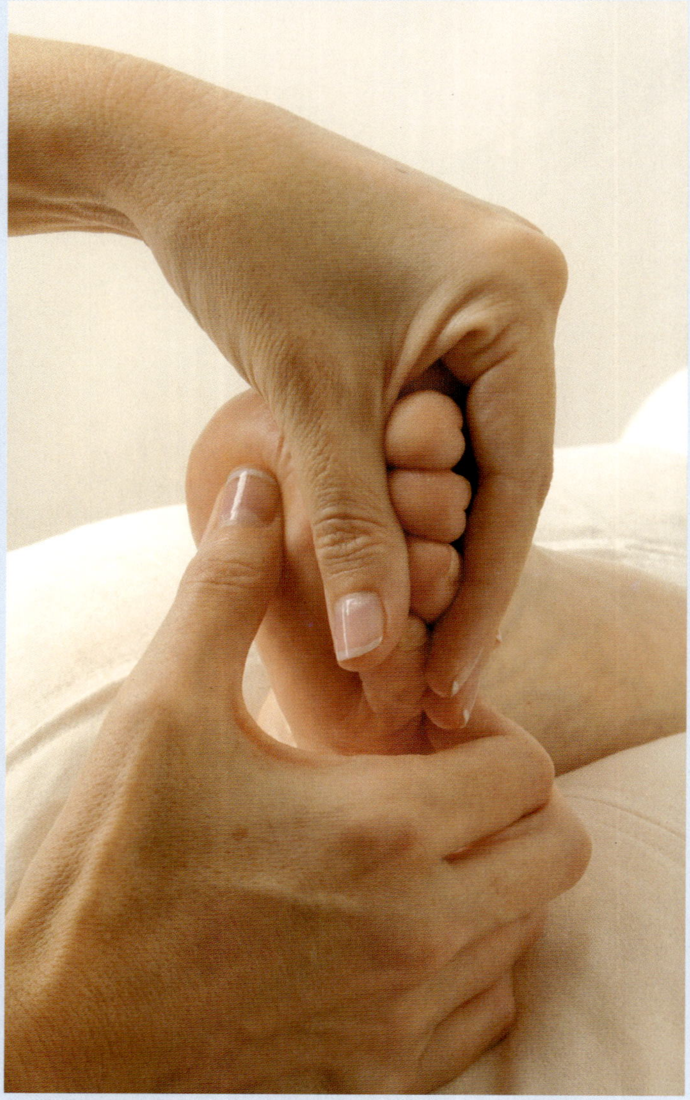

▲ **Étape 31**
Pour traiter le réflexe du cœur, soutenez le dessus du pied avec votre main gauche. Enveloppez le tiers supérieur du pied avec votre main droite, le pouce sur la plante et vos doigts sur le dessus. Utilisez votre pouce pour masser le tiers supérieur de la plante du pied, en décrivant de grands cercles.

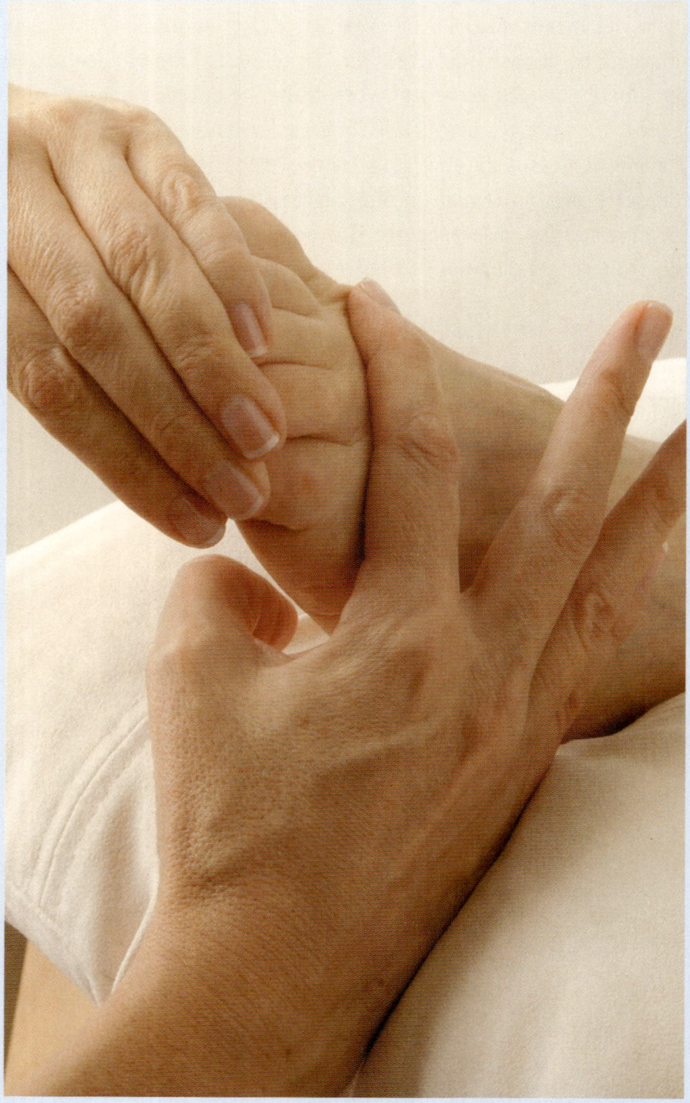

▲ Repliez les orteils vers le bas, vers vous, avec votre main gauche et utilisez votre index pour masser le tiers supérieur du dessus du pied, toujours en décrivant des cercles.

Le réflexe du plexus solaire et du diaphragme

Le traitement du réflexe du plexus solaire et du diaphragme soulage les troubles suivants :

- les problèmes respiratoires;
- les crises de panique;
- le stress et la tension;
- l'hystérie;
- la respiration superficielle;
- l'hyperventilation;
- la crainte.

Étape 32 ▶
Soutenez le talon du patient avec votre main et placez votre pouce de travail sous l'avant-pied. Exécutez la progression de la chenille le long de la ligne du diaphragme et lorsque vous parvenez au centre, tournez votre pouce, la pulpe vers le haut, avant d'effectuer doucement des cercles de pression sur le réflexe du plexus solaire. Si vous travaillez sur une personne très tendue, cette zone peut être sensible, alors soyez délicat. Continuez la progression le long de la ligne du diaphragme vers la zone 1. Vous pouvez répéter ce mouvement dans le sens inverse.

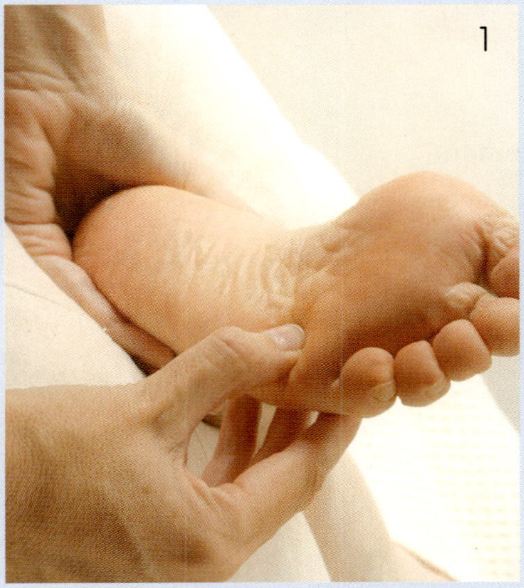
1

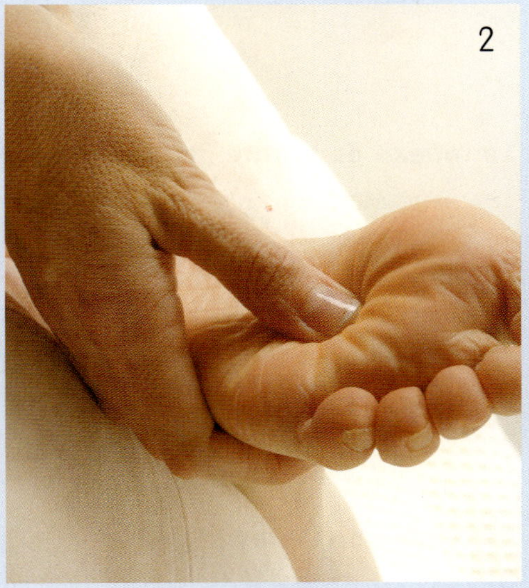
2

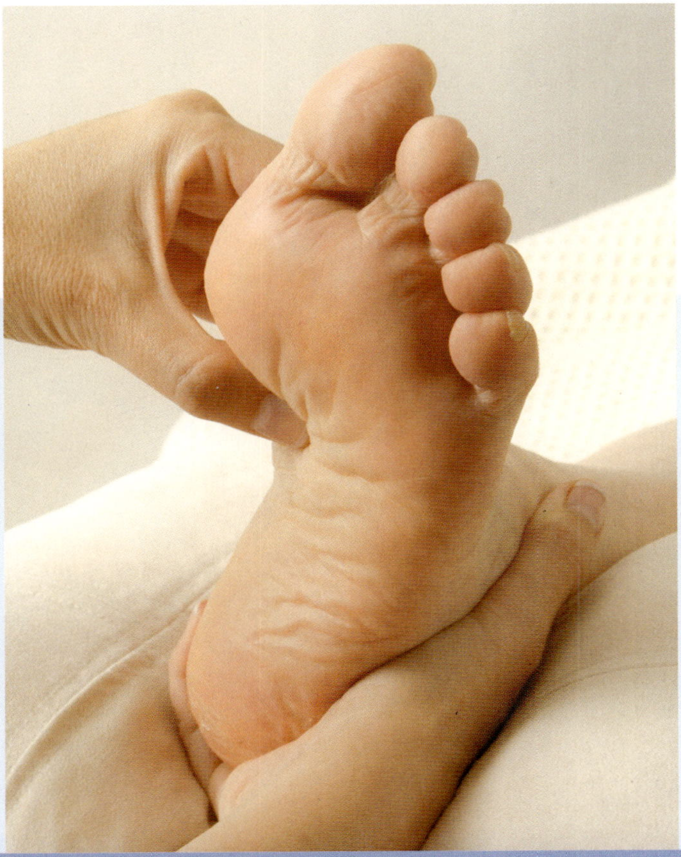

Les réflexes de l'estomac, du pancréas et du duodénum

Le traitement des réflexes de l'estomac, du pancréas et du duodénum soulage les troubles suivants :

- les troubles digestifs généraux;
- l'indigestion et les brûlures d'estomac;
- les crampes d'estomac;
- les ulcères;
- le diabète;
- l'hypoglycémie.

◀ Étape 33
Les réflexes de l'estomac, du pancréas et du duodénum sont situés entre la ligne du diaphragme et la ligne de la taille et occupent les zones 1 à 3. Soutenez le talon avec votre main droite et placez votre pouce gauche juste sous la ligne du diaphragme, sur le côté médial (intérieur) du pied. Exécutez la progression de la chenille de la zone 1 à la zone 3 plusieurs fois, en rangées horizontales, jusqu'à la ligne de la taille. Si vous le désirez, vous pouvez travailler la zone dans la direction opposée à l'aide de votre pouce droit.

Les réflexes de l'abdomen

Lorsque vous travaillez les réflexes de l'abdomen, vous traitez les zones suivantes :

- l'estomac;
- le duodénum;
- le rectum et l'anus;
- le rein gauche, l'uretère et la vessie;
- le gros intestin (côlon transverse et descendant);
- le pancréas;
- la rate;
- l'intestin grêle;
- la surrénale gauche.

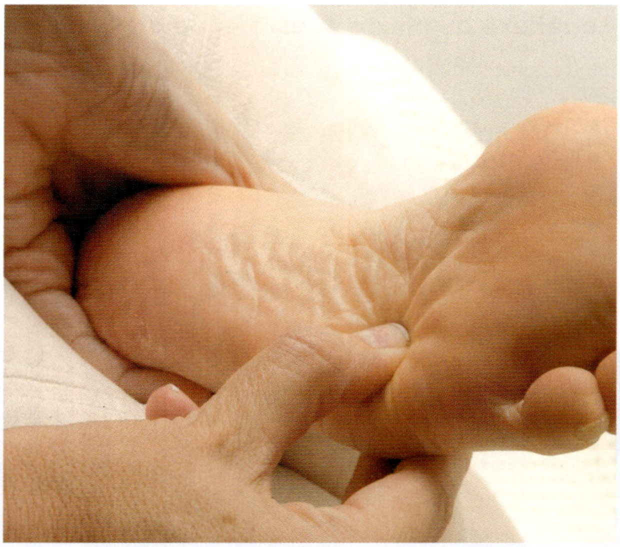

Le réflexe de la rate (le pied gauche seulement)

Le traitement du réflexe de la rate soulage le trouble suivant :

- un système immunitaire affaibli.

Étape 34 ▶

Soutenez le talon du patient avec votre main gauche. Placez la pulpe de votre pouce droit juste sous la ligne du diaphragme, puis exécutez la progression de la chenille de la zone 4 à la zone 5, en rangées horizontales, jusqu'à ce que vous atteigniez la ligne de la taille.

Le réflexe de l'intestin grêle

Le traitement du réflexe de l'intestin grêle soulage les troubles suivants :

- tous les troubles digestifs;
- les crampes abdominales;
- le ballonnement;
- les allergies.

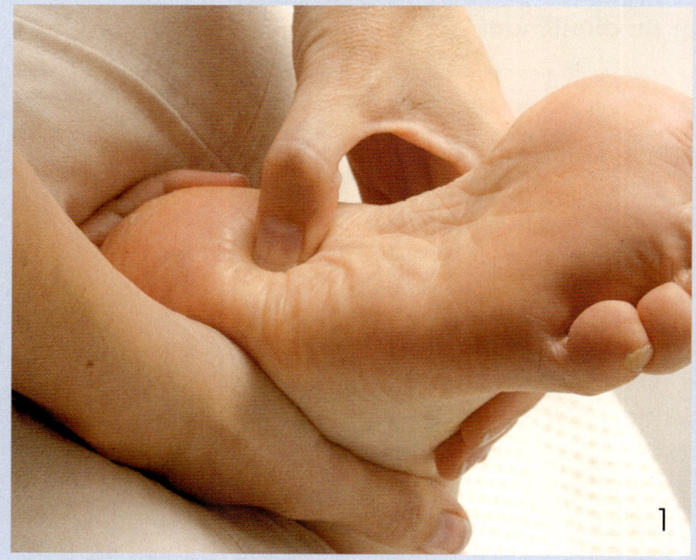

1

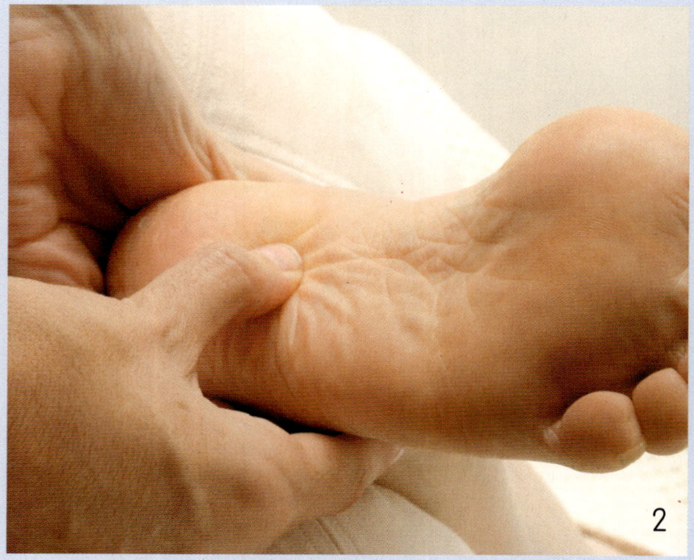

2

▲ Étape 35

La zone réflexe de l'intestin grêle se situe entre la ligne de la taille et la ligne de la ceinture pelvienne et couvre les zones 1 à 4. Soutenez le pied avec votre main droite, alignez votre pouce droit avec le premier orteil, juste sous la ligne de la taille, puis exécutez la progression de la chenille jusqu'à la zone 4. Continuez en rangées horizontales, de la zone 1 à la zone 4, jusqu'à ce que vous atteigniez la ligne de la ceinture pelvienne (1). Changez de main et exécutez la progression de la chenille de la zone 4 à la zone 1, avec votre pouce droit (2).

Les réflexes du gros intestin (côlon transverse et descendant), du rectum et de l'anus

Le traitement des réflexes du gros intestin (côlon transverse et descendant), du rectum et de l'anus soulage les troubles suivants :

- tous les troubles digestifs;
- la diverticulite;
- le syndrome du côlon irritable;
- la maladie de Crohn;
- la constipation;
- le ballonnement de l'abdomen;
- la diarrhée;
- les allergies;
- les flatulences;
- les hémorroïdes.

Étape 36 ►
Soutenez le pied du patient avec votre main droite, placez votre pouce gauche sur la ligne de la taille, puis exécutez la progression de la chenille sur le réflexe du côlon transverse, jusqu'à un endroit entre la zone 4 et la zone 5. C'est le réflexe de l'angle gauche du côlon. Effectuez plusieurs cercles de pression sur ce réflexe.

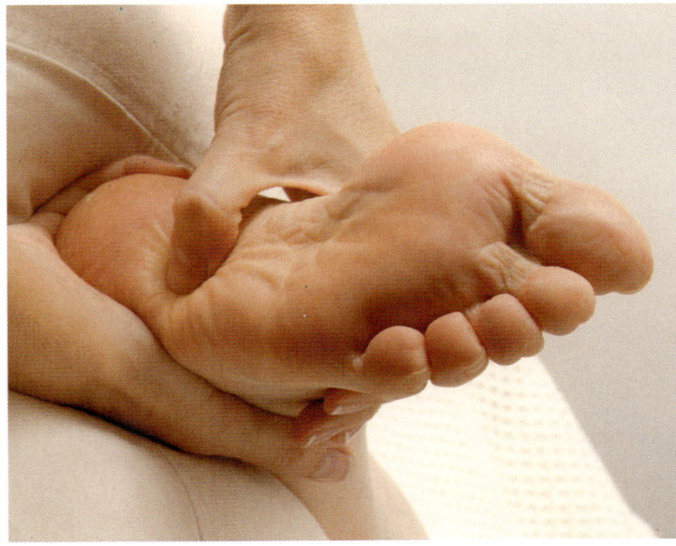

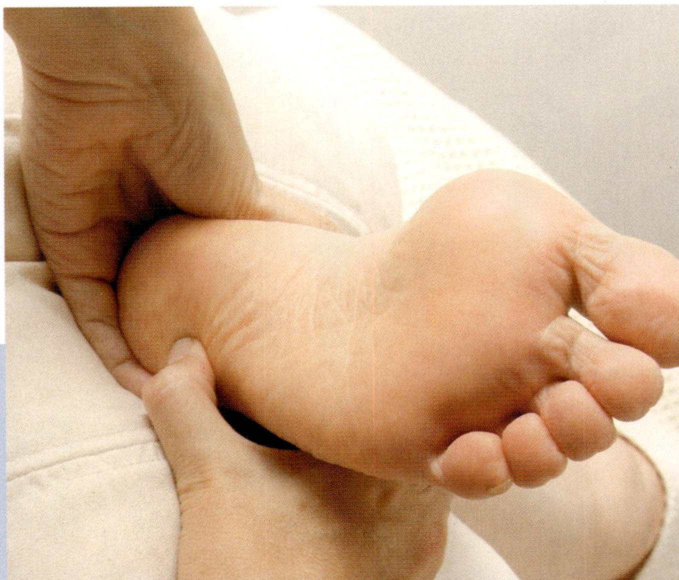

◄ Étape 37
Changez de main et avec votre pouce droit, exécutez la progression de la chenille en descendant le réflexe du côlon descendant, jusqu'à la ligne de la ceinture pelvienne, où le réflexe du côlon pelvien est situé. Effectuez quelques cercles de pression sur ce réflexe.

Étape 38 ►
Toujours avec votre pouce droit, exécutez la progression de la chenille d'un côté à l'autre du pied vers la zone 1, en arrêtant entre les zones 3 et 4 pour effectuer des cercles de pression sur le réflexe du côlon pelvien (1).

Lorsque votre pouce droit a atteint le côté médial du pied, juste au-dessous du réflexe de la vessie, effectuez plusieurs cercles de pression sur le réflexe du rectum et de l'anus (2).

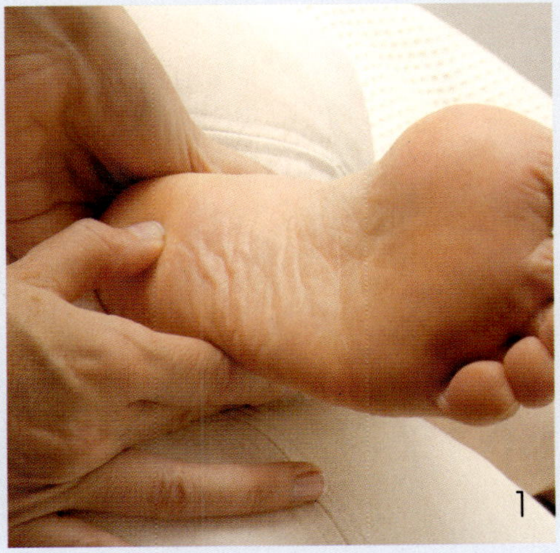
1

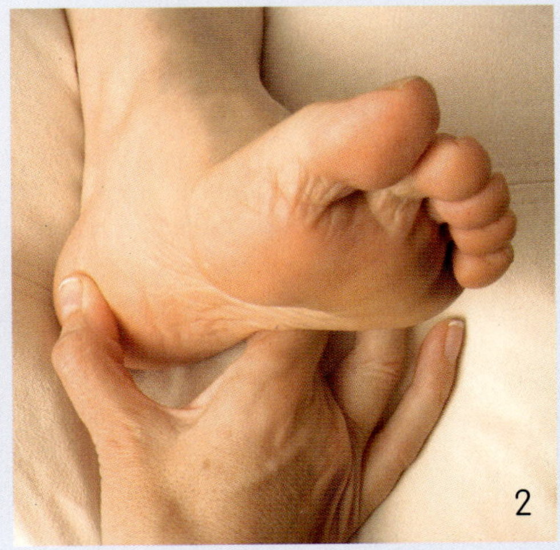
2

Les réflexes de la vessie, de l'uretère et du rein gauche

Le traitement des réflexes de la vessie, de l'uretère et du rein gauche soulage les troubles suivants :

- les problèmes de rein;
- la rétention d'eau;
- les infections de la vessie;
- l'incontinence;
- la cystite.

Mise en garde

Travaillez toujours en partant du réflexe du rein gauche vers le réflexe de la vessie (jamais du réflexe de la vessie vers le réflexe du rein gauche) pour éviter de propager l'infection de la vessie au rein.

Étape 39 ▼

Le réflexe du rein gauche est situé entre les zones 2 et 3, à cheval sur la ligne de la taille. Soutenez le pied avec votre main gauche, placez votre pouce droit, pointant vers les orteils, sur le réflexe du rein gauche. Effectuez plusieurs cercles de pression sur la zone.

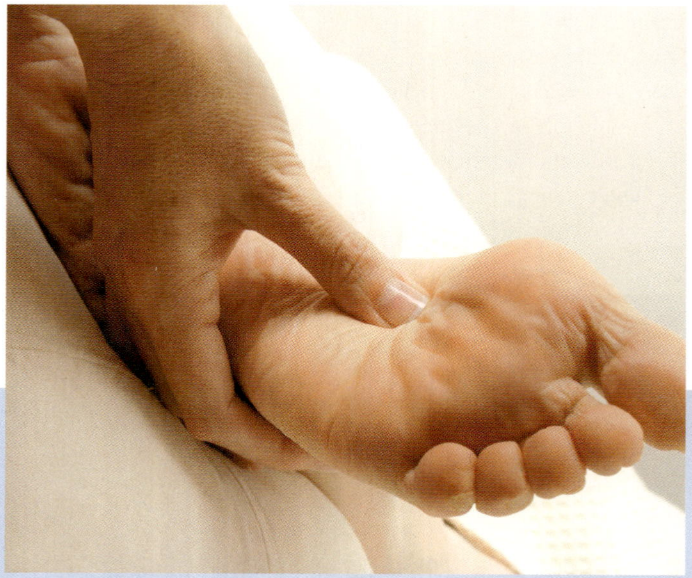

◄ Étape 40

Faites pivoter votre pouce de façon à ce que la pulpe soit vers le bas. Exécutez la progression de la chenille en descendant le pied sur le réflexe de l'uretère, vers la zone légèrement enflée du côté médial (intérieur) du pied, le réflexe de la vessie.

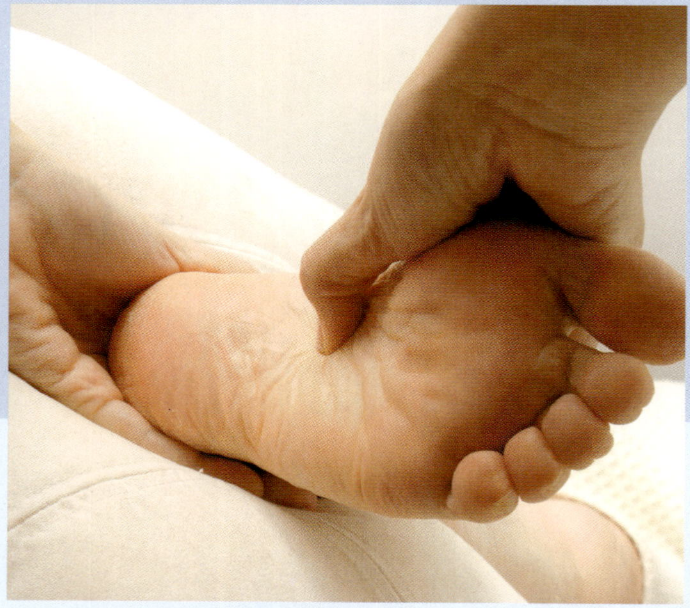

Étape 41 ►

Effectuez des cercles de pression sur le réflexe de la vessie avec votre pouce droit, puis exécutez la progression de la chenille sur la zone en allant vers l'orteil.

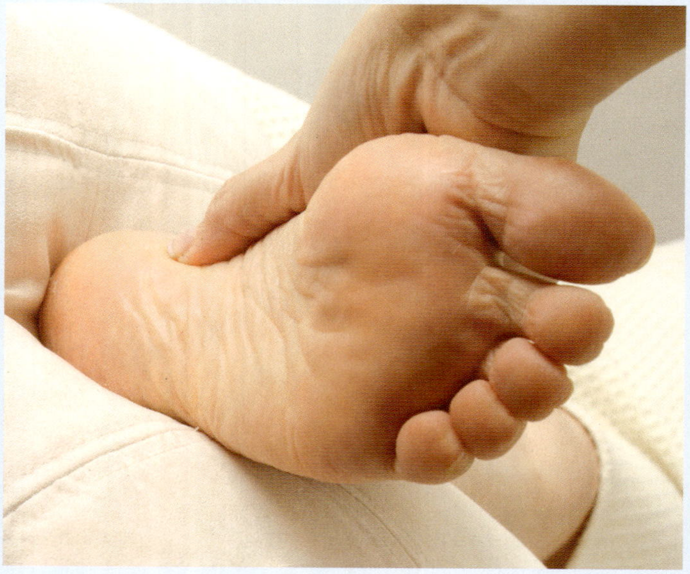

Le réflexe de la surrénale gauche

Le traitement du réflexe de la surrénale gauche soulage les troubles suivants :

- les troubles de nervosité;
- les allergies;
- le manque d'énergie;
- les troubles inflammatoires comme le syndrome du côlon irritable et la polyarthrite rhumatcïde;
- la douleur.

Étape 42 ▶
Le réflexe de la surrénale gauche se trouve juste au-dessus du réflexe du rein gauche, dans la zone 2. Couvrez de votre main la partie supérieure du pied ou appuyez le talon dans la paume de votre main. Utilisez votre pouce droit pour exercer des pressions, et relâcher sur le réflexe de la surrénale gauche. Vous pouvez aussi utiliser la technique des pressions en crochet. Si la zone est très sensible, traitez-la avec plusieurs cercles de pression.

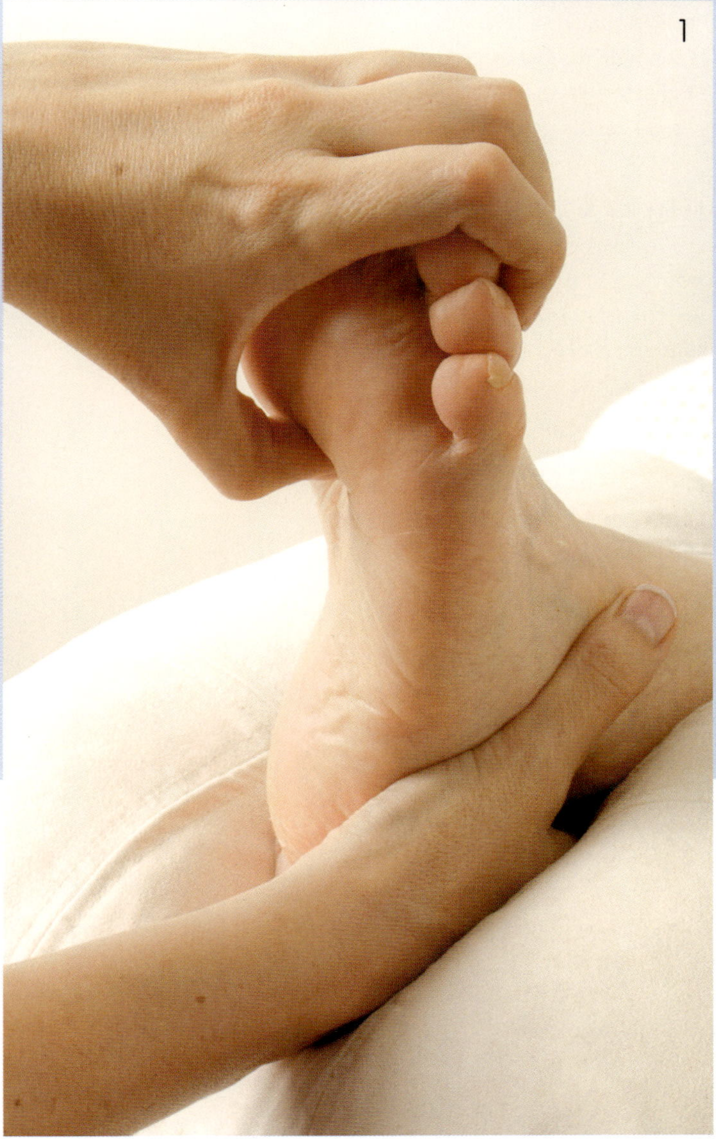

1

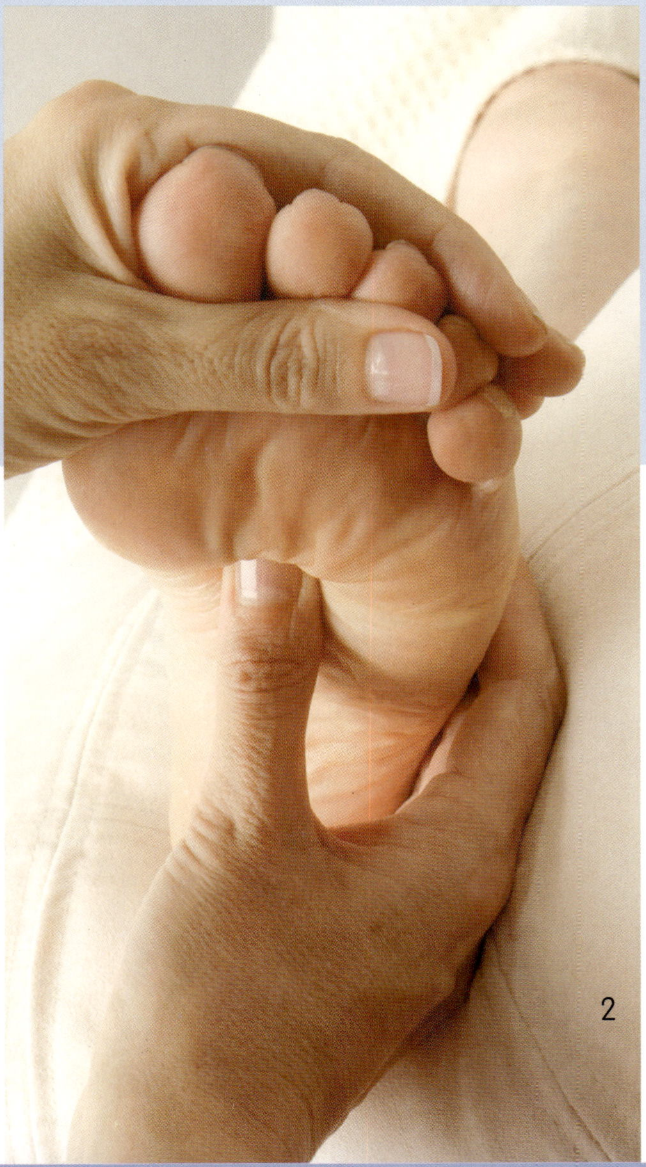

2

◀ Vous pouvez utiliser la technique de rotation sur un point. Soutenez le pied avec votre main gauche et placez votre pouce droit sur le réflexe de la surrénale gauche. Avec votre main de soutien, fléchissez le pied vers le bas, sur votre pouce, puis effectuez des cercles avec le pied autour du point plusieurs fois.

Les réflexes des articulations, du nerf sciatique et des muscles pelviens

Lorsque vous travaillez les réflexes des articulations, du nerf sciatique et des muscles pelviens, vous traitez les zones suivantes :

- l'épaule gauche;
- le nerf sciatique;
- le bras gauche;
- les muscles pelviens;
- le coude gauche;
- le genou gauche;
- la hanche gauche.

Les réflexes des articulations

Le traitement des réflexes des articulations soulage les troubles suivants :

- tous les problèmes d'articulation;
- l'épicondylite latérale (coude du joueur de tennis);
- l'arthrite;
- l'hygroma prérotulien;
- les blessures sportives;
- les entorses et les foulures;
- les troubles de la hanche;
- les problèmes du cartilage et de la hanche;
- l'épaule bloquée.

Étape 43 ►
Les réflexes des articulations se trouvent le long du côté latéral (extérieur) du pied. Pour prodiguer un traitement général aux articulations, prenez le talon du pied du patient dans la paume de votre main gauche et exécutez la progression de la chenille avec votre pouce droit, en descendant l'extérieur du pied, de la base du petit orteil au talon.

Ensuite, tenez le dessus du pied avec votre main gauche et exécutez la progression de la chenille avec votre pouce droit, en remontant le côté extérieur du pied, du talon au petit orteil.

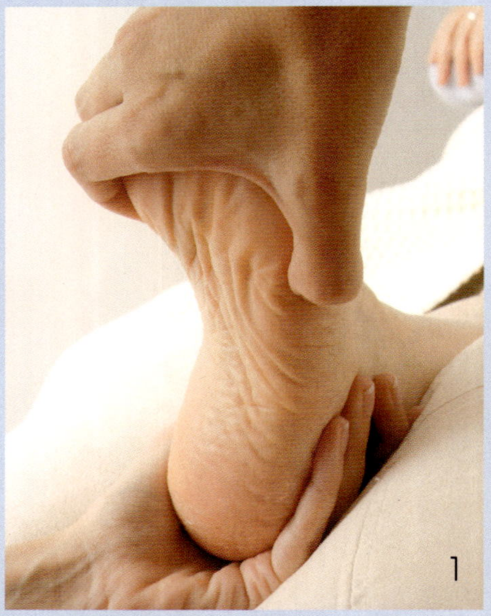
1

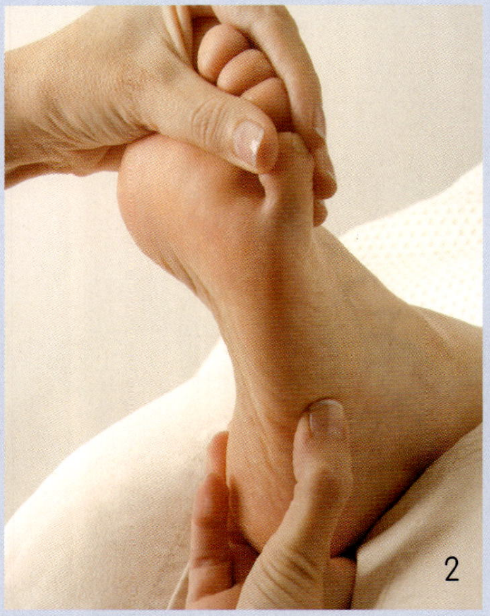
2

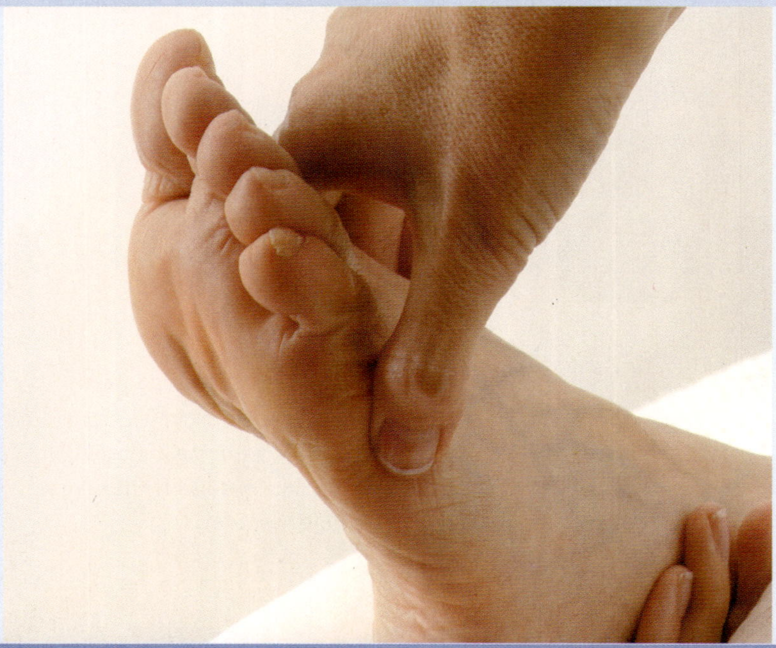

◄ Étape 44
Pour traiter surtout les articulations, soutenez le talon dans votre main gauche et placez votre pouce de travail sur le côté extérieur du pied, à la base du petit orteil. Effectuez des cercles de pression pour traiter l'épaule ou exécutez la progression du pouce sur ce réflexe plusieurs fois.

Étape 45 ►
Continuez en exécutant trois petites progressions de la chenille. Ce faisant, vous traitez le bras. Maintenant, effectuez trois cercles de pression pour traiter le coude. Vous pouvez aussi exécuter la progression de la chenille en remontant légèrement vers le haut, pour traiter le réflexe du coude.

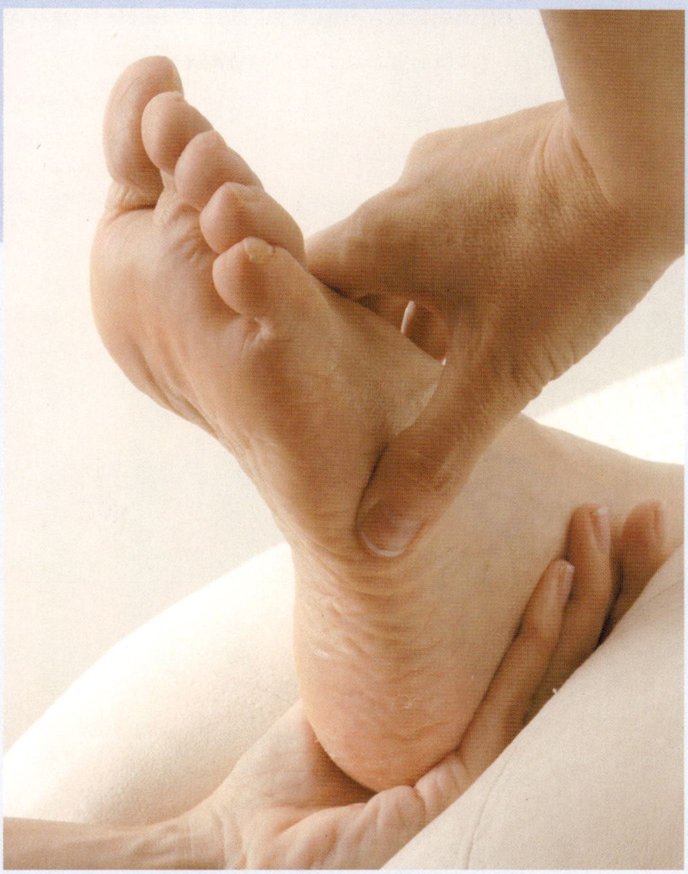

▼ Étape 46
Continuez la progression de la chenille le long du côté extérieur du pied, jusqu'à ce que vous atteigniez la saillie qui est le réflexe du genou. Effectuez plusieurs cercles de pression, selon la rugosité de la zone, ou exécutez la progression de la chenille sur la zone en forme de demi-lune.

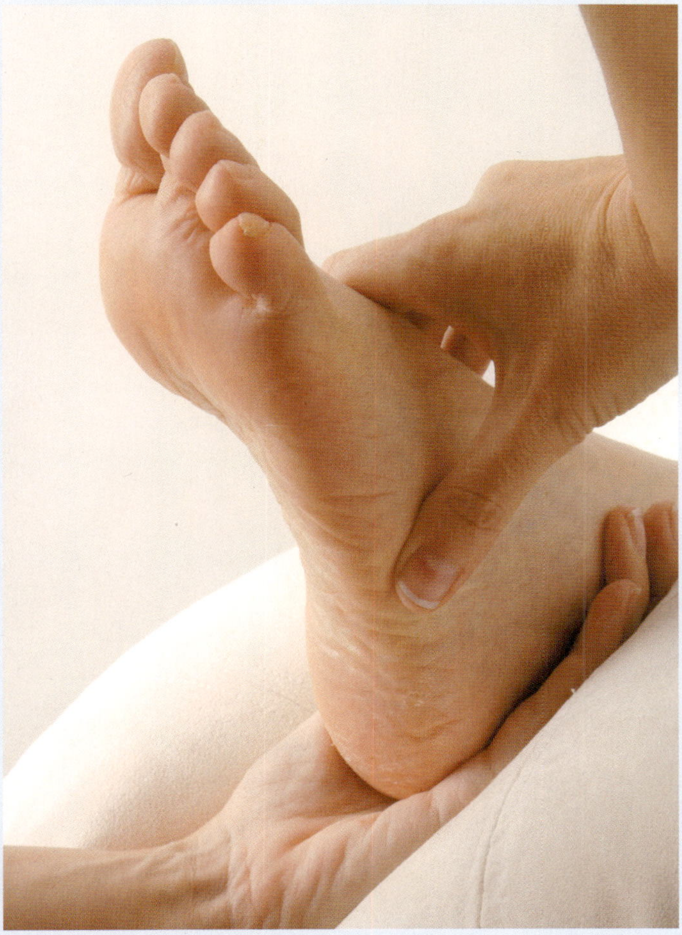

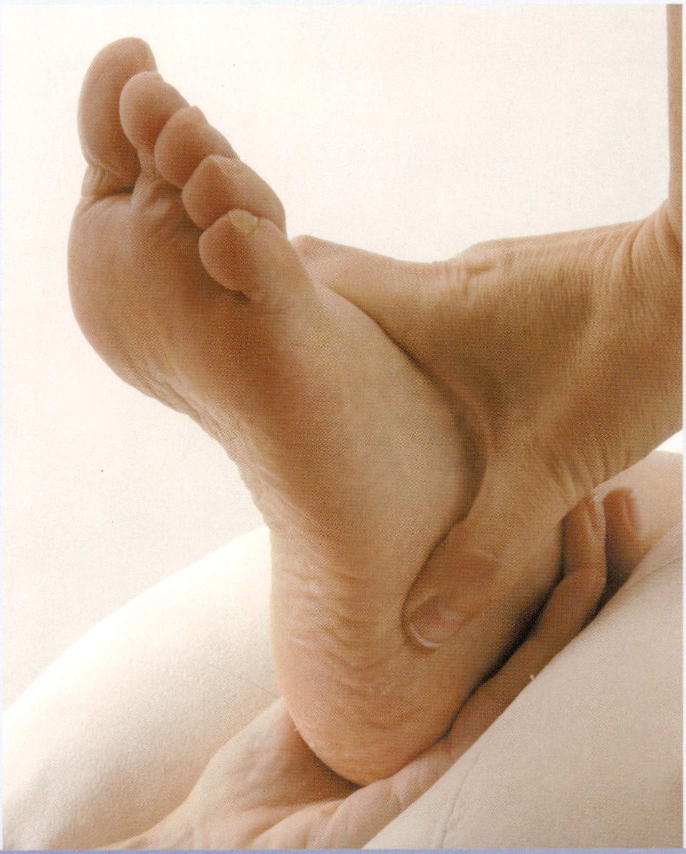

Étape 47 ►
À côté du réflexe du genou, vous trouverez le réflexe de la hanche. Effectuez des cercles de pression sur cette zone puis, avec votre pouce ou vos doigts, exécutez la progression de la chenille sur ce réflexe en demi-lune.

Les réflexes du nerf sciatique et des muscles pelviens

Le traitement des réflexes du nerf sciatique et des muscles pelviens soulage les troubles suivants :

- la sciatique;
- les serrements musculaires des fesses et du bassin;
- les problèmes de la région lombaire;
- les problèmes de hanche;
- les problèmes de disques.

Étape 48 ▼ ▶

Pour traiter les muscles du bassin, soutenez le pied du patient dans la paume de votre main de soutien. Formez un poing desserré avec votre main de travail puis, dans un mouvement circulaire, travaillez doucement avec vos jointures dans la zone du talon sous la ligne de la ceinture pelvienne.

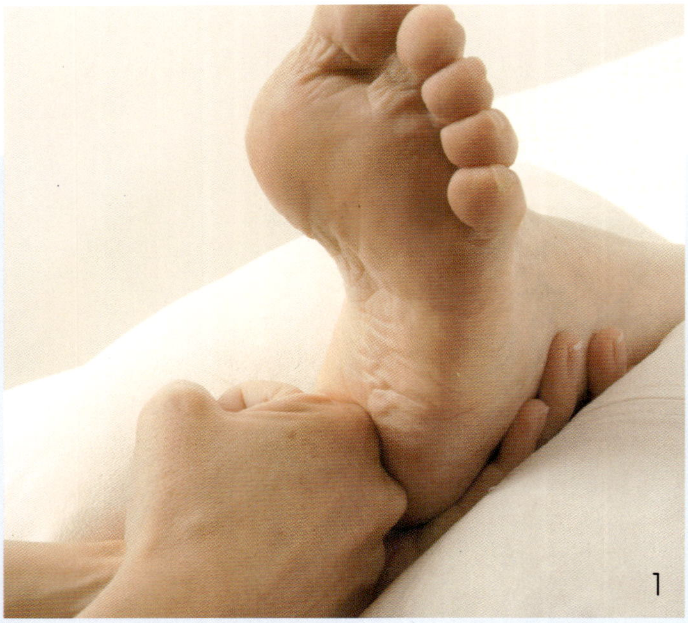

1

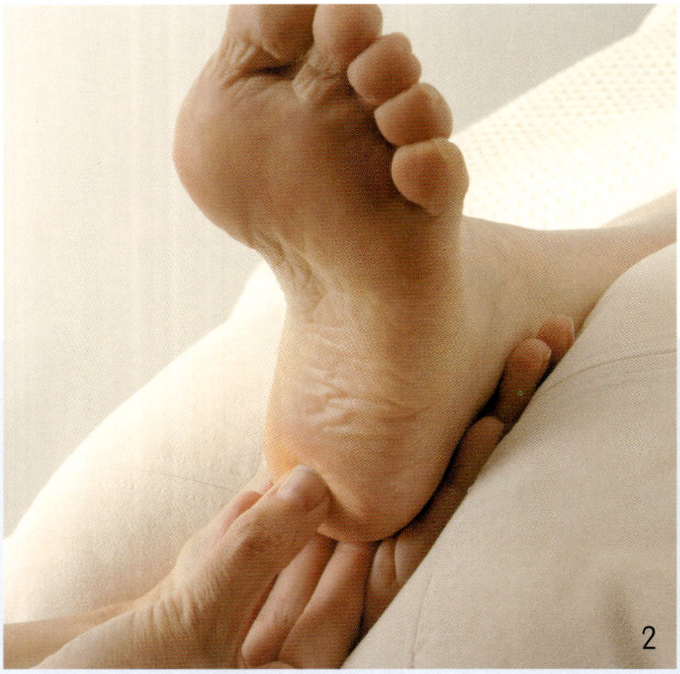

2

Vous pouvez aussi exécuter la progression de la chenille de la base du talon en remontant jusqu'à la ligne de la ceinture pelvienne pour couvrir la zone entièrement ou d'un côté à l'autre du talon, en rangées horizontales.

Étape 49 ▶

En traitant le réflexe du nerf sciatique, entourez de votre main de soutien le pied, puis utilisez la paume de votre main de travail pour effleurer et serrer les muscles du mollet à l'arrière de la jambe.

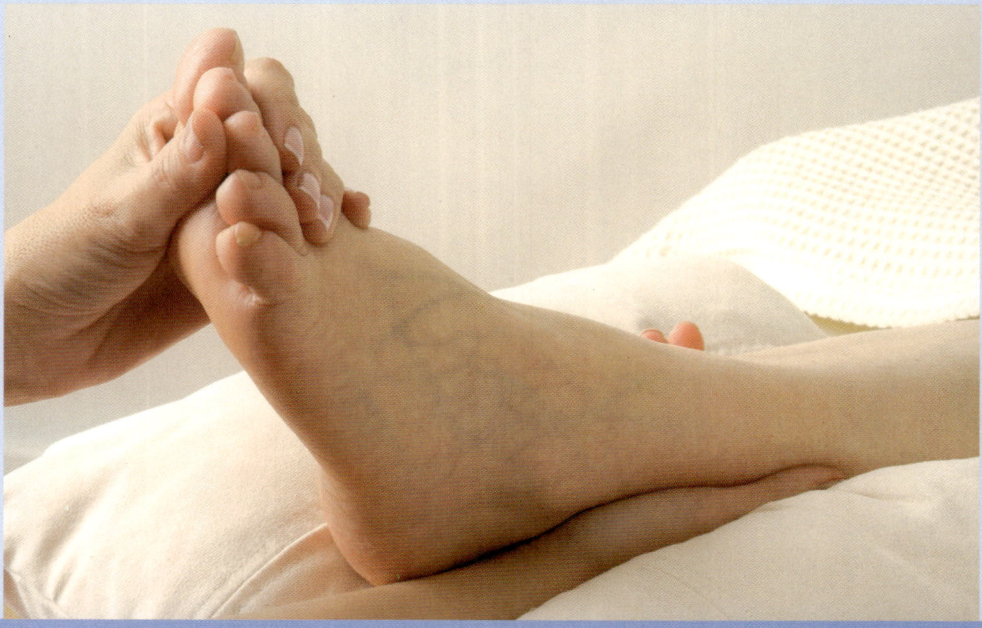

▼ **Étape 50**

Maintenant, soutenez l'avant-pied gauche avec votre main gauche, placez votre pouce droit, pointant vers le bas, au-dessus de l'astragale extérieur. Exécutez la progression de la chenille en descendant le tendon d'Achille, en allant vers le talon.

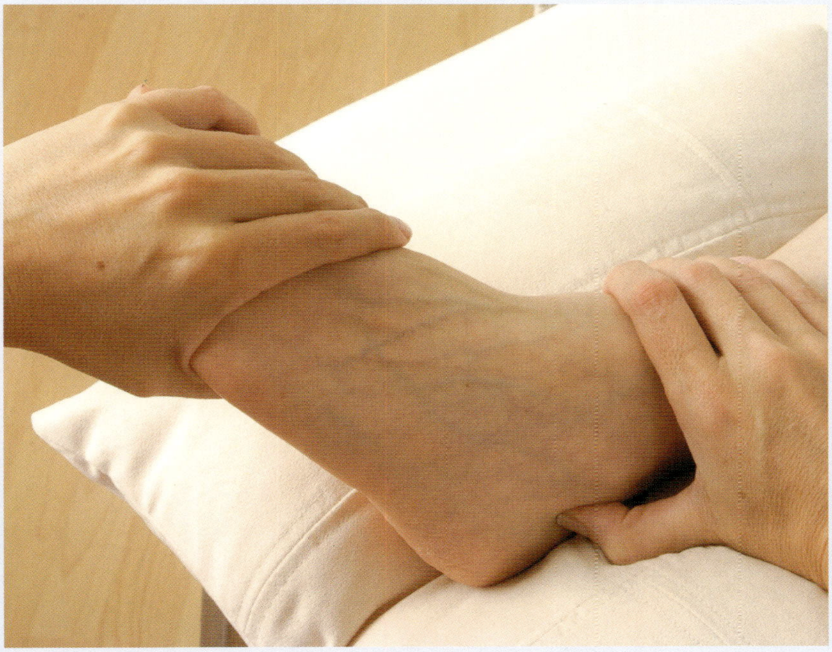

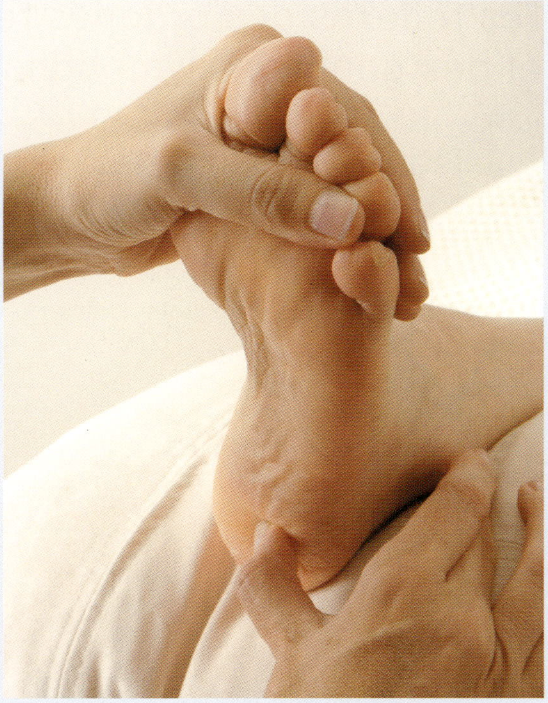

▲ **Étape 51**

Continuez la progression de la chenille d'un côté à l'autre du réflexe du nerf sciatique sur la partie charnue du talon.

Étape 52 ►

Changez de main et, avec votre pouce gauche, exécutez la progression de la chenille en remontant l'autre côté du tendon d'Achille.

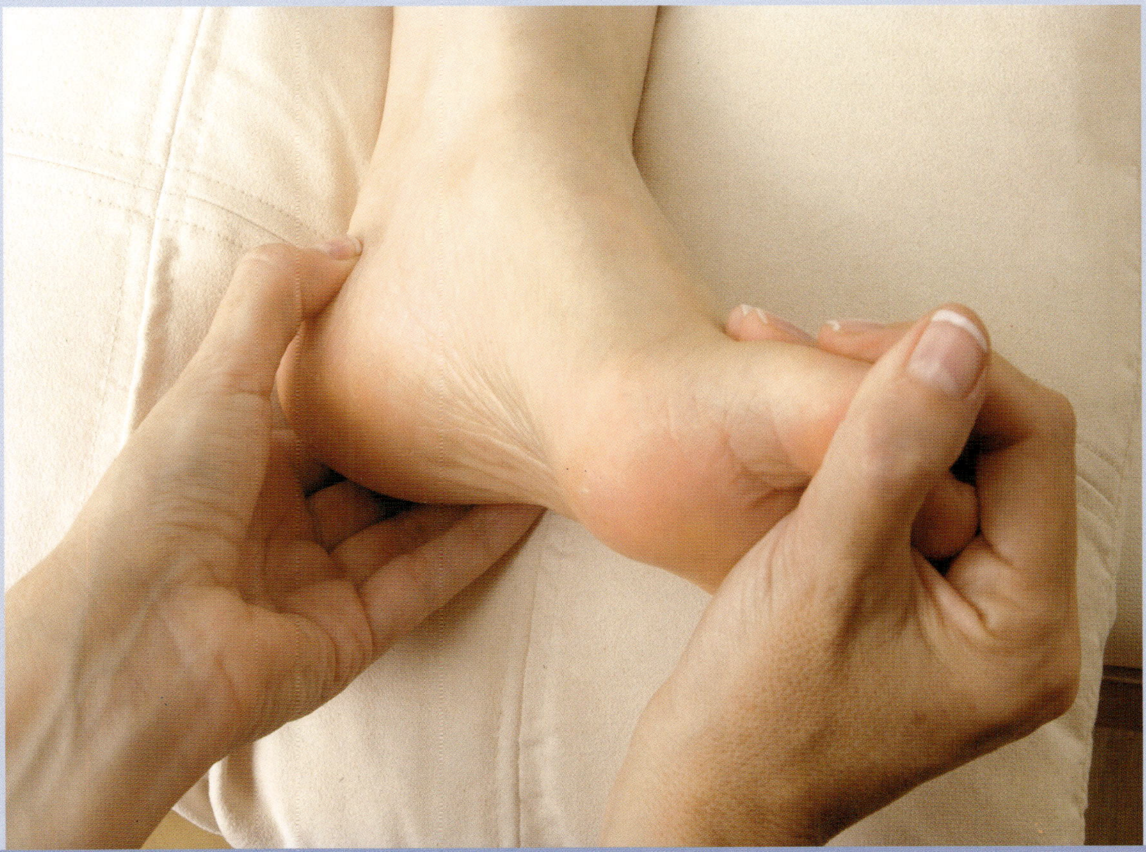

Les réflexes des organes reproducteurs et des ganglions lymphatiques de l'aine

Lorsque vous travaillez les réflexes des organes reproducteurs et des ganglions lymphatiques de l'aine, vous traitez les zones suivantes :

- l'ovaire gauche ou le testicule gauche;
- la trompe de Fallope gauche ou le canal déférent;
- les ganglions lymphatiques de l'aine;
- l'utérus ou la prostate.

Le traitement des réflexes des organes reproducteurs et des ganglions lymphatiques de l'aine soulage les troubles suivants :

- tous les problèmes liés aux règles;
- le syndrome prémenstruel (SPM);
- la ménopause;
- une accumulation de toxines;
- les problèmes d'infertilité;
- les problèmes de prostate.

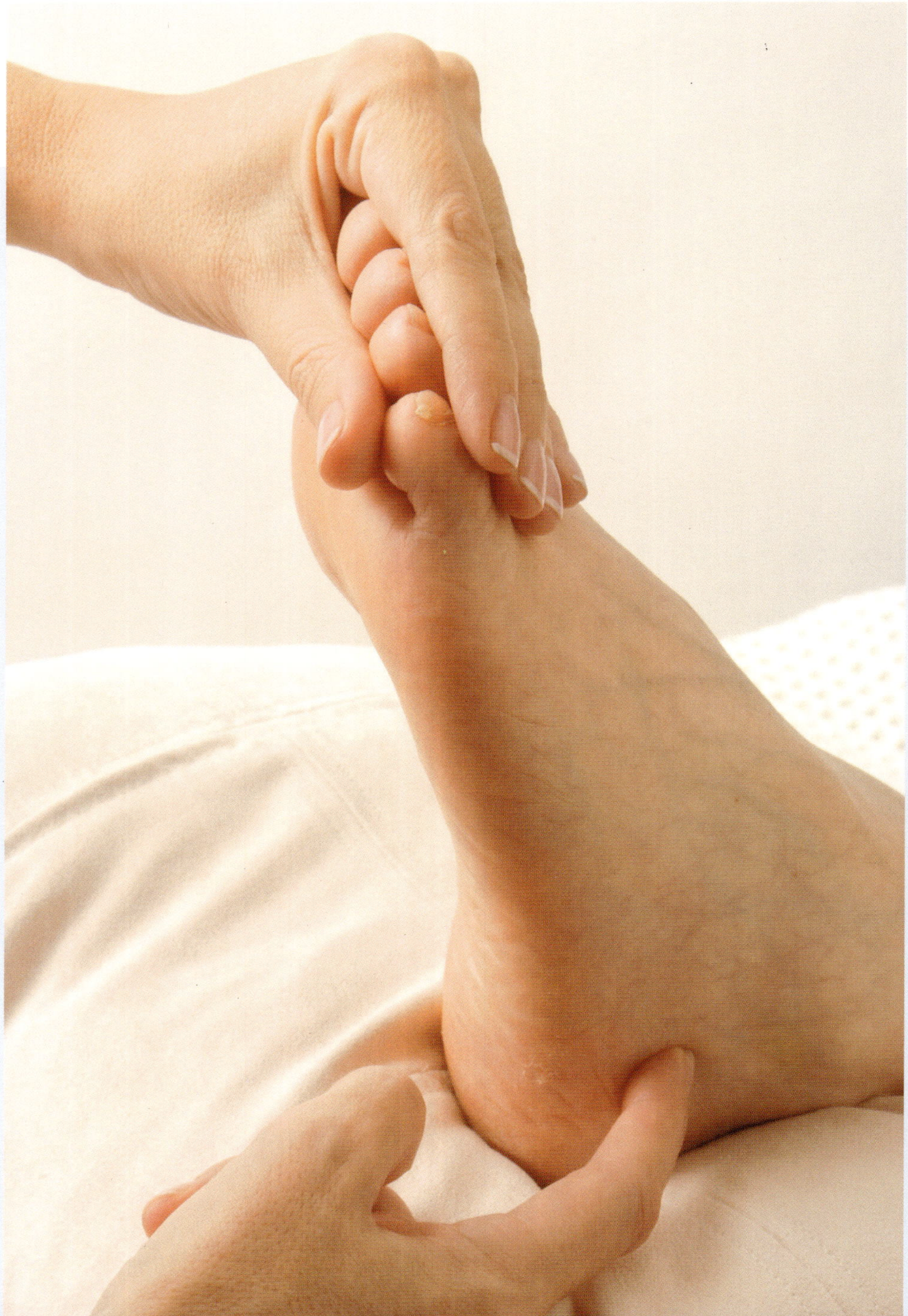

Étape 53 ▶
Pour situer le réflexe de l'ovaire gauche (femme) ou le testicule gauche (homme), imaginez d'abord une ligne diagonale allant de l'astragale extérieur au talon, puis situez le point milieu.

Tenez le dessus du pied avec votre main gauche, placez votre pouce ou votre index droit sur le réflexe, puis effectuez doucement des cercles de pression sur la zone.

Mise en garde

Si la patiente est enceinte, ne travaillez pas ces zones si elle a des antécédents de fausse couche. Néanmoins, un réflexologue expérimenté peut traiter ces réflexes. Si la patiente porte un dispositif intra-utérin (DIU), effleurez doucement la zone réflexe de l'utérus plutôt que d'exercer des pressions.

Étape 54 ▶
Exécutez la progression du pouce ou du doigt sur le dessus du pied jusqu'à un point à mi-chemin entre l'astragale intérieur et le talon. C'est le réflexe de la trompe de Fallope gauche (femme) ou du canal déférent (homme). Cependant, c'est aussi le réflexe des ganglions lymphatiques de l'aine et comme ils sont souvent obstrués en raison d'une mauvaise alimentation, d'un manque d'exercice ou du stress, une zone sensible au toucher révèle donc habituellement la présence de toxines. Exécutez la progression de la chenille sur la zone plusieurs fois si le réflexe des ganglions lymphatiques semble congestionné (grumeleux ou enflé).

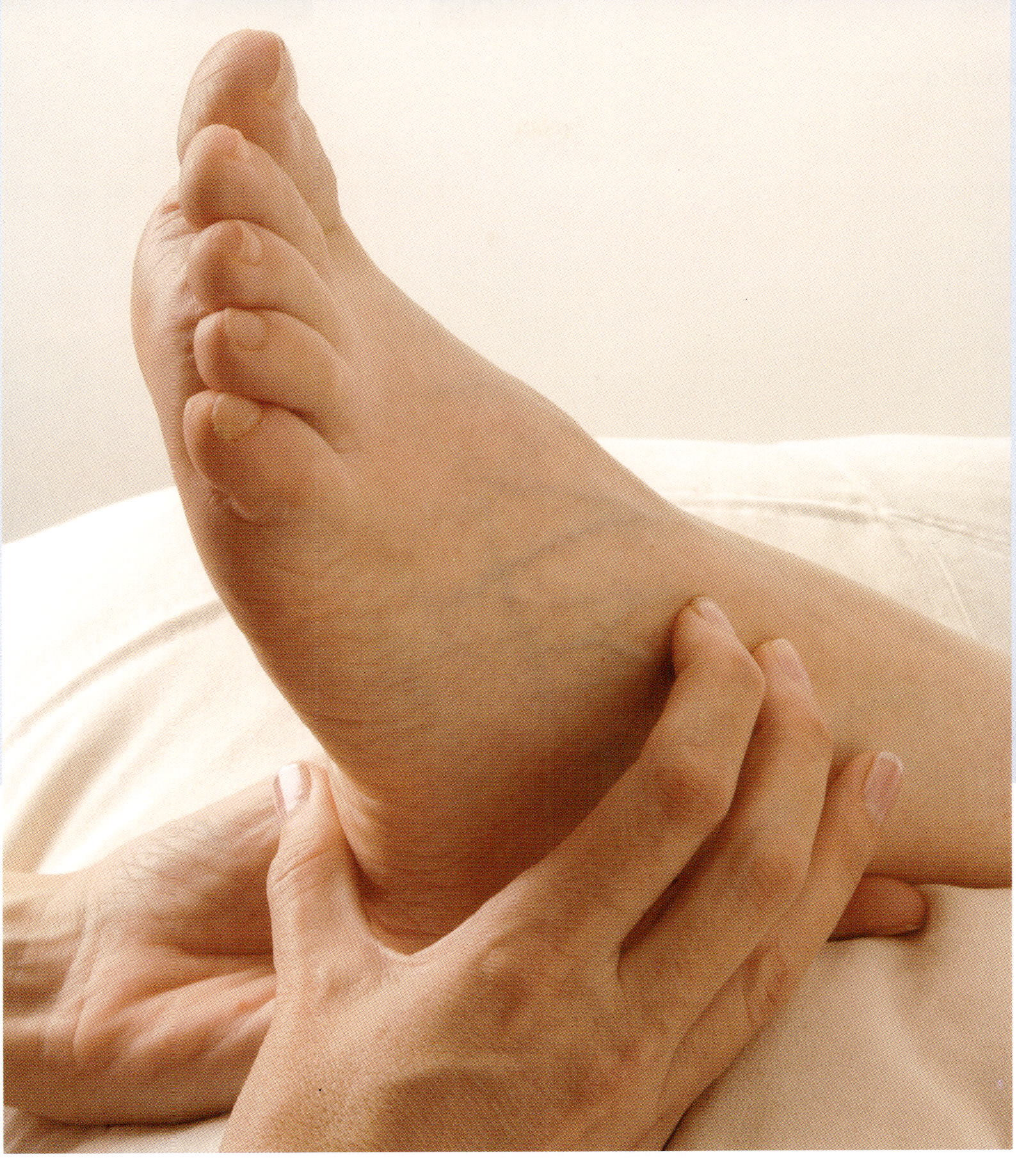

▼ Étape 55
Placez votre pouce ou votre index gauche sur le réflexe de l'utérus (femme) ou de la prostate (homme), situé à mi-chemin entre l'astragale intérieur et le talon, puis effectuez doucement des cercles de pression sur la zone.

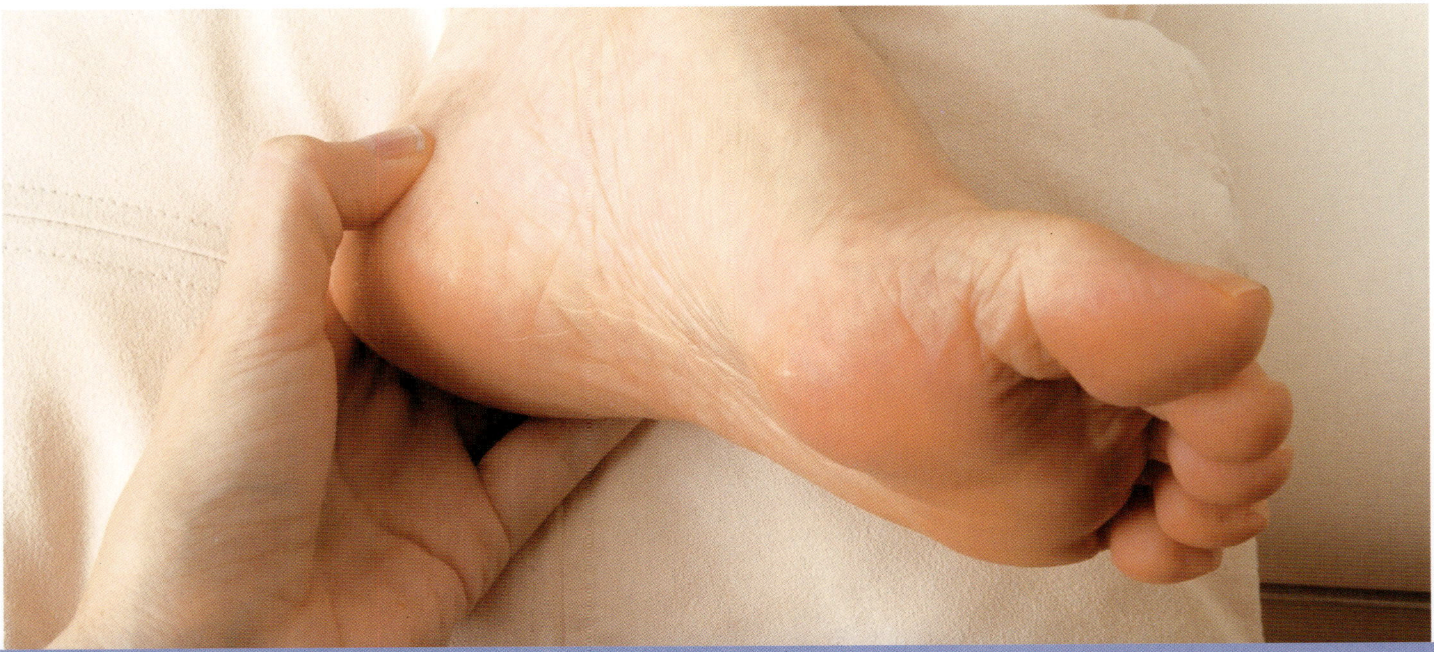

Pour terminer

Étape 1

Caressez doucement le pied avec les deux mains, et ce, plusieurs fois, pour vous assurer que toutes les toxines ont été dispersées et pour détendre le pied entièrement. Ensuite, saisissez doucement le pied entre vos mains et couvrez-le.

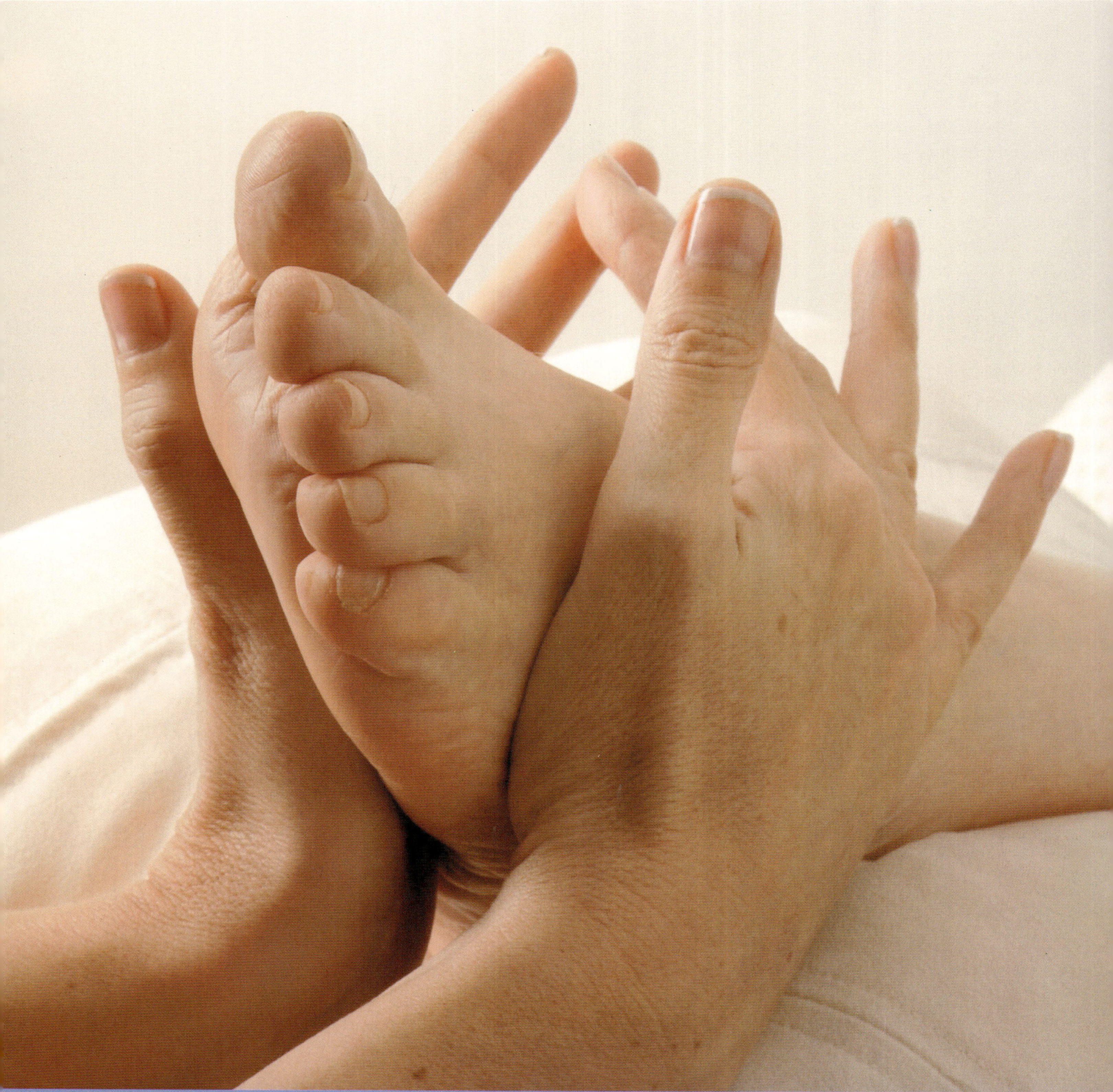

Étape 2
Découvrez les deux pieds et revenez à toute zone réflexe qui était sensible au toucher au cours du premier traitement.

Étape 3
Exécutez quelques-unes de vos techniques de relaxation préférées. Si vous désirez améliorer votre traitement de réflexologie, massez les pieds avec votre mélange d'huiles aromatiques (consultez les pages 236 à 241 pour en savoir plus).

Étape 4 ▶
Effectuez le relâchement du plexus solaire sur les deux pieds pour favoriser un état de relaxation total. Tenez le pied droit avec votre main gauche et le pied gauche avec votre main droite, avec les doigts reposant doucement sur le dessus des pieds. Placez les deux pouces sur les réflexes du plexus solaire et tenez-les doucement quelques secondes. Demandez au patient d'inspirer profondément pendant que vous exercez doucement une pression, lentement, sur les zones du plexus solaire.

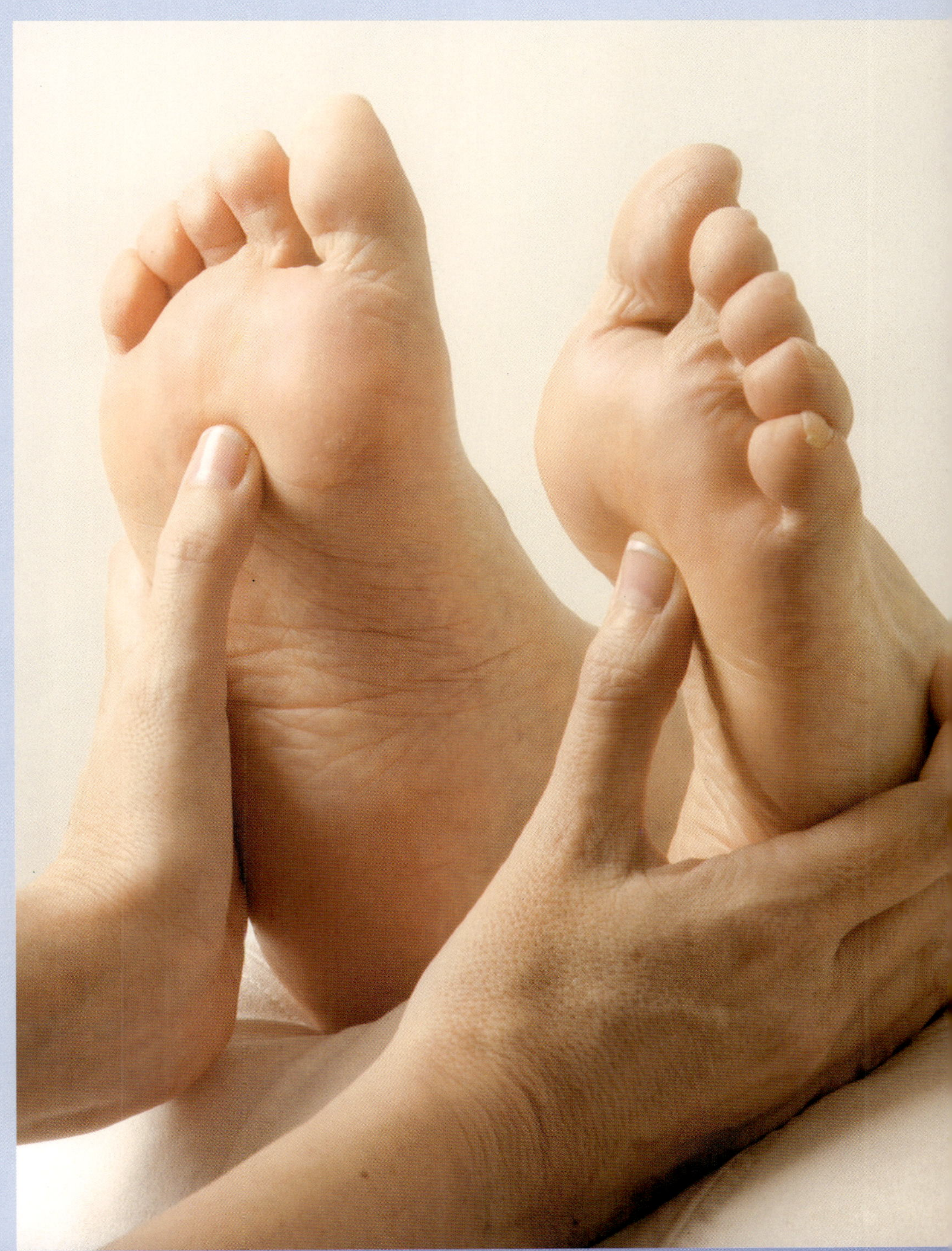

Étape 5
Couvrez les pieds du patient et laissez-le relaxer en lui accordant le temps nécessaire. Lorsqu'il s'assoit, offrez-lui un verre d'eau pour l'aider à évacuer les toxines qui peuvent avoir été libérées au cours du traitement. Invitez-le à boire au moins 6 à 8 verres d'eau au cours des 24 prochaines heures pour favoriser le processus de détoxication.

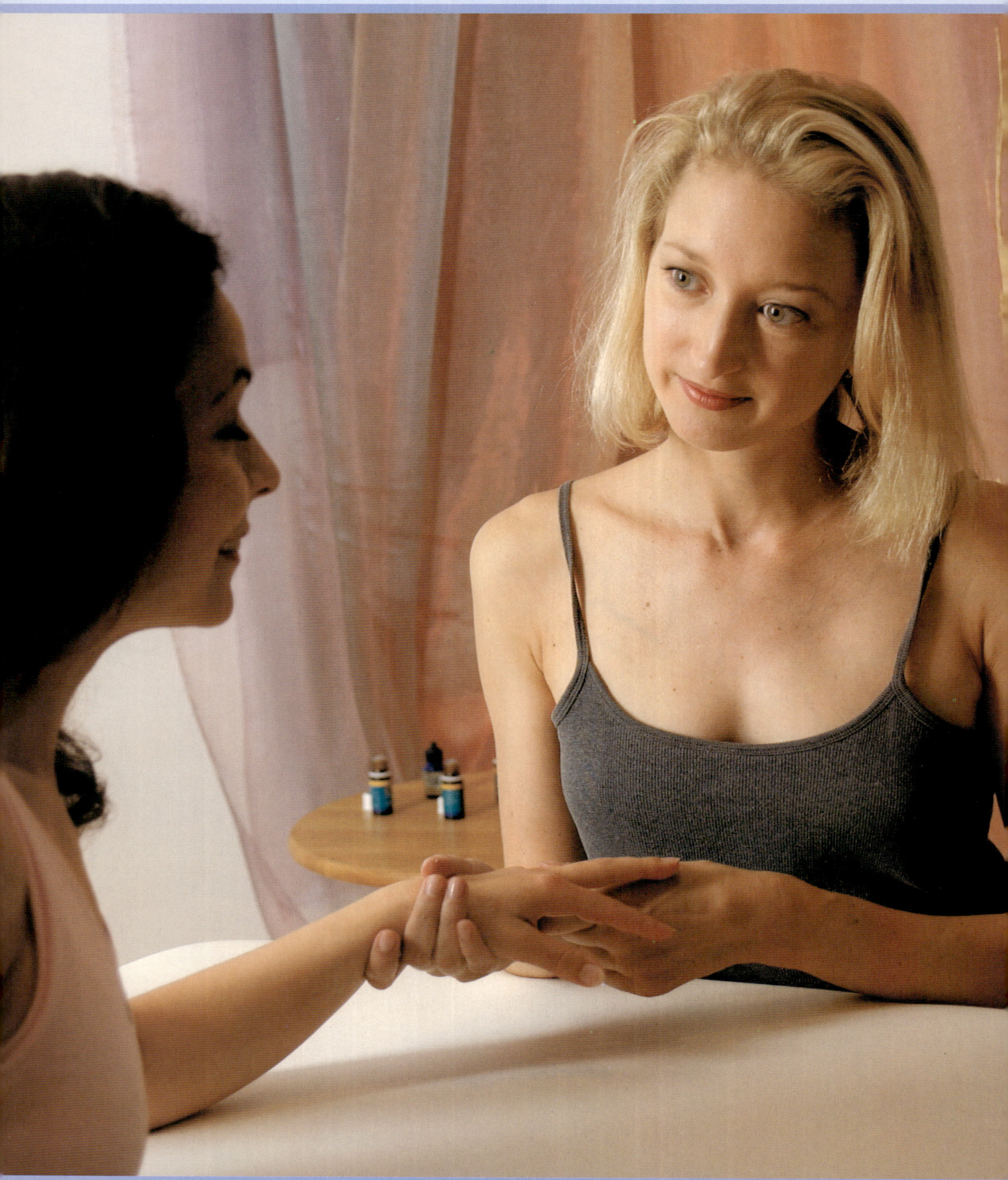

CHAPITRE DEUX

Réflexologie de la main

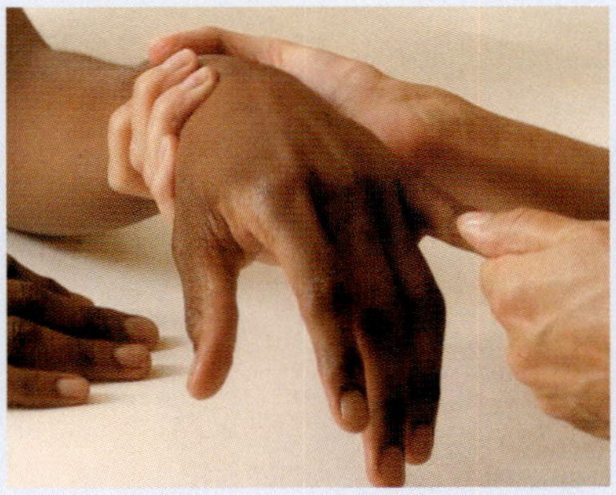

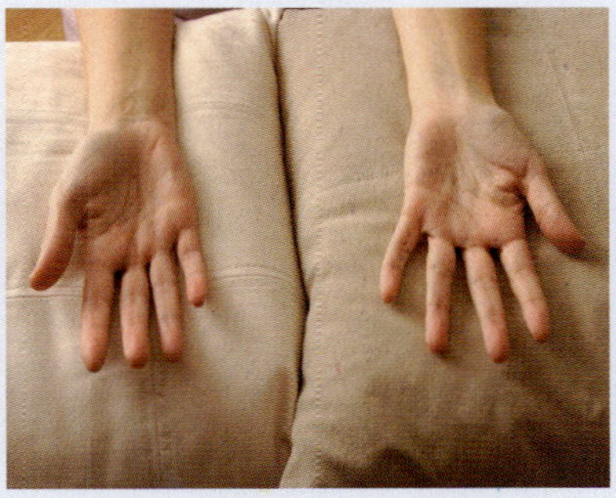

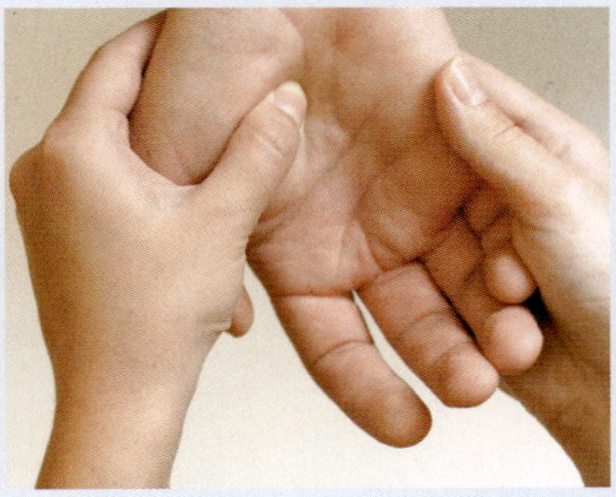

Le traitement de réflexologie de la main peut être pratiqué n'importe où et en tout temps. Vous n'avez pas besoin de matériel particulier – vous n'avez besoin que de vos propres mains.

La structure osseuse des mains

La main et le poignet comprennent 27 os :

- quatorze phalanges, les phalanges étant les os des doigts et du pouce. Il y a trois phalanges dans chaque doigt, et deux dans le pouce;
- cinq métacarpiens qui s'articulent avec les phalanges et forment la paume de la main. La tête de ces os forme les jointures;
- huit os carpiens qui constituent le poignet : les os du carpe sont de petits os disposés en deux rangées de quatre et unis étroitement par des ligaments. La rangée voisine des os du métacarpe comprend : le trapèze, les trapézoïdes, le grand os et l'os crochu. La deuxième rangée, voisine des os de l'avant-bras, est constituée du scaphoïde, de l'os semi-lunaire, de l'os pyramidal et de l'os pisiforme.

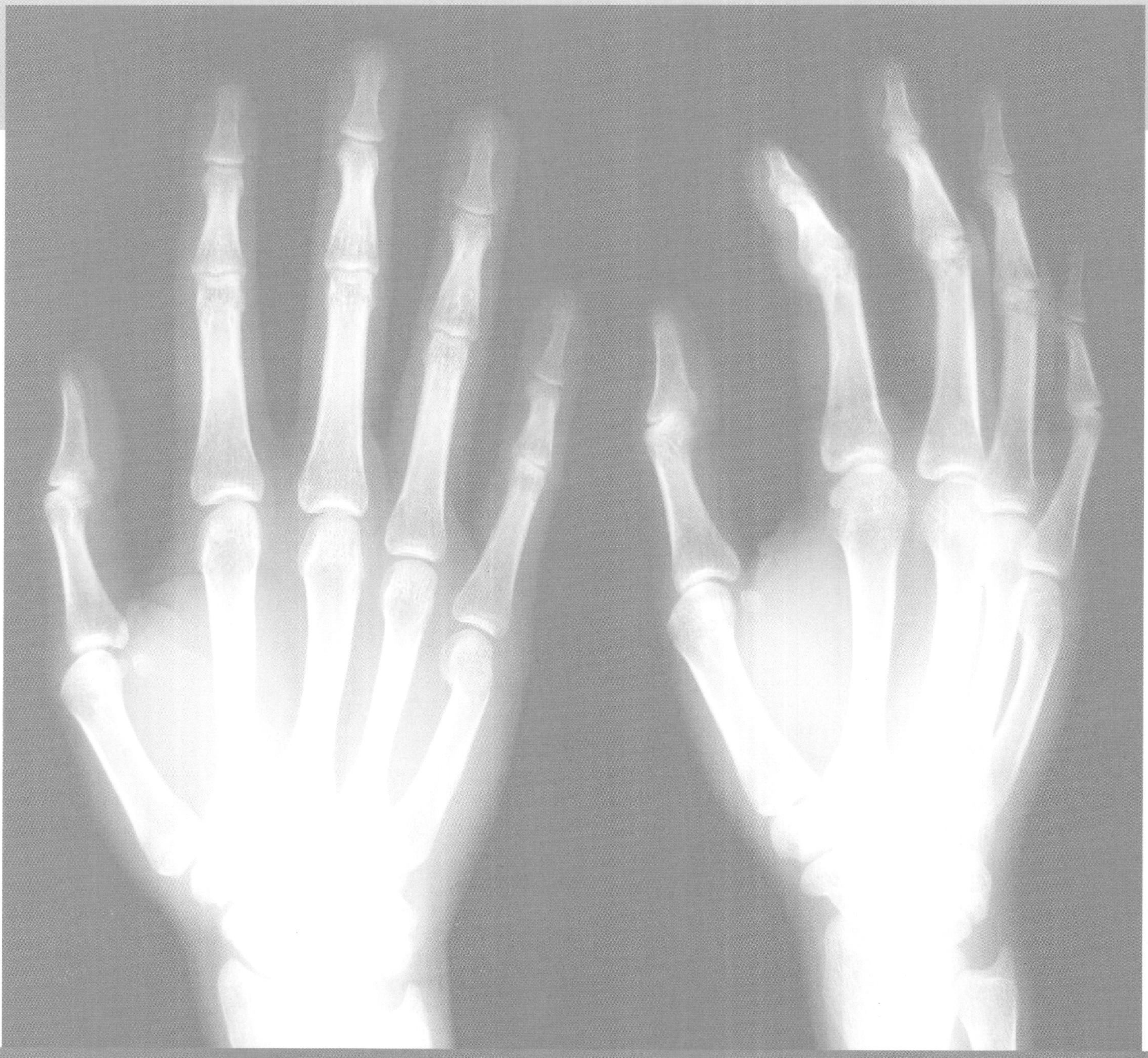

Préparer un traitement de réflexologie pour la main

Vous n'avez aucun matériel à acheter – vos seules mains suffisent. Vous pouvez pratiquer ce traitement n'importe où, mais idéalement, essayez de créer la bonne ambiance en vue d'obtenir les meilleurs résultats possible. Un lieu paisible est indispensable pour réussir le traitement.

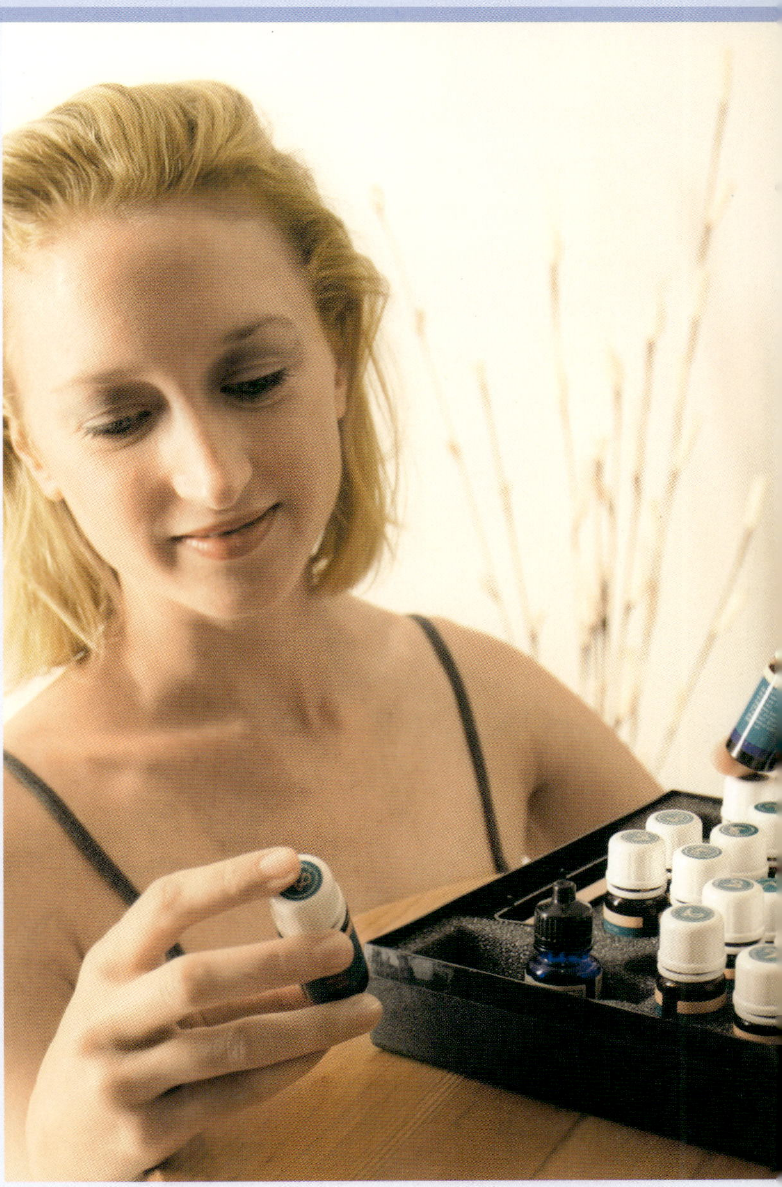

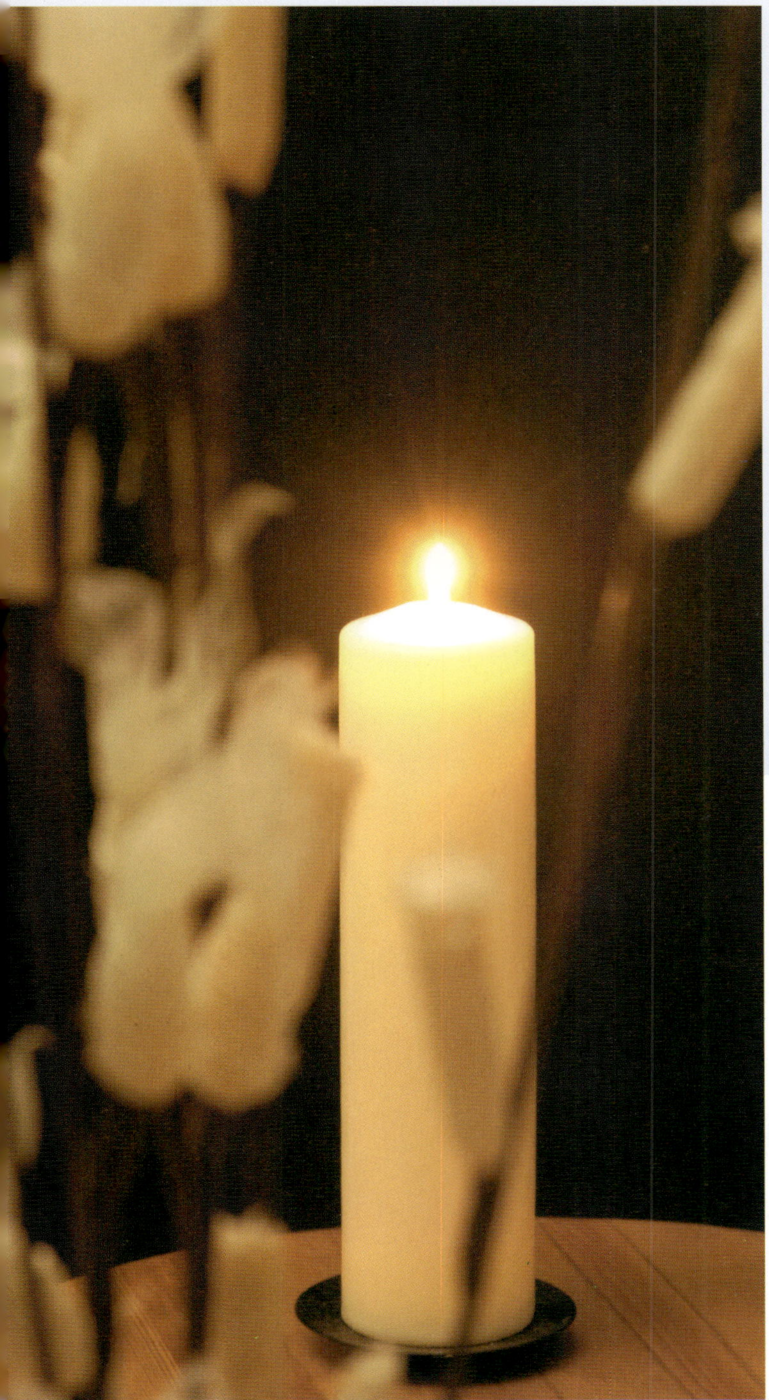

Tout d'abord, vous avez besoin d'une pièce sans bruit. Vous ne voulez pas être dérangé pendant le traitement. Assurez-vous que votre entourage ne vous importunera pas et que vous n'êtes pas à la portée du téléphone. Pour renforcer l'atmosphère apaisante, vous avez besoin d'un éclairage tamisé, idéalement avec un gradateur. Vous pouvez utiliser de petites lampes de table ou même des chandelles. Assurez-vous que la température de la pièce est confortable avant de commencer le traitement et ayez une couverture, de même que plusieurs oreillers ou coussins, en vue d'assurer la détente de votre partenaire. Vous devez décider si vous et votre partenaire préférez le silence complet au cours du traitement. Certaines personnes aiment entendre une musique de fond. Il est bon de maintenir la conversation au strict minimum, d'une part afin de mieux vous concentrer, d'autre part pour permettre au patient de se détendre tout à fait.

Vous pouvez améliorer une atmosphère déjà propice au calme et à la guérison en diffusant des huiles essentielles dans la pièce. Il existe de nombreux types de brûleurs d'huile. Vous n'avez qu'à remplir le bol d'eau, puis qu'à ajouter quelques gouttes de votre huile ou de vos huiles préférées, selon l'atmosphère que vous désirez créer.

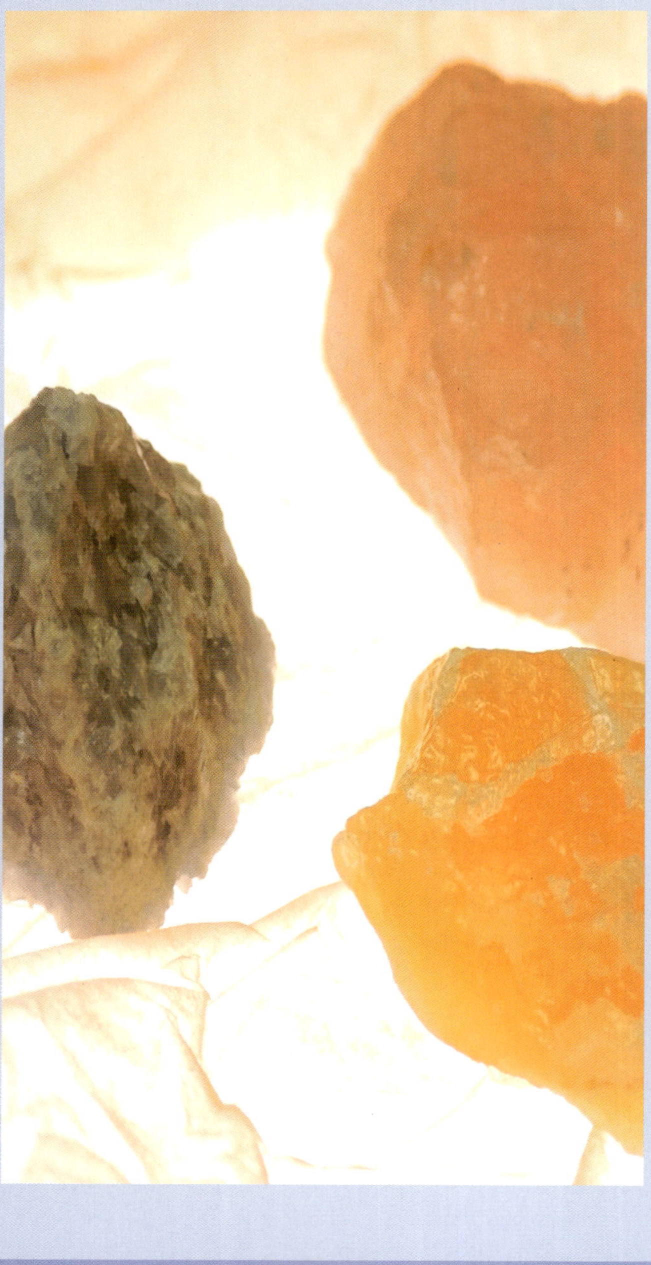

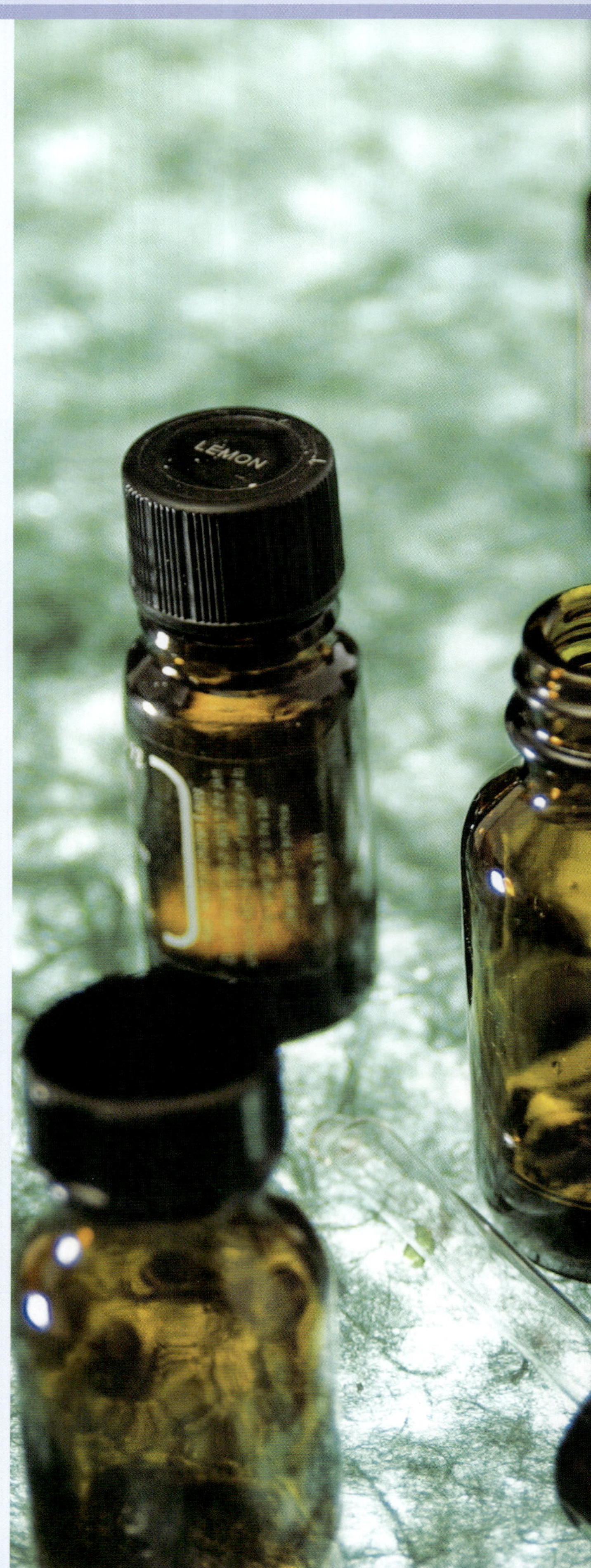

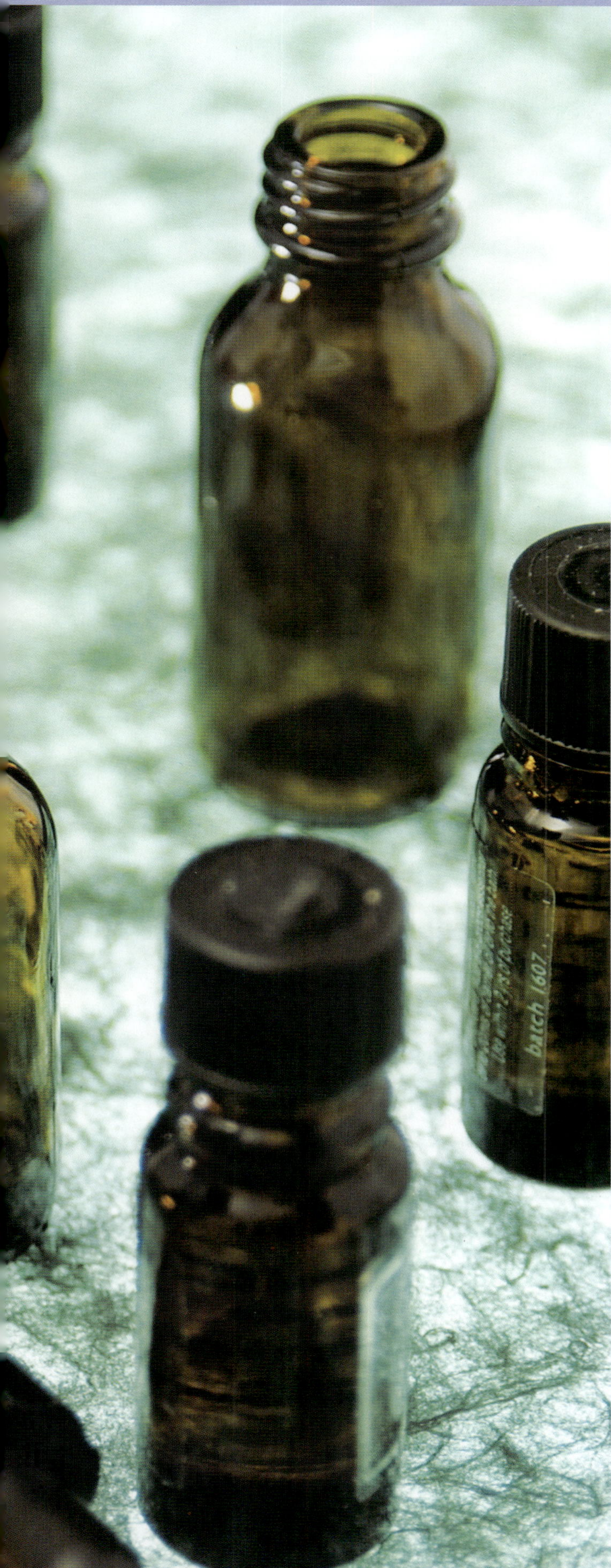

- Pour lutter contre la dépression, utilisez du pamplemousse ou de la bergamote.
- Pour calmer un esprit troublé, utilisez de la lavande.
- Pour augmenter l'estime de soi, utilisez le romarin ou le poivre noir.

Si vous placez quelques cristaux autour de la pièce, ils créeront une atmosphère apaisante. En plus d'avoir belle apparence, ils peuvent contribuer à l'ambiance. Le quartz rose donne un sentiment de satisfaction, alors que l'améthyste mauve aide à éloigner les sentiments négatifs.

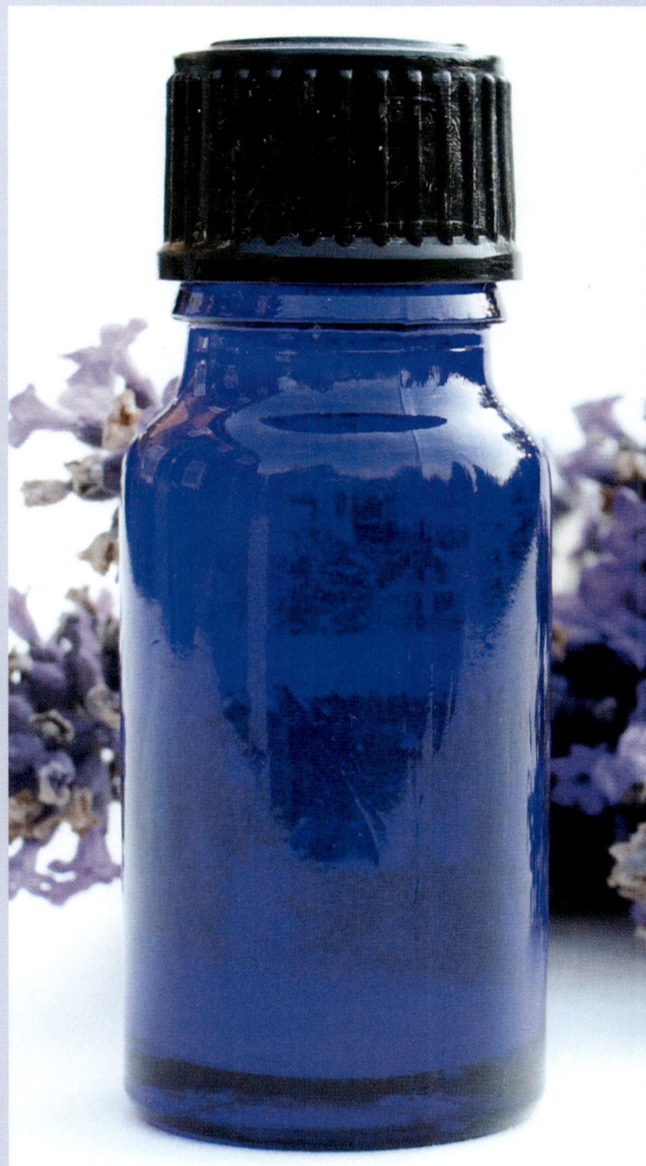

Les positions pour le traitement

Le patient peut être assis ou allongé. Quelle que soit la position choisie, il est indispensable que vous soyez tous les deux complètement détendus.

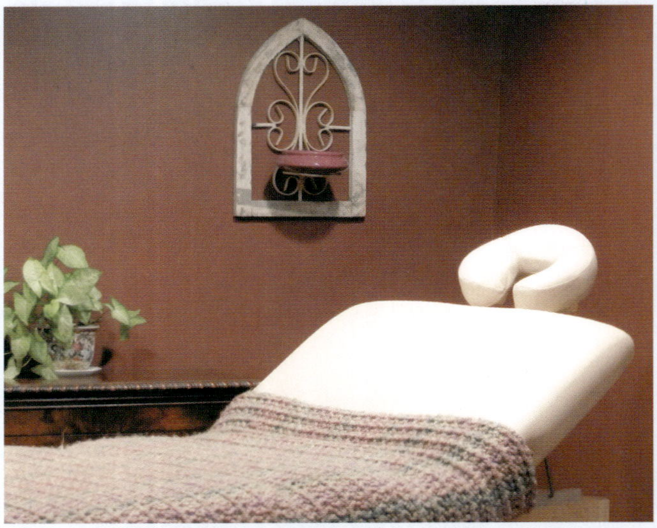

La position allongée

Si vous préférez que le patient s'allonge, les meubles suivants conviennent :

- un divan de massage;
- un lit;
- un fauteuil inclinable ou une chaise longue;
- le plancher (un duvet épais, quelques couvertures ou un sac de couchage serviront à créer une surface de travail ferme et bien rembourrée).

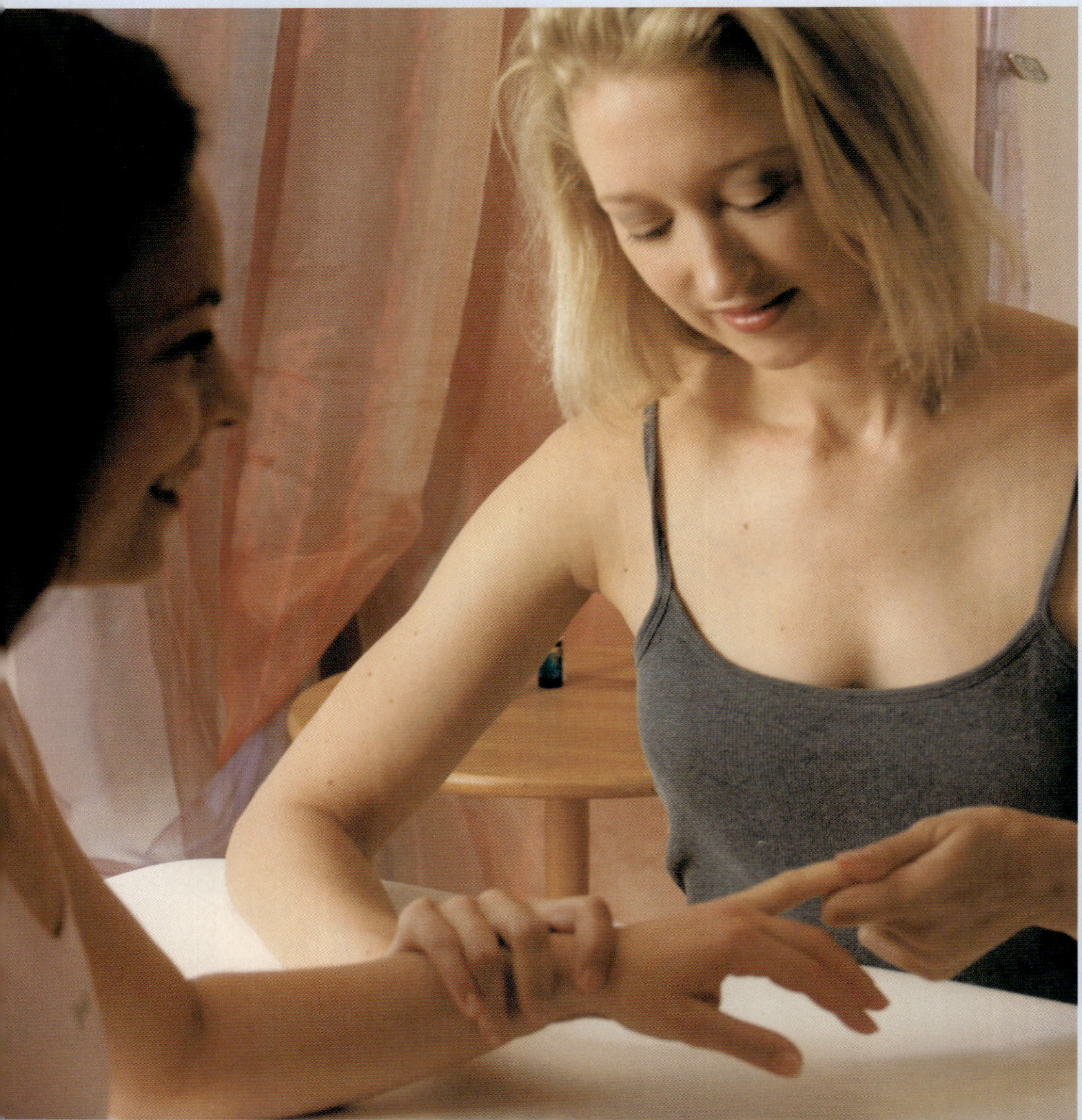

Pensez à placer quelques oreillers ou coussins sous la tête du patient, à la fois pour soutenir son cou et pour observer ses expressions faciales. Placez un oreiller ou un coussin sous ses genoux pour que la région lombaire soit détendue, et un autre sous la main que vous traiterez d'abord.

Enfin, couvrez le patient avec une serviette, un drap ou une couverture, selon la température, pour lui permettre de bien se détendre.

Vous aurez besoin d'une chaise ou d'un tabouret pour vous asseoir et traiter le patient sans créer de tension dans votre corps.

La position assise

Si le patient préfère s'asseoir, il doit vous faire face et sa main doit reposer sur un coussin, une table ou un tabouret. Vous pouvez placer sa main sur un ou deux oreillers ou coussins, sur vos genoux.

Vous devez bien vous asseoir sur une chaise ou un tabouret, afin que les mains de votre patient vous soient facilement accessibles.

Autres points

Vous devez penser aux points suivants avant de commencer une séance de réflexothérapie :

- lavez-vous toujours les mains avant et après un traitement;
- assurez-vous que vos ongles sont courts et propres pour ne pas blesser le patient;
- enlevez vos bijoux comme les bagues, les bracelets et les montres pour ne pas l'érafler;
- demandez au patient d'enlever ses bijoux.

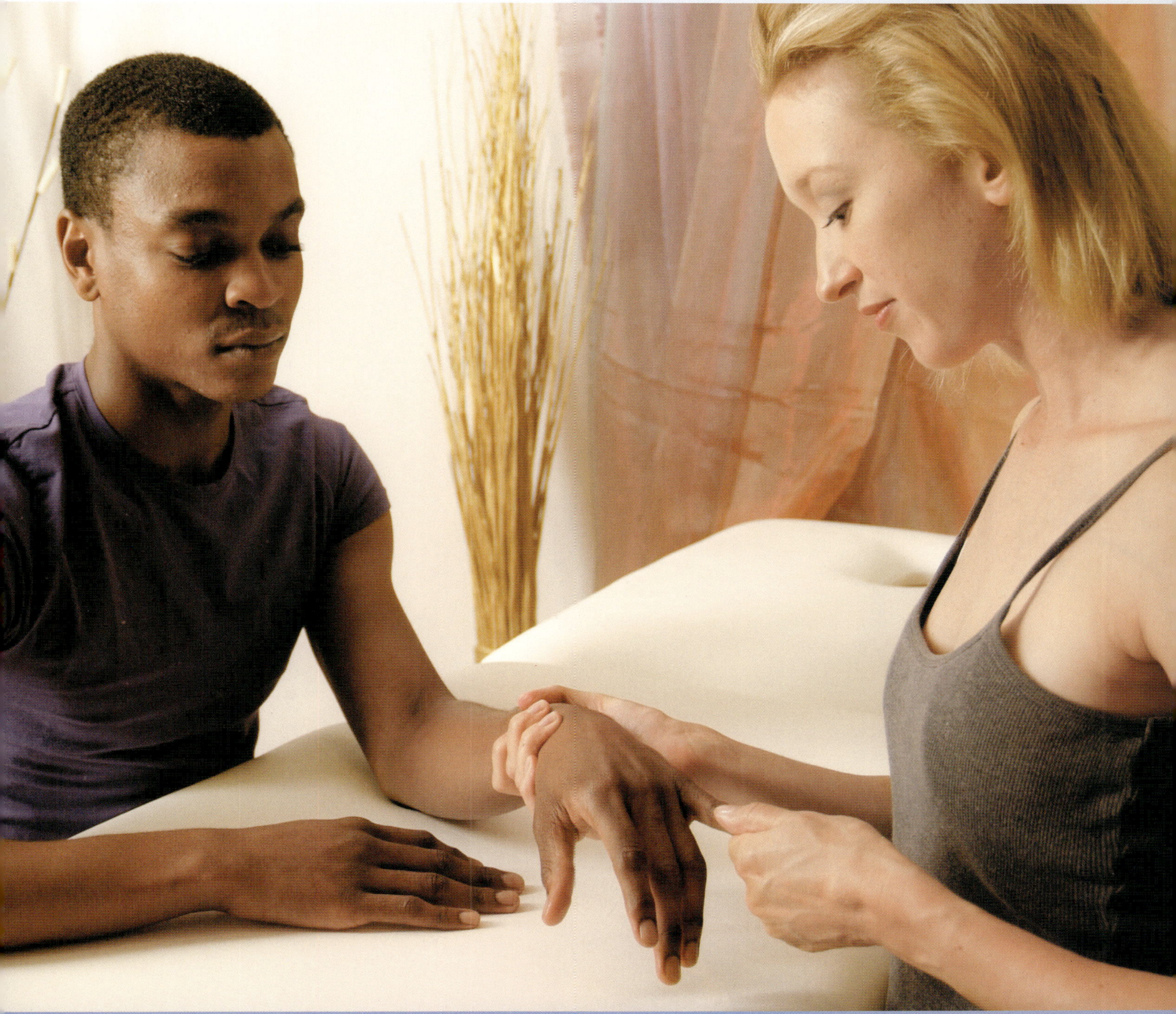

L'examen physique des mains

Ce que les mains peuvent vous révéler

Les mains saines présentent une couleur uniforme, sans taches et la tonicité est bonne. Elles doivent être chaudes plutôt que moites et froides, souples et flexibles, et les ongles doivent être durs.

Comme tout déséquilibre du corps se reflétera dans l'état des mains et des ongles, il est donc important de tenir compte des aspects suivants lorsque vous examinez les mains.

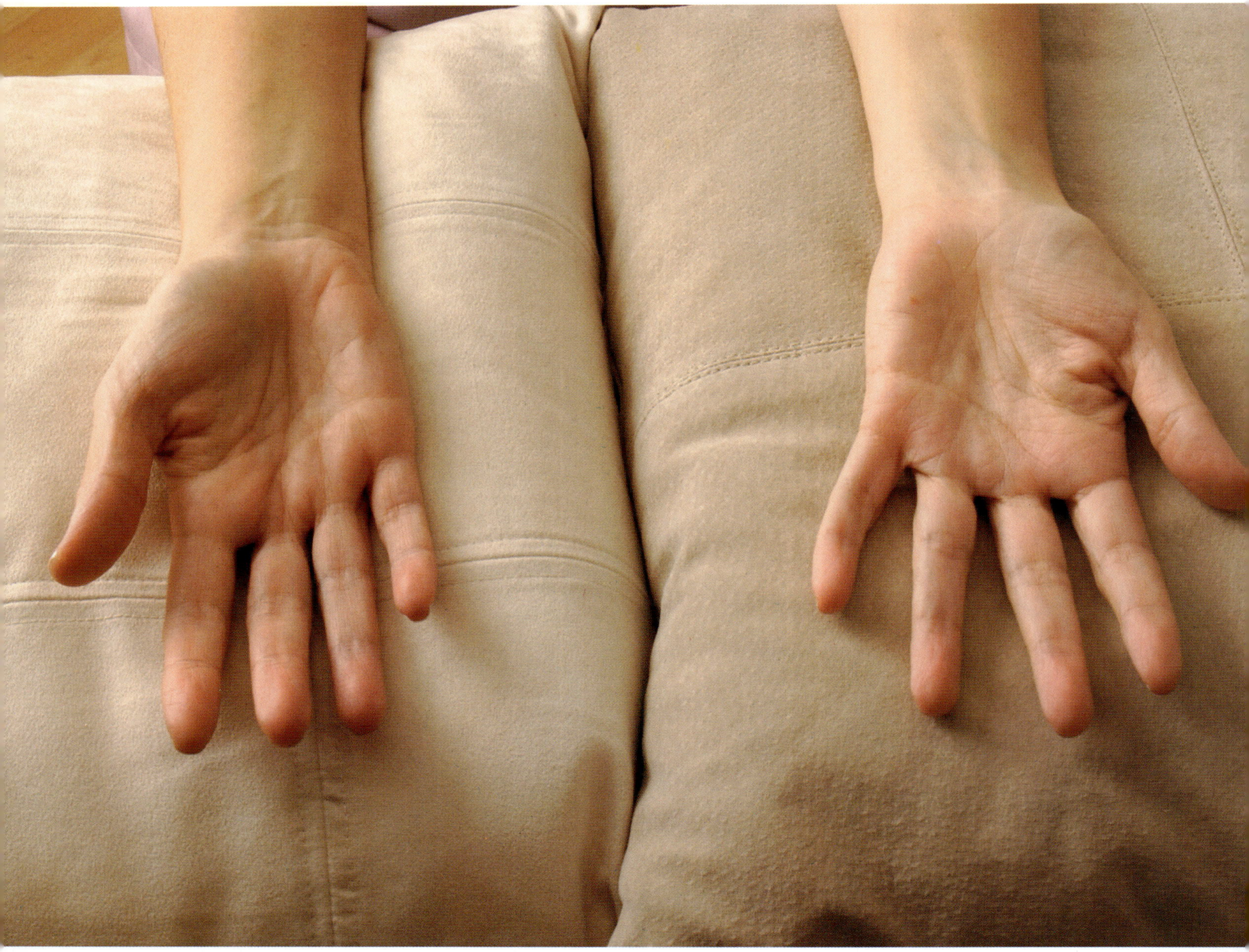

La couleur de la peau

Elle peut donner certaines indications.

- Les mains blanches indiquent une mauvaise circulation. L'absence de couleur est généralement signe de fatigue et d'épuisement.
- Les mains rouges indiquent des blocages d'énergie vers les réflexes. La colère et la frustration peuvent aussi faire rougir les mains.
- Les mains jaunes indiquent la présence de toxines dans l'organisme. Le tabagisme peut causer un jaunissement important de la zone des poumons. Les produits chimiques, les médicaments et une mauvaise alimentation peuvent faire jaunir les mains.
- Les mains brunes indiquent un niveau plus élevé de toxicité que les mains jaunes. Le patient en a-t-il assez de la vie ?
- Les mains bleues indiquent une mauvaise circulation et la congestion peut leur donner une couleur mauve. Avec les traumatismes psychiques, elles peuvent sembler « couvertes de bleus ».
- Les teintes de vert indiquent non seulement des zones de toxicité, mais que le patient est envieux et mécontent de sa vie.
- Les mains marbrées révèlent la présence de toxines dans l'organisme et de la souffrance affective.

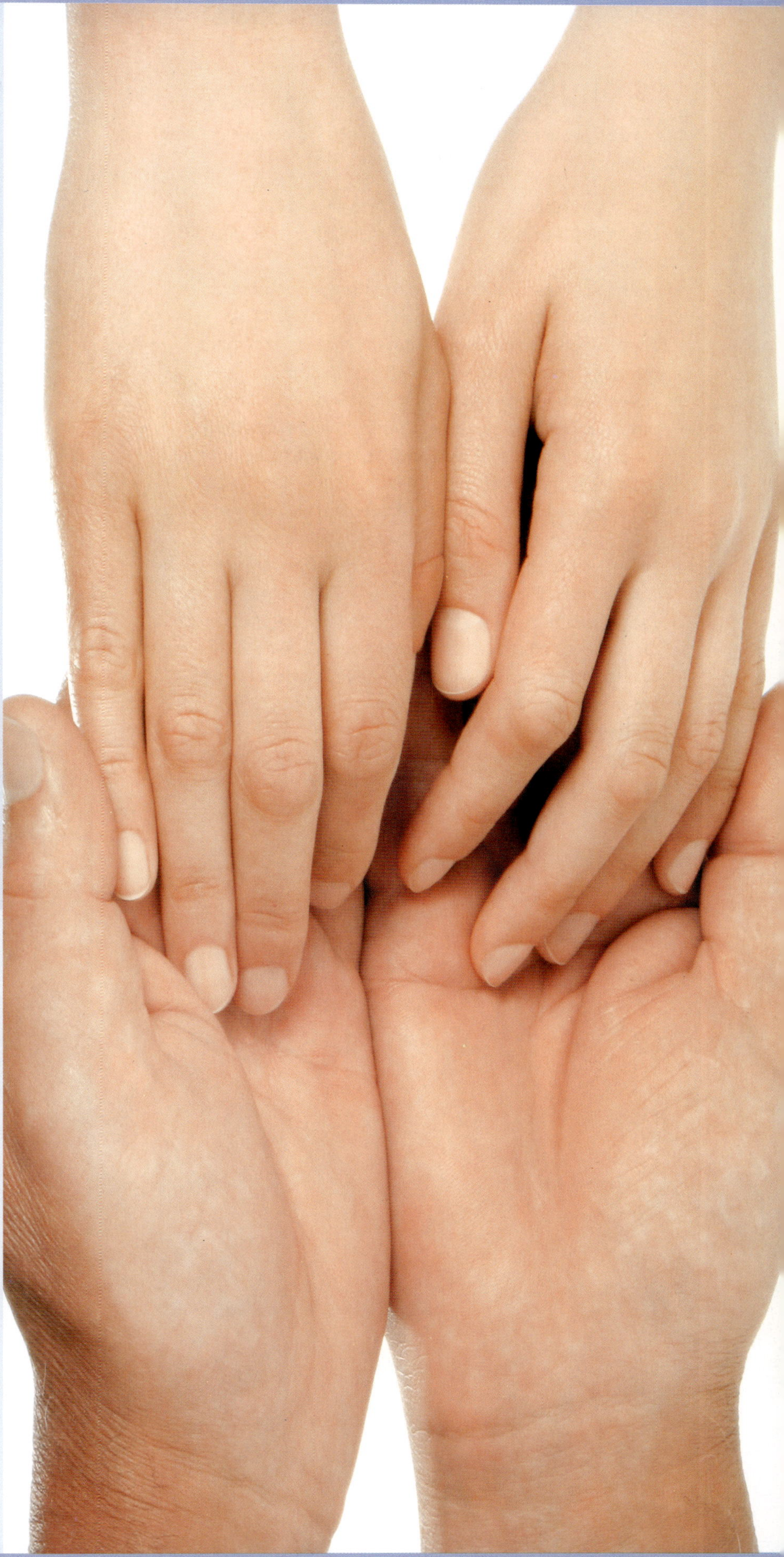

La santé de la peau

La santé de la peau des mains peut vous renseigner davantage sur le bien-être du patient.

- La peau sèche ou la desquamation est signe de déshydratation, de la nécessité de boire plus d'eau. Au cours d'une période de changement, les zones de la peau peuvent se desquamer à mesure que le corps se libère du passé et ouvre la voie à l'avenir.
- La peau dure entrave le flux d'énergie vers les zones réflexes. Les zones de peau dure peuvent nous protéger des blessures ou indiquer que nous cachons nos vrais sentiments.

Les ongles

Les ongles peuvent aussi vous donner des indices sur la santé du patient.

- Les ongles rosés révèlent un bon état de santé.
- Les ongles blancs, bleus ou mauves indiquent une mauvaise circulation.
- Les ongles mous ou minces peuvent révéler un déséquilibre nutritionnel. Ils peuvent aussi être signe d'une faible constitution. On les observe souvent chez les personnes sensibles, dont le système nerveux est délicat.
- Les ongles plus épais sont signe de vitalité et de force physique. Néanmoins, s'ils ont durci et perdu leur couleur, les zones réflexes sont bloquées; de tels ongles peuvent aussi indiquer la rigidité et l'entêtement.
- Les stries verticales peuvent indiquer la mauvaise nutrition, la fatigue, de même qu'un choc et un traumatisme.
- Les stries horizontales ou les échancrures peuvent révéler un traumatisme. Elles peuvent indiquer un changement dans l'alimentation et s'il y a plus d'une échancrure, il est probable qu'il y ait eu plus d'un changement dans le régime. (Remarquez que la période de croissance d'un ongle est de six mois.)
- Les taches blanches indiquent une faible constitution, un traumatisme ou une carence en zinc.
- Les ongles en cuiller peuvent révéler une carence en fer.
- Les petites crevasses peuvent indiquer une affection de la peau, comme le psoriasis.

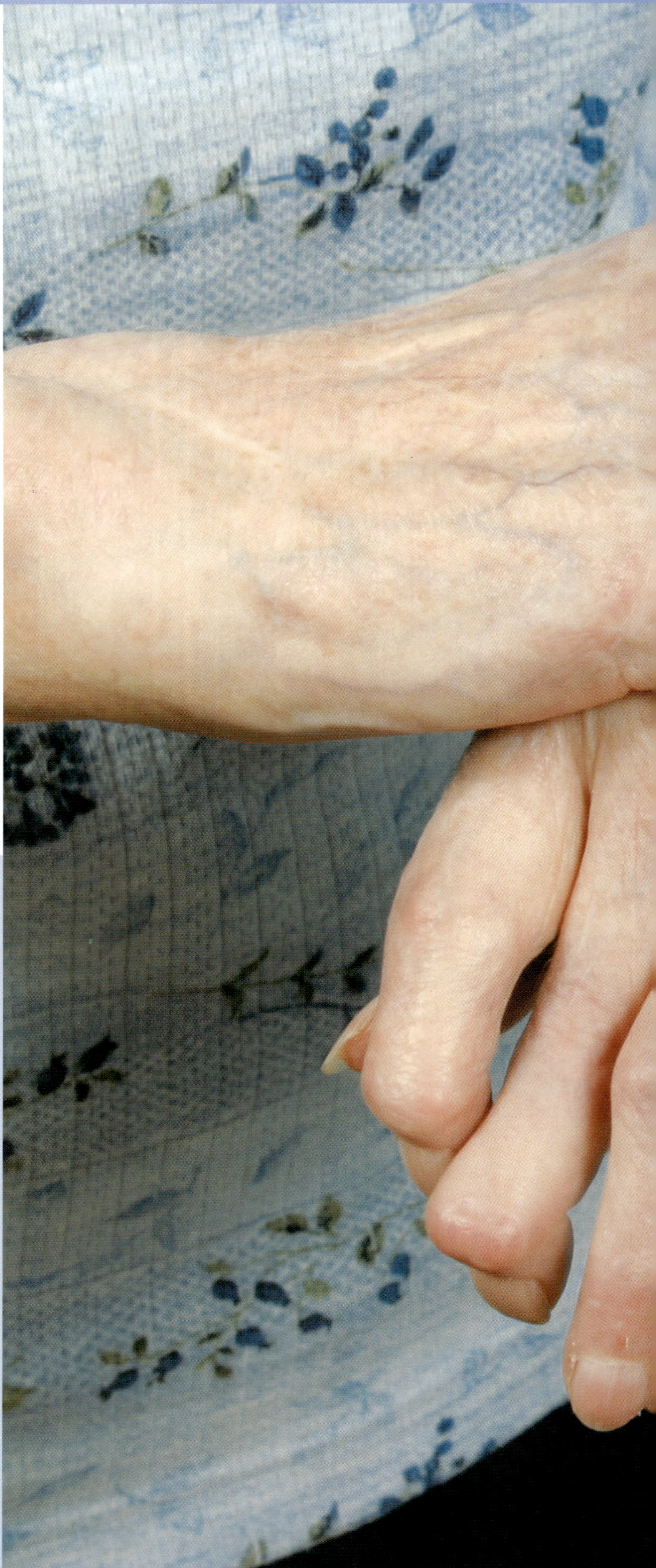

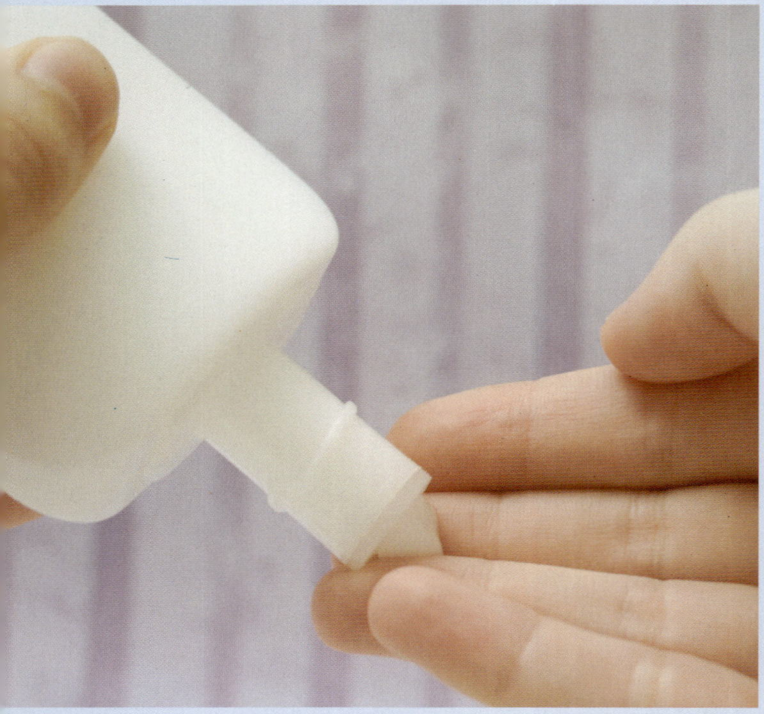

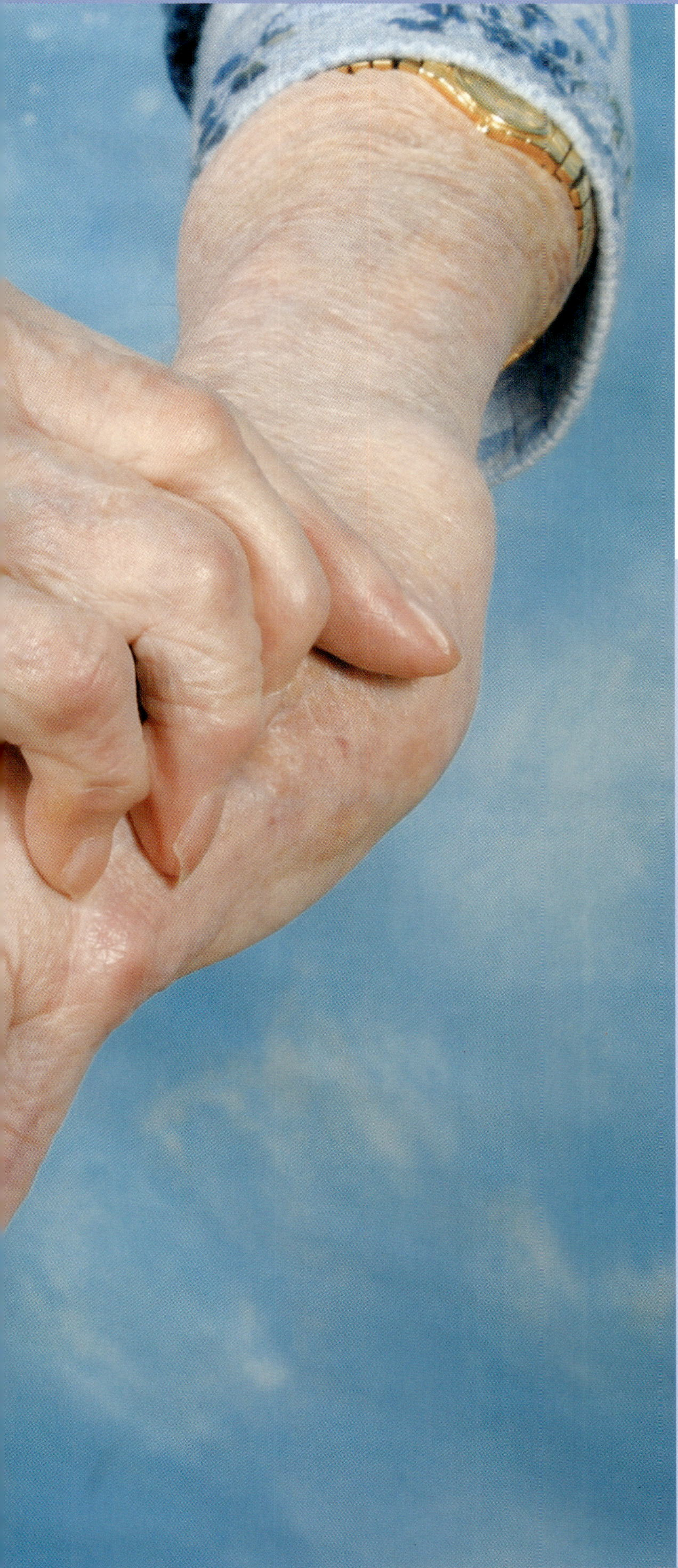

La structure osseuse des mains

Observez-la pour obtenir plus d'informations.

- Les déformations, comme celles qui sont causées par l'arthrite, affecteront les zones réflexes.
- Les doigts pliés peuvent créer un déséquilibre dans l'organisme.

La température de la peau

Remarquez si les mains sont moites ou froides. Les mains moites peuvent indiquer la toxicité ou un excès de nervosité. Les mains froides indiquent une mauvaise circulation ou une incapacité à s'exprimer.

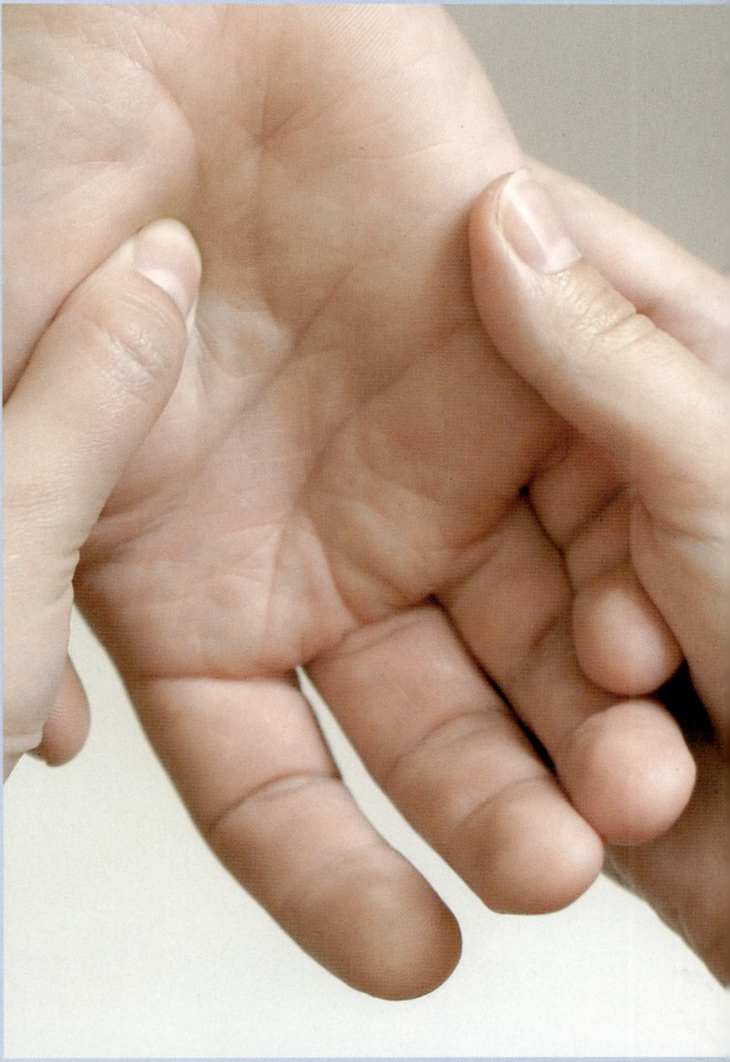

Autres points à considérer

Recherchez les signes suivants. Ils peuvent créer un déséquilibre dans une zone réflexe :

- enflure ou bouffissure autour des poignets (indique la congestion);
- verrues;
- un ganglion, une bosse (habituellement indolore) dont la taille va d'un pois à une balle de golf;
- cicatrices, coupures, éruptions cutanées, taches, vésicules et durillons;
- mains ridées, portant de nombreuses lignes.

Le type d'anomalie importe peu; ce qui compte, c'est son emplacement. Par exemple, une verrue ou une zone de peau dure sur le côté du pouce signale un problème au cou. Une cicatrice ou une bouffissure autour du poignet indique un système lymphatique engorgé. C'est à cet endroit que l'on trouve les réflexes des ganglions lymphatiques pelviens. Souvenez-vous ! Peu importe l'anomalie, c'est son emplacement qui compte !

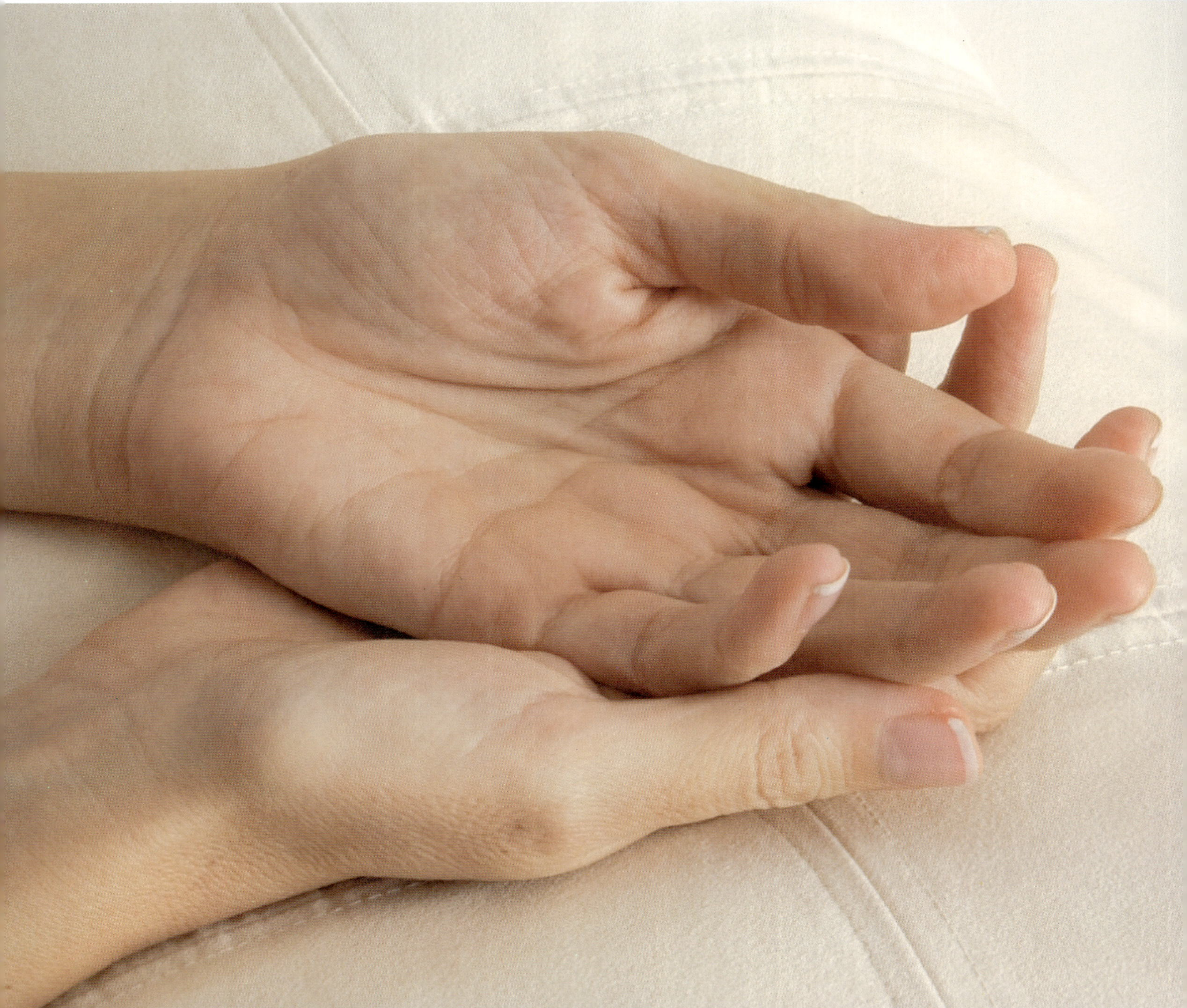

Réflexologie de la main – les techniques de base

On utilise de nombreuses techniques pour la réflexologie de la main. Les plus fréquemment utilisées sont décrites dans cette section.

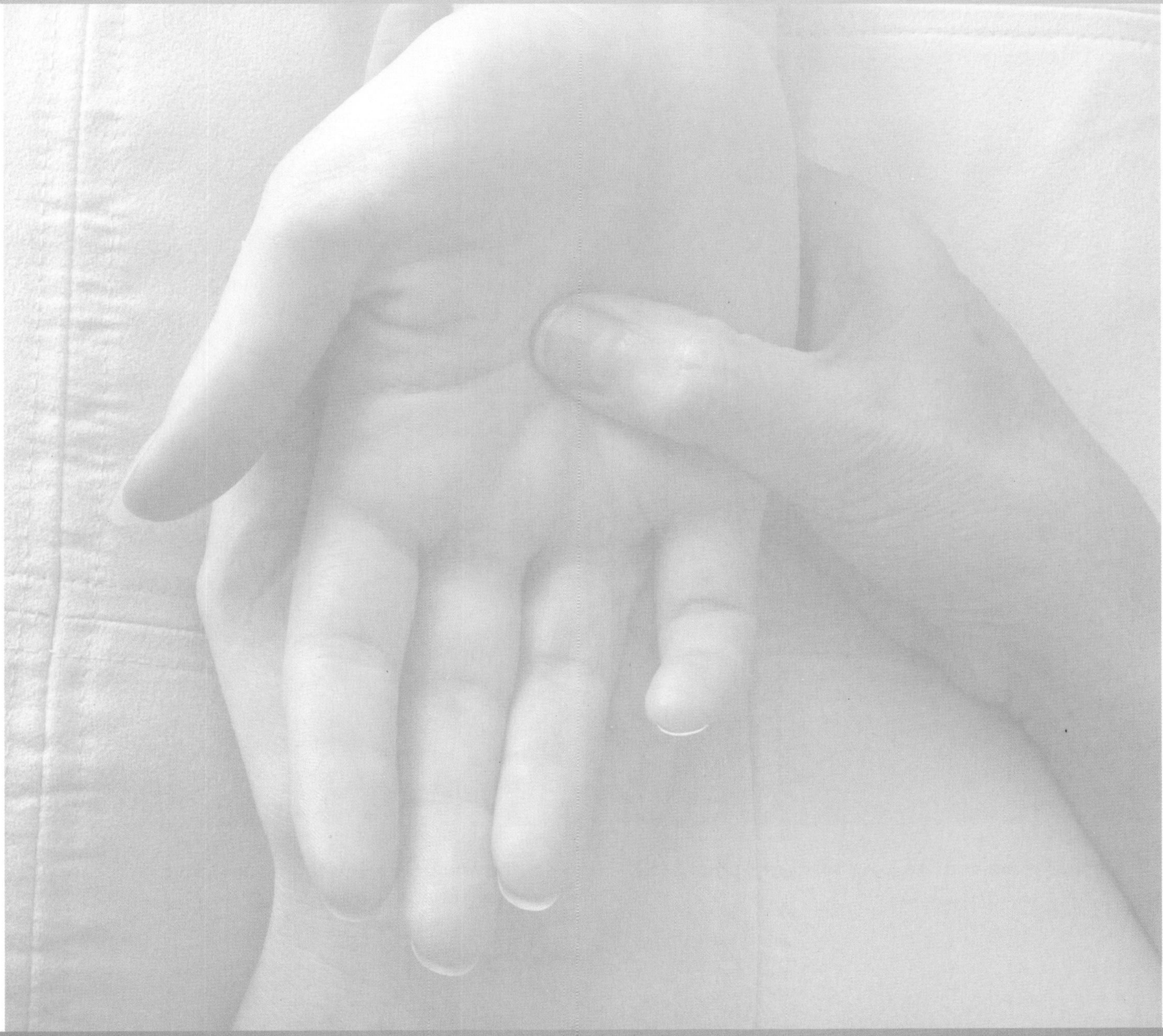

Les techniques de soutien

Il est indispensable de soutenir les mains du patient au cours du traitement. Cela vous permet :

- d'inspirer confiance;
- d'établir et d'atteindre avec précision les points et les zones réflexes;
- de donner aisément le traitement;
- de garder le contrôle de ses mains lorsque vous traitez le patient.

Il y a deux façons courantes de tenir les mains : on utilise la première pour traiter la paume, et la deuxième pour traiter la partie dorsale (dessus) de la main. Peu importe celle que vous utilisez, assurez-vous de ne pas saisir la main du patient trop fermement et de ne pas étirer la peau. Prenez garde aux articulations douloureuses ou aux zones sensibles.

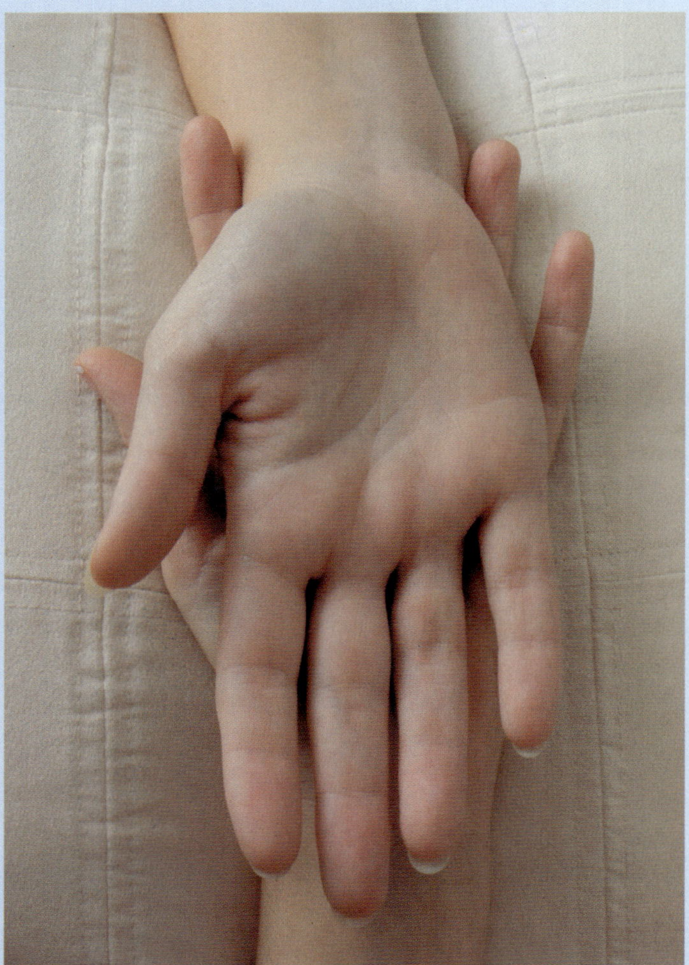

▲ Technique de soutien pour traiter la paume

Placez simplement la main du patient dans votre main, la paume vers le haut.

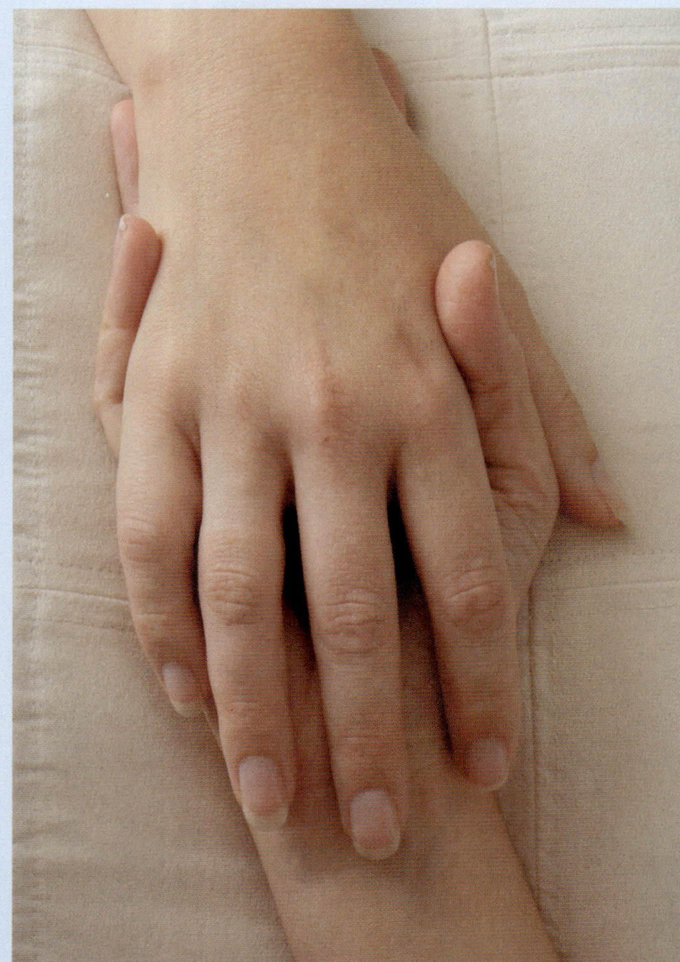

▲ Technique de soutien pour traiter la partie dorsale (dessus) de la main

Soutenez le dessous du poignet du patient, comme pour lui serrer la main.

Les techniques de traitement de base pour la réflexologie de la main

On utilise de nombreuses techniques en réflexologie et je décrirai certaines de celles qu'on utilise le plus souvent. Remarquez que la zone que vous travaillez déterminera en grande partie le choix de la technique.

Quelle pression appliquer

Vous devez adapter le degré de pression selon la personne sur qui vous travaillez. En général, votre toucher doit être à la fois ferme et délicat : pas trop léger pour ne pas chatouiller, ni trop ferme, sinon le patient tentera de dégager sa main. Si vous travaillez sur un adulte fort et en bonne condition physique, vous devez exercer une pression plus ferme que si vous soignez une personne fragile, plus âgée ou un enfant.

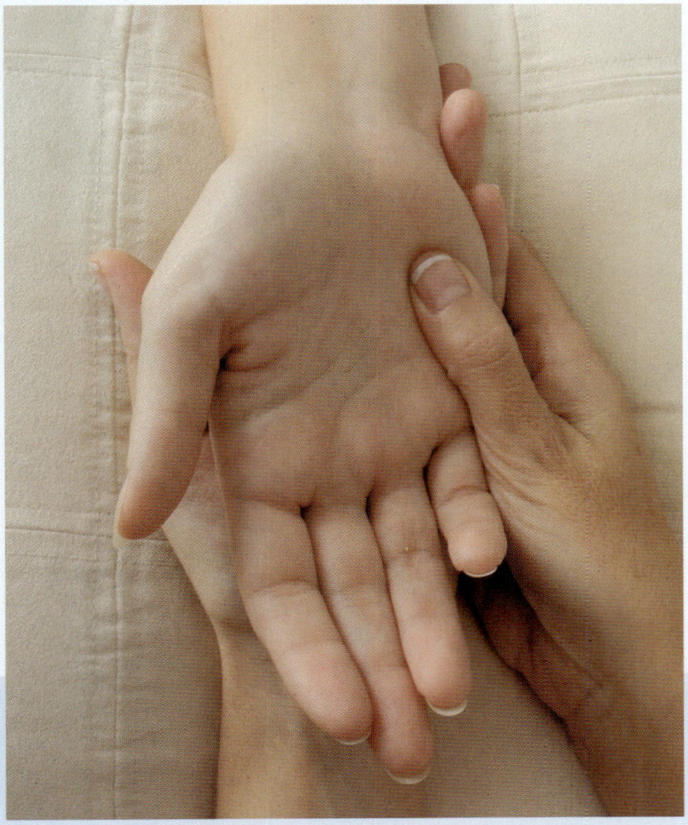

Bien qu'il soit impossible de prévoir le meilleur degré de pression à exercer, j'ai remarqué que les personnes plus terre à terre, plus fortes aiment les pressions plus fermes, alors que les personnes plus sensibles préfèrent une pression délicate. Elles auront toutefois besoin d'une pression plus ferme à certains moments.

◀ Pression adéquate

▼ Pression trop forte

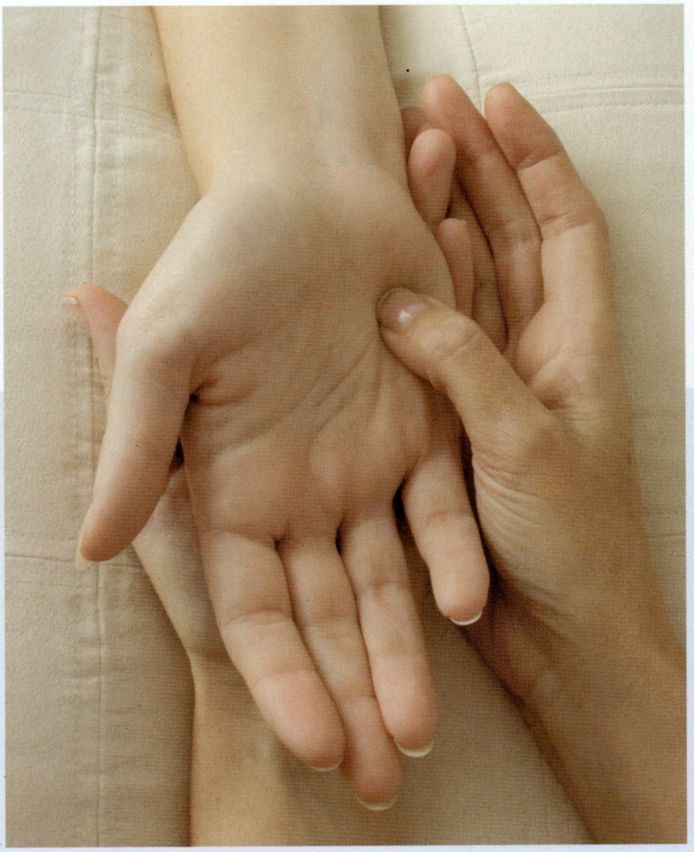

Il est important de se rappeler que la réflexologie ne doit jamais être douloureuse pour le patient. L'expérience doit être délicieusement relaxante. Dans la plupart des cas, le patient s'endormira.

Observez toujours l'expression faciale ou les réactions du patient au cours du traitement et ne craignez pas de solliciter les commentaires sur le degré de pression que vous exercez. Essayez de découvrir le degré de pression dont le patient a besoin, suivez votre intuition !

La technique de la progression du pouce ou de la chenille

Il s'agit de la technique la plus fréquemment utilisée en réflexologie, sur la plupart des réflexes. Elle est particulièrement utile pour travailler une zone importante de la main. Le pouce avance simplement sur la zone de la main traitée.

Vous devez plier la première articulation du pouce à un angle d'environ 45°. L'exercice suivant est excellent pour les débutants.

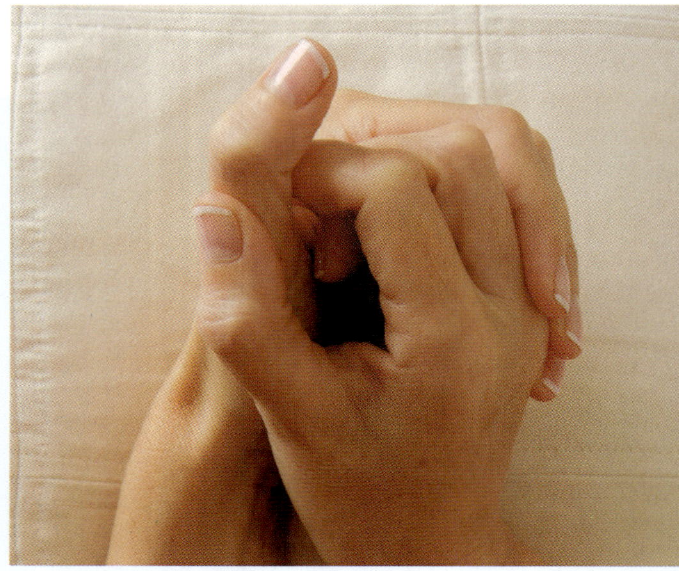

Exerçons-nous

Étape 1 ▶

À l'aide de votre index et de votre pouce, tenez votre autre pouce juste sous la première articulation. Cela la stabilisera et empêchera l'autre articulation de plier. Pliez et redressez l'articulation plusieurs fois, puis changez de main et pliez votre autre pouce à maintes reprises. Si vous êtes droitier, il se peut que votre pouce droit plie plus facilement que le gauche, mais ne vous inquiétez pas, bientôt vos deux pouces effectueront le mouvement de façon aussi efficace. Exercez-vous maintenant à plier la première articulation de chaque pouce sans la stabiliser.

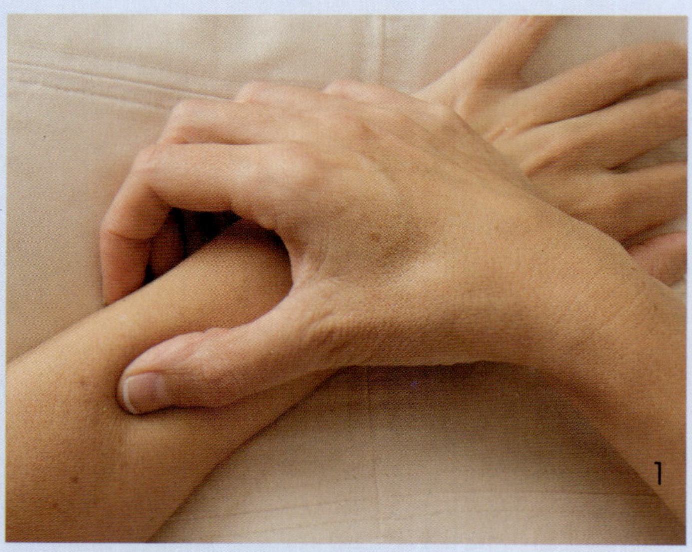

▲ Étape 2

Lorsque vos deux pouces plient facilement, placez le côté externe de l'un d'eux sur votre avant-bras. Si vous hésitez entre le côté externe et interne, placez votre main sur une surface plate (comme une table), la paume vers le bas. Le côté externe est celui qui touche la surface plate. En utilisant le côté externe de votre pouce, votre ongle ne s'enfonce pas dans la main du patient.

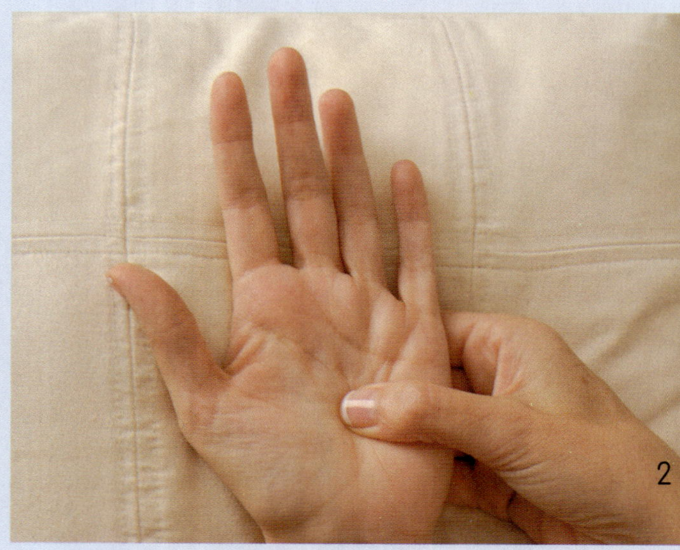

▲ Commencez maintenant la progression de la chenille le long de votre bras vers le coude, puis essayez cette technique sur votre autre bras. Votre pouce ne doit pas plier à un angle de plus 45° et vous devez avancer à petits pas. Enfin, essayez la technique sur la paume de votre main.

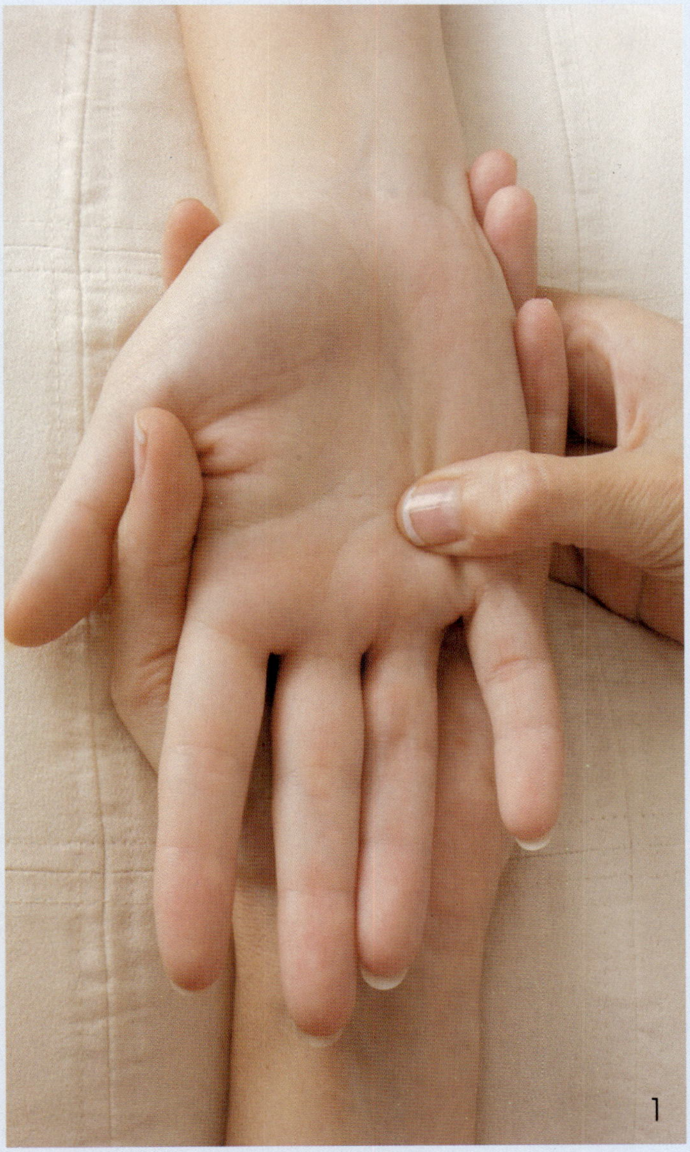

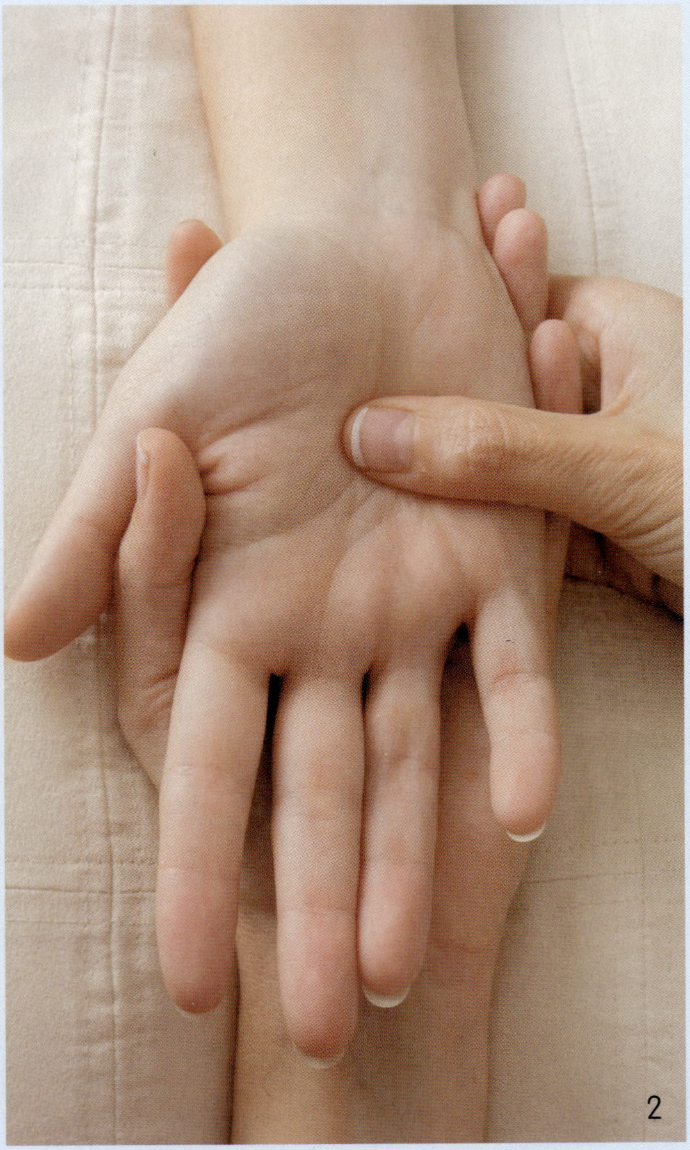

▲ **Étape 3**

Vous êtes maintenant prêt à essayer la technique sur votre partenaire d'exercice. Placez sa main dans votre main gauche, la paume vers le haut, puis exécutez la progression de la chenille avec votre pouce droit d'un côté à l'autre de sa main.

Conseils

Les conseils suivants pourront vous être utiles.

1. Assurez-vous d'utiliser le côté externe de votre pouce.
2. Pliez seulement la première articulation du pouce à un angle d'environ 45° et ne le pliez pas complètement.
3. Maintenez une pression soutenue et constante.
4. La chenille avance seulement. Elle ne doit ni reculer ni se déplacer latéralement.
5. Ne saisissez pas la main du patient trop fermement.

La technique de la progression du doigt

Elle est semblable à la progression du pouce sauf que vous devez plier la première articulation d'un doigt ou plus. Cette technique est plus délicate et on l'applique surtout sur le dos de la main, qui est plus osseux et plus sensible que la paume.

Exerçons-nous

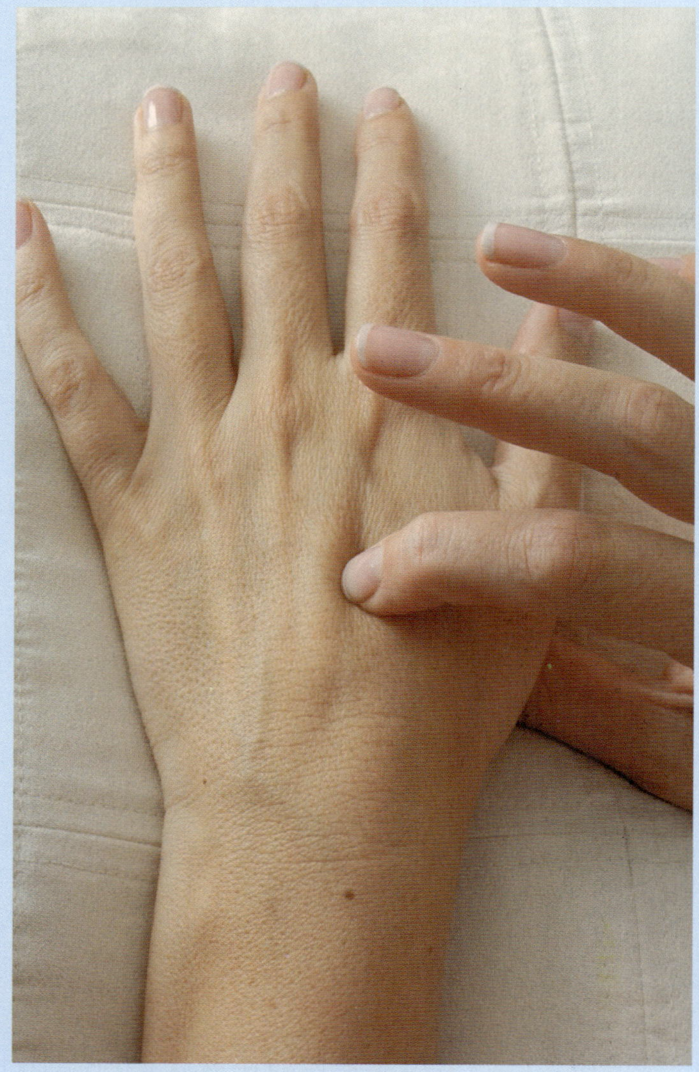

▲ **Étape 1 : progression avec un doigt**
Tout d'abord, il est recommandé de vous exercer sur le dessus de votre main. Essayez la progression avec un doigt d'un côté à l'autre de votre main. Placez doucement votre pouce sous la paume, puis faites progresser votre index sur le dessus de votre main. Effectuez plusieurs rangées de progression jusqu'à ce que vous atteigniez le poignet.

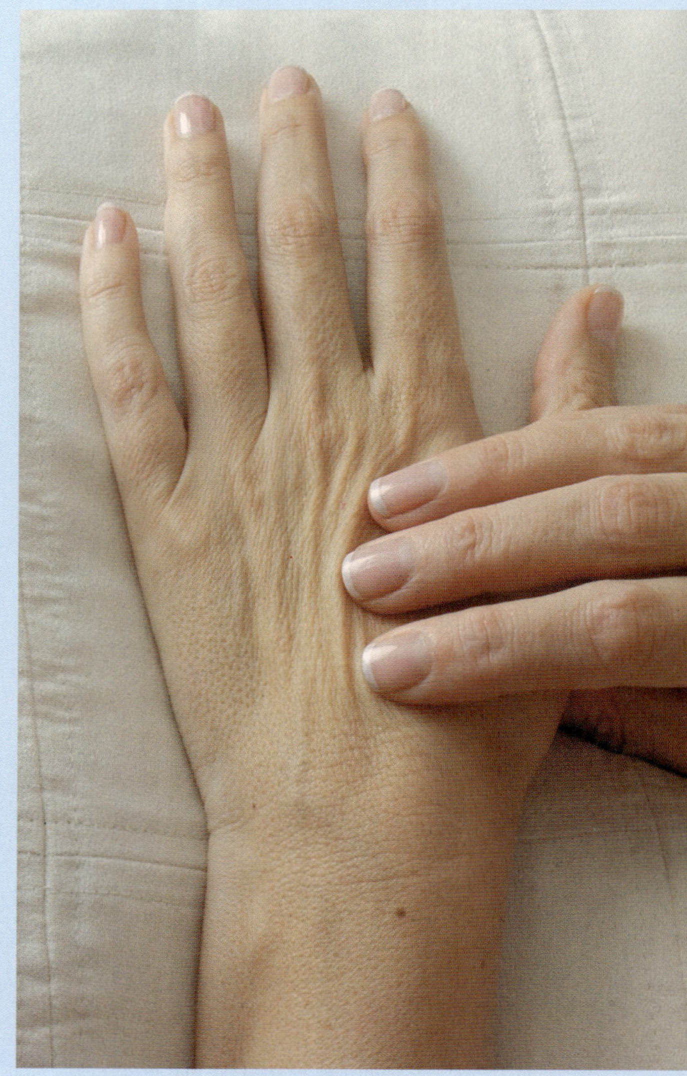

▲ **Étape 2 : progression avec plusieurs doigts**
Essayez maintenant la progression avec plusieurs doigts. Essayez d'abord de faire avancer deux doigts d'un côté à l'autre sur le dessus de votre main, puis utilisez trois doigts et, enfin, les quatre doigts. (Il se peut que la technique soit plus facile avec plus d'un doigt.)

▶ **Étape 3 : c'est le moment de vous exercer avec votre partenaire**

Comme cette technique est conçue pour les zones osseuses, nous la travaillerons sur le dos de la main. Posez doucement sa main, la paume vers le haut, dans votre main. Placez la pulpe de votre index juste sous l'une des jointures, puis faites progresser votre index en descendant vers le poignet. Répétez plusieurs fois la progression jusqu'à ce que vous ayez couvert tout le dessus de la main.

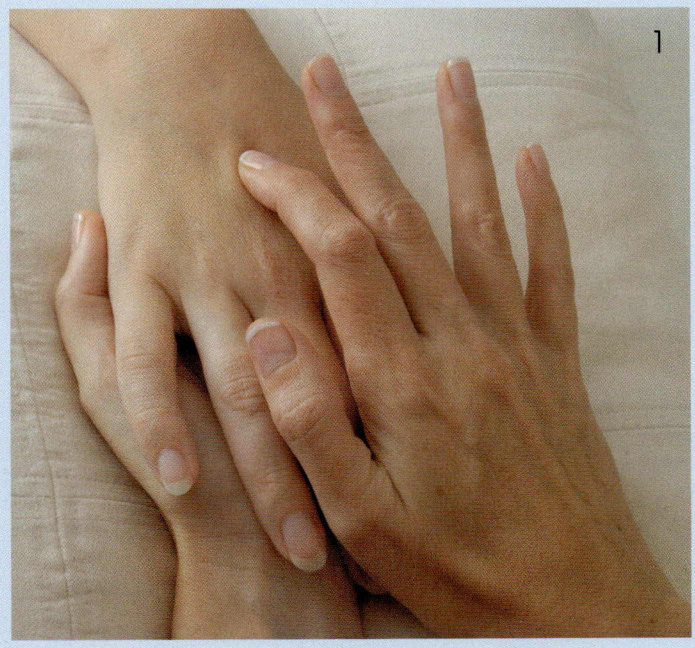
1

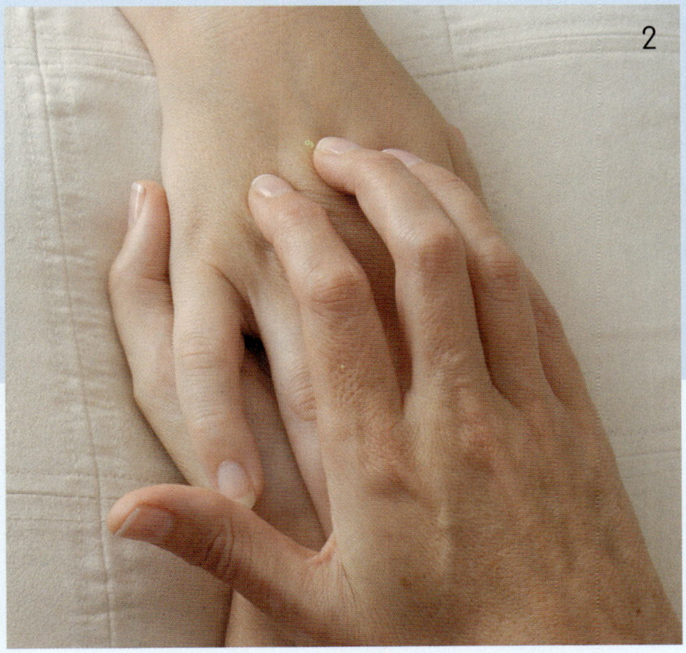
2

◀ Essayez la progression avec plusieurs doigts. Essayez avec deux doigts, trois, puis quatre doigts et faites-les progresser sur le dessus de la main. Il vous sera peut-être plus facile d'utiliser plus d'un doigt. Vous pouvez garder le même soutien ou placer votre poing sous la paume de la main de votre partenaire.

▶ Remarquez que la progression avec plusieurs doigts est utile pour travailler d'un côté à l'autre de la main. Enveloppez de votre main de soutien le poignet de votre partenaire. Placez deux ou trois doigts du côté de son auriculaire, sur le dessus de sa main, puis faites progresser vos doigts d'un côté à l'autre de la main.

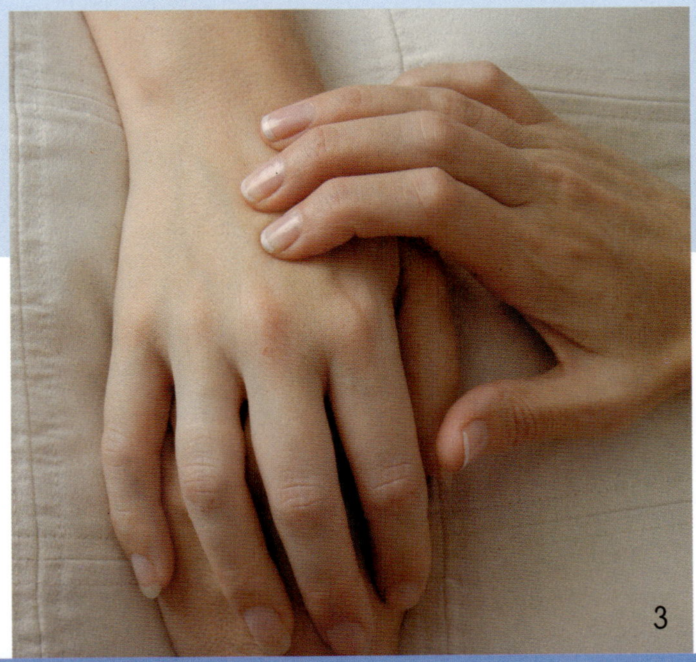
3

Conseils

Les conseils suivants pourront vous être utiles.

1. Exercez une pression délicate.
2. Vos mouvements doivent être constants et uniformes.
3. Évitez d'enfoncer vos ongles dans la peau du patient.
4. Effectuez toujours de petits pas.
5. Faites progresser vos doigts en avançant.

La technique des pressions en crochet

On associe souvent cette technique à une piqûre d'abeille. Elle est particulièrement utile pour atteindre avec précision des points réflexes précis, petits et profonds. On ne doit jamais utiliser cette technique pour couvrir une grande zone réflexe. Pour exécuter cette technique, placez le côté externe de votre pouce plié sur le point réflexe choisi, exercez une pression sur ce point, puis relâchez-la.

Exerçons-nous

Étape 1 ▼

Tout d'abord, utilisez cette technique sur votre main, sur le réflexe de l'hypophyse. Placez votre pouce droit au centre de la pulpe de votre autre pouce. Exercez une pression ferme (accrochez),

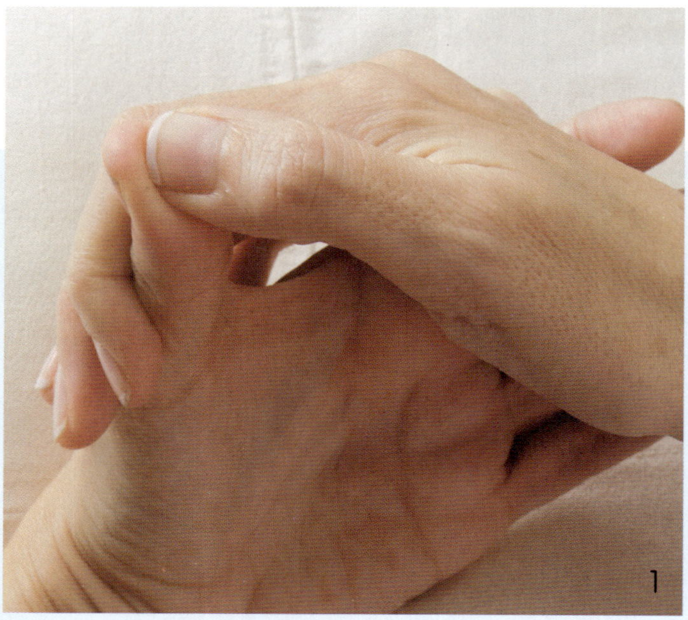

1

2

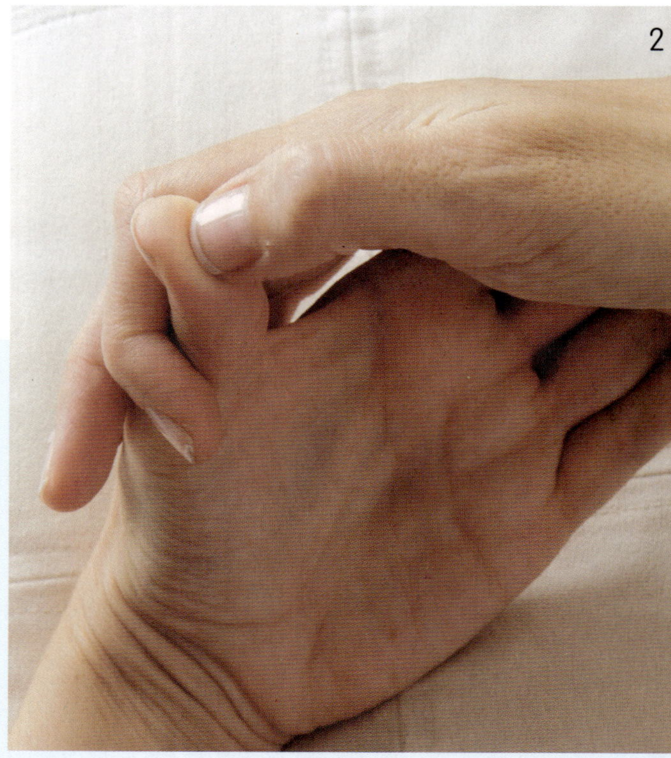

▲ puis retirez votre pouce en passant par le point (reculez).

Étape 2 ►

Exercez maintenant cette technique sur votre partenaire. Soutenez sa main dans votre main gauche et avec votre pouce droit, exercez une pression ferme, puis retirez votre pouce en passant par le réflexe de l'hypophyse.

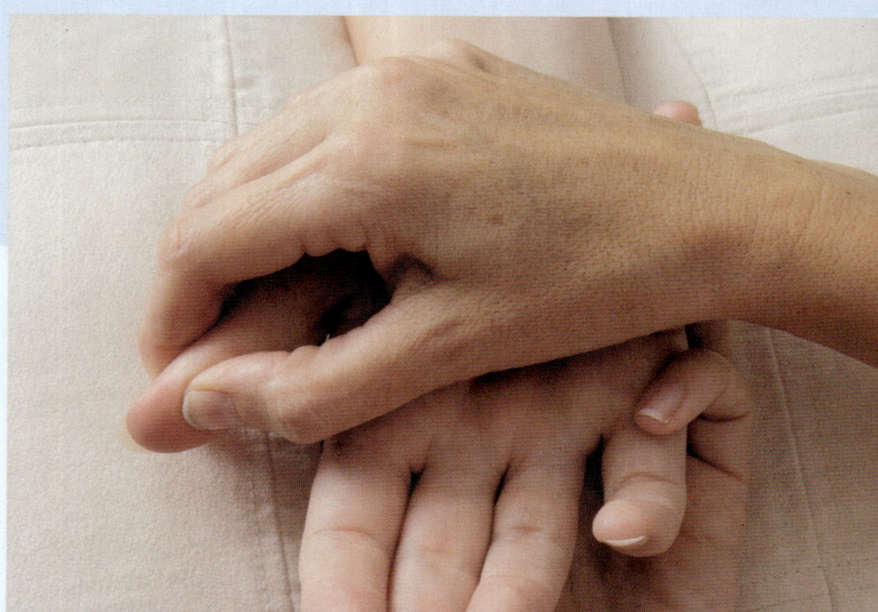

Conseils

Les conseils suivants pourront vous être utiles.

1. Évitez d'exercer une pression avec votre ongle.
2. Ne saisissez pas la main trop fermement.

La technique des pressions circulaires

En général, on exerce des pressions circulaires avec la pulpe du pouce, mais vous pouvez utiliser la pulpe d'un autre doigt si cela vous convient mieux. Cette technique est particulièrement utile pour traiter les réflexes sensibles sur la main. Elle permet de les débloquer et de les équilibrer. Elle a un effet apaisant.

Conseils

Les conseils suivants pourront vous être utiles.

1. Maintenez votre mouvement circulaire lent et uniforme.
2. N'enfoncez pas votre pouce dans la main du patient.

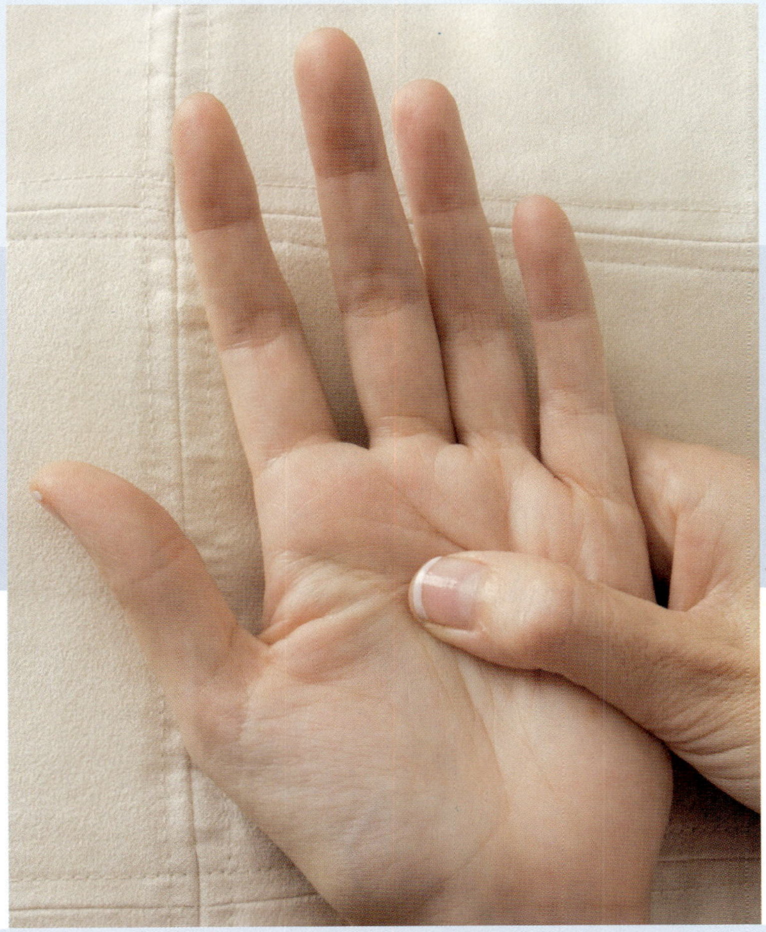

Exerçons-nous

◄ **Étape 1**

Choisissez une zone sur votre main gauche puis, avec votre pouce droit, effectuez doucement et lentement des cercles de pression sur la zone, en maintenant votre pouce en contact avec le point.

Étape 2 ►

Pour vous exercer avec votre partenaire, placez sa main droite dans la paume de votre main gauche. Placez votre pouce de travail droit sur un point réflexe sur la paume de votre partenaire, puis effectuez des cercles doucement et lentement sur la zone, en maintenant votre pouce en contact avec le point. Remarquez que toute sensibilité au premier toucher disparaîtra rapidement après quelques cercles de pression.

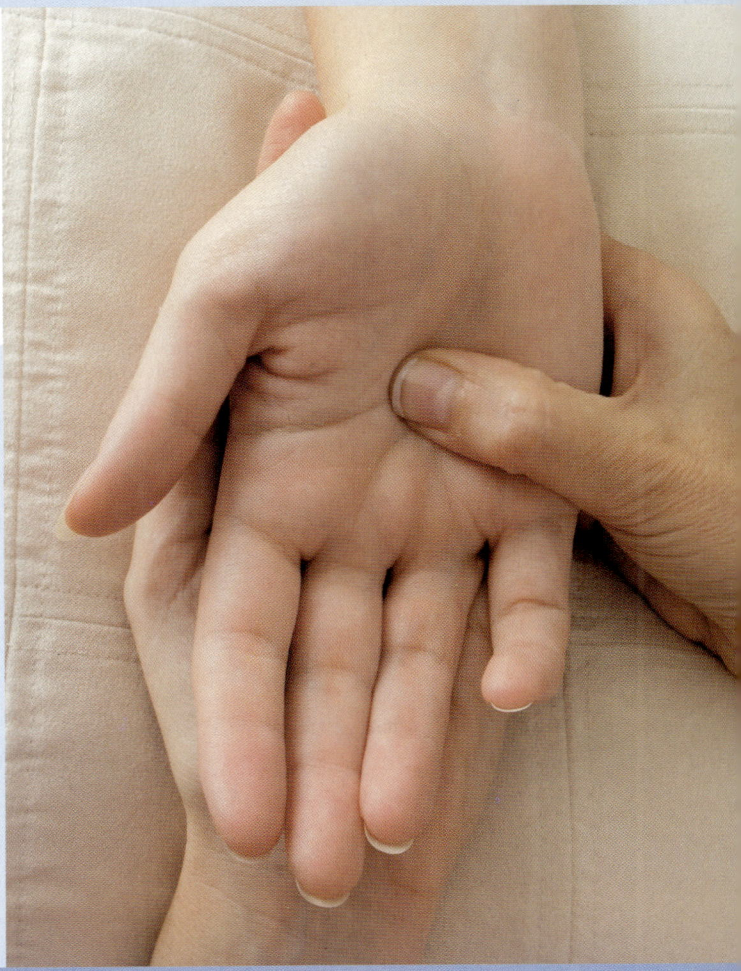

La technique des pressions alternées

Cette technique convient en particulier pour traiter les petits points réflexes. Vous utilisez la partie aplatie de la pulpe de votre pouce ou quelquefois, la pulpe d'un doigt.

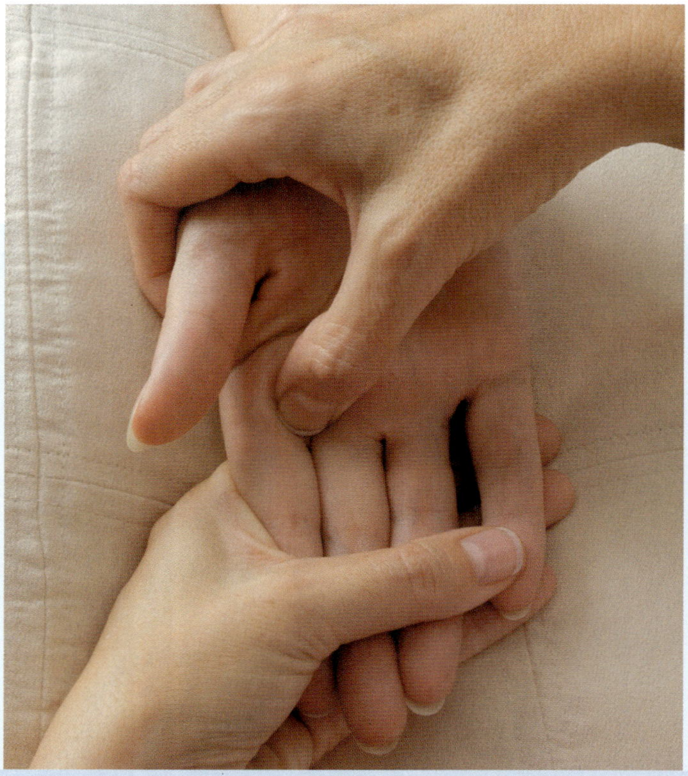

Exerçons-nous ►

Soutenez la main droite de votre partenaire, la paume vers le haut. Placez votre pouce gauche en travers de ses doigts, en les fléchissant légèrement vers l'arrière. Placez votre pouce droit juste sous la base de l'index et du majeur, puis exercez plusieurs pressions alternées. Ce faisant, vous traitez l'œil droit.

Conseils

Les conseils suivants pourront vous être utiles.

1. N'exercez pas de pression avec votre ongle.
2. Maintenez une pression constante.

La technique des pressions maintenues

La technique des pressions maintenues est très efficace lorsqu'on doit soulager la douleur, par exemple avec un patient qui souffre d'un mal de dents ou d'oreille. Vous utilisez à la fois la pulpe de votre pouce et de votre index.

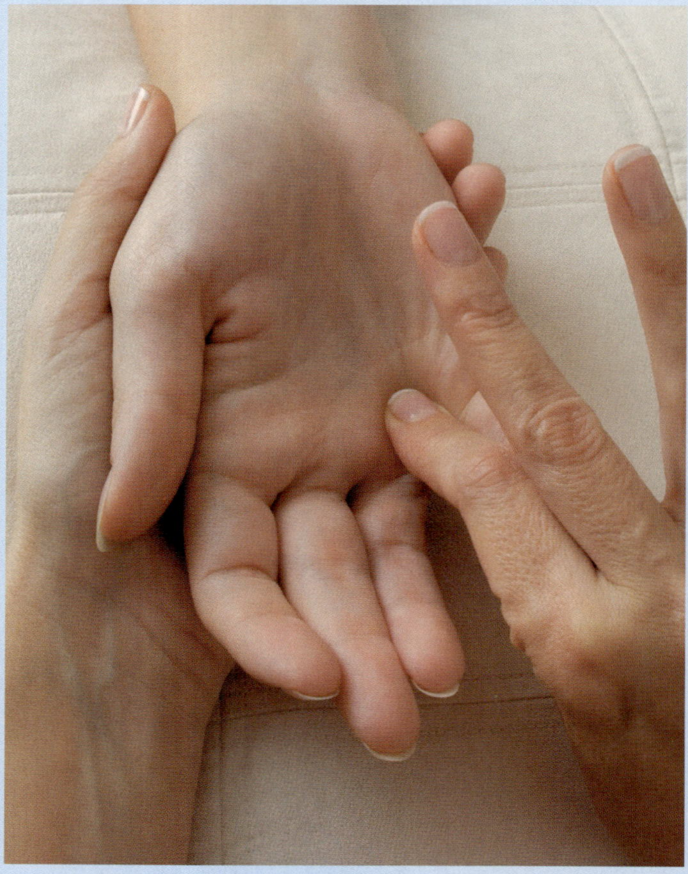

Exerçons-nous ►

Soutenez la main de votre partenaire avec votre main gauche. Nous travaillerons le point réflexe de l'oreille, situé entre l'annulaire et l'auriculaire. Placez votre pouce juste sous la partie palmée de la paume et votre index sur le dessus de la main, puis serrez doucement les deux doigts ensemble, sans pincer. Maintenez la pression jusqu'à 20 secondes, jusqu'à ce que la douleur disparaisse.

Conseils

Les conseils suivants pourront vous être utiles.

1. Ne pincez pas la zone sur laquelle vous travaillez.
2. Essayez d'exercer une pression égale avec votre pouce et votre index à mesure que vous pressez et que vous tenez le réflexe.

La technique de rotation sur un point

Cette technique est utile pour traiter un petit réflexe. Vous devez localiser une zone avec précision, puis faire pivoter la main du patient autour. On utilise habituellement la pulpe du pouce, mais vous pouvez utiliser un doigt si vous préférez.

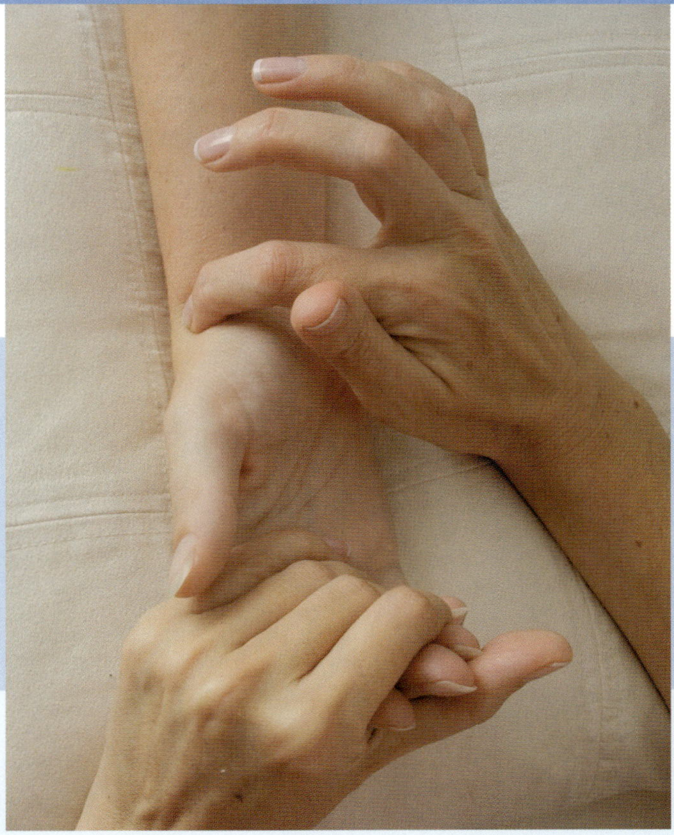

Exerçons-nous ►

Tenez doucement les doigts de la main gauche de votre partenaire dans votre main gauche. Placez la pulpe de votre pouce ou l'un de vos doigts sur le point réflexe de la prostate ou de l'utérus, situé sur le côté du poignet, du côté du pouce. Maintenez votre pouce ou votre doigt en place pendant que vous effectuez plusieurs cercles avec le poignet autour du point avec votre main de soutien.

Conseils

Les conseils suivants pourront vous être utiles.

1. Ne saisissez pas la main du patient trop fermement avec votre main de soutien.
2. N'enfoncez pas votre pouce ou votre doigt trop fermement dans la zone.
3. Pour que le patient se sente bien et que la technique soit efficace, faites toujours pivoter la main lentement autour du point.

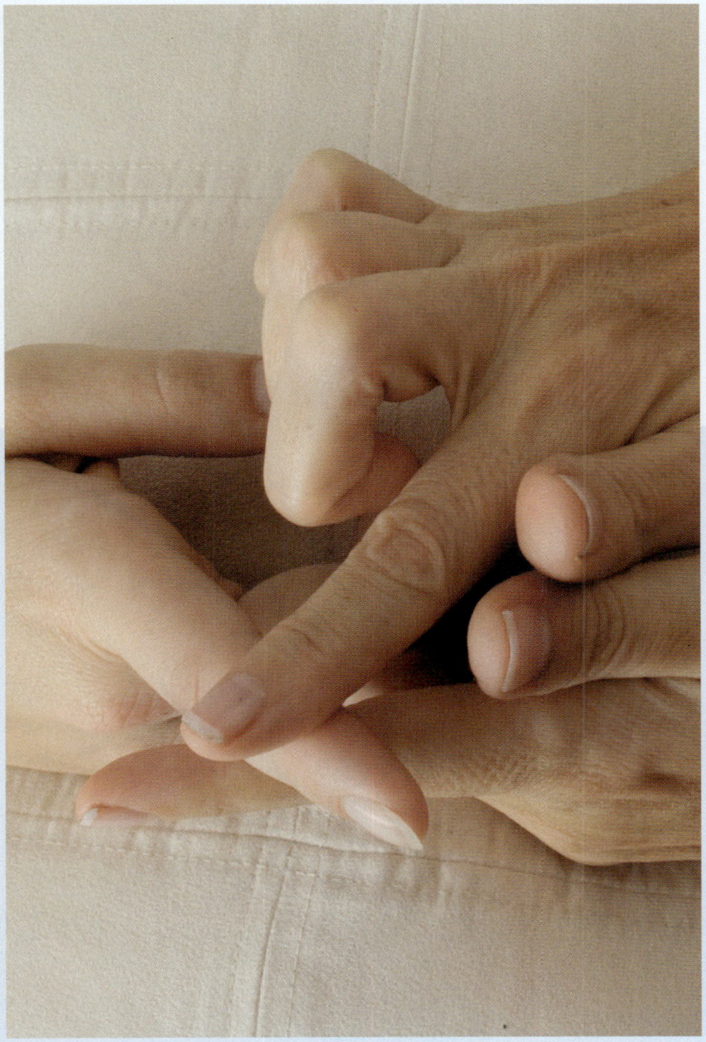

La technique de frottement

On l'emploie surtout pour produire de la chaleur sur une zone, décongestionner un réflexe ou détendre et donner de l'énergie. Vous pouvez utiliser différentes parties de votre main pour frotter. Vous pouvez utiliser les paumes pour travailler sur les côtés intérieur et extérieur de la main et vos index pour frotter les doigts. Le frottement crée une friction et produit de la chaleur.

◄ Exerçons-nous

Choisissez l'un des doigts de votre partenaire et placez simplement vos index ou votre pouce et votre index sur l'un des côtés de son doigt, puis frottez-le doucement, en déplaçant vos doigts en direction opposée.

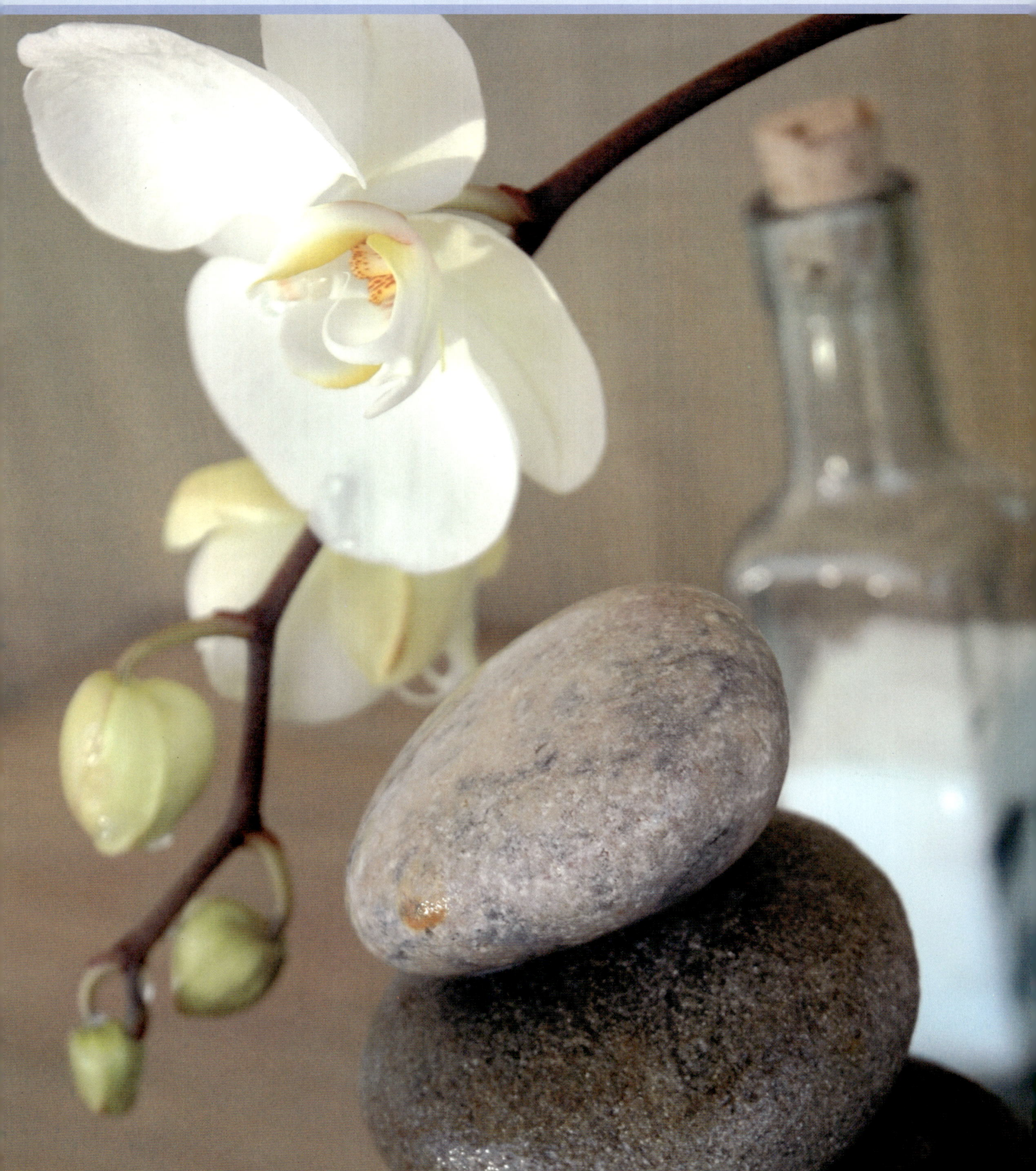

Réflexologie de la main – la séquence

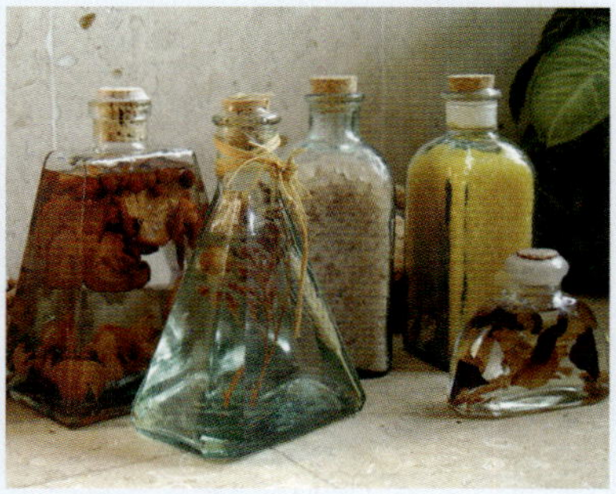

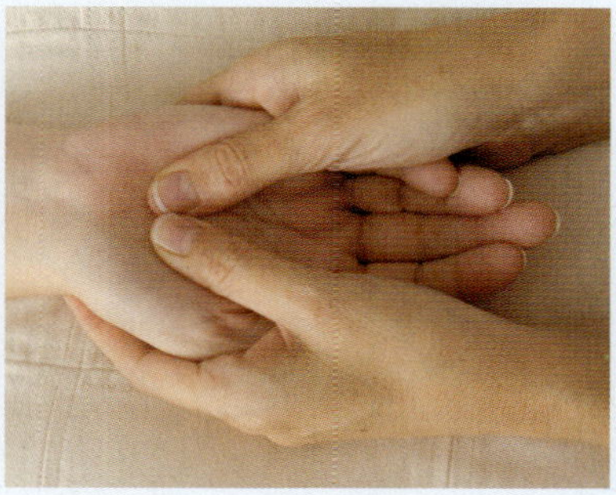

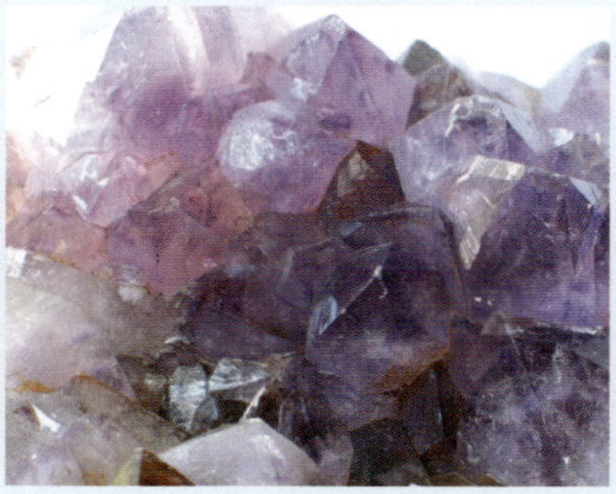

Cette section vous permettra de donner un traitement de réflexologie complet. Les instructions précises et les photographies en couleur vous guideront, et ce, étape par étape.

En vous exerçant, vous serez bientôt en mesure de donner un traitement de réflexologie complet en moins de trente minutes. Familiarisez-vous avec les diagrammes détaillés de la main, que vous trouverez à la fin de ce livre avant de donner un traitement.

La séquence

Quelle doit être la durée du traitement ?

Le traitement prendra environ 30 minutes et même moins lorsque vous aurez pris de l'expérience. Avec une personne âgée ou fragile, 15 minutes suffiront. Un bébé aura besoin d'un traitement de cinq minutes seulement, qui consistera surtout en effleurements, tout en exerçant de très légères pressions sur les zones réflexes qui ont besoin d'attention. Toutefois, ne pensez pas qu'un traitement plus long est plus efficace, car il est possible qu'un traitement prolongé stimule trop les réflexes.

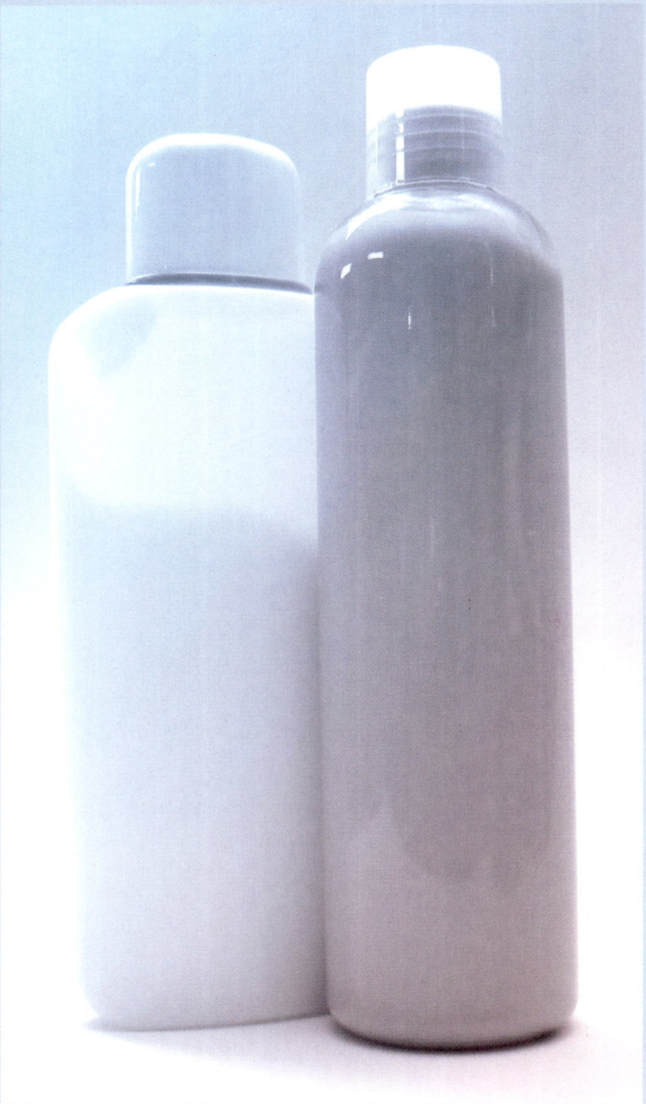

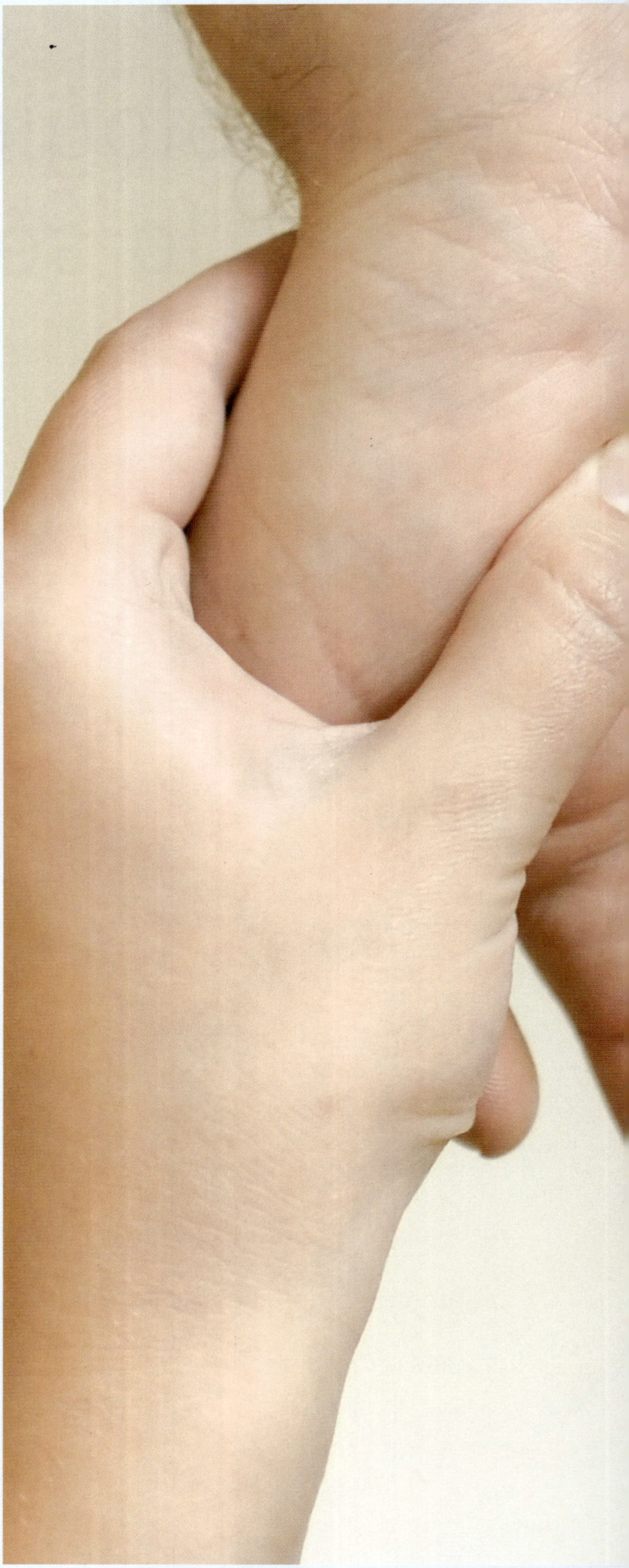

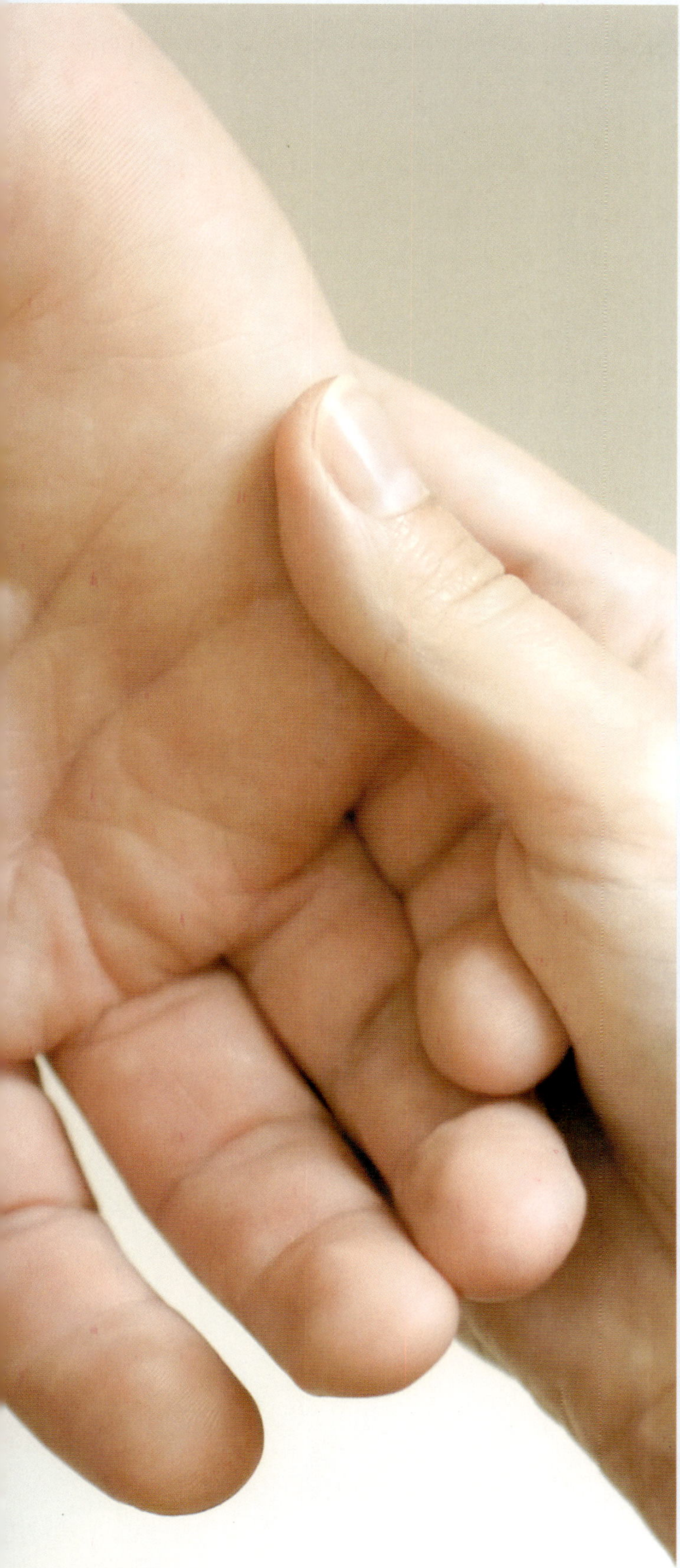

Quelle doit être la fréquence des traitements ?

Vous obtiendrez d'excellents résultats, dès le début, en donnant le traitement une fois par semaine. Il est nécessaire de laisser du temps entre les traitements afin de permettre la guérison.

Combien de séances sont nécessaires ?

Une seule séance de réflexologie est une merveilleuse expérience pour le patient. Vous serez étonné de ses effets et à coup sûr, le patient en voudra plus ! Idéalement, commencez par environ six séances, puis poursuivez avec une séance par mois en vue de maintenir l'état de santé du patient et de prévenir tout problème. Bien sûr, ce n'est pas toujours possible et, dans ce cas, donnez ou recevez le traitement lorsque vous le pouvez.

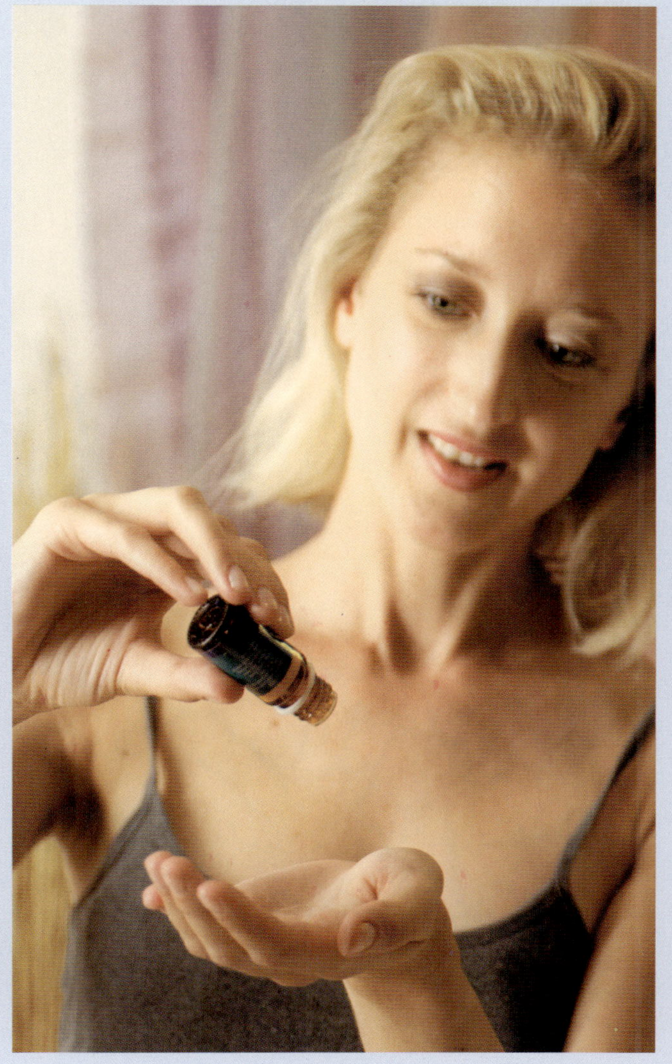

Combien faudra-t-il de temps pour voir des résultats ?

Fait remarquable, on observe quelquefois des résultats après une seule séance de réflexologie, bien que quelques séances soient nécessaires avant que tous les bienfaits se manifestent. Ne vous découragez pas si les résultats ne sont pas tout de suite évidents. Ça ne veut pas dire que le traitement ne fonctionne pas. Persévérez ! Vous réussirez !

Dois-je utiliser des huiles ou des crèmes ?

N'utilisez ni huiles ni crèmes avant ou au cours du traitement de réflexologie, sinon les mains du patient et les vôtres seront huileuses. Vos mains glisseront et il vous sera difficile de trouver les points réflexes.

Toutefois, vous pouvez les utiliser pour vos mouvements de relaxation à la fin d'un traitement. Vous pouvez créer un merveilleux mélange d'huiles ou de crèmes conçu spécialement pour votre patient. Si l'aromathérapie vous intéresse, consultez les pages 236 à 241.

Liste de vérification pour une séance de réflexologie

Avant la séance, assurez-vous :

1. d'avoir créé la bonne ambiance (consultez les pages 139 à 141);
2. d'avoir une position où vous êtes à l'aise;
3. que vous et votre patient avez retiré tous vos bijoux;
4. que vos ongles sont courts et vos mains propres;
5. que vous avez vérifié les contre-indications;
6. d'avoir d'abord procédé à un examen physique des mains du patient;
7. d'avoir lavé vos mains;
8. d'être détendu et positif. Essayez consciemment de clarifier votre pensée et prenez quelques grandes inspirations pour faire disparaître toute tension. Soyez serein, en paix et aimant.

Vous pouvez utiliser des techniques de relaxation avant de donner un traitement de réflexologie. On les recommande pour les raisons suivantes :

- elles favorisent la détente dès le départ;
- elles établissent une relation de confiance entre le soignant et le soigné;
- elles vous mettent tous les deux à l'aise;
- elles favorisent la souplesse des mains;
- elles vous donnent l'occasion d'évaluer le degré de pression nécessaire.

Vous pouvez utiliser les techniques de relaxation pendant la séance pour disperser en douceur toute toxine libérée au cours du traitement. À la fin de la séance, elles constituent un merveilleux « dessert ».

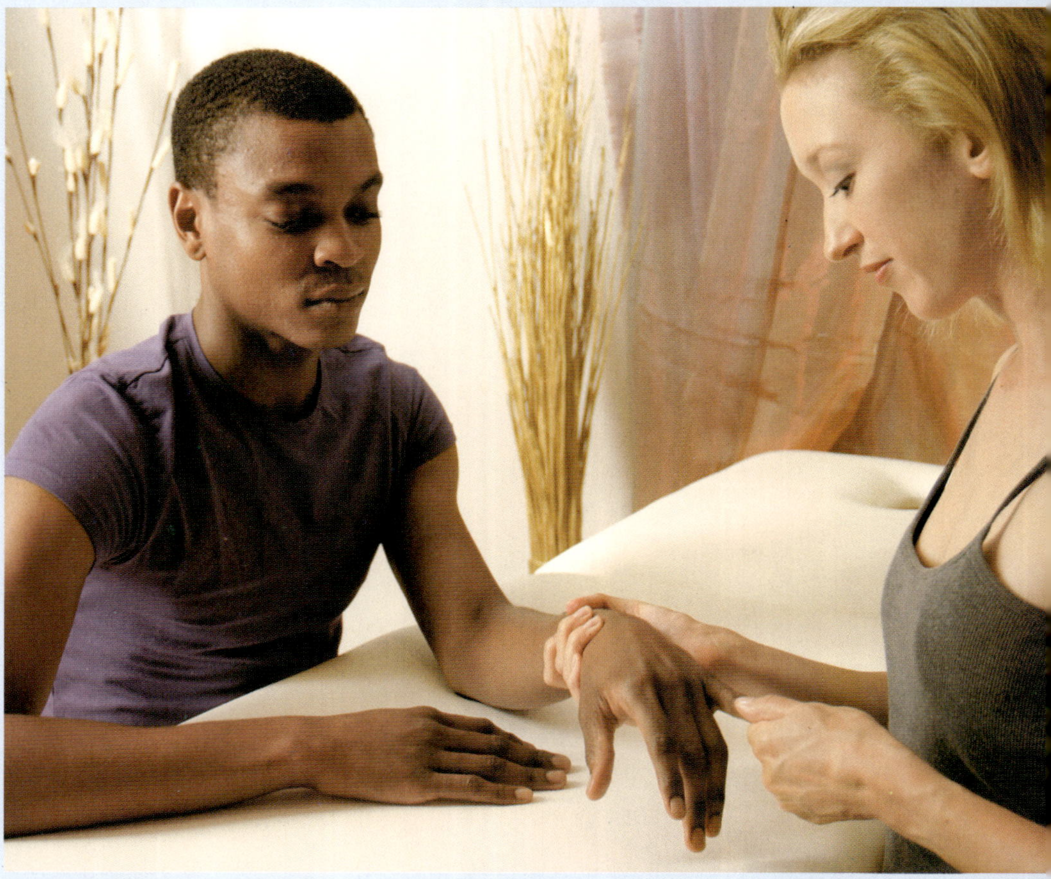

Séquence de relaxation – la main droite

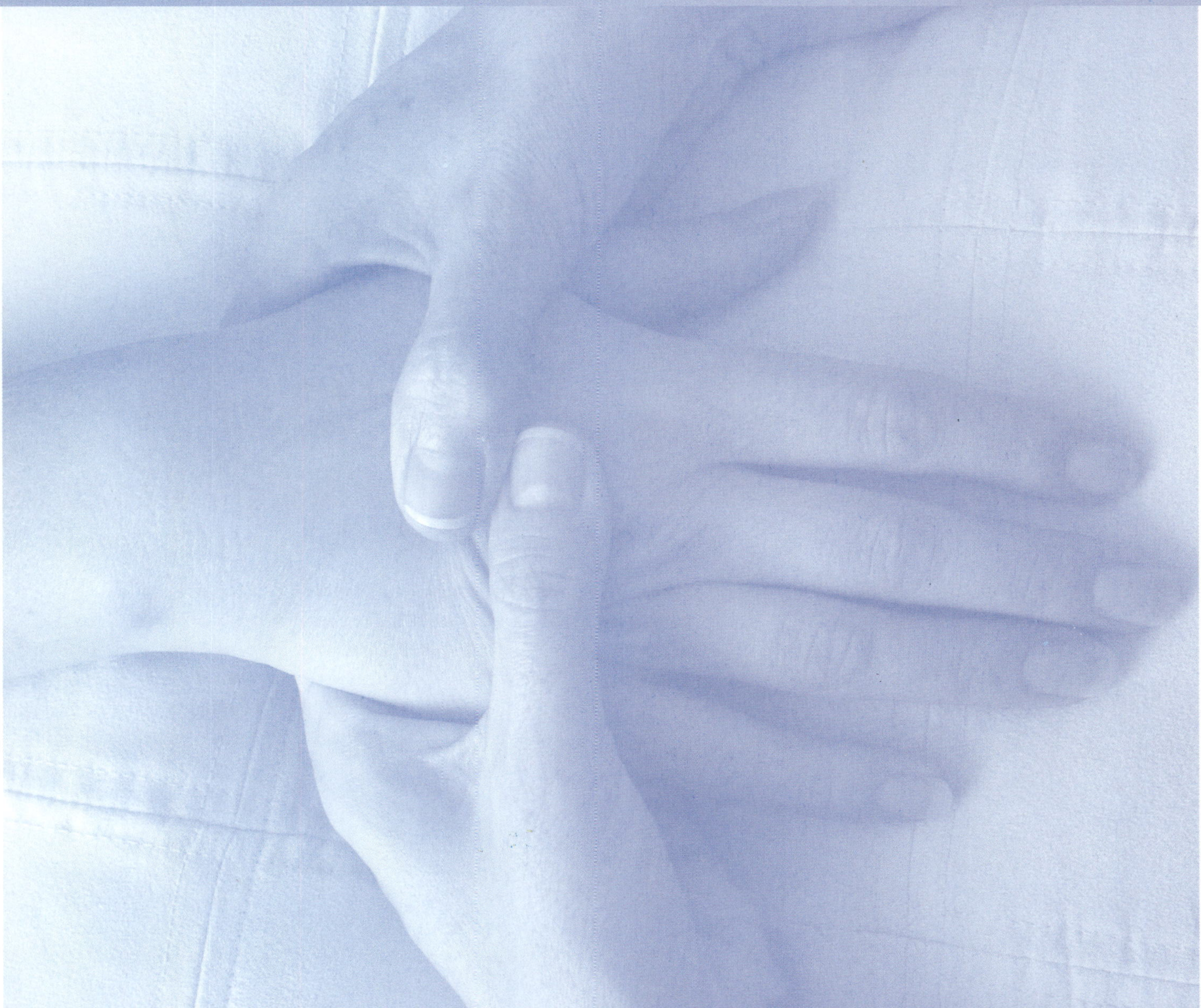

Il n'est pas nécessaire d'utiliser toutes les techniques de relaxation décrites ici, utilisez celles que vous préférez. Elles sont interchangeables, il n'est donc pas nécessaire de les utiliser dans l'ordre.

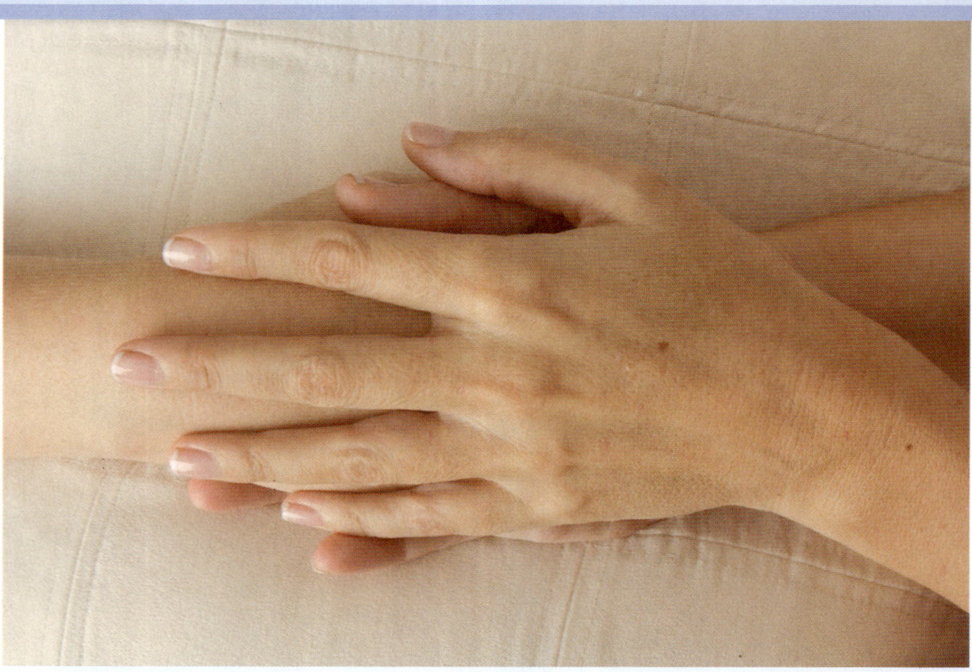

Mouvements d'ouverture

Mouvement de relaxation 1 : accueil de la main ►

Prenez la main du patient et enfermez-la doucement entre vos mains pendant 30 secondes. Remarquez à quel point vous devenez tous les deux détendus. Ce premier contact vous permettra d'être plus à l'écoute du patient.

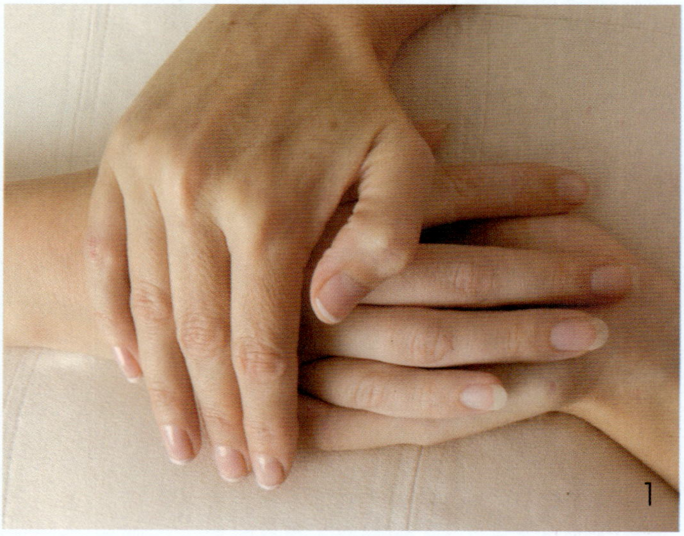

1

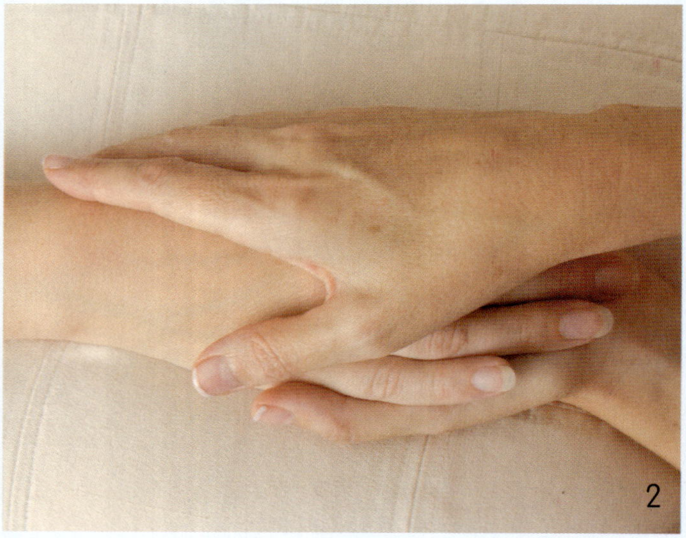

2

▲ Mouvement de relaxation 2 : caresse de la main

Soutenez la main droite du patient, la paume vers le bas, avec votre main gauche. Caressez doucement le dessus de sa main avec votre main droite. Glissez en reculant légèrement, sans appliquer de pression. Répétez ce mouvement plusieurs fois puis retournez la main du patient et répétez ce mouvement sur la paume de sa main.

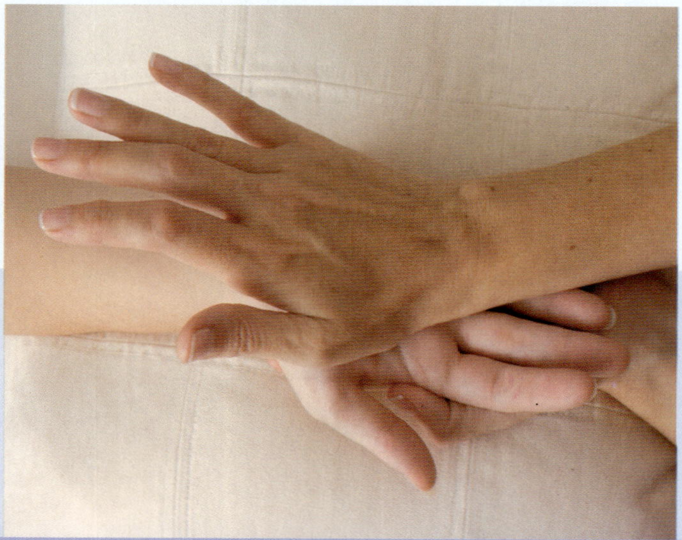

◄ Mouvement de relaxation 3 : caresse de la main en profondeur

Soutenez la main droite du patient avec votre main gauche, en utilisant la partie charnue de votre main droite pour caresser en profondeur sa paume.

Travailler la paume de la main

Mouvement de relaxation 4 : ouverture de la paume de la main ▶

Prenez la main droite du patient, paume vers le haut, dans vos deux mains. Placez vos pouces en parallèle en touchant le centre de la paume du patient, puis glissez doucement vos pouces vers l'extérieur de la main.

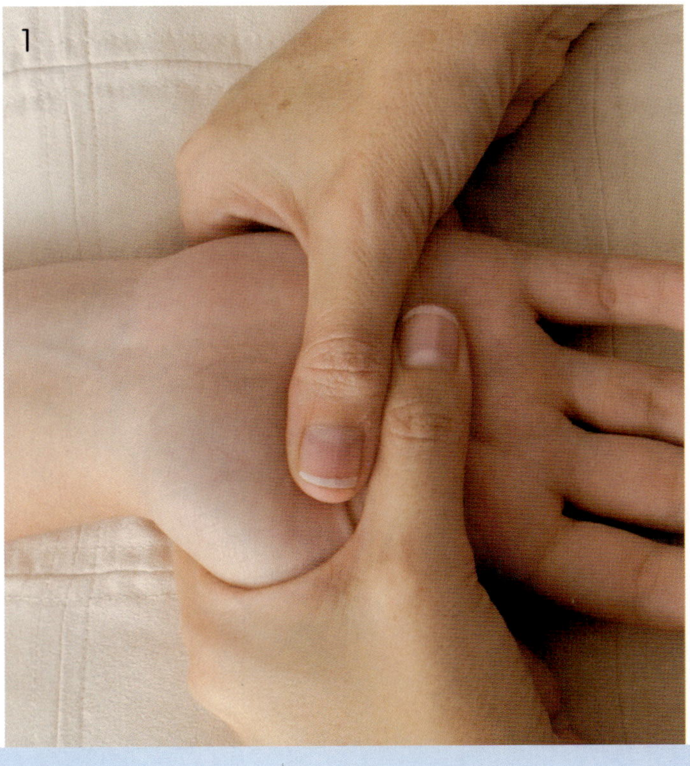
1

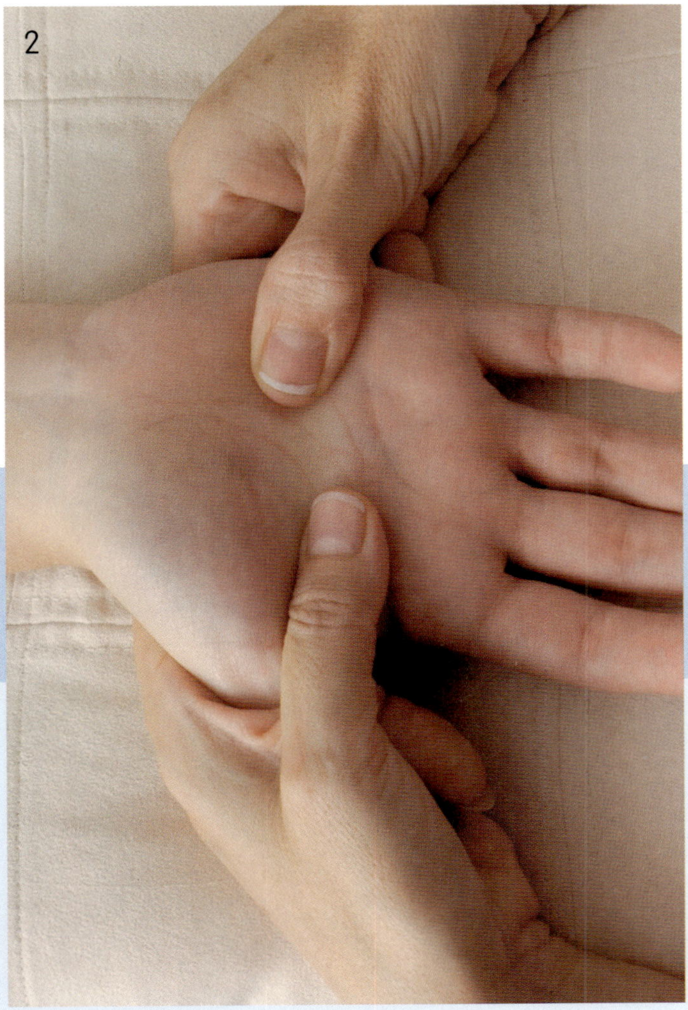
2

◀ Répétez ce mouvement plusieurs fois en rangées pour ouvrir la paume progressivement.

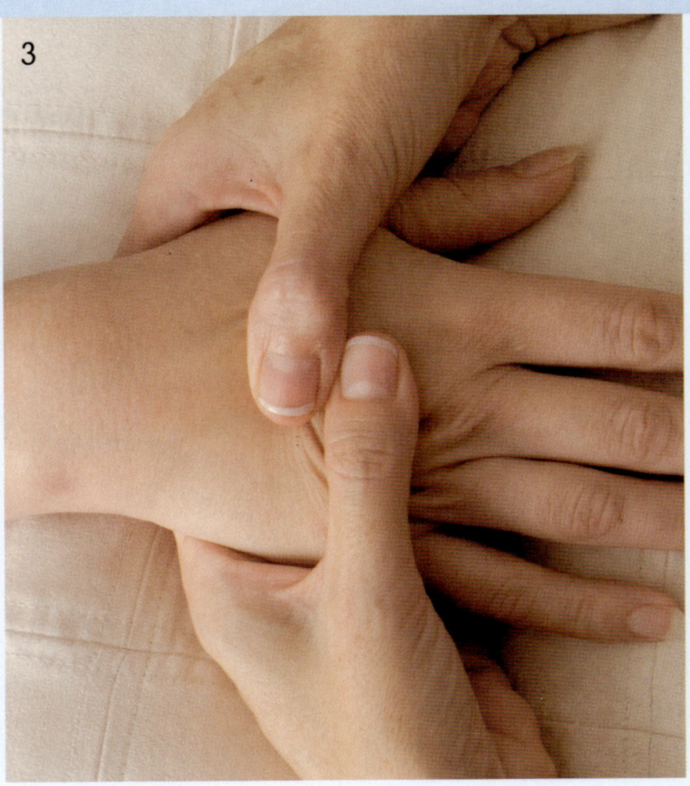
3

Vous pouvez retournez la main du patient et répétez ces mouvements sur le dos (dessus) de la main. ▶

▼ **Mouvement de relaxation 5 : étirement de la paume**
Placez vos pouces au bas de la paume de la main du patient, avec vos doigts sur le dessus. Poussez vos pouces vers le haut plusieurs fois, vers les doigts, pour étirer doucement la paume.

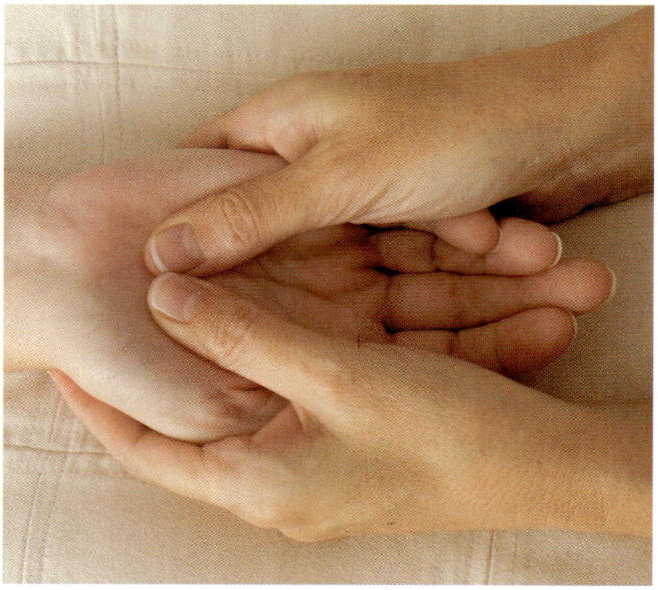

▼ **Mouvement de relaxation 6 : pétrissage de la paume (pétrissage métacarpien)**
Formez un poing desserré avec votre main droite tout en soutenant la main du patient, paume vers le haut, avec votre main gauche. Placez votre poing dans sa paume, puis effectuez doucement des mouvements circulaires pour relâcher les muscles, les articulations et les tendons et ouvrir la main davantage.

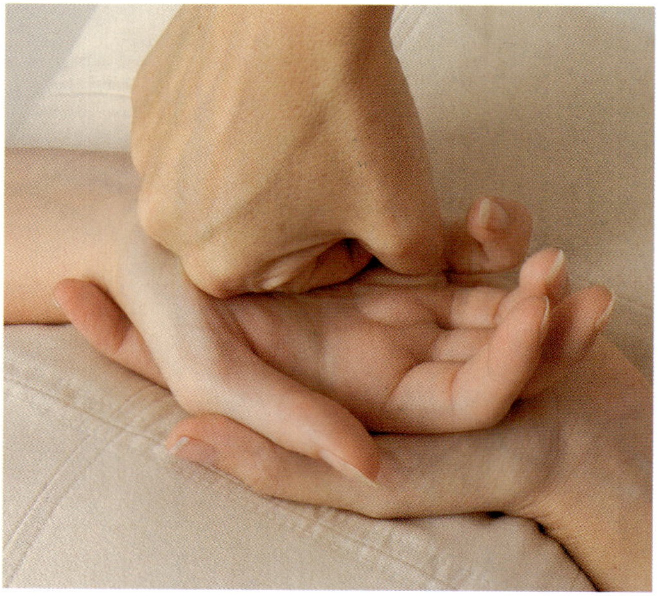

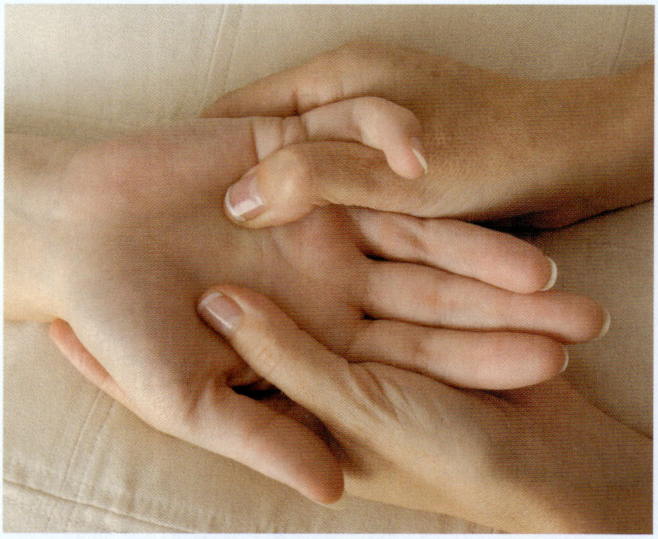

▲ **Mouvement de relaxation 7 : cercles du pouce sur la paume**
Placez la paume de la main du patient vers le haut, puis entrelacez vos pouces avec sa main. Placez les deux pouces sur la paume, puis travaillez toute la paume, en effectuant de petits mouvements circulaires dirigés vers l'extérieur.

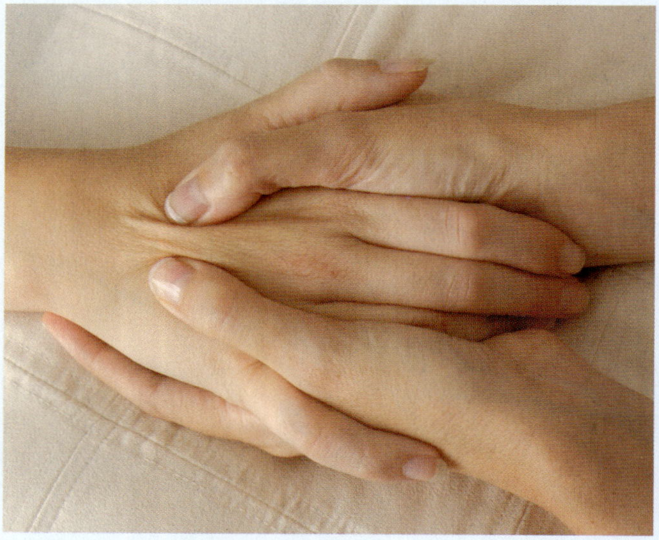

Travailler le dos de la main

▲ **Mouvement de relaxation 8 : cercles des doigts sur le dos de la main**
Placez la paume du patient vers le bas, puis placez votre pouce droit entre l'annulaire et l'auriculaire. Avec la pulpe de vos doigts, effectuez de très petits mouvements circulaires en descendant des doigts vers le poignet. Reculez doucement vos doigts en glissant vers la position de départ et répétez plusieurs fois.

▼ **Mouvement de relaxation 9 : glissement des pouces sur le dos de la main**
Soutenez la main du patient, la paume vers le bas, entre vos deux mains. Glissez doucement vos pouces en descendant la main vers le poignet, puis reculez en glissant. Répétez plusieurs fois pour relâcher le dos de la main.

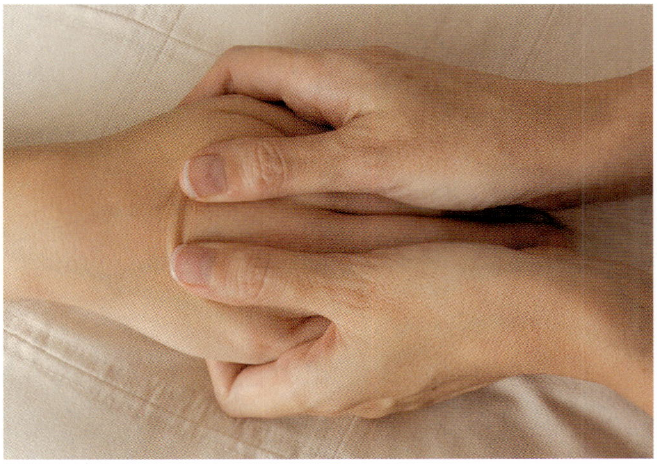

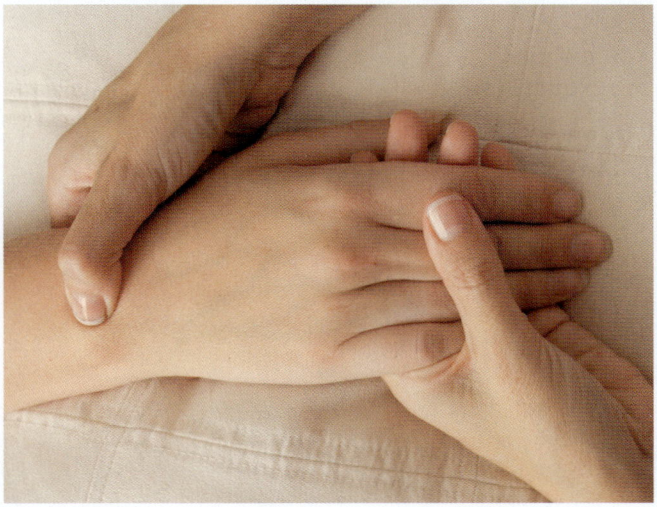

Relâcher les articulations

▲ **Mouvement de relaxation 10 : relâchement du poignet**
En tenant doucement la main du patient entre vos doigts, effectuez doucement de petits cercles tout autour du poignet.

▼ **Mouvement de relaxation 11 : mouvement du poignet**
Entrelacez vos doigts avec ceux du patient. En travaillant doucement et lentement, fléchissez le poignet vers l'arrière et vers l'avant, d'un côté à l'autre, puis dans le sens des aiguilles d'une montre et dans le sens inverse. Ce mouvement est merveilleux pour maintenir la souplesse et la flexibilité des poignets.

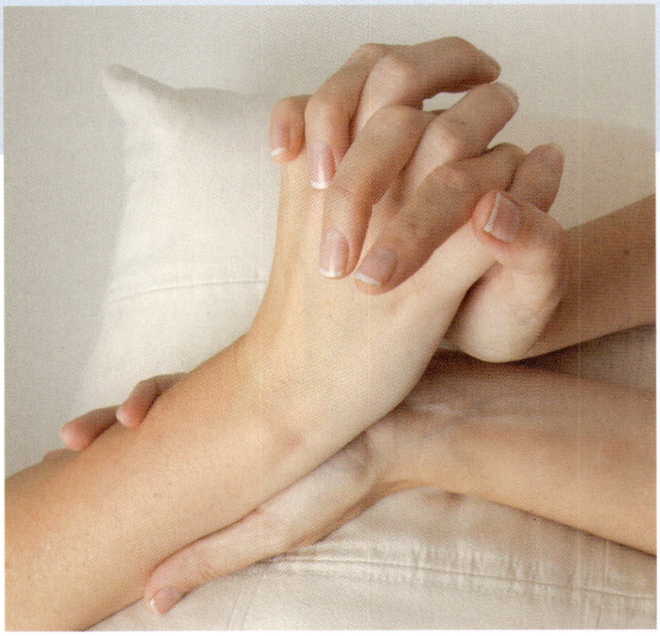

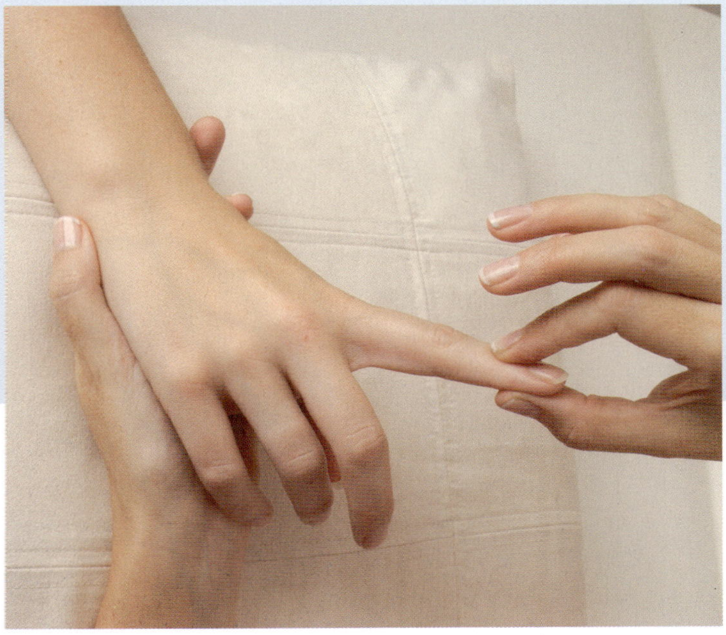

▲ **Mouvement de relaxation 12 : relâchement et déplacement des doigts et du pouce**
Saisissez doucement le poignet du patient pour le soutenir. Avec votre pouce et votre index, étirez doucement chaque doigt et effectuez des rotations avec chacun d'eux, tour à tour. Vous pouvez aussi plier et déplier chacune des articulations des doigts pour en augmenter la souplesse.

Les derniers mouvements

Mouvement de relaxation ▶ 13 : relâchement du plexus solaire
Soutenez la main droite du patient, la paume vers le haut, dans la paume de votre main gauche. Placez votre pouce droit sur le réflexe du plexus solaire, situé presque au centre de la paume. Ensuite, déplacez votre pouce très doucement dans un mouvement circulaire, trois fois. Remarquez que la respiration du patient est plus profonde, à mesure qu'il se détend.

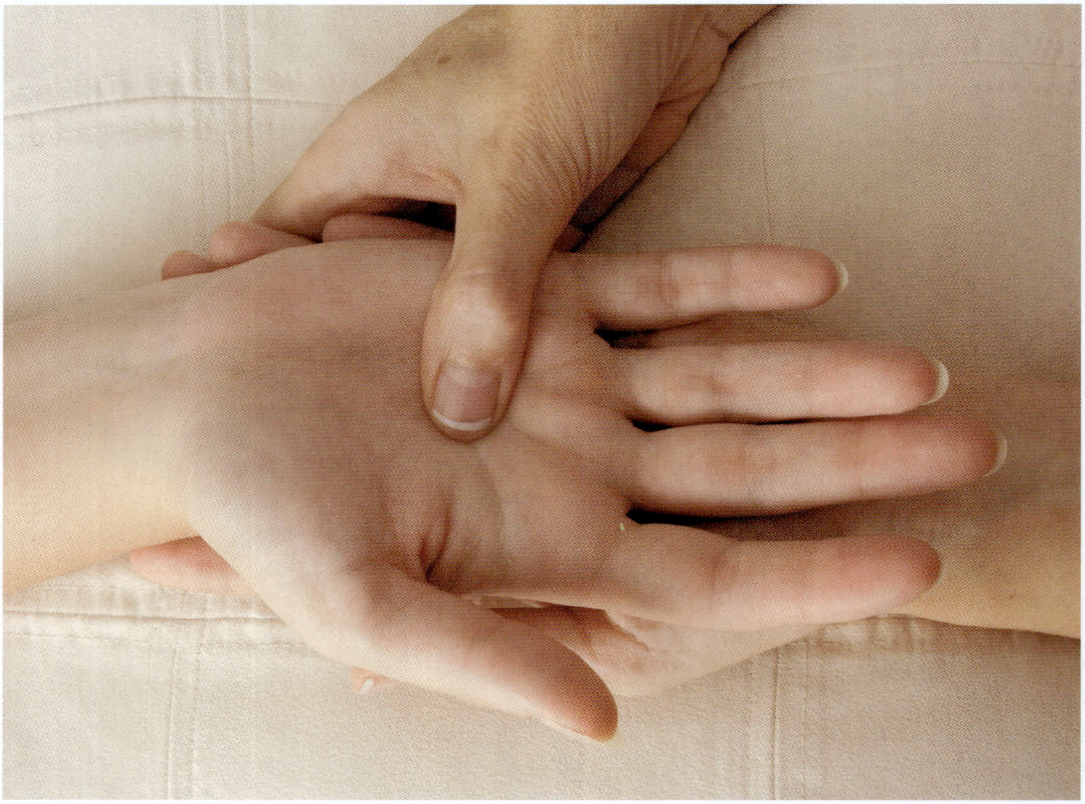

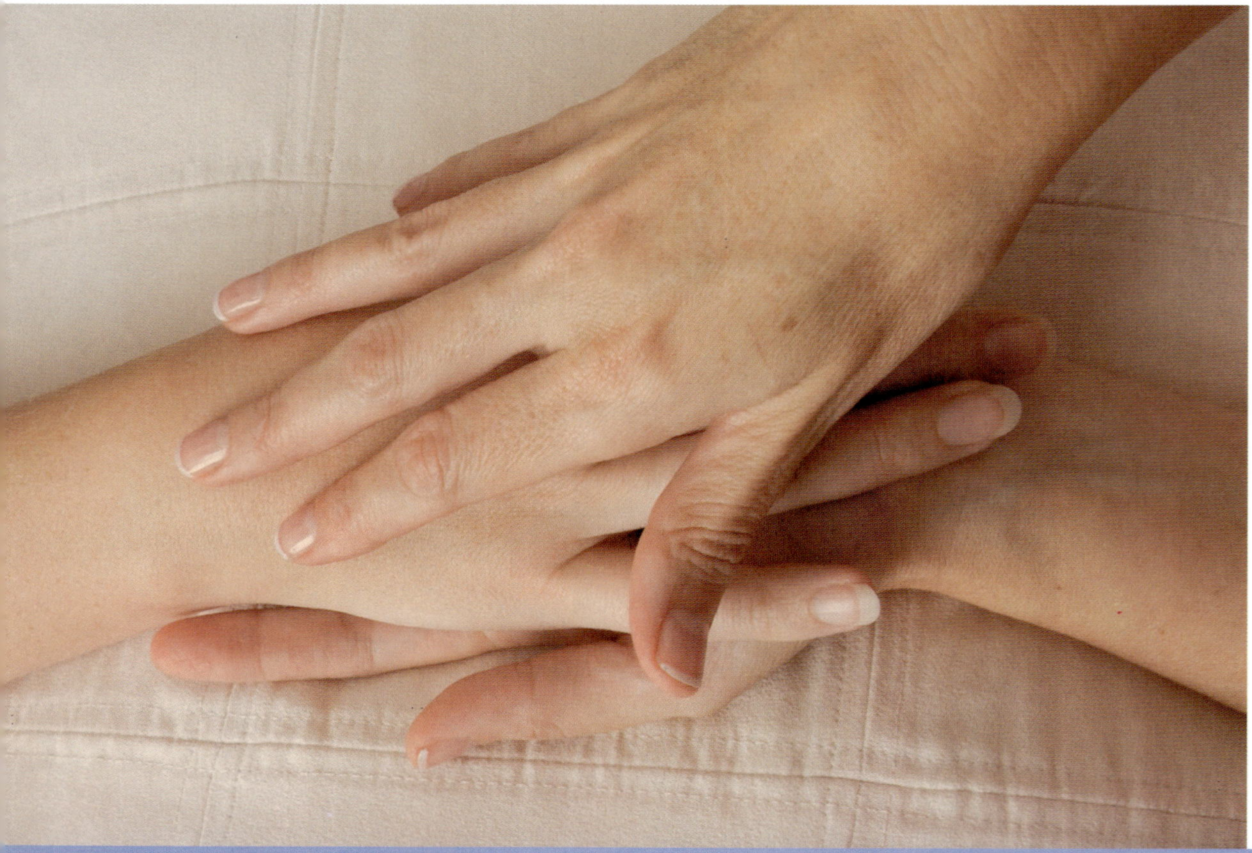

◀ Mouvement de relaxation 14 :
Pour terminer la séquence de relaxation, caressez doucement la main droite du patient avec le bout de vos doigts, en l'effleurant à peine.

Les réflexes de la main droite

Les réflexes du cou et de la tête

Lorsque vous travaillez sur les réflexes de la tête et du cou, vous traitez les zones suivantes :

- la tête et le cerveau;
- les dents et les gencives;
- l'hypophyse, la glande pinéale et l'hypothalamus;
- le visage;
- l'œil droit;
- le cou;
- les sinus;
- la thyroïde et la gorge;
- les ganglions lymphatiques supérieurs;
- les cordes vocales;
- l'oreille et la trompe d'Eustache droite.

Le pouce

Le réflexe de la tête et du cerveau

Le traitement du réflexe de la tête et du cerveau soulage les troubles suivants :

- les maux de tête et les migraines;
- le manque de concentration;
- l'incapacité de penser clairement;
- la congestion cérébrale;
- les troubles de la mémoire;
- la maladie d'Alzheimer;
- l'amnésie;
- la névralgie;
- la perte d'équilibre;
- la syncope;
- la paralysie de Bell (paralysie faciale périphérique);
- la maladie de Parkinson;
- la sclérose en plaques;
- l'accident vasculaire cérébral et la paralysie;
- l'épilepsie;
- le manque de coordination;
- les effets résiduels de l'anesthésie;
- la calvitie;
- les problèmes du cuir chevelu;
- les difficultés d'apprentissage, par exemple la dyslexie;
- le trouble déficitaire de l'attention (TDA);
- le manque de confiance et d'estime de soi;
- la dépression;
- l'absence d'intuition et la fermeture d'esprit.

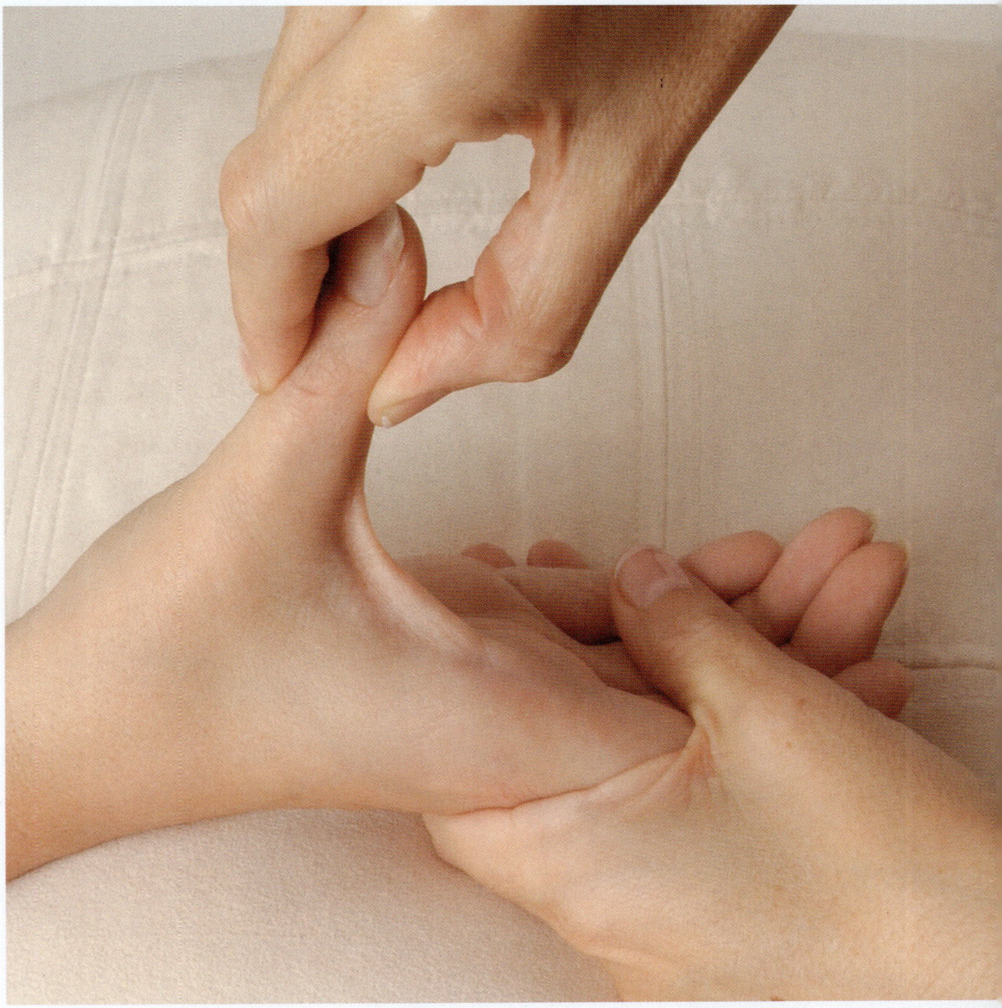

Étape 1 ►

Placez la main droite du patient sur un coussin, la paume vers le haut, et soutenez-la doucement avec votre main gauche. N'oubliez pas de ne pas la saisir trop fermement et de faire de très petits mouvements. Placez la pulpe de votre pouce droit sur le bout du pouce droit de votre patient puis exécutez la progression de la chenille en descendant vers la base plusieurs fois. Assurez-vous de couvrir l'extérieur, l'arrière et l'intérieur du pouce. Remarquez que vous devez l'exécuter sur plusieurs rangées pour couvrir toute la zone.

Le réflexe de l'hypophyse

Le traitement du réflexe de l'hypophyse soulage les troubles suivants :

- les déséquilibres hormonaux;
- le syndrome prémenstruel (SPM);
- les règles inexistantes, abondantes ou douloureuses;
- les problèmes de fertilité;
- la ménopause.

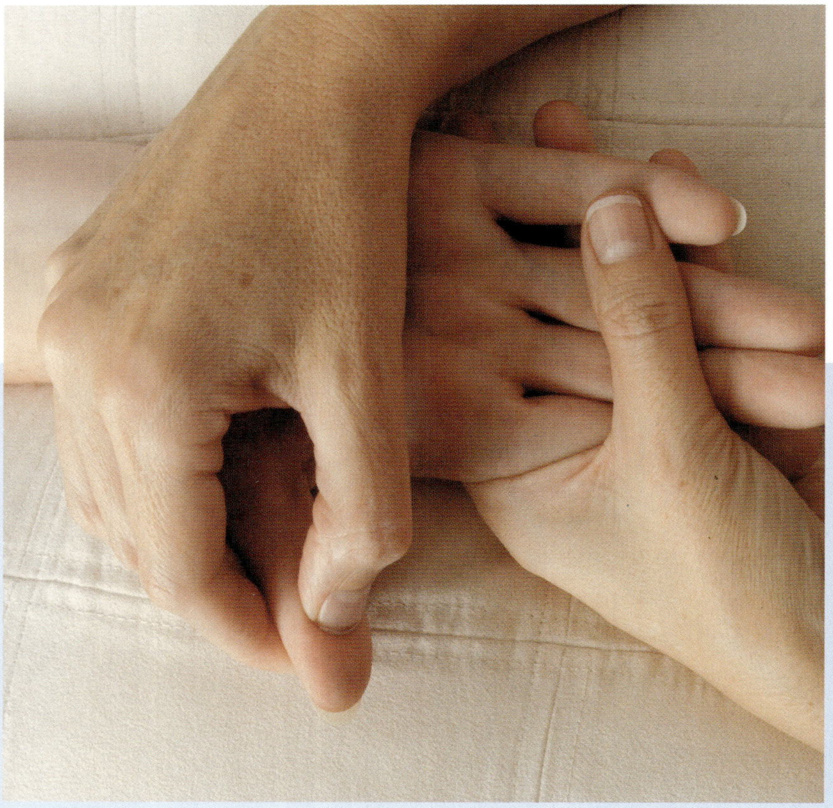

Étape 2 ►
Apprêtez-vous à devoir chercher le point réflexe de l'hypophyse. Il se trouve souvent sur la pulpe du pouce, un peu décentré, un peu plus haut ou plus bas que le point central, un peu plus à droite ou à gauche. Si vous êtes vraiment chanceux, vous verrez peut-être une petite bosse ou vous pourrez la sentir, ce qui indique son emplacement exact.

Soutenez la main du patient dans votre main gauche, exercez une pression ferme avec votre pouce droit (accrochez), puis relâchez (reculez). Remarquez qu'il s'agit souvent d'un point sensible.

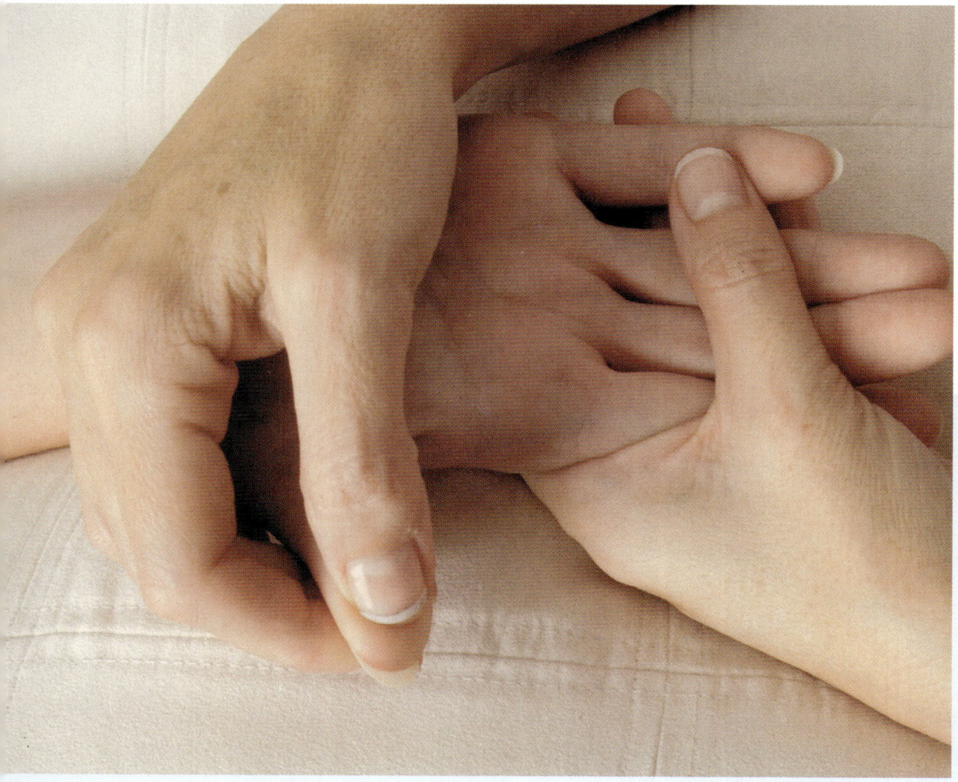

Les réflexes de la glande pinéale et de l'hypothalamus

Le traitement du réflexe de la glande pinéale et de l'hypothalamus soulage les troubles suivants :

- les troubles affectifs saisonniers;
- les problèmes de sommeil;
- les sautes d'humeur;
- les déséquilibres hormonaux;
- le manque d'introspection, d'intuition ou de vision.

◄ Étape 3
Les réflexes de la glande pinéale et de l'hypothalamus sont situés très près du réflexe de l'hypophyse. Déplacez votre pouce très légèrement, vers le bout du pouce du patient, puis balancez votre pouce sur son bord externe pour effectuer des cercles sur le réflexe de la glande pinéale. Balancez votre pouce sur son bord interne et traitez le réflexe de l'hypothalamus en effectuant des cercles de pression.

Le réflexe du visage

Le traitement du réflexe du visage soulage les troubles suivants :

- les problèmes de l'œil, par exemple la conjonctivite;
- les problèmes des gencives et des dents;
- les problèmes des fosses nasales;
- la sinusite;
- les problèmes de mâchoire;
- l'acné;
- la paralysie de Bell (paralysie faciale périphérique);
- la névralgie faciale.

Étape 4 ▶
Retournez doucement la main du patient et soutenez-la avec votre main gauche. De votre pouce, exécutez la progression de la chenille en descendant l'avant du pouce, de l'extrémité à la base. Il se peut que vous deviez répéter ce mouvement trois ou quatre fois, selon la taille du pouce et vos doigts. Il se pourrait qu'il soit plus facile d'utiliser votre index (1). Si vous le préférez, vous pouvez faire progresser votre index d'un côté à l'autre du réflexe du visage. Avec votre pouce à l'arrière de celui du patient pour le soutenir, utilisez deux doigts pour progresser à l'avant du pouce (2).

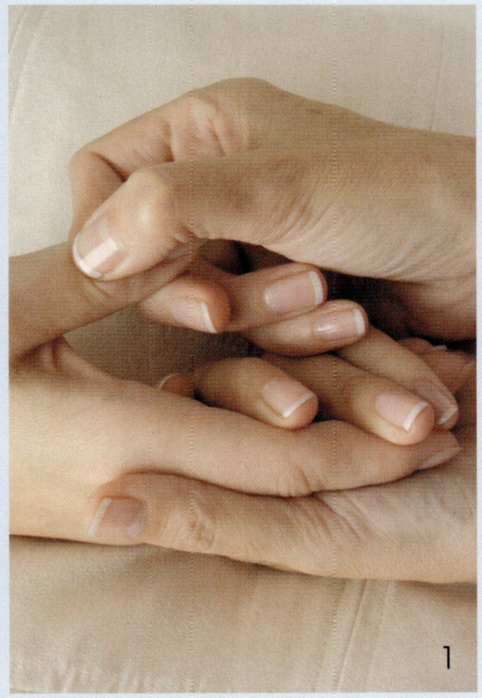
1

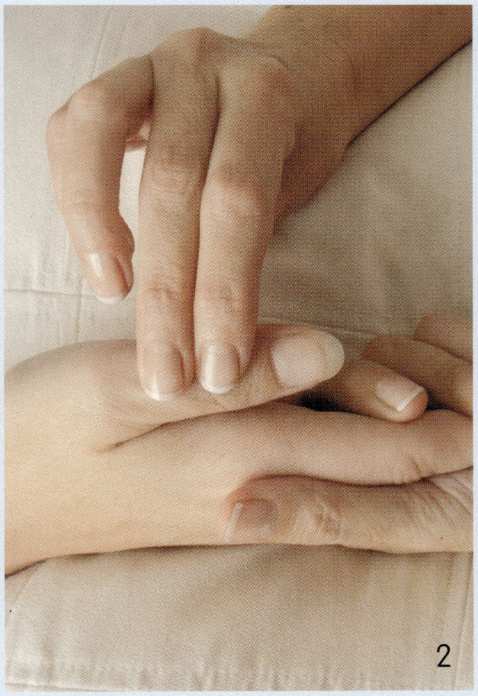
2

Le réflexe du cou

Le traitement du réflexe du cou soulage les troubles suivants :

- les douleurs dans le cou;
- la rigidité du cou;
- le coup de fouet cervical;
- l'arthrite dans le cou;
- les problèmes de la gorge, comme l'amygdalite et les végétations adénoïdes, les problèmes du pharynx et du larynx, en travaillant l'avant du réflexe du cou.

Étape 5 ▶
Soutenez la main du patient avec votre main gauche. Tenez doucement le pouce du patient entre votre index et votre pouce et faites-le pivoter dans le sens des aiguilles d'une montre, puis dans le sens inverse. Ce mouvement est excellent pour soulager la raideur au cou. Si l'articulation du cou grince ou ne bouge pas très bien, essayez de favoriser le mouvement sans jamais le forcer.

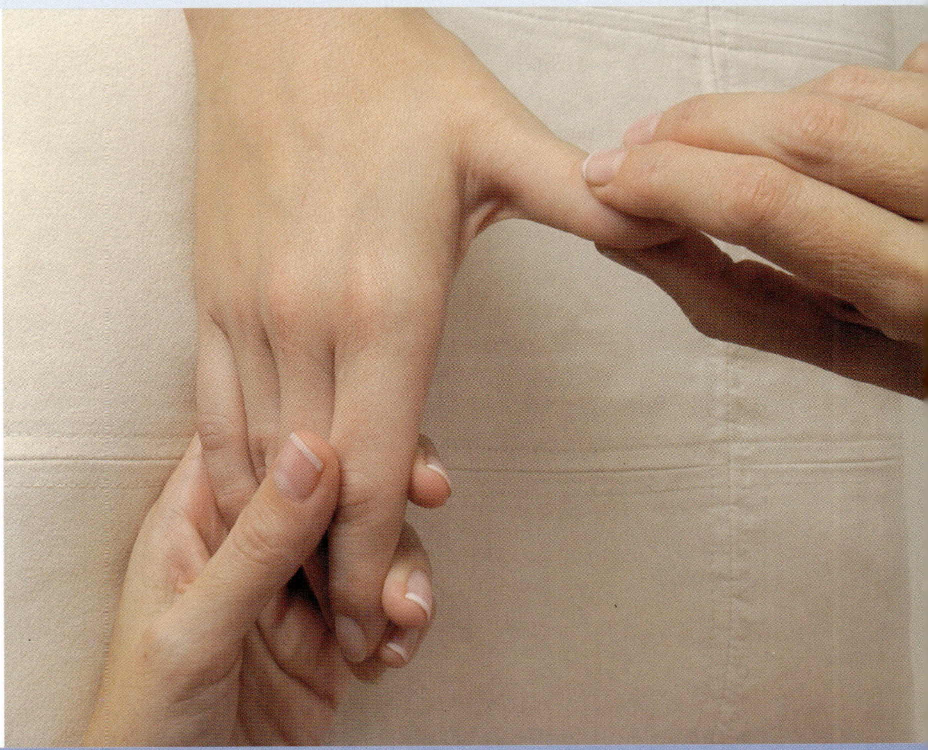

Le réflexe de la gorge, de la thyroïde et du cou

Le traitement des réflexes de la gorge, de la thyroïde et du cou soulage les troubles suivants :

- tous les problèmes de la gorge et du cou (tels qu'ils ont été décrits à l'étape 5);
- les troubles de la parathyroïde;
- l'ostéoporose;
- les problèmes de thyroïde;
- les secousses musculaires;
- les problèmes de poids;
- l'arthrite.

Étape 6 ▶
Soutenez la main du patient, la paume vers le haut. Exécutez la progression de la chenille avec votre pouce droit d'un côté à l'autre de la base du pouce plusieurs fois (1).

Retournez la main du patient et saisissez son pouce entre votre pouce et votre index gauches. Exécutez la progression de la chenille avec votre pouce droit d'un côté à l'autre de la base du pouce (2).

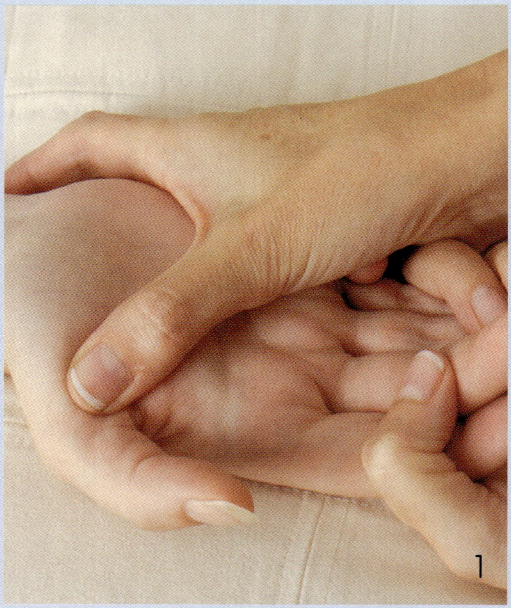
1

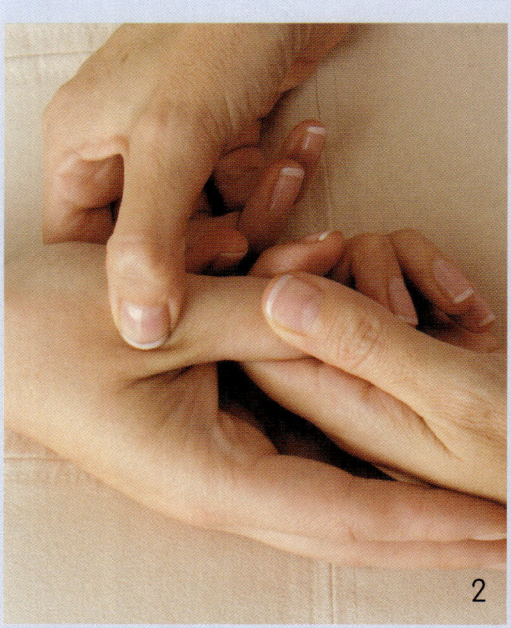
2

Le réflexe des cordes vocales

Le traitement du réflexe des cordes vocales soulage les troubles suivants :

- les problèmes des cordes vocales;
- la laryngite;
- la pharyngite;
- l'amygdalite;
- la trachéite;
- les difficultés à s'exprimer;
- la sensation de boule dans la gorge;
- l'incapacité de dire ce qu'on pense;
- les problèmes d'élocution;
- la surutilisation de la voix.

Étape 7 ▶
Pour localiser ce réflexe, placez le pouce de votre main de travail au bas de la partie palmée entre le pouce et l'index du patient. Effectuez doucement des cercles sur ce réflexe.

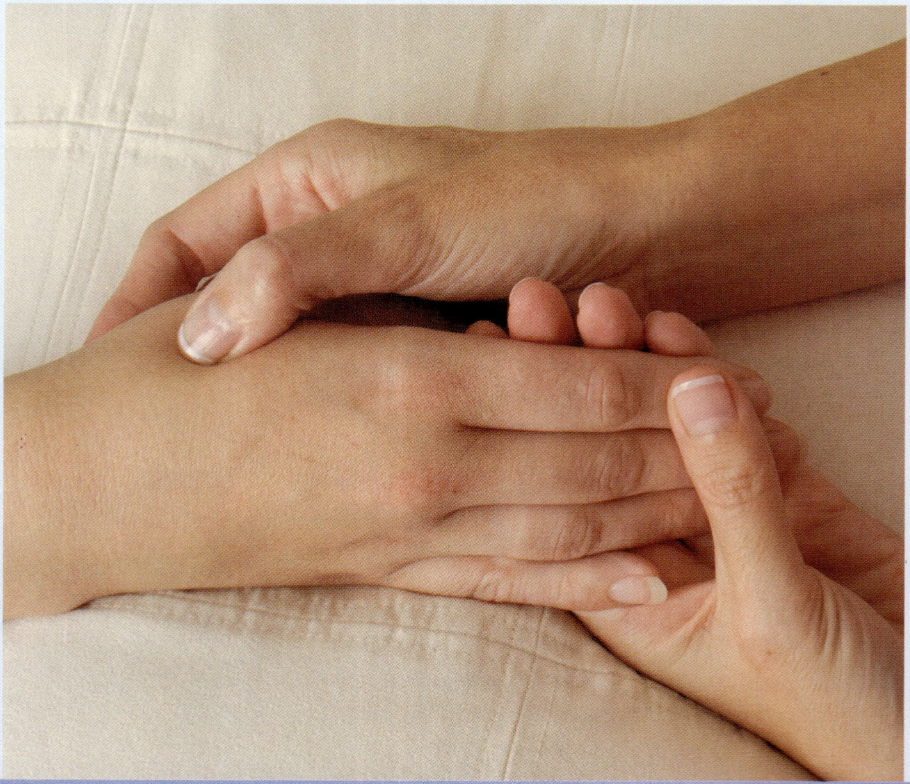

Les doigts

Les réflexes des sinus

Le traitement des réflexes des sinus soulage les troubles suivants :

- les problèmes des sinus;
- les allergies;
- le catarrhe;
- le rhume des foins;
- la rhinite;
- les rhumes;
- une diminution de l'odorat;
- les polypes nasaux.

Étape 8 ▶
Soutenez la main du patient, la paume vers le haut, dans la paume de votre main gauche. Exécutez la progression de la chenille avec votre pouce droit en allant de l'extrémité de l'auriculaire à sa base. Vous devrez exécuter environ trois rangées pour couvrir la zone à fond. Répétez sur l'annulaire, le majeur et l'index (1).

Pour traiter les côtés des doigts, vous pouvez exécuter la progression de la chenille avec le pouce et l'index en descendant les deux côtés de chaque doigt en même temps (2).

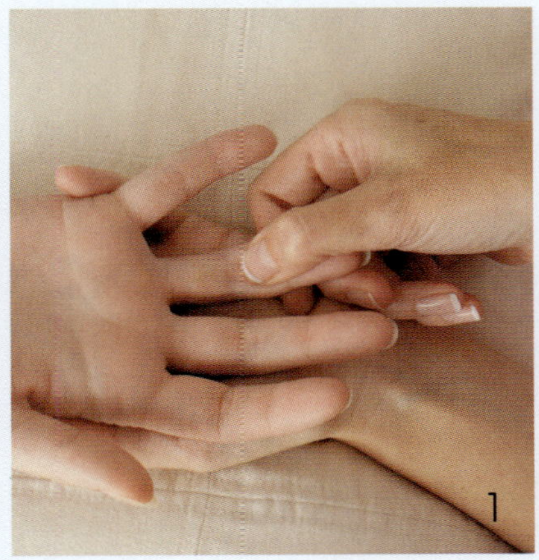
1

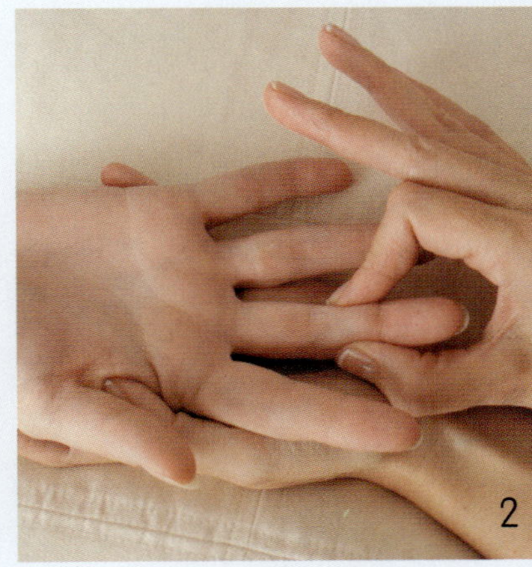
2

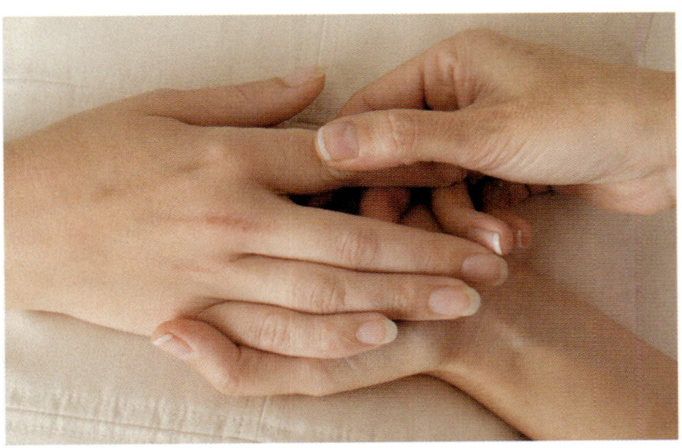

Les réflexes des gencives et des dents

Le traitement des réflexes des gencives et des dents soulage les troubles suivants :

- le mal de dents;
- les abcès;
- les problèmes de gencive;
- la croissance des dents;
- les dents sensibles ou douloureuses;
- la douleur à la suite d'un traitement dentaire.

◀ Étape 9
Ces réflexes se trouvent sur l'extrémité de tous les doigts. Retournez la main du patient et soutenez les doigts avec votre main gauche. Commencez à l'extrémité de l index en faisant progresser le pouce sur trois ou quatre rangées pour couvrir le dos (dessus) du doigt. Répétez la progression sur les trois derniers doigts.

Les réflexes des ganglions lymphatiques supérieurs

Le traitement des réflexes des ganglions lymphatiques supérieurs soulage les troubles suivants :

- un système immunitaire affaibli, par exemple si la personne souffre d'infections à répétition;
- l'encéphalo-myélite myalgique;
- l'acné (cette technique aidera à drainer la zone du cou et de la tête);
- la toxicité du système lymphatique (souvent due à une mauvaise alimentation et à un manque d'exercice);
- les problèmes d'oreille, de nez et de gorge.

Étape 10 ▶
Soutenez la main du patient avec votre main gauche et serrez doucement la partie palmée entre chacun des doigts avec votre pouce et votre index. Répétez plusieurs fois.

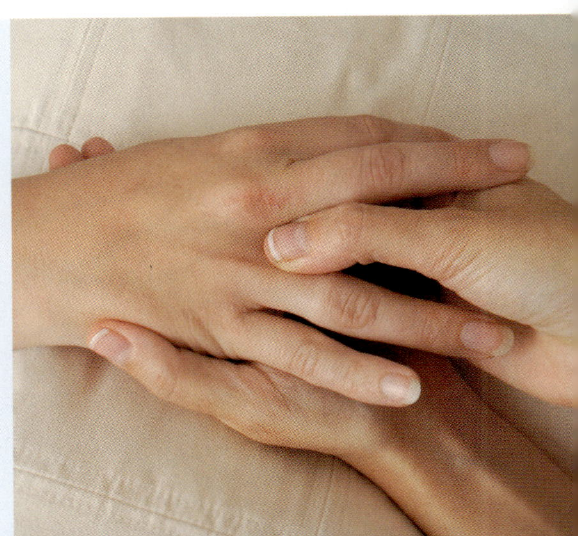

Les réflexes de l'oreille, de la trompe d'Eustache et de l'œil droits

Le traitement des réflexes de l'oreille, de la trompe d'Eustache et de l'œil droits soulage les troubles suivants :

- les maux d'oreille;
- l'acouphène;
- les infections de l'oreille;
- le larmoiement;
- l'otite muqueuse à tympan;
- les douleurs oculaires;
- les problèmes d'ouïe;
- le prurit oculaire;
- les problèmes d'équilibre;
- le blocage des conduits lacrymaux;
- le vertige ou les étourdissements;
- la conjonctivite;
- le rhume des foins;
- le glaucome.

▼ **Étape 11**

Soutenez la main droite du patient, la paume vers le haut, en plaçant votre pouce gauche en travers des doigts et en les tenant légèrement vers l'arrière. Avec votre pouce droit, exécutez la progression de la chenille le long du renflement à la base des doigts, de l'auriculaire à l'index.

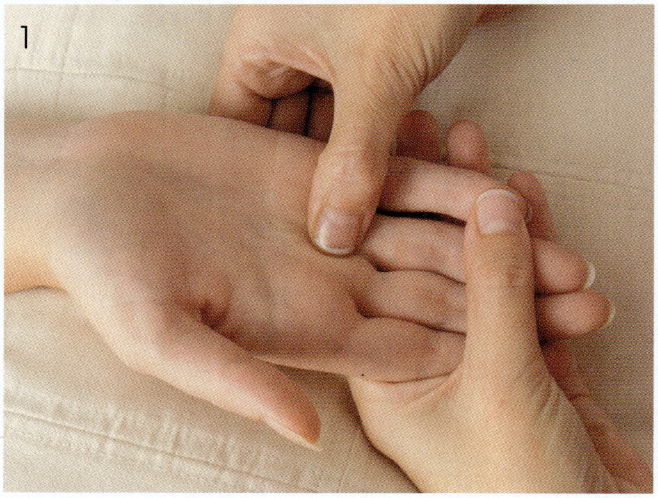

▼ Pour localiser le réflexe de l'oreille droite, exécutez lentement, de nouveau sur la zone, la progression de la chenille, puis arrêtez entre l'auriculaire et l'annulaire. Exercez des pressions alternées sur le point réflexe de l'oreille droite ou effectuez des cercles de pression sur la zone si elle est sensible.

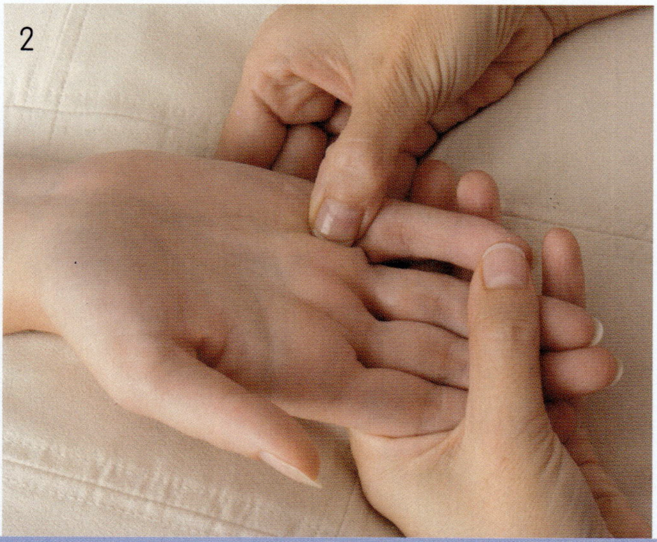

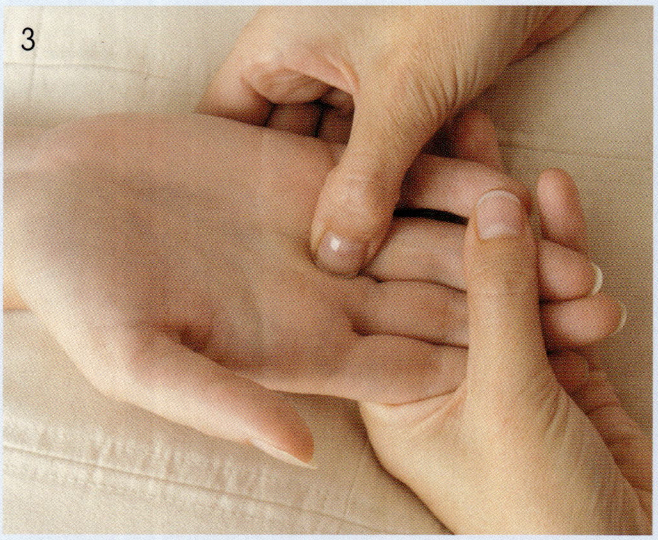

▲ Pour traiter la trompe d'Eustache, faites quelques petits mouvements et arrêtez entre le majeur et l'annulaire. Effectuez des cercles de pression ou exercez une pression et relâchez sur le point réflexe de la trompe d'Eustache.

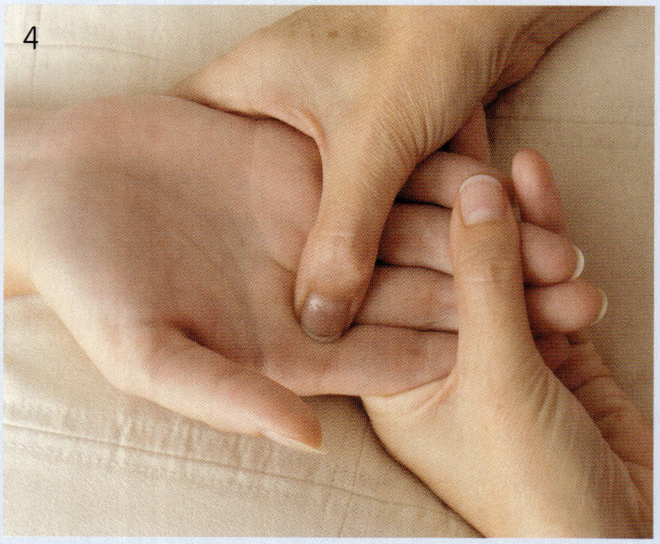

▲ Continuez la progression de la chenille et arrêtez entre l'index et le majeur pour traiter le point réflexe de l'œil droit. De nouveau, exercez une pression et relâchez ou effectuez des cercles de pression sur ce point pour traiter l'œil droit.

Les réflexes du nerf sciatique et de la colonne vertébrale

Le traitement des réflexes du nerf sciatique et de la colonne vertébrale soulage les troubles suivants :

- les maux de dos;
- les spasmes musculaires;
- l'arthrite de la colonne vertébrale;
- la rigidité et le manque de mobilité;
- les problèmes de disques;
- la sciatique.

▼ **Étape 12**

Placez la main du patient, la paume vers le haut. Placez votre main droite sur la sienne, la paume vers le bas, pour la soutenir et la stabiliser. Placez votre pouce gauche sur le bord de son pouce, juste sous le lit de l'ongle, et commencez la progression de la chenille en descendant le long du côté du pouce. Vous couvrez d'abord la région du cou de la colonne vertébrale (les vertèbres cervicales) avant de poursuivre en descendant le milieu du dos (les vertèbres thoraciques) et la région lombaire.

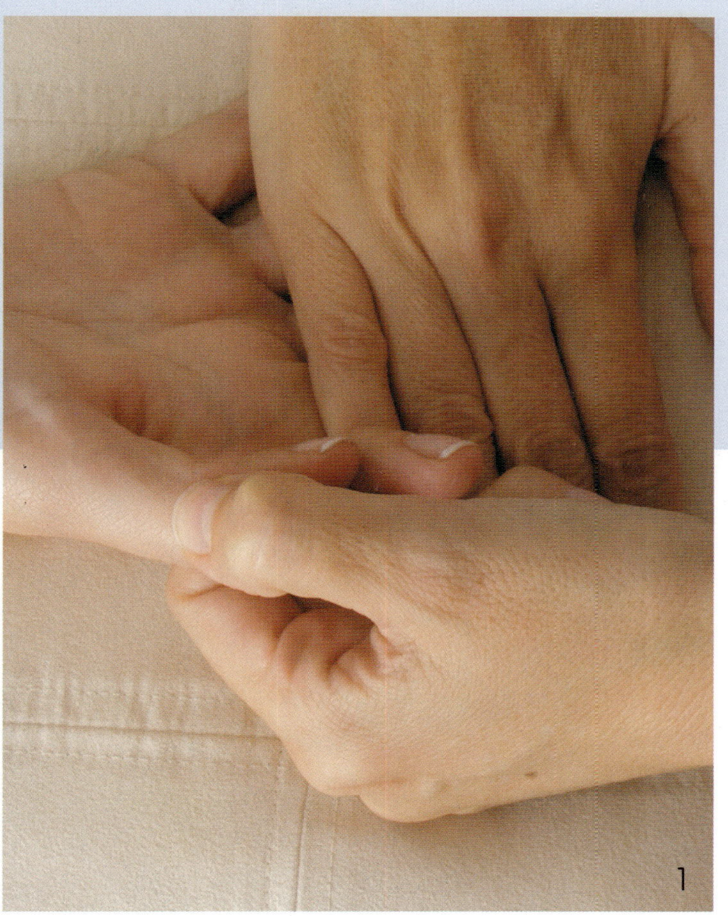

1

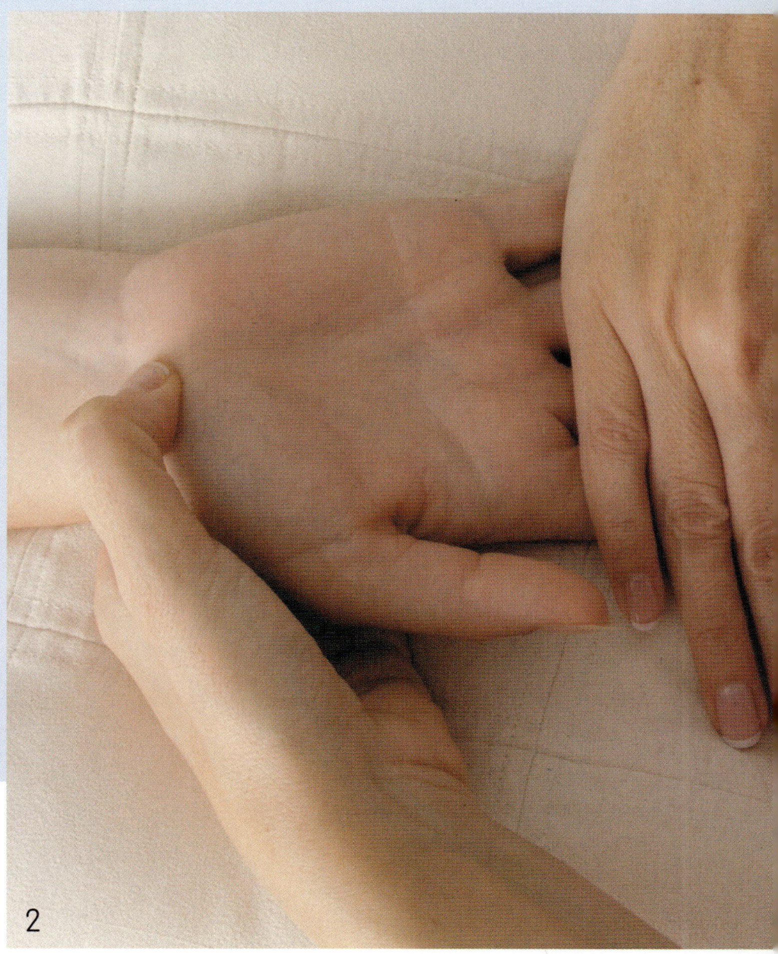

2

▲ Continuez la progression de la chenille en travers du poignet pour traiter le nerf sciatique.

Vous pouvez aussi utiliser votre autre pouce pour répéter cette progression du pouce dans la direction opposée, en travers du poignet puis vers le haut, vers l'ongle du pouce.

La paume de la main

Les réflexes de l'abdomen, de l'épaule et du thorax

Lorsque vous travaillez les réflexes de l'abdomen, de l'épaule et du thorax, vous traitez les zones suivantes :

- le poumon droit;
- l'épaule droite;
- le foie;
- la surrénale droite;
- l'appendice;
- le sein droit;
- le diaphragme;
- la vésicule biliaire;
- le rein droit, l'uretère et la vessie;
- la valvule de Bauhin;
- les côtes et le sternum;
- le plexus solaire;
- l'estomac, le pancréas et le duodénum;
- l'intestin grêle;
- le gros intestin (le côlon ascendant et transverse).

Les réflexes du poumon droit, du sein droit, des côtes et du sternum

Le traitement des réflexes du poumon droit, du sein droit, des côtes et du sternum soulage les troubles suivants :

- les problèmes de poumon;
- l'asthme;
- l'hyperventilation;
- la respiration superficielle;
- la difficulté à exprimer ses émotions;
- le manque d'estime de soi;
- les émotions accablantes (le traitement aide le patient à s'en libérer);
- la tension et l'anxiété;
- la toux et le rhume;
- l'emphysème;
- les crises de panique;
- les effets du tabagisme;
- les craintes et l'anxiété;
- les infections de la poitrine;
- la bronchite;
- l'hystérie;
- la dépendance émotive;
- l'épuisement faisant suite au dévouement envers autrui;
- la mastite;
- les problèmes de sein, par exemple la sensibilité au toucher avant les règles;
- les palpitations et l'hyperventilation.

Étape 13

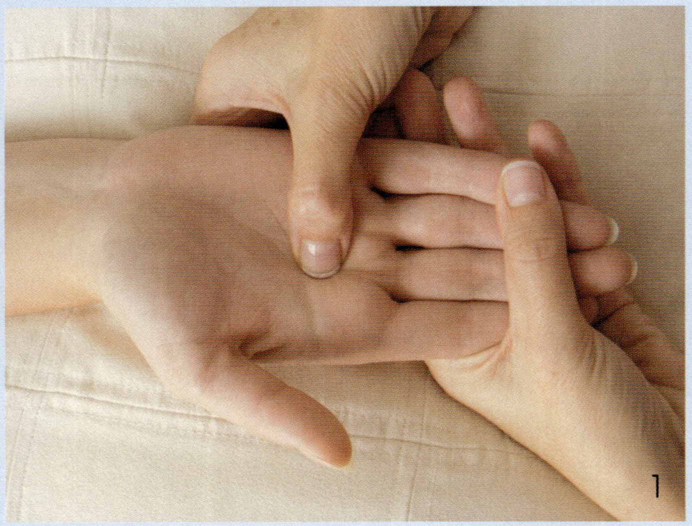

▲ Prenez la main du patient, la paume vers le haut, avec vos doigts au-dessous et votre pouce repoussant doucement les doigts. En commençant juste sous le renflement à la base des doigts, exécutez la progression de la chenille avec votre pouce droit, en bandes horizontales, d'un côté à l'autre de la main. Continuez jusqu'à la ligne de la ceinture scapulaire.

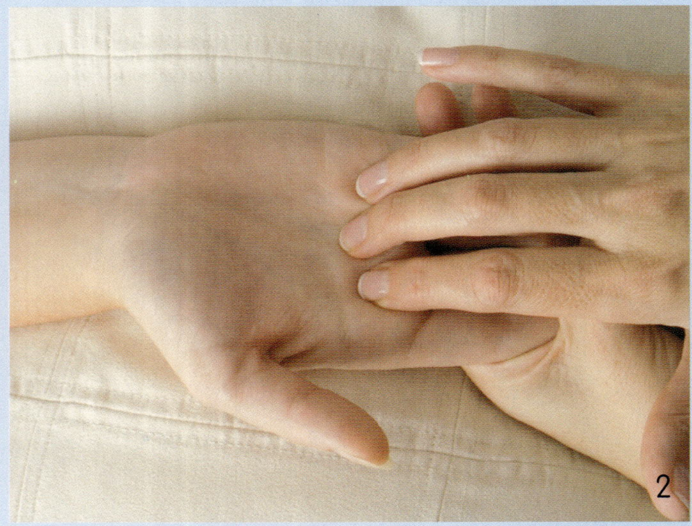

▲ Vous pouvez aussi travailler sur la même zone en bandes verticales. Essayez la progression des doigts avec un doigt ou plus.

Étape 14 ▶
Retournez la main du patient et posez-la sur votre paume, en appuyant doucement sur les doigts avec votre pouce gauche. Faites progresser vos doigts en bandes verticales en descendant le long des creux sur le dos de la main, de la base des doigts à la ligne de la ceinture scapulaire.

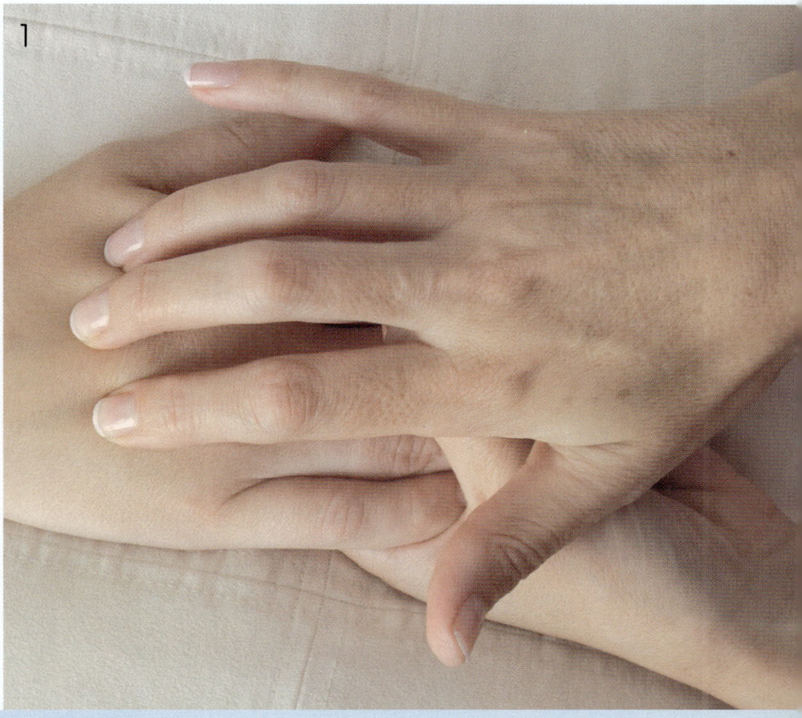
1

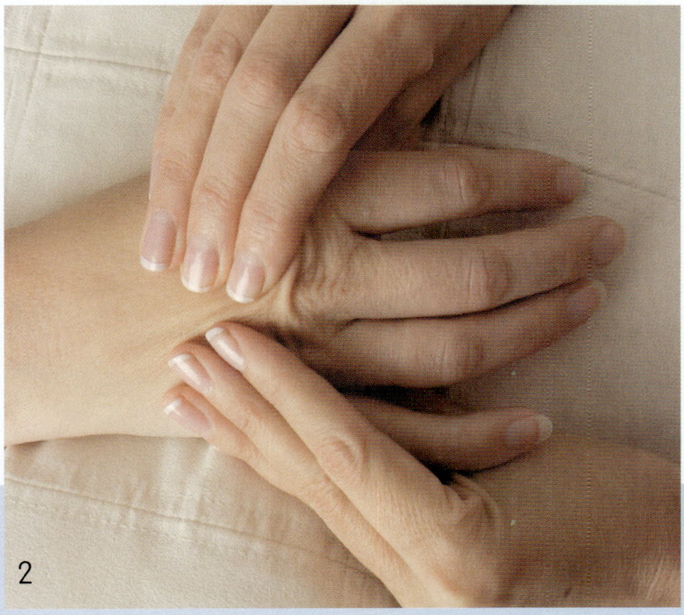
2

◀ Si vous le préférez, vous pouvez faire progresser vos doigts en bandes horizontales,

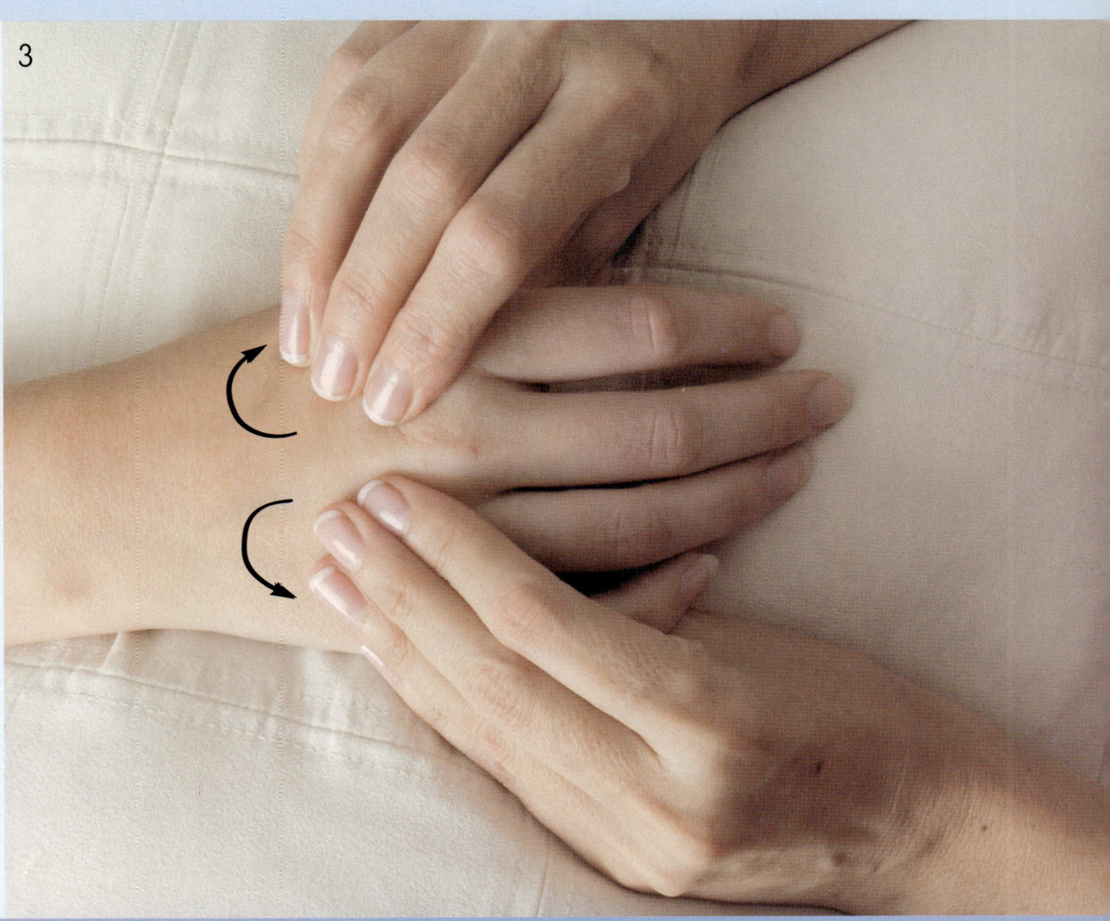
3

ou placer le pouce de votre main de travail sur la paume du patient, vos doigts sur le dos de la main, puis effectuer de grands mouvements circulaires. ▶

Le réflexe de l'épaule droite

Le traitement du réflexe de l'épaule droite soulage les troubles suivants :

- la tension et la douleur dans l'épaule;
- une épaule bloquée;
- l'arthrite;
- le manque de mobilité;
- le fait d'assumer trop de responsabilités.

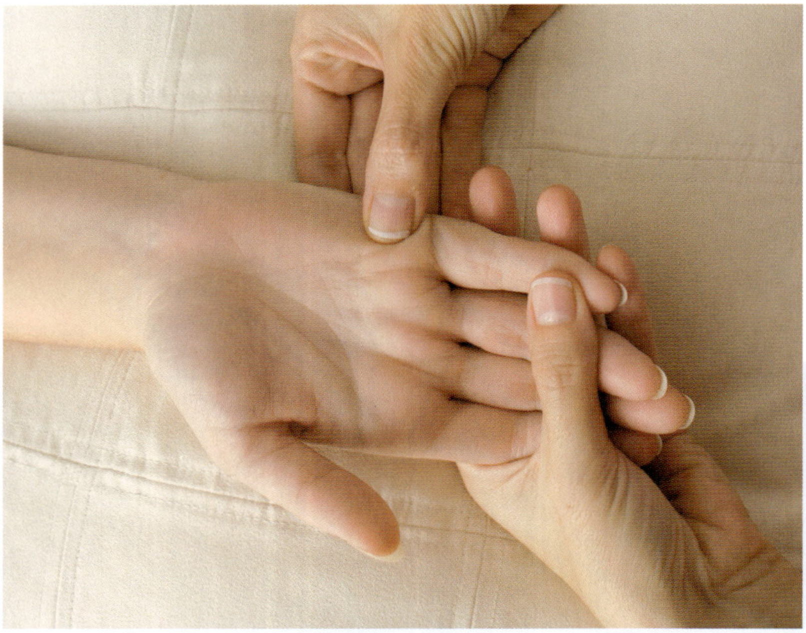

Étape 15 ▶

En soutenant la main du patient, placez votre pouce droit juste sous l'auriculaire puis effectuez des cercles de pression pour traiter l'épaule droite. Cette zone est habituellement « granuleuse » et dure parce que la plupart des gens souffrent de tension dans les épaules.

Le réflexe du plexus solaire et du diaphragme

Le traitement du réflexe du plexus solaire et du diaphragme soulage les troubles suivants :

- les problèmes respiratoires;
- les crises de panique;
- le stress et la tension;
- l'hystérie;
- la crainte;
- l'hyperventilation;
- la respiration superficielle.

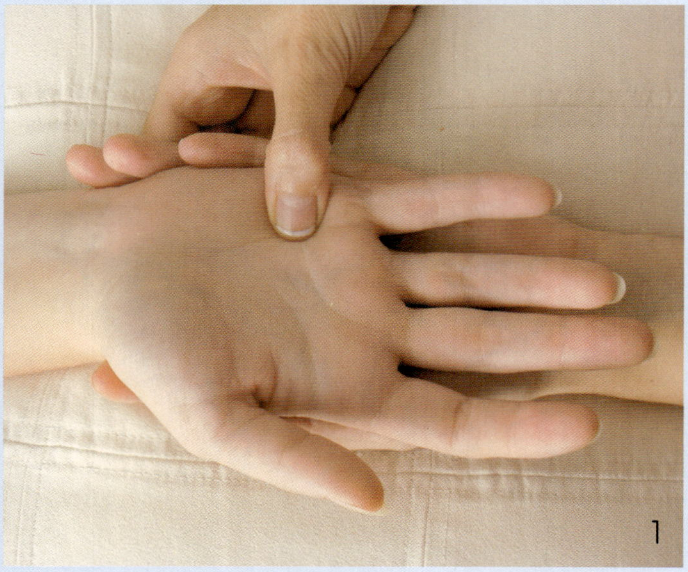

1

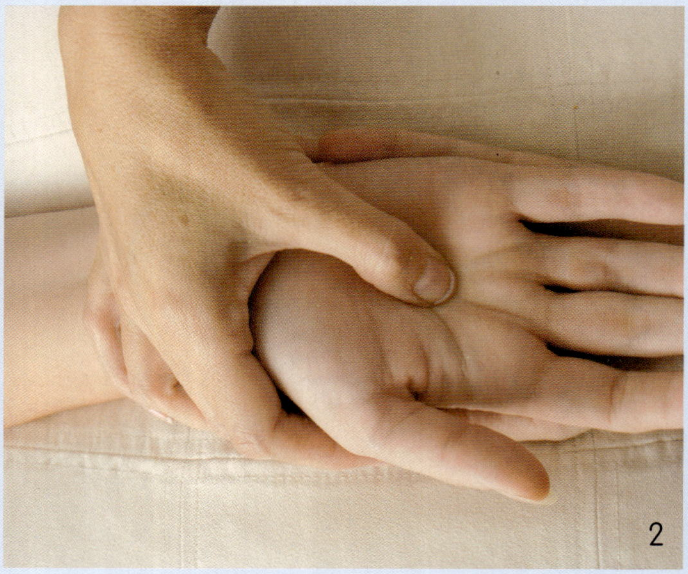

2

▲ Étape 16

Placez la main droite du patient dans votre main gauche, la paume vers le haut. Exécutez la progression de la chenille le long de la ligne de la ceinture scapulaire avec votre pouce droit et lorsque vous arrivez au centre, effectuez doucement des cercles de pression sur le réflexe du plexus solaire.

Les réflexes du foie et de la vésicule biliaire (main droite seulement)

Le traitement des réflexes du foie et de la vésicule biliaire soulage les troubles suivants :

- les problèmes du foie;
- la digestion difficile;
- les excès de nourriture ou d'alcool;
- les problèmes d'élimination des matières grasses;
- les problèmes de la vésicule biliaire;
- la toxicité.

Étape 17 ►
Soutenez la main du patient, la paume vers le haut, en plaçant votre pouce gauche sur les doigts du patient pour ouvrir la zone réflexe du foie. Avec votre pouce droit, progressez de la zone 5 (du côté de l'auriculaire) à la zone 3.

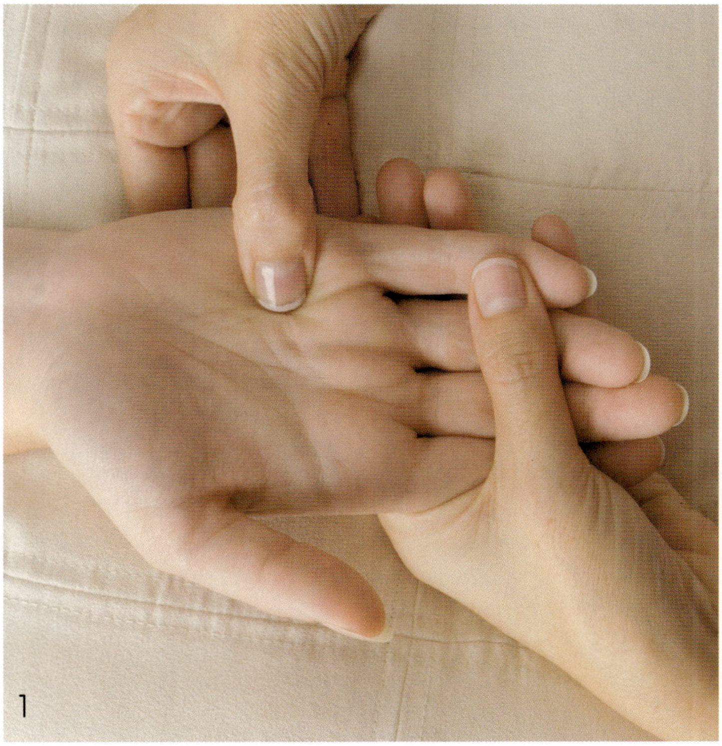

1

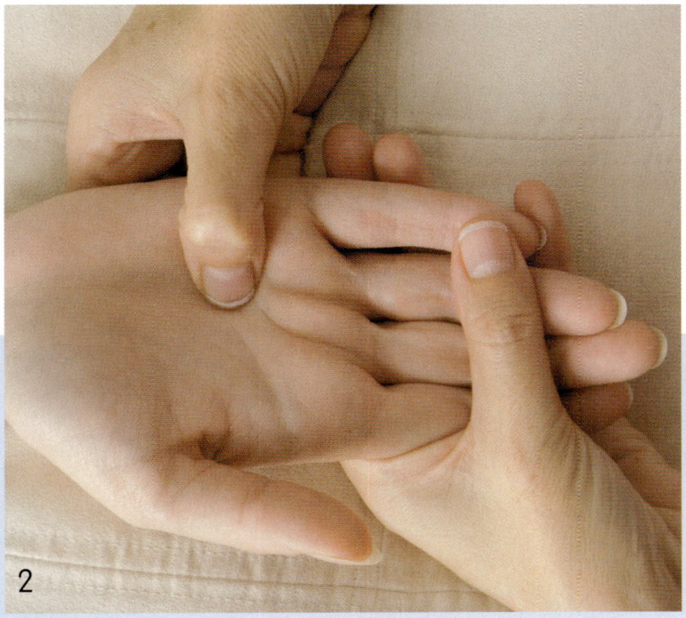

2

◄ Localisez le réflexe de la vésicule biliaire, qui se trouve presque dans l'alignement de l'annulaire et du majeur. Cette zone est souvent sensible au toucher et vous pouvez sentir une indentation ou une légère tuméfaction. Effectuez des cercles de pression pour traiter cette zone, ou utilisez la technique de rotation sur un point, en plaçant la pulpe de votre pouce droit sur le réflexe de la vésicule biliaire et en en faisant des mouvements circulaires avec sa main autour de votre pouce.

Les réflexes de l'estomac, du pancréas et du duodénum

Le traitement des réflexes de l'estomac, du pancréas et du duodénum soulage les troubles suivants :

- les troubles digestifs généraux;
- l'indigestion et les brûlures d'estomac;
- les crampes d'estomac;
- les ulcères;
- le diabète;
- l'hypoglycémie.

Étape 18 ►
En soutenant la main du patient avec votre main droite, exécutez la progression de la chenille avec votre pouce gauche en rangées horizontales, de la ligne de la ceinture scapulaire à la ligne de la taille, en couvrant les zones 1 et 2. Si vous le désirez, vous pouvez travailler dans la direction opposée.

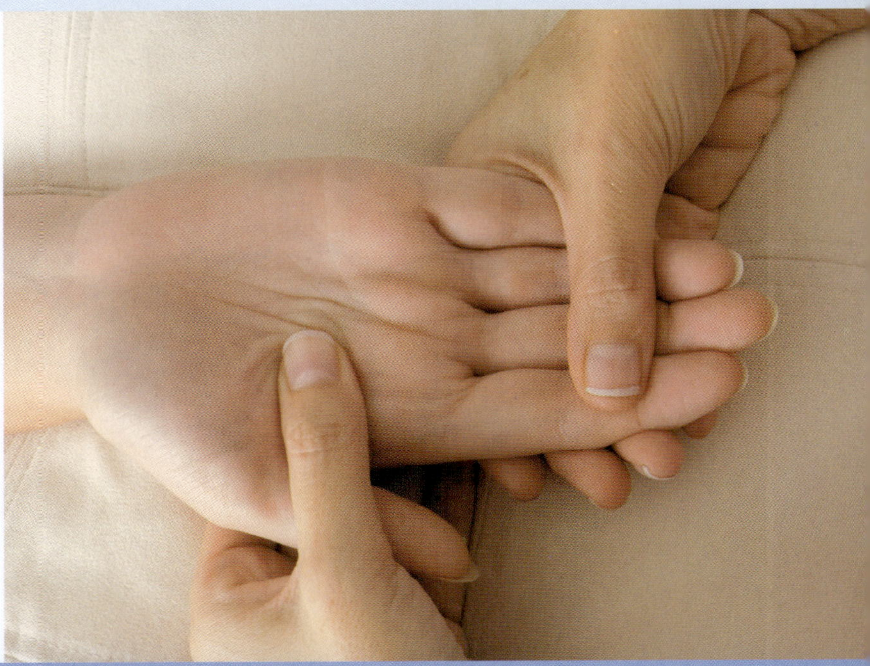

Le réflexe de la surrénale droite

Le traitement du réflexe de la surrénale droite soulage les troubles suivants :

- les troubles de nervosité;
- les troubles inflammatoires comme le syndrome du côlon irritable et la polyarthrite rhumatoïde;
- les allergies;
- la douleur;
- le manque d'énergie.

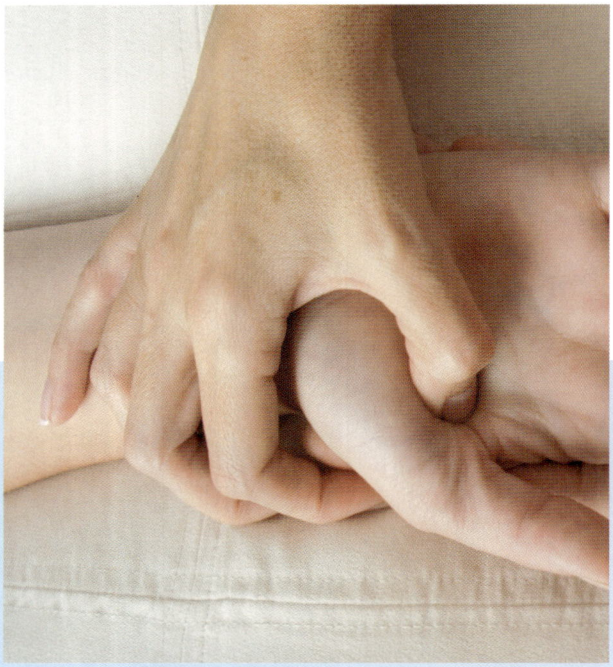

Étape 19 ►
Les surrénales sont faciles à localiser, car elles sont habituellement sensibles au toucher (nous éprouvons tous du stress dans nos vies !). Entourez la main du patient, la paume vers le haut, avec votre main gauche et, avec votre pouce droit, effectuez des cercles de pression sur le réflexe de la surrénale droite (au-dessous de l'index, juste sous la partie palmée du pouce et de l'index) ou exercez des pressions alternées. Si la zone n'est pas sensible, essayez la technique des pressions en crochet.

Les réflexes de la vessie, de l'uretère et du rein droit

Le traitement des réflexes de la vessie, de l'uretère et du rein droit soulage les troubles suivants :

- les problèmes de rein;
- les infections de la vessie;
- la cystite;
- la rétention d'eau;
- l'incontinence.

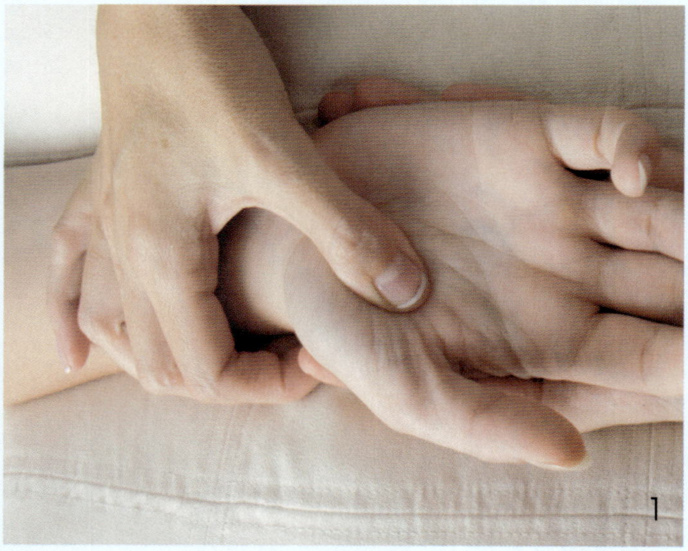

▲ **Étape 20**
Placez la pulpe de votre pouce sur le réflexe du rein droit, situé sur la ligne de la taille entre les zones 2 et 3, puis effectuez doucement des cercles de pression.

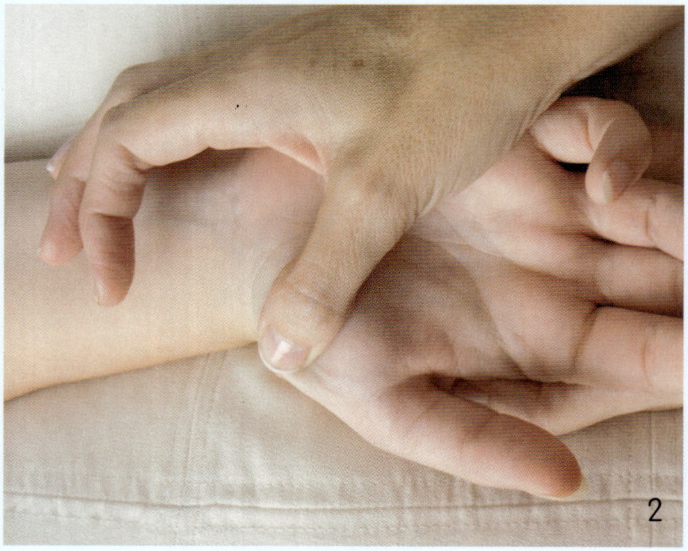

▲ Ensuite, exécutez la progression de la chenille vers la zone 1, à l'intérieur de la main, juste au-dessus du poignet, et effectuez des cercles de pression pour masser le réflexe de la vessie.

Le réflexe de l'intestin grêle

Le traitement du réflexe de l'intestin grêle soulage les troubles suivants :

- tous les troubles digestifs;
- le ballonnement;
- les crampes abdominales;
- les allergies.

Étape 21 ▼
La zone réflexe de l'intestin grêle couvre les zones 1 et 4, entre la ligne de la taille et la ligne de la ceinture pelvienne. Soutenez la main du patient avec votre main droite, la paume vers le haut. Placez votre pouce gauche légèrement sous la ligne de la taille, sur le côté du pouce du patient, puis exécutez la progression de la chenille en rangées horizontales jusqu'à ce que vous soyez légèrement au-dessus de la ligne de la ceinture pelvienne. Remarquez que vous devrez effectuer plusieurs rangées, et si vous le désirez, vous pouvez changer de main et exécuter la progression en sens inverse.

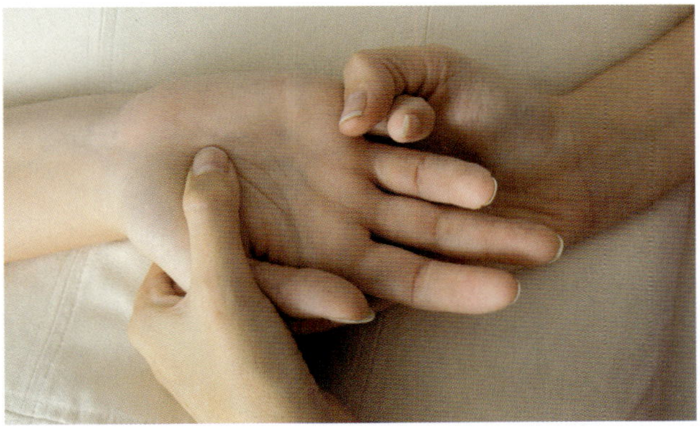

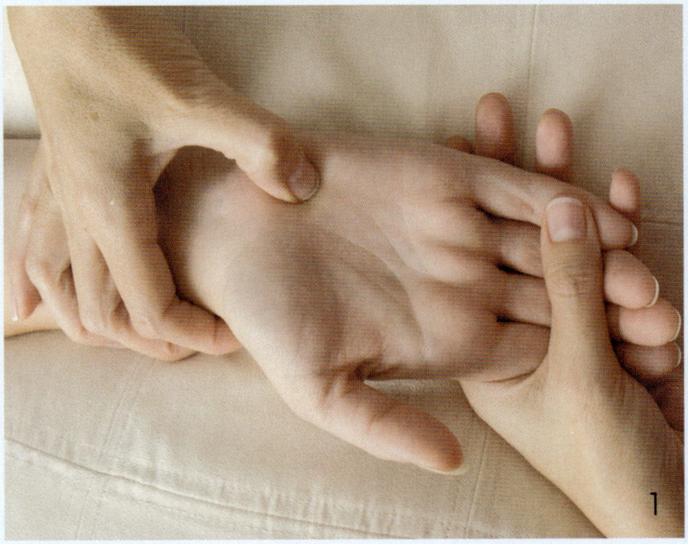

1

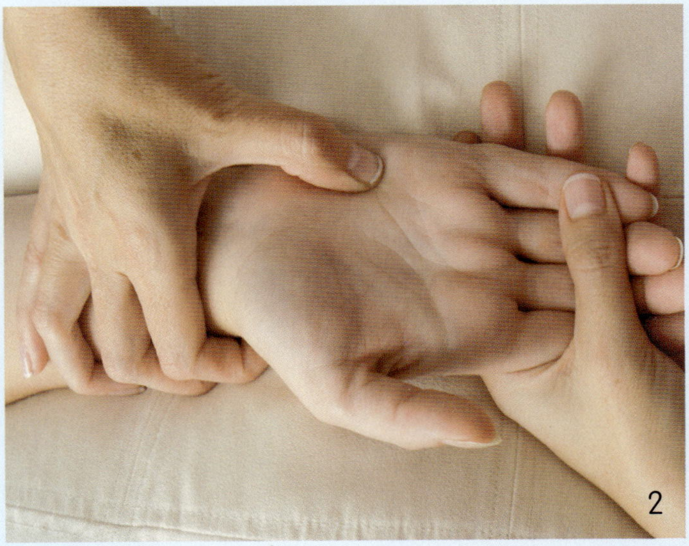

2

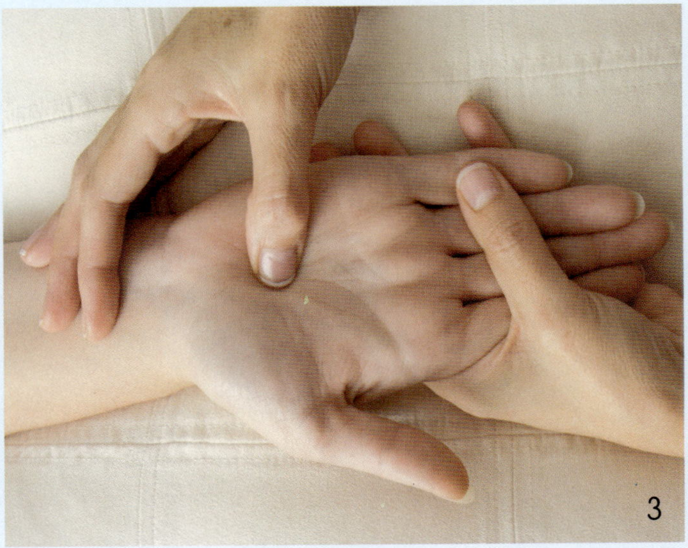

3

Les réflexes de l'appendice, de la valvule de Bauhin et du gros intestin (côlon ascendant et transverse)

Le traitement des réflexes de l'appendice, de la valvule de Bauhin et du gros intestin (côlon ascendant et transverse) soulage les troubles suivants :

- tous les problèmes digestifs;
- la constipation;
- le syndrome du côlon irritable;
- la diarrhée.

Étape 22 ►
Les réflexes de l'appendice et de la valvule de Bauhin se trouvent dans la main droite seulement. Placez la pulpe de votre pouce droit entre les zones 4 et 5 (entre l'auriculaire et l'annulaire), légèrement au-dessus du poignet. Effectuez des cercles de pression sur le réflexe de l'appendice, là où vous pouvez sentir un petit creux. Remontez votre pouce très légèrement pour faire des cercles sur le réflexe de la valvule de Bauhin. Ensuite, exécutez la progression de la chenille vers le haut, vers la ligne de la taille (le réflexe du côlon ascendant), avant de tourner à 90° et de progresser en travers de la main, juste sous la ligne de la taille, jusqu'à ce que vous atteigniez l'intérieur de la main. Remarquez que vous devrez peut-être répéter cette étape plusieurs fois.

Les réflexes des articulations

Lorsque vous travaillez les réflexes des articulations, vous traitez les zones suivantes :

- l'épaule droite;
- le coude droit;
- le genou droit;
- la hanche droite.

Le traitement des réflexes des articulations soulage les troubles suivants :

- tous les problèmes d'articulation;
- l'épaule bloquée.
- l'arthrite;
- l'hygroma prérotulien;
- les blessures sportives;
- les entorses et les foulures;
- les troubles de la hanche;
- les problèmes du cartilage et de la hanche;
- l'épaule bloquée.
- l'épicondylite latérale (coude du joueur de tennis);

Étape 23 ▼

Les réflexes des articulations sont situés le long du côté extérieur de la main. Prenez la main du patient avec votre main gauche, la paume vers le haut, en tenant doucement les doigts vers l'arrière. Placez votre pouce droit à la base de l'auriculaire (le réflexe de l'articulation de l'épaule) et assurez-vous de couvrir toutes les articulations à fond en exécutant la progression de la chenille en descendant le long du côté extérieur de la main jusqu'au poignet.

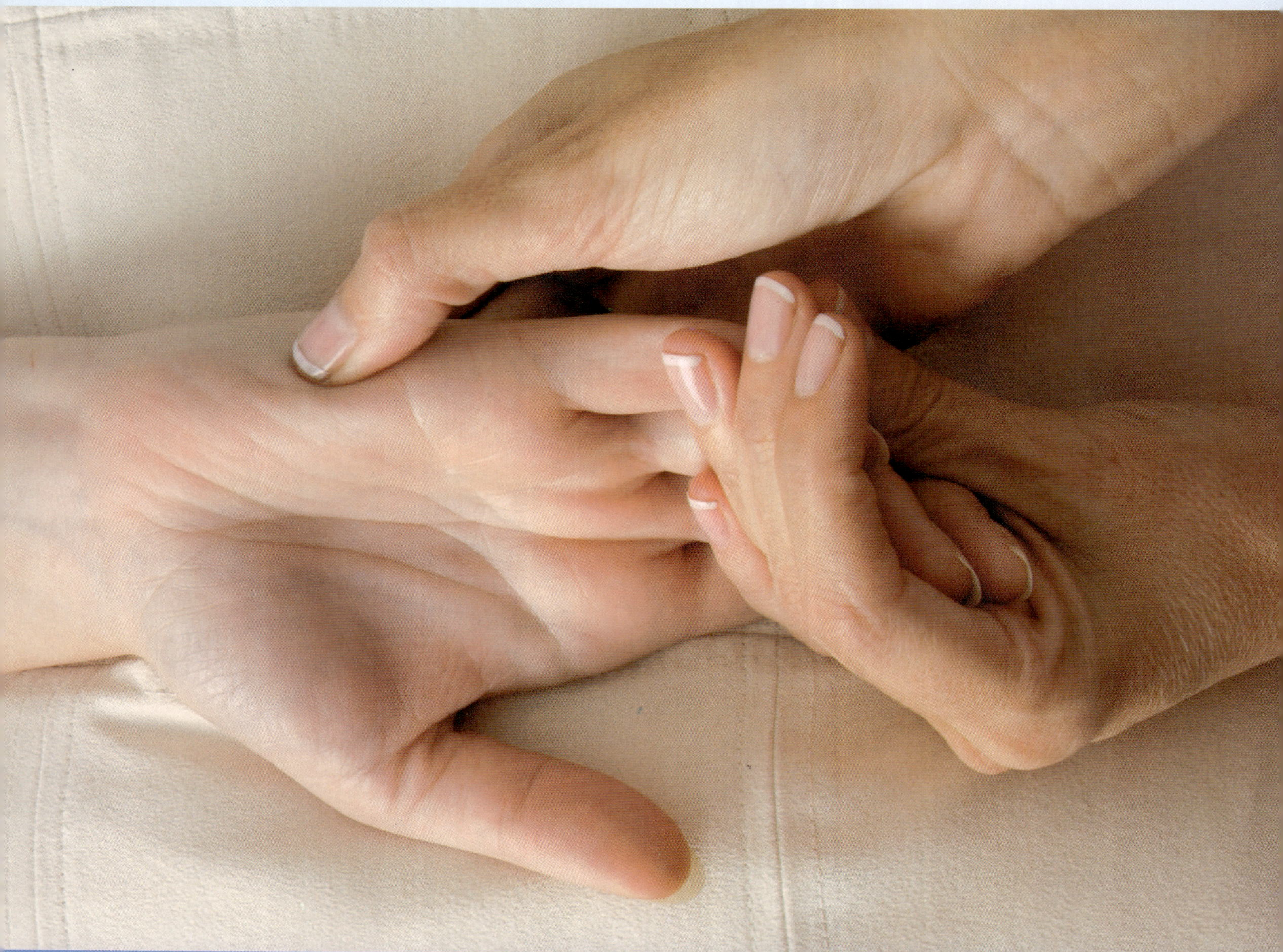

Les réflexes des organes reproducteurs et des ganglions lymphatiques de l'aine

Lorsque vous travaillez les réflexes des organes reproducteurs et des ganglions lymphatiques de l'aine, vous traitez les zones suivantes :

- l'ovaire droit ou le testicule droit;
- les ganglions lymphatiques de l'aine;
- la trompe de Fallope droite ou le canal déférent;
- l'utérus ou la prostate.

Le traitement des réflexes des organes reproducteurs et des ganglions lymphatiques de l'aine soulage les troubles suivants :

- tous les problèmes liés aux règles;
- le syndrome prémenstruel (SPM);
- la ménopause;
- l'accumulation de toxines;
- les problèmes de fertilité;
- les problèmes de prostate.

▼ Étape 24

Les réflexes des organes reproducteurs se trouvent tous autour du poignet. Prenez les doigts du patient avec votre main droite et placez la pulpe de votre pouce gauche sur le réflexe de l'ovaire droit (s'il s'agit d'une femme) ou du testicule droit (s'il s'agit d'un homme), sur le côté extérieur du poignet. Utilisez la technique de rotation sur un point pour traiter l'ovaire ou le testicule, la technique de pressions alternées ou effectuez doucement des cercles de pression.

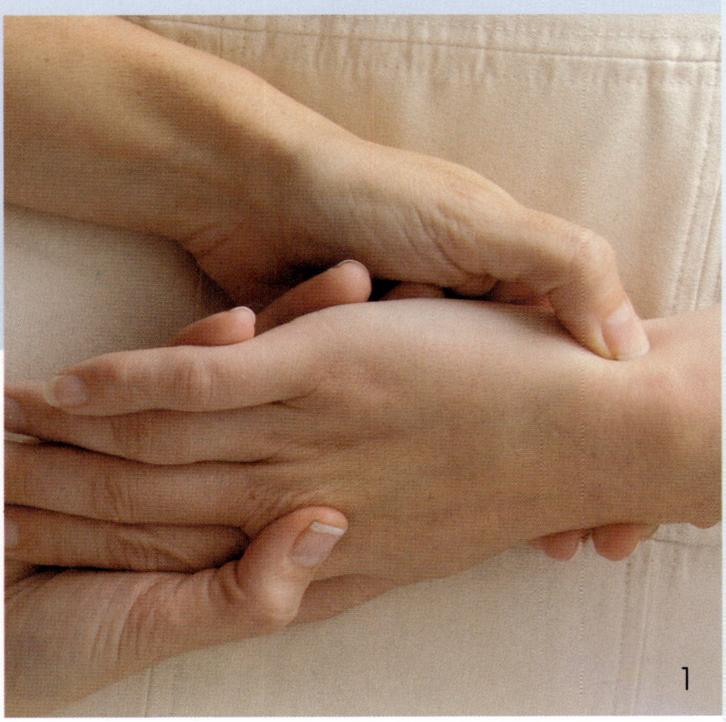

1

Mise en garde

Si la patiente enceinte présente un risque de fausse couche (si elle a des antécédents de fausse couche), ne travaillez pas ces zones. Néanmoins, un réflexologue expérimenté peut traiter ces réflexes. Si la patiente porte un dispositif intra-utérin (DIU), effleurez doucement la zone réflexe de l'utérus plutôt que d'exercer des pressions.

2

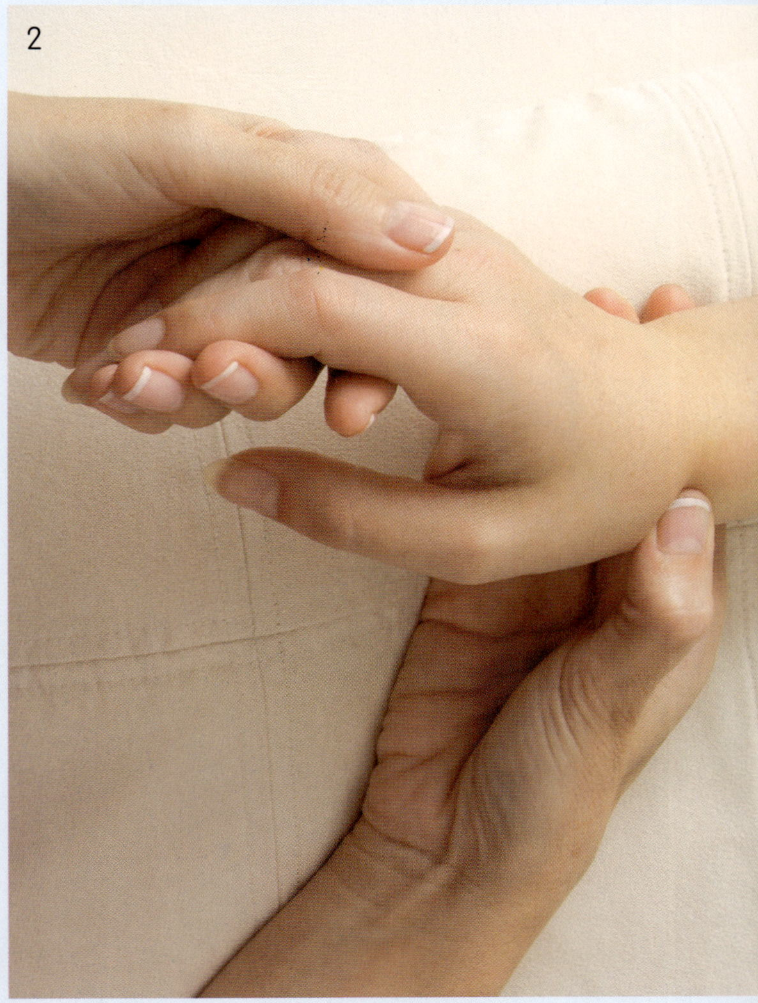

▲ Étape 25

Prenez les doigts du patient avec votre main gauche et placez votre pouce droit sur le réflexe de la prostate (homme) ou de l'utérus (femme). Traitez ce réflexe à l'aide de la technique de rotation sur un point, la technique de pressions alternées ou effectuez doucement des cercles de pression sur le réflexe.

Étape 26 ▶

La zone qui entoure le poignet est liée à la trompe de Fallope (femme) ou au canal déférent (homme) et aux ganglions lymphatiques de l'aine. Placez la main du patient, la paume vers le bas, sur la paume de votre main. Faites progresser votre pouce ou un doigt en travers de l'arrière du poignet.

1

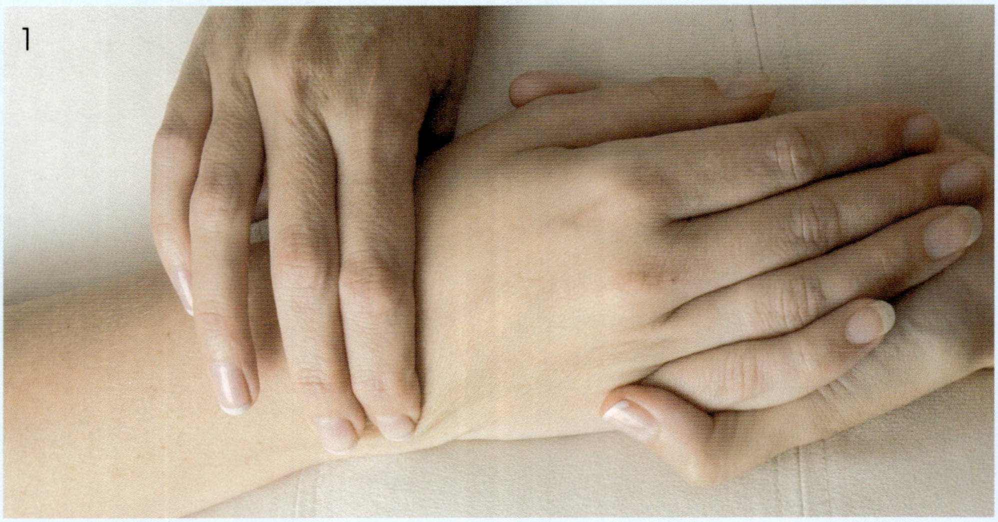

2

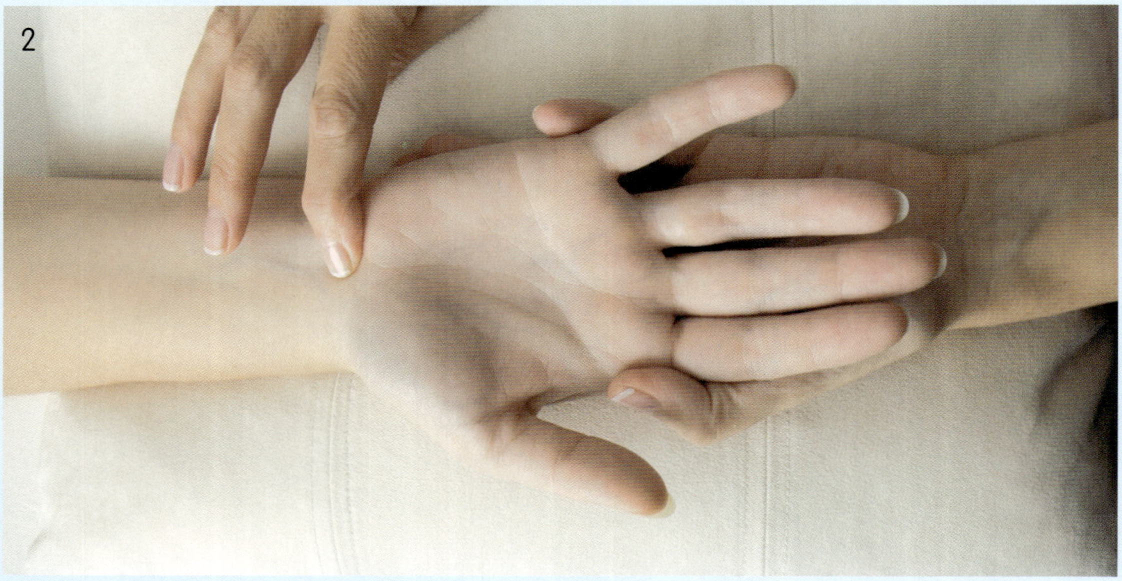

◀ Ensuite, retournez la main et continuez la progression du pouce ou du doigt en travers du poignet. Remarquez que si cette zone est congestionnée, cela indique habituellement un système lymphatique paresseux en raison d'une mauvaise alimentation, d'un manque d'exercice ou du stress.

Pour terminer ▶

Caressez doucement la main du patient pour vous assurer que toutes les toxines ont été libérées et dispersées. Placez sa main entre vos deux mains, laissez-la reposer quelques instants, puis couvrez-la.

3

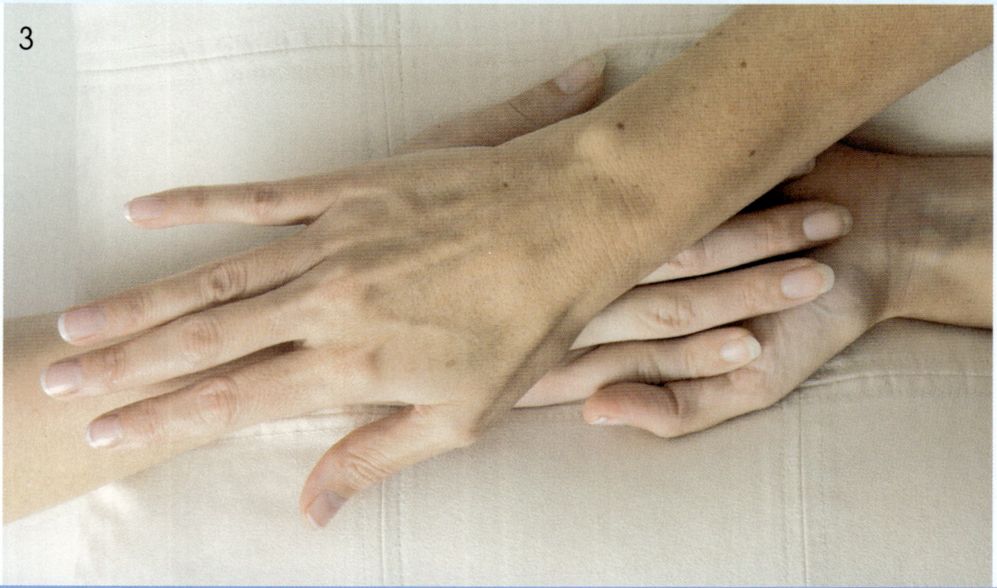

Séquence de relaxation – la main gauche

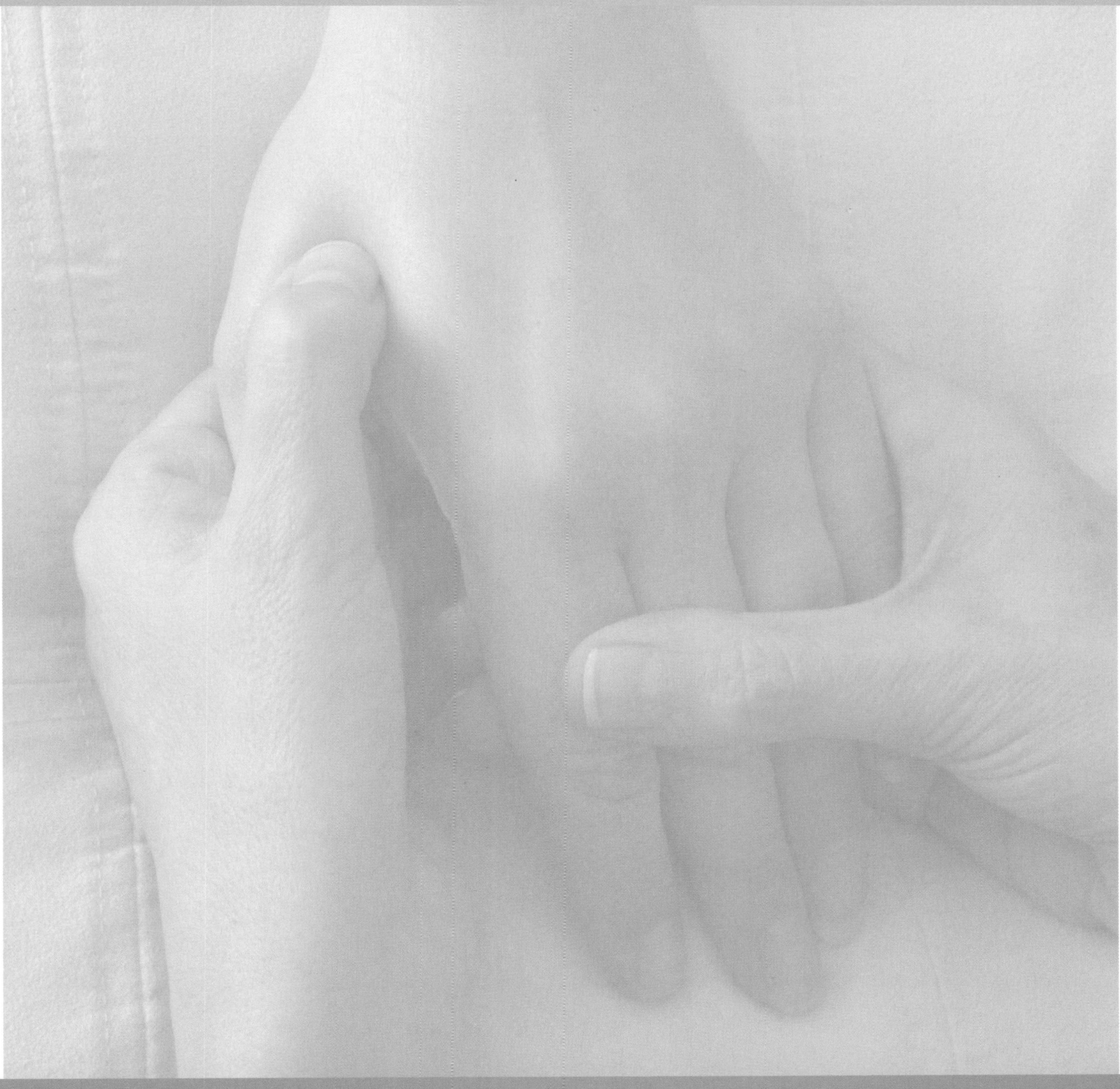

Découvrez la main gauche du patient, puis pratiquez vos techniques de relaxation préférées.

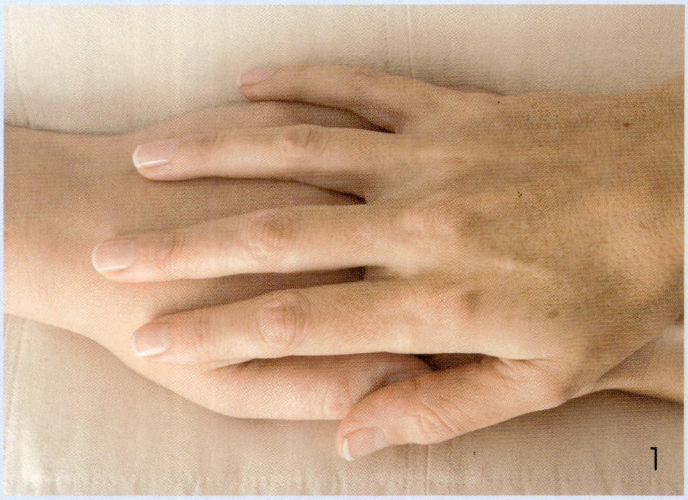

1

▲ Accueil de la main

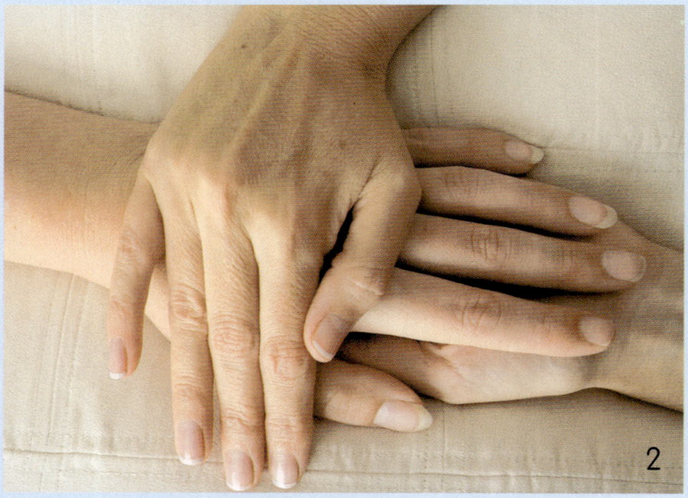

2

▲ Caresse de la paume de la main

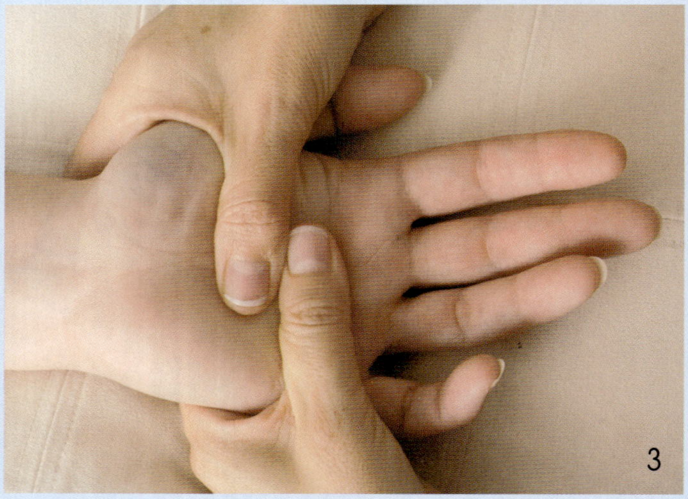

3

▲ Ouverture de la paume de la main (1)

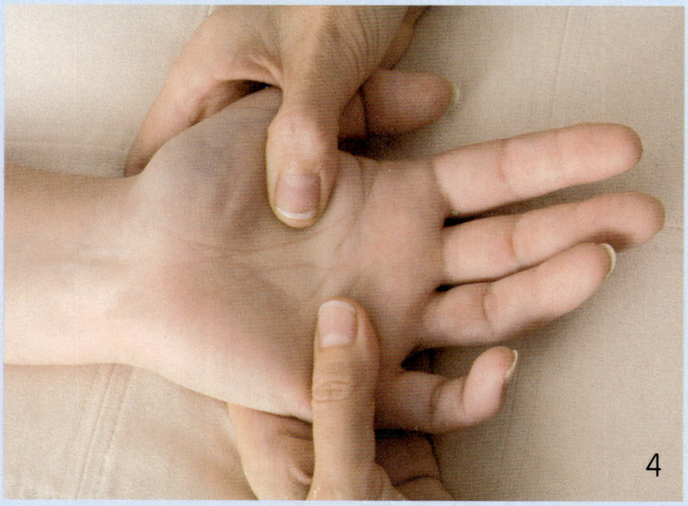

4

▲ Ouverture de la paume de la main (2)

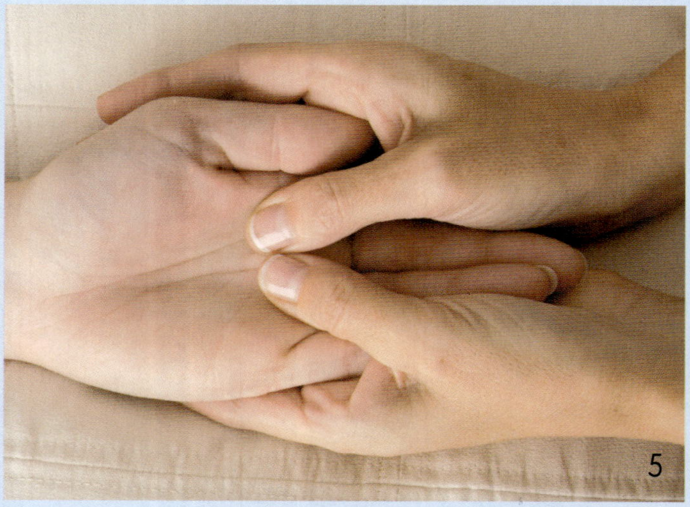

5

▲ Étirement de la paume

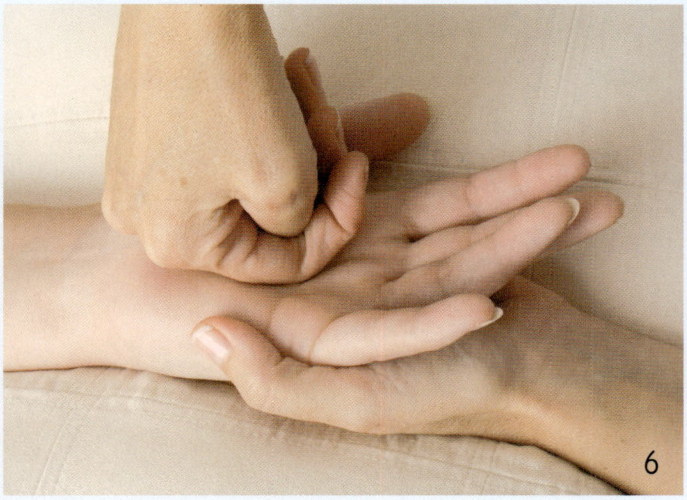

▲ Pétrissage de la paume (pétrissage métacarpien)

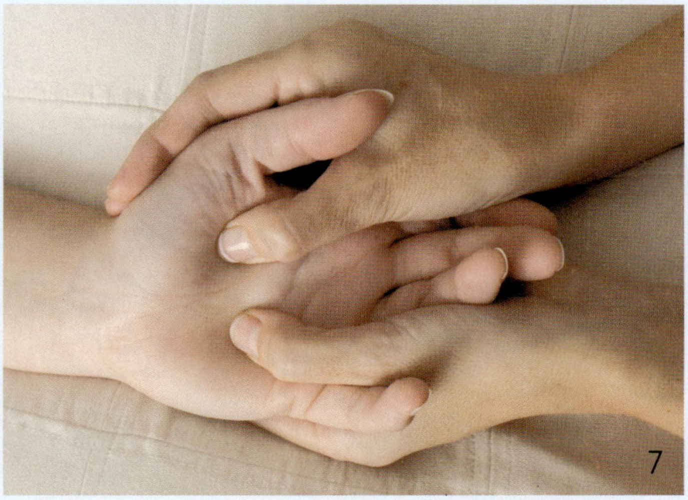

▲ Cercles du pouce sur la paume

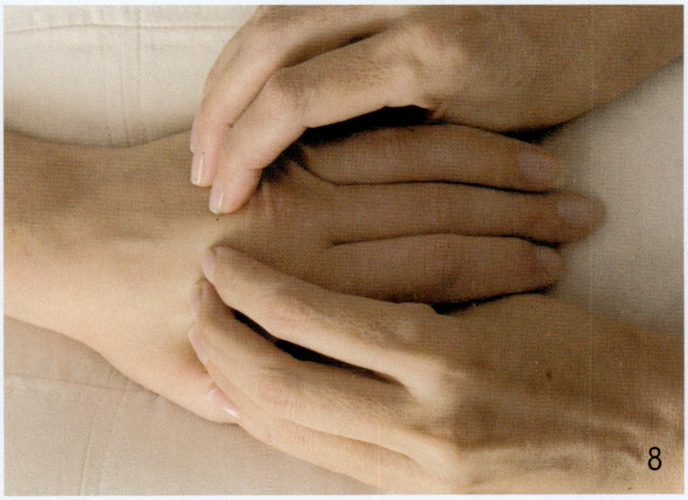

▲ Cercles des doigts sur le dos de la main

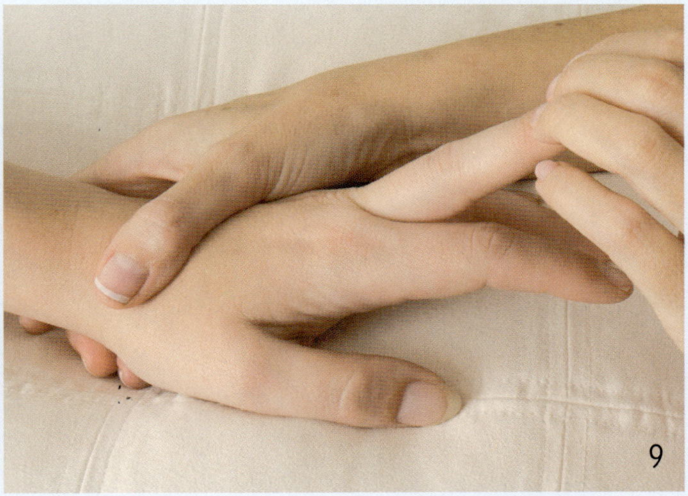

▲ Relâchement des articulations

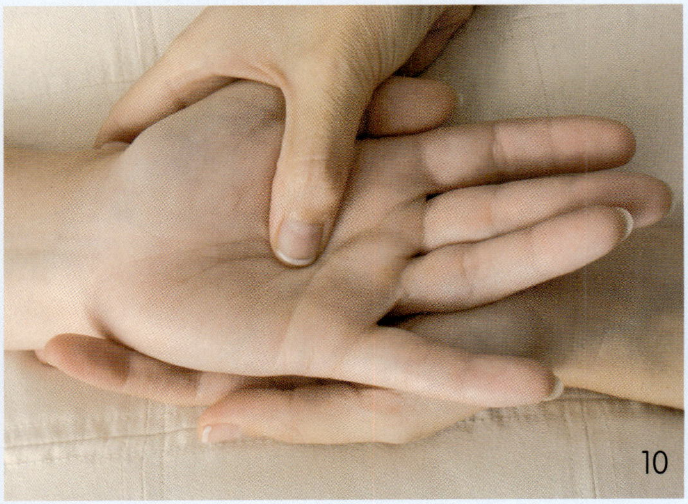

▲ Relâchement du plexus solaire

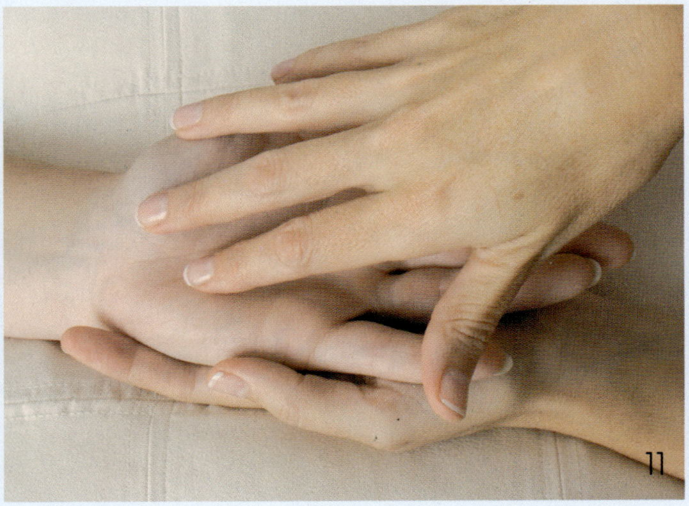

▲ Caresse de la main en l'effleurant

Les réflexes de la main gauche

Les réflexes du cou et de la tête

Lorsque vous travaillez sur les réflexes de la tête et du cou, vous traitez les zones suivantes :

- la tête et le cerveau;
- l'hypophyse, la glande pinéale et l'hypothalamus;
- le visage;
- le cou;
- la thyroïde et la gorge;
- les cordes vocales;
- les sinus;
- les dents et les gencives;
- les ganglions lymphatiques supérieurs;
- l'oreille et la trompe d'Eustache gauche;
- l'œil gauche.

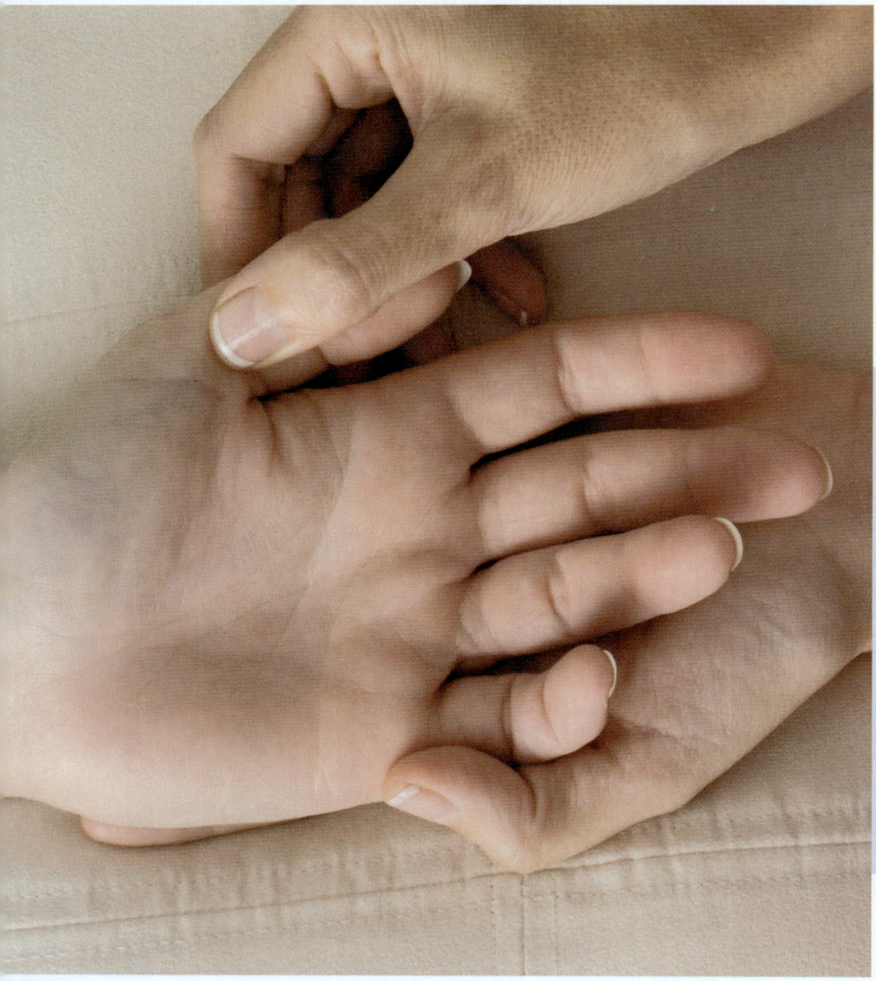

Le pouce

Le réflexe de la tête et du cerveau

Le traitement du réflexe de la tête et du cerveau soulage les troubles suivants :

- les maux de tête et les migraines;
- le manque de concentration;
- l'incapacité de penser clairement;
- la congestion mentale;
- les troubles de la mémoire;
- la maladie d'Alzheimer;
- l'amnésie;
- la névralgie;
- la perte d'équilibre;
- la syncope;
- la paralysie de Bell (paralysie faciale périphérique);
- la maladie de Parkinson;
- la sclérose en plaques;
- l'accident vasculaire cérébral et la paralysie;
- l'épilepsie;
- le manque de coordination;
- les séquelles de l'anesthésie;
- la calvitie;
- les problèmes du cuir chevelu;
- les difficultés d'apprentissage, par exemple la dyslexie;
- le trouble déficitaire de l'attention (TDA);
- le manque de confiance et d'estime de soi;
- la dépression;
- l'absence d'intuition et la fermeture d'esprit.

◄ **Étape 1**

Placez la main gauche du patient sur un coussin, la paume vers le haut, et soutenez-la doucement avec votre main droite. N'oubliez pas, ne la saisissez pas trop fermement et faites de très petits mouvements. Placez la pulpe de votre pouce droit sur le bout du pouce gauche de votre patient, puis exécutez la progression de la chenille en descendant vers la base plusieurs fois. Assurez-vous de couvrir l'extérieur, l'arrière et l'intérieur du pouce. Remarquez que vous devez l'exécuter sur plusieurs rangées pour couvrir toute la zone.

Le réflexe de l'hypophyse

Le traitement du réflexe de l'hypophyse soulage les troubles suivants :

- les déséquilibres hormonaux;
- le syndrome prémenstruel (SPM);
- les règles inexistantes, abondantes ou douloureuses;
- les problèmes de fertilité;
- la ménopause.

Étape 2 ▶
Apprêtez-vous à devoir chercher le point réflexe de l'hypophyse. Il se trouve souvent sur la pulpe du pouce, un peu décentré, soit un peu plus haut ou plus bas que le point central, et un peu plus à droite ou à gauche. Si vous êtes vraiment chanceux, vous verrez peut-être une petite bosse, ou vous pourrez la sentir, ce qui indique son emplacement exact.

Soutenez la main du patient dans votre main gauche, exercez une pression ferme avec votre pouce droit (accrochez), puis relâchez (reculez). Remarquez qu'il s'agit souvent d'un point sensible.

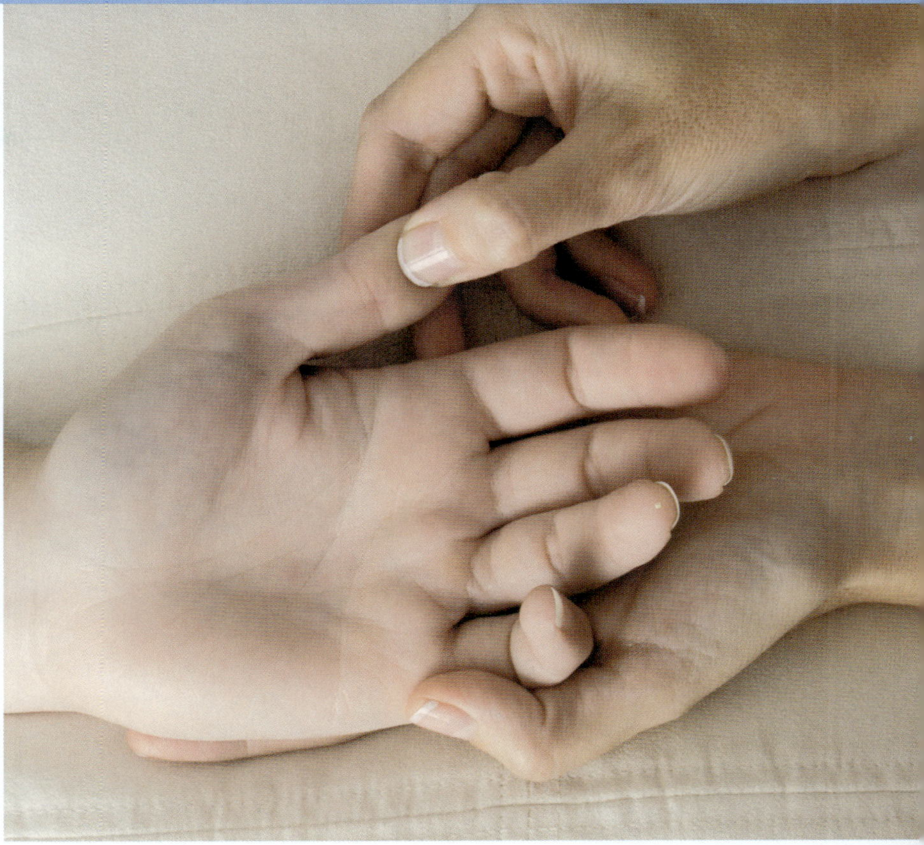

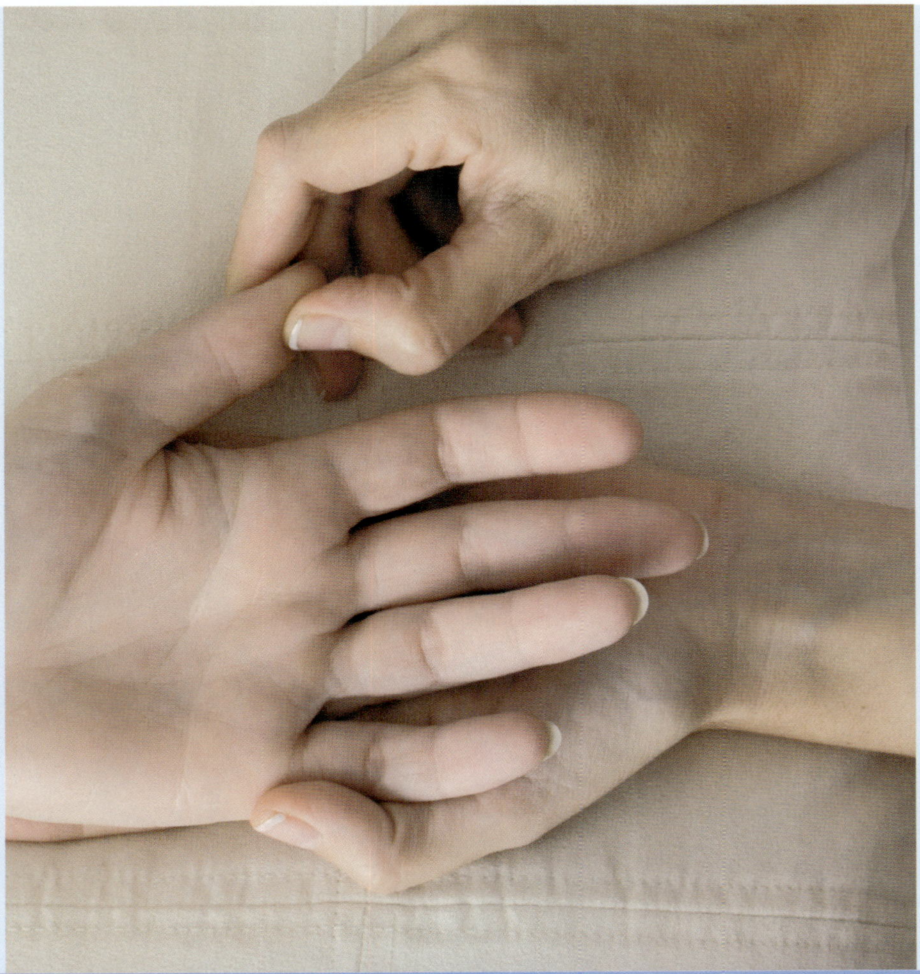

Les réflexes de la glande pinéale et de l'hypothalamus

Le traitement du réflexe de la glande pinéale et de l'hypothalamus soulage les troubles suivants :

- les troubles affectifs saisonniers;
- les problèmes de sommeil;
- les sautes d'humeur;
- les déséquilibres hormonaux;
- le manque d'introspection, d'intuition ou de vision.

◀ **Étape 3**
Les réflexes de la glande pinéale et de l'hypothalamus sont situés très près du réflexe de l'hypophyse. Déplacez votre pouce très légèrement, vers le bout du pouce du patient, puis balancez votre pouce sur son bord externe pour effectuer des cercles sur le réflexe de la glande pinéale. Balancez votre pouce sur son bord interne et traitez le réflexe dè l'hypothalamus en effectuant des cercles de pression.

Le réflexe du visage

Le traitement du réflexe du visage soulage les troubles suivants :

- les problèmes de l'œil, par exemple la conjonctivite;
- les problèmes des gencives et des dents;
- les problèmes des fosses nasales;
- la sinusite;
- les problèmes de mâchoire;
- l'acné;
- la névralgie faciale.

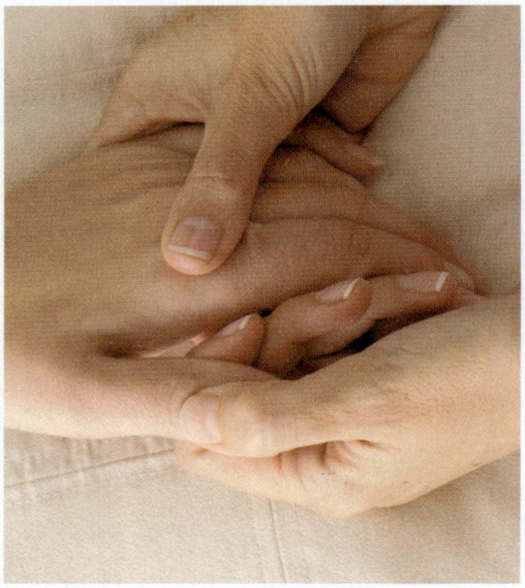

▲ **Étape 4**
Retournez doucement la main du patient et soutenez-la avec votre main droite. De votre pouce gauche, exécutez la progression de la chenille en descendant l'avant du pouce, de l'extrémité à la base.

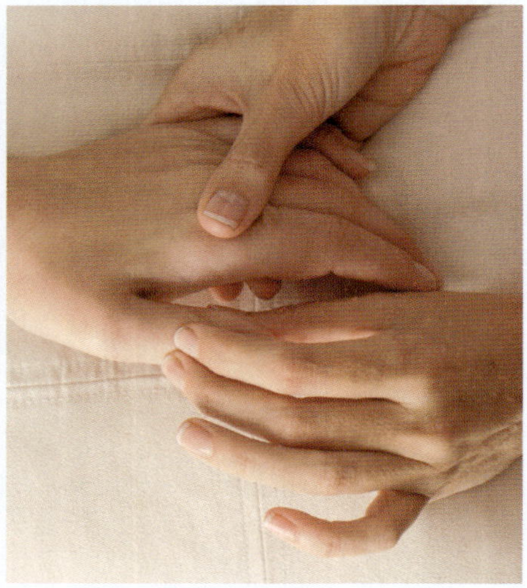

▲ Il se peut que vous deviez répéter ce mouvement trois ou quatre fois, selon la taille du pouce et vos doigts. Il sera peut-être plus facile d'utiliser votre index.

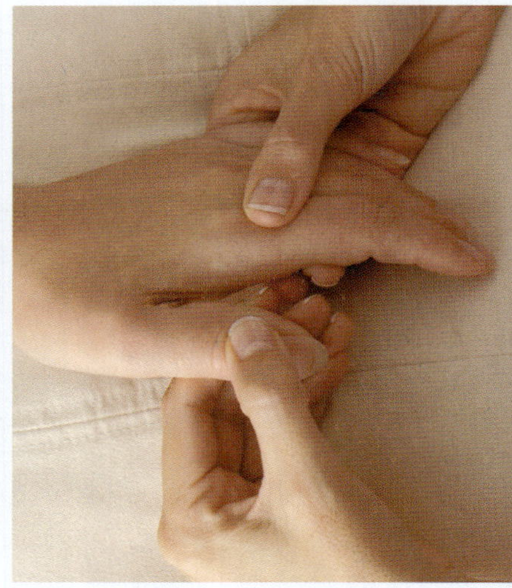

▲ Si vous le préférez, vous pouvez faire progresser votre index d'un côté à l'autre du réflexe du visage. Avec votre pouce à l'arrière de celui du patient pour le soutenir, utilisez deux doigts pour progresser à l'avant du pouce.

Le réflexe du cou

Le traitement du réflexe du cou soulage les troubles suivants :

- les douleurs dans le cou;
- la rigidité du cou;
- le coup de fouet cervical;
- l'arthrite dans le cou;
- les problèmes de la gorge, comme l'amygdalite et les végétations adénoïdes, les problèmes du pharynx et du larynx.

Étape 5 ►
Soutenez la main du patient avec votre main droite. Tenez doucement le pouce du patient entre votre index et votre pouce et faites-le pivoter dans le sens des aiguilles d'une montre, puis dans le sens inverse. Ce mouvement est excellent pour soulager la raideur au cou. Si l'articulation du cou grince ou ne bouge pas très bien, faites le mouvement sans le forcer.

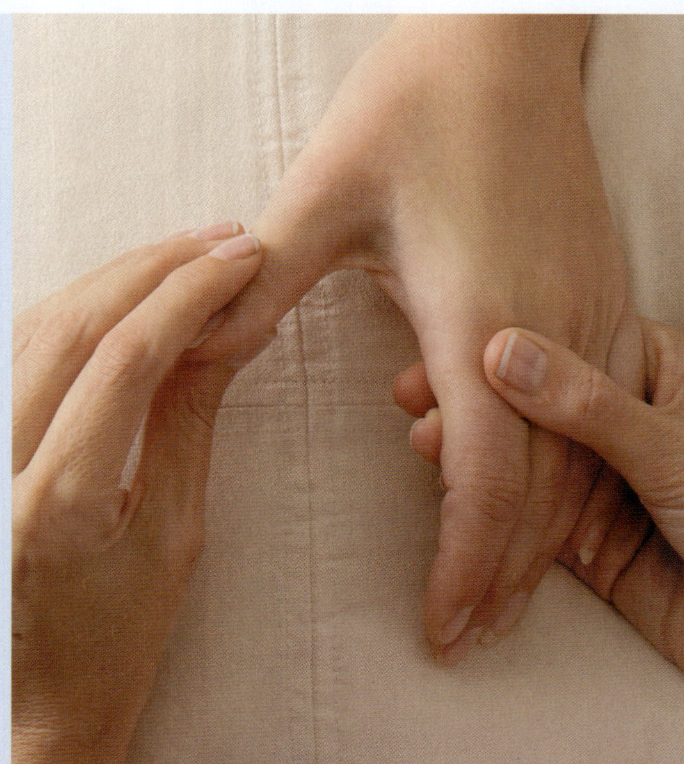

Le réflexe de la gorge, de la thyroïde et du cou

Le traitement des réflexes de la gorge, de la thyroïde et du cou soulage les troubles suivants :

- tous les problèmes de la gorge et du cou (tels qu'ils ont été décrits à l'étape 5);
- les troubles de la parathyroïde;
- l'ostéoporose;
- les problèmes de thyroïde;
- les secousses musculaires;
- les problèmes de poids;
- l'arthrite.

Étape 6 ▼ ►

Soutenez la main du patient, la paume vers le haut. Exécutez plusieurs fois la progression de la chenille avec votre pouce droit d'un côté à l'autre de la base du pouce.

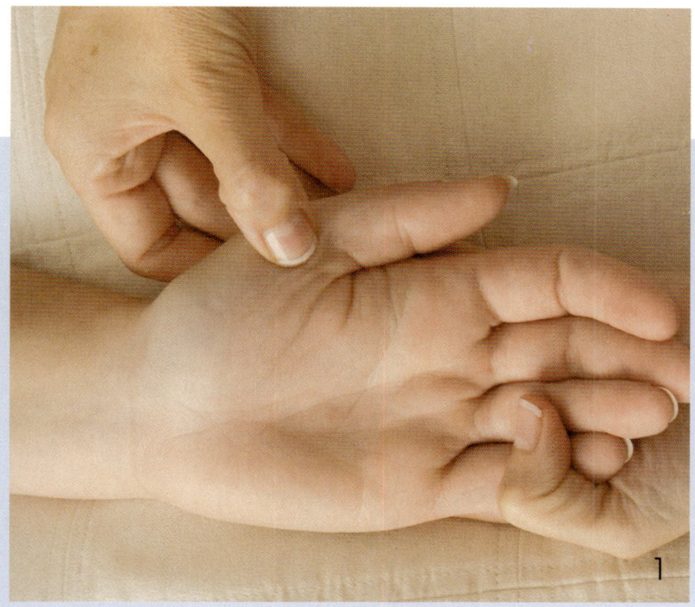
1

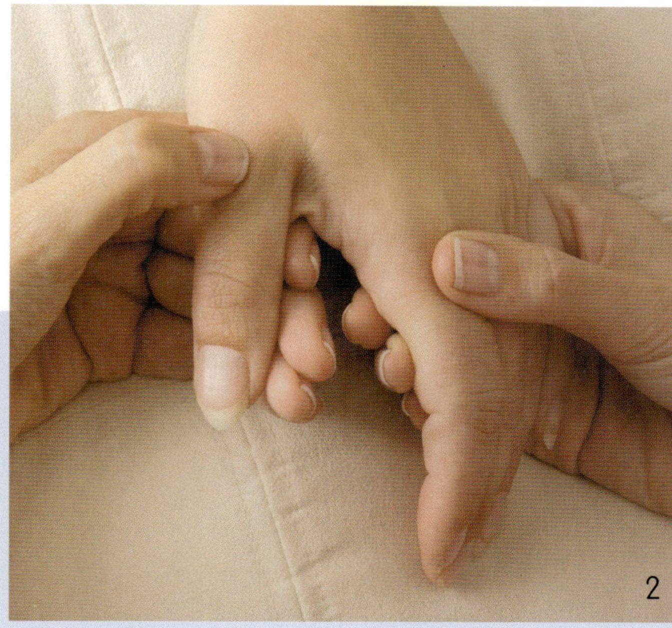
2

Retournez la main du patient et saisissez le pouce entre votre pouce et votre index droits. Exécutez la progression de la chenille avec votre pouce gauche d'un côté à l'autre de la base du pouce.

Le réflexe des cordes vocales

Le traitement du réflexe des cordes vocales soulage les troubles suivants :

- les problèmes des cordes vocales;
- la laryngite;
- la pharyngite;
- l'amygdalite;
- la trachéite;
- les difficultés à s'exprimer;
- la sensation de boule dans la gorge;
- l'incapacité de dire ce qu'on pense;
- les problèmes d'élocution;
- la surutilisation de la voix.

Étape 7 ►

Pour situer ce réflexe, placez le pouce de votre main de travail au bas de la partie palmée entre le pouce et l'index du patient. Effectuez doucement des cercles sur ce réflexe.

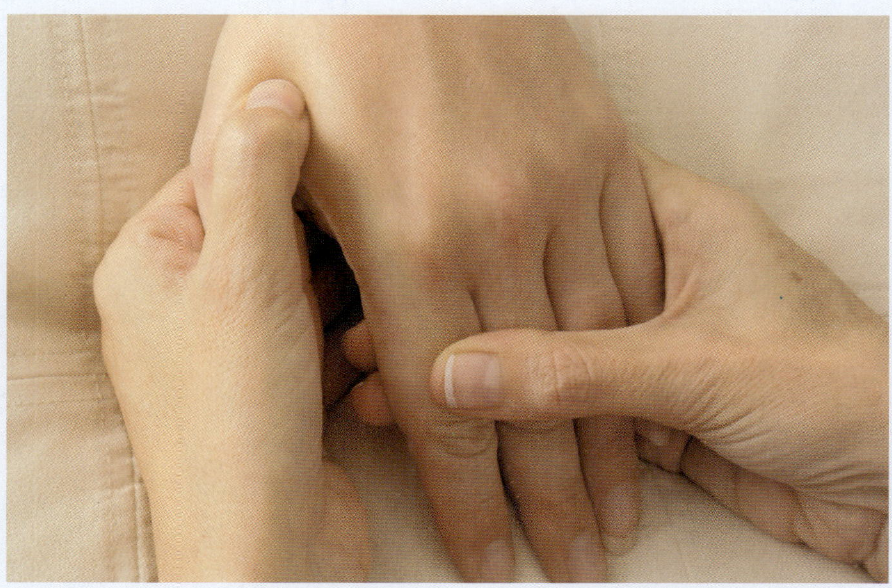

Les doigts

Les réflexes des sinus

Le traitement des réflexes des sinus soulage les troubles suivants :

- les problèmes des sinus;
- les allergies;
- le catarrhe;
- le rhume des foins;
- la rhinite;
- les rhumes;
- une diminution de l'odorat;
- les polypes nasaux.

▼ Étape 8

Soutenez la main du patient, la paume vers le haut, dans la paume de votre main droite. Exécutez la progression de la chenille avec votre pouce gauche en allant de l'extrémité de l'auriculaire à sa base. Vous devrez exécuter environ trois rangées pour couvrir la zone à fond. Répétez sur l'annulaire, le majeur et l'index.

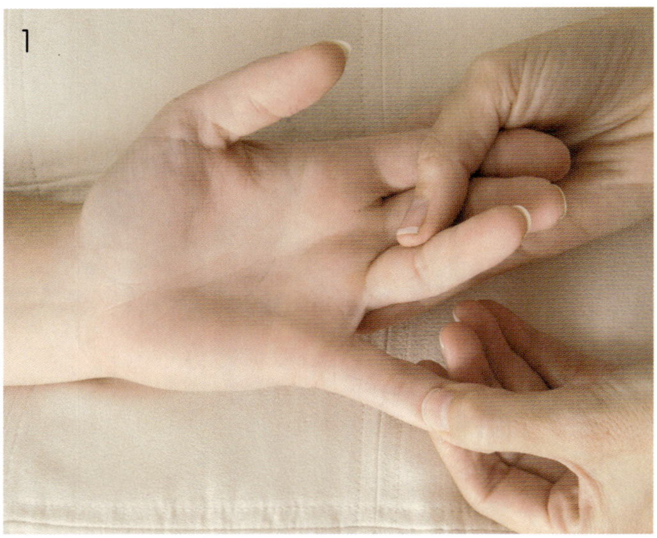

▼ Pour traiter les côtés des doigts, vous pouvez exécuter la progression de la chenille avec le pouce et l'index en descendant les deux côtés de chaque doigt en même temps.

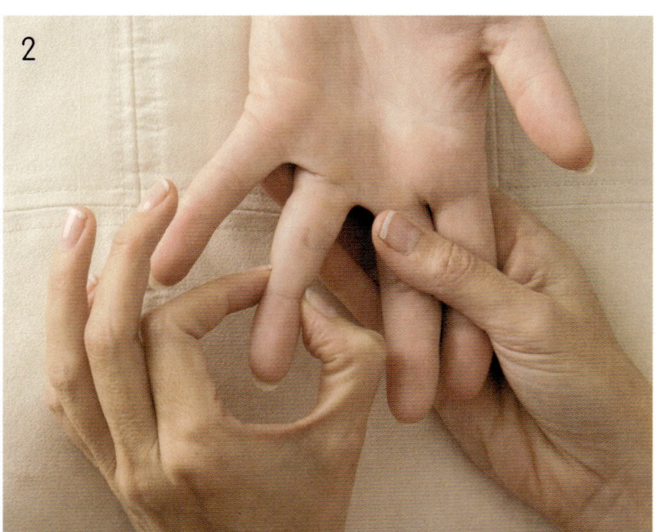

Les réflexes des gencives et des dents

Le traitement des réflexes des gencives et des dents soulage les troubles suivants :

- le mal de dents;
- les abcès;
- les problèmes de gencive;
- la croissance des dents;
- les dents sensibles ou douloureuses;
- la douleur à la suite d'un traitement dentaire.

▼ Étape 9

Ces réflexes se trouvent sur l'extrémité de tous les doigts. Retournez la main du patient et soutenez les doigts avec votre main gauche. Commencez à l'extrémité de l'index en faisant progresser le pouce sur trois ou quatre rangées pour couvrir le dos (dessus) du doigt. Répétez la progression sur les trois derniers doigts.

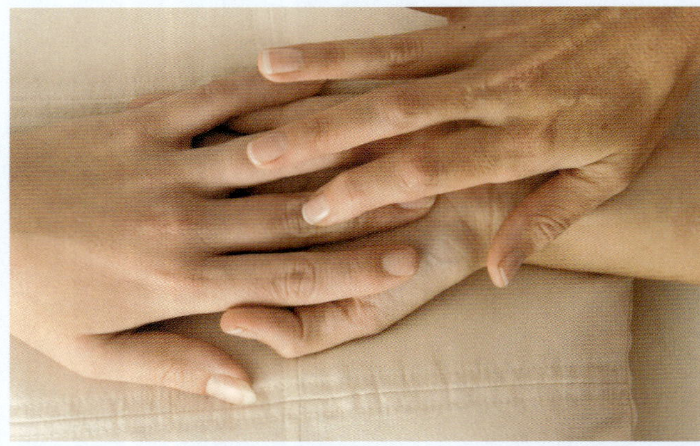

Les réflexes des ganglions lymphatiques supérieurs

Le traitement des réflexes des ganglions lymphatiques supérieurs soulage les troubles suivants :

- un système immunitaire affaibli, par exemple si la personne souffre d'infections à répétition;
- l'encéphalo-myélite myalgique;
- la toxicité du système lymphatique (souvent due à une mauvaise alimentation et à un manque d'exercice);
- l'acné (cette technique aidera à drainer la zone du cou et de la tête);
- les problèmes d'oreille, de nez et de gorge.

▼ Étape 10

Soutenez la main du patient avec votre main droite et serrez doucement la partie palmée entre chacun des doigts avec votre pouce et votre index. Répétez plusieurs fois.

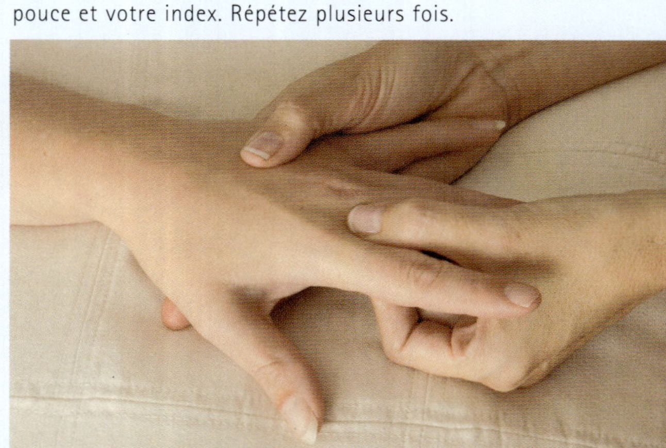

Les réflexes de l'oreille, de la trompe d'Eustache et de l'œil gauches

Le traitement des réflexes de l'oreille, de la trompe d'Eustache et de l'œil gauches soulage les troubles suivants :

- les maux d'oreille;
- l'acouphène;
- les infections de l'oreille;
- le larmoiement;
- l'otite muqueuse à tympan;
- les douleurs oculaires;
- les problèmes d'ouïe;
- le prurit oculaire;
- les problèmes d'équilibre;
- le blocage des conduits lacrymaux;
- le vertige ou les étourdissements;
- la conjonctivite;
- le rhume des foins;
- le glaucome.

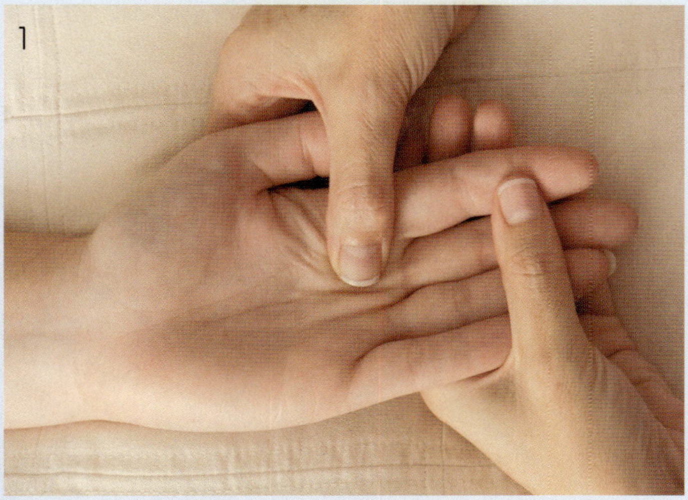

▲ **Étape 11**
Soutenez la main gauche du patient, la paume vers le haut, en plaçant votre pouce droit en travers des doigts et en les tenant légèrement vers l'arrière. Avec votre pouce gauche, exécutez la progression de la chenille le long du renflement à la base des doigts, de l'auriculaire à l'index.

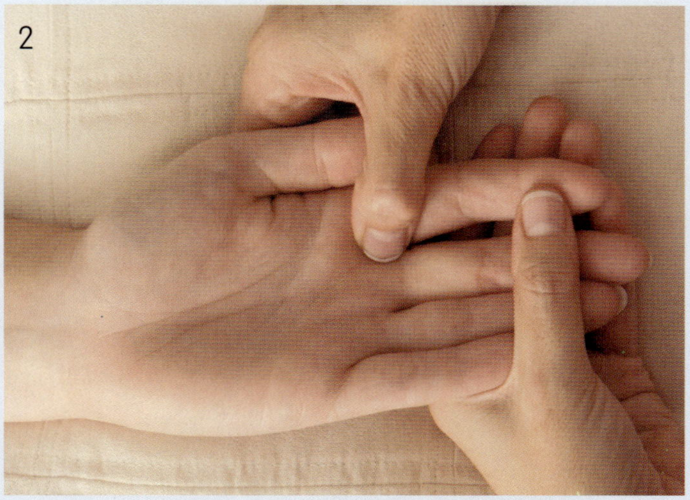

▲ Pour localiser le réflexe de l'oreille gauche, exécutez de nouveau la lente progression de la chenille sur la zone, puis arrêtez entre l'auriculaire et l'annulaire. Exercez des pressions alternées sur le point réflexe ou effectuez des cercles de pression sur la zone si elle est sensible.

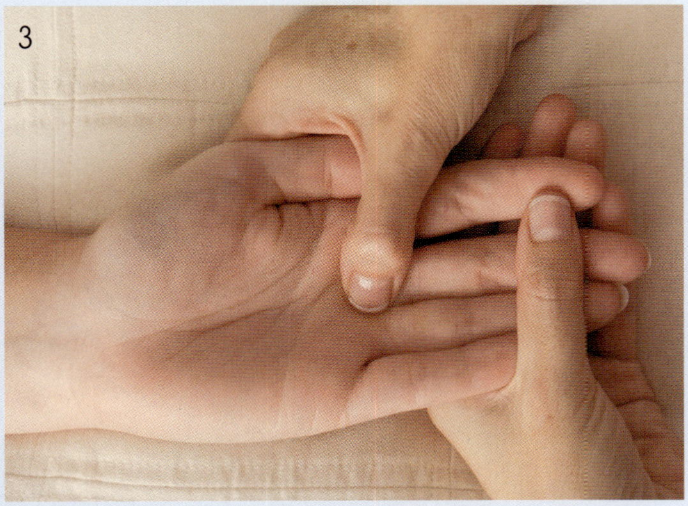

▲ Pour traiter la trompe d'Eustache, faites quelques petits mouvements et arrêtez entre le majeur et l'annulaire. Effectuez des cercles de pression ou exercez une pression et relâchez sur le point réflexe de la trompe d'Eustache.

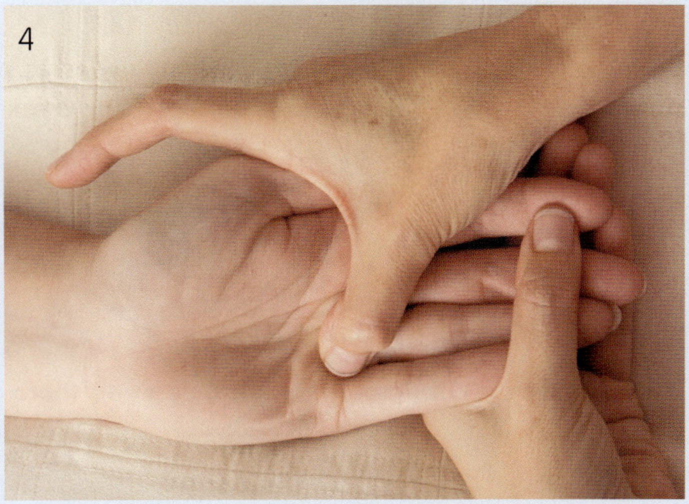

▲ Continuez la progression de la chenille et arrêtez entre l'index et le majeur pour traiter le point réflexe de l'œil gauche. De nouveau, exercez une pression et relâchez ou effectuez des cercles de pression sur ce point pour traiter l'œil gauche.

Les réflexes du nerf sciatique et de la colonne vertébrale

Le traitement des réflexes du nerf sciatique et de la colonne vertébrale soulage les troubles suivants :

- les maux de dos;
- les spasmes musculaires;
- l'arthrite de la colonne vertébrale;
- la rigidité et le manque de mobilité;
- les problèmes de disques;
- la sciatique.

Étape 12 ▼

Placez la main du patient, la paume vers le haut, sur votre main gauche. Placez votre main droite, sur la sienne, la paume vers le haut, pour la soutenir et la stabiliser. Placez votre pouce droit sur le bord de son pouce, juste sous le lit de l'ongle, et commencez la progression de la chenille en descendant le long du côté du pouce.

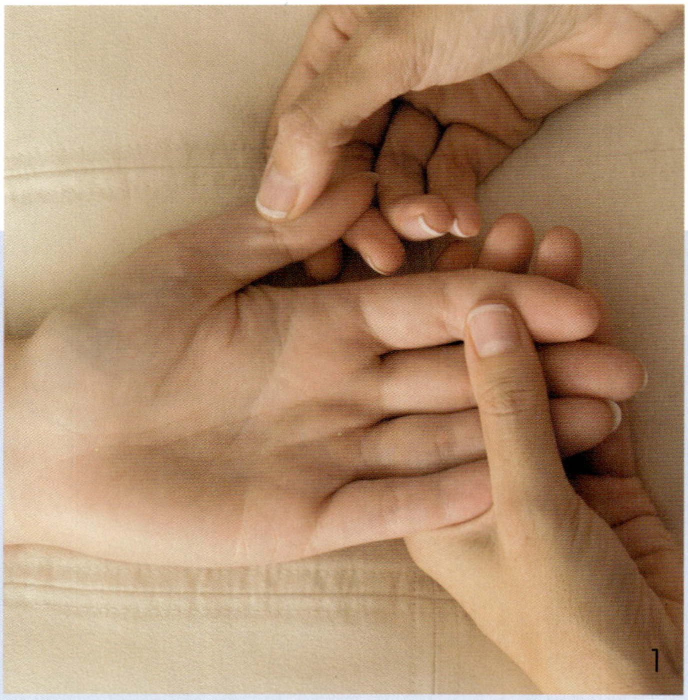

1

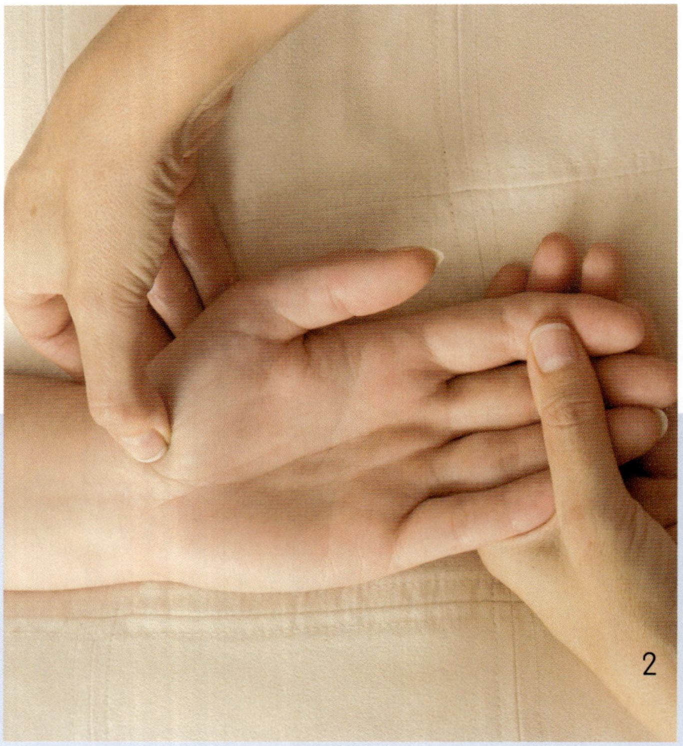

2

▲ Continuez la progression de la chenille en travers du poignet pour traiter le nerf sciatique.

La paume de la main

Les réflexes de l'abdomen, de l'épaule et du thorax

Lorsque vous travaillez les réflexes de l'abdomen, de l'épaule et du thorax, vous traitez les zones suivantes :

- le poumon gauche;
- le cœur;
- le pancréas;
- l'intestin grêle;
- le rein gauche, l'uretère et la vessie;
- le gros intestin (le côlon transverse et descendant);
- le sein gauche;
- le diaphragme;
- le duodénum;
- le rectum et l'anus;
- les côtes et le sternum;
- le plexus solaire;
- la rate;
- l'épaule gauche;
- l'estomac;
- la surrénale gauche.

Les réflexes du poumon gauche, du sein gauche, des côtes et du sternum

Le traitement des réflexes du poumon gauche, du sein gauche, des côtes et du sternum soulage les troubles suivants :

- les problèmes de poumon;
- l'asthme;
- l'hyperventilation;
- la respiration superficielle;
- la difficulté à exprimer ses émotions;
- le manque d'estime de soi;
- les émotions accablantes (le traitement aide le patient à s'en libérer);
- la tension et l'anxiété;
- la toux et le rhume;
- l'emphysème;
- les crises de panique;
- les effets du tabagisme;
- les craintes et l'anxiété;
- les infections de la poitrine;
- la bronchite;
- l'hystérie;
- la dépendance émotive;
- l'épuisement faisant suite au dévouement envers autrui;
- la mastite;
- les problèmes de sein, par exemple la sensibilité au toucher avant les règles;
- les palpitations et l'hyperventilation.

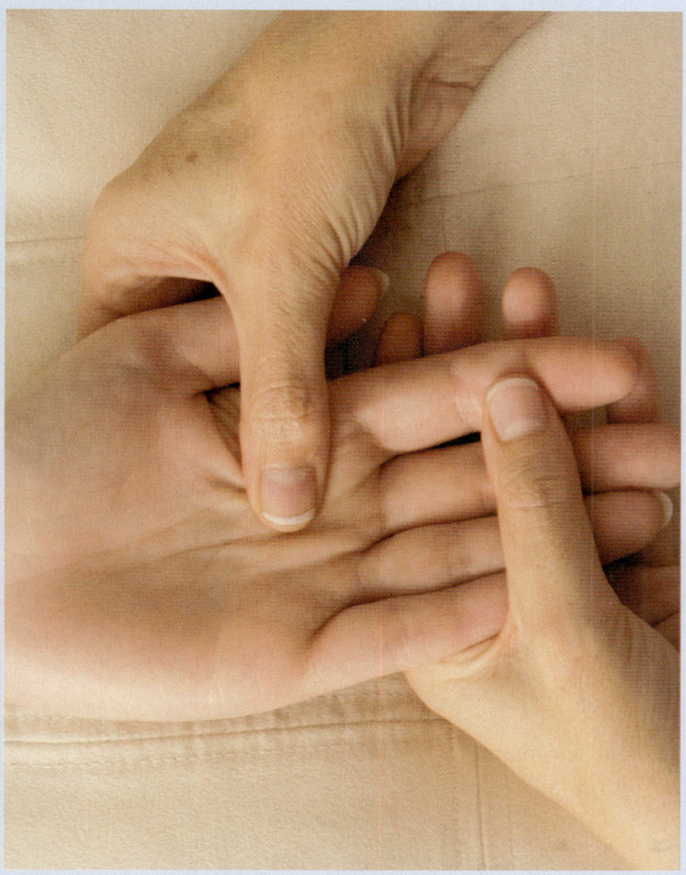

◄ **Étape 13**

Prenez la main du patient, la paume vers le haut, avec vos doigts au-dessous et votre pouce repoussant doucement les doigts. En commençant juste sous le renflement à la base des doigts, exécutez la progression de la chenille avec votre pouce gauche, en bandes horizontales, d'un côté à l'autre de la main. Continuez jusqu'à la ligne de la ceinture scapulaire.

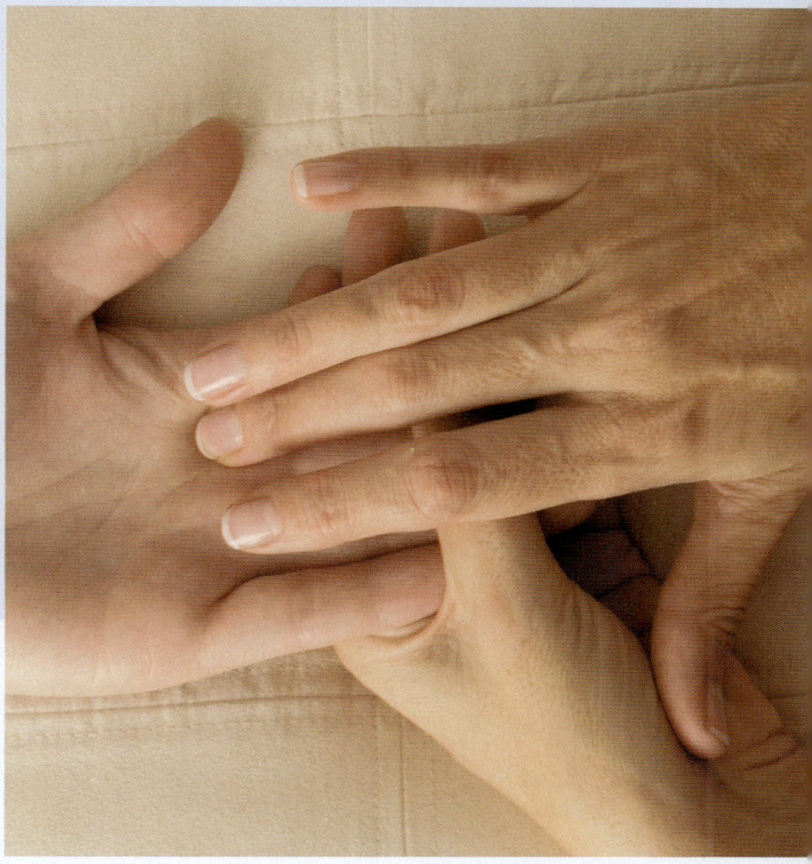

Vous pouvez aussi travailler sur la même zone en bandes verticales. Essayez la progression des doigts avec un doigt ou plus. ►

Étape 14 ►
Retournez la main du patient et posez-la sur votre paume. Faites progresser vos doigts en bandes verticales en descendant les creux sur le dos de la main, de la base des doigts à la ligne de la ceinture scapulaire.

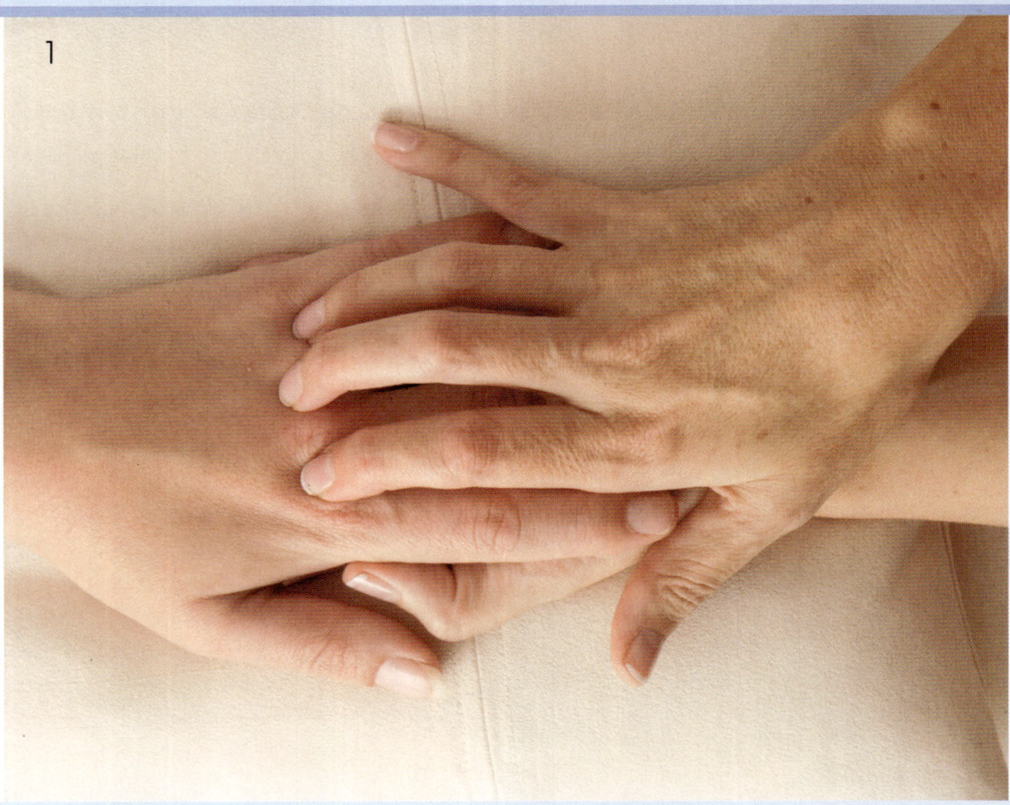

1

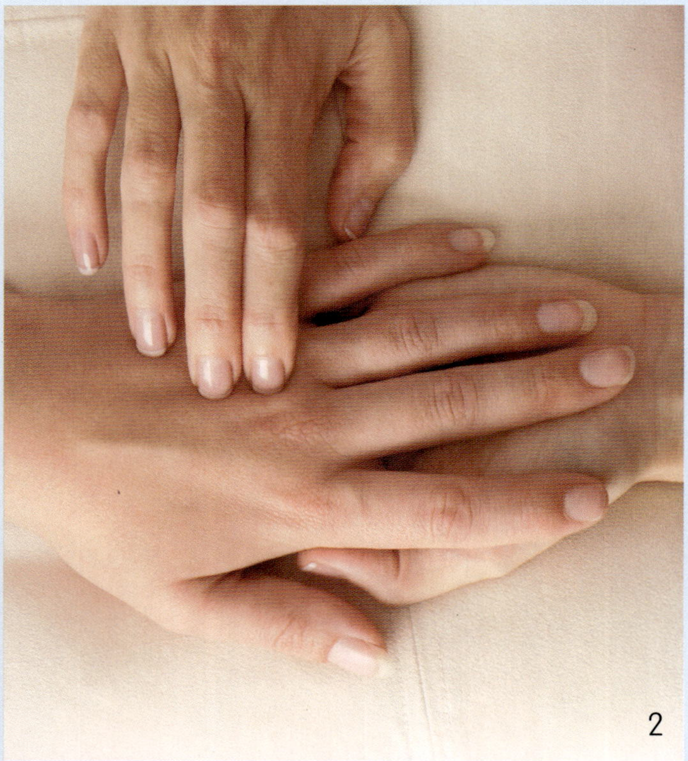

2

▲ Si vous le préférez, vous pouvez faire progresser vos doigts en bandes horizontales.

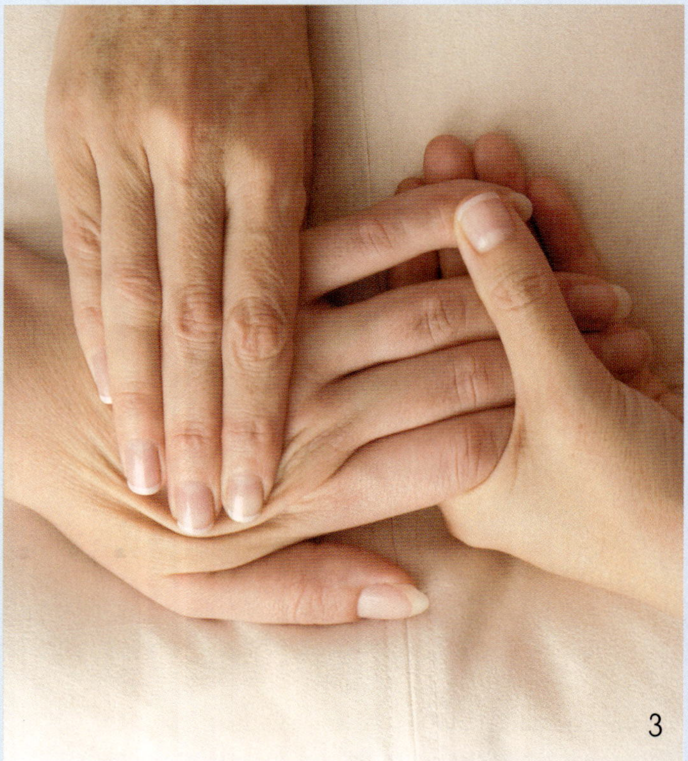

3

▲ Vous pouvez placer le pouce de votre main de travail sur la paume du patient et vos doigts sur le dos de la main, puis effectuer de grands mouvements circulaires sur le dos de la main.

Le réflexe de l'épaule gauche

Le traitement du réflexe de l'épaule gauche soulage les t-oubles suivants :

- la tension et la douleur dans l'épaule;
- une épaule bloquée;
- l'arthrite;
- le manque de mob lité;
- le fait d'assumer trop de responsabilités.

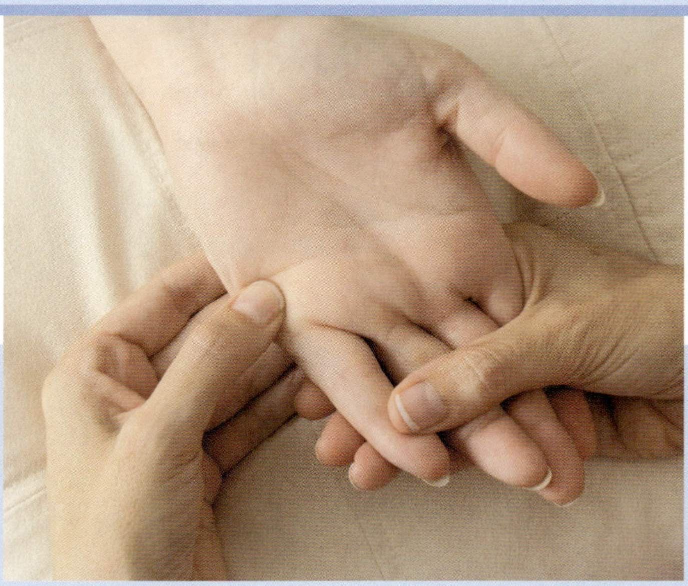

Étape 15 ►

Soutenez la main du patient, et placez votre pouce gauche juste sous l'auriculaire, puis effectuez des cercles de pression pour traiter l'épaule gauche. Cette zone est habituellement « granuleuse » et dure parce que la plupart des gens souffrent de tension dans les épaules.

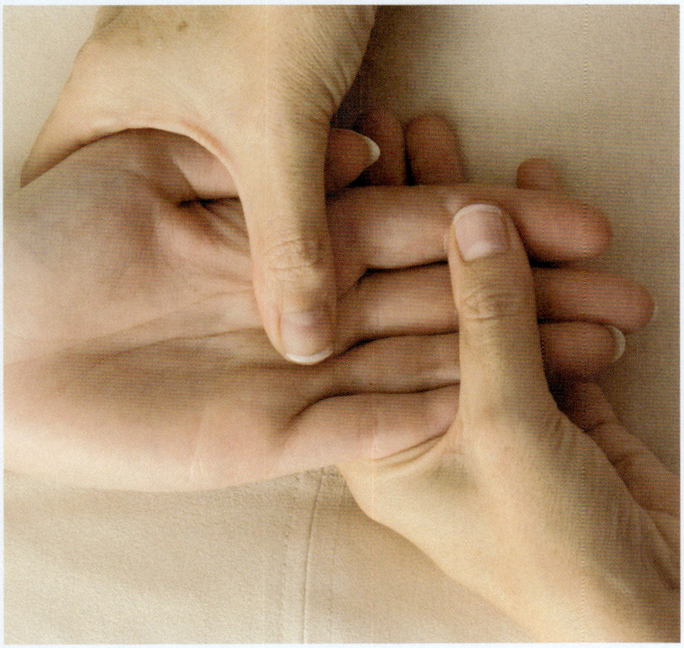

Le réflexe du cœur (main gauche seulement)

Le traitement du réflexe du cœur soulage les troubles suivants :

- les palpitations;
- les problèmes d'hypertension;
- les problèmes cardiaques.

Mise en garde

Ne traitez pas ce réflexe si le patient souffre de graves problèmes cardiaques ou s'il a un stimulateur cardiaque.

▲ Étape 16

Pour traiter le réflexe du cœur, soutenez la main du patient avec votre main gauche, la paume vers le haut, puis avec votre pouce droit, massez le tiers supérieur de la paume avec un mouvement circulaire.

Retournez la main et, avec votre index droit ou votre index et votre majeur, massez le tiers supérieur du dos de la main avec un mouvement circulaire. ►

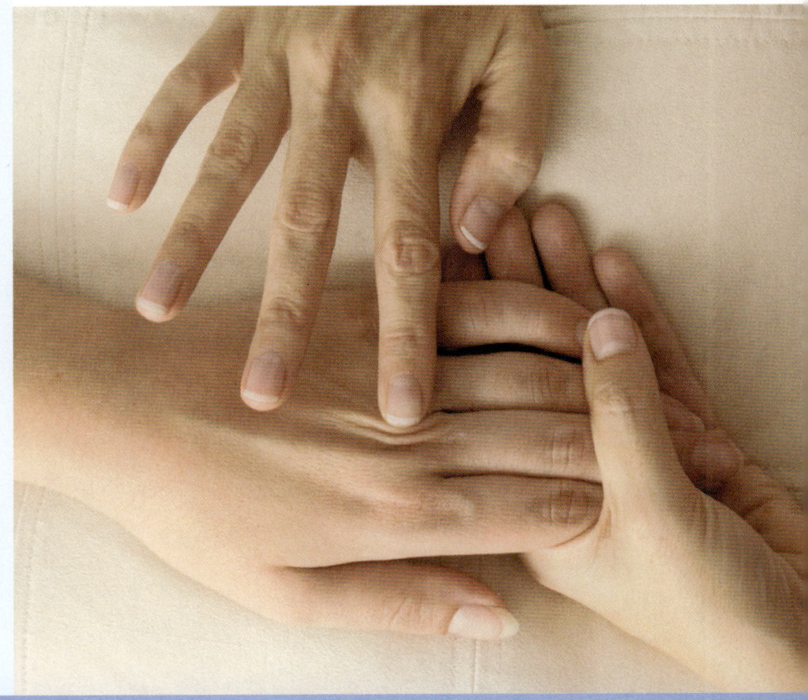

Le réflexe du plexus solaire et du diaphragme

Le traitement du réflexe du plexus solaire et du diaphragme soulage les troubles suivants :

- les problèmes respiratoires;
- les crises de panique;
- le stress et la tension;
- l'hystérie;
- la crainte;
- l'hyperventilation;
- la respiration superficielle.

▼ **Étape 17**
Placez la main gauche du patient dans votre main droite, la paume vers le haut. Exécutez la progression de la chenille le long de la ligne de la ceinture scapulaire avec votre pouce gauche.

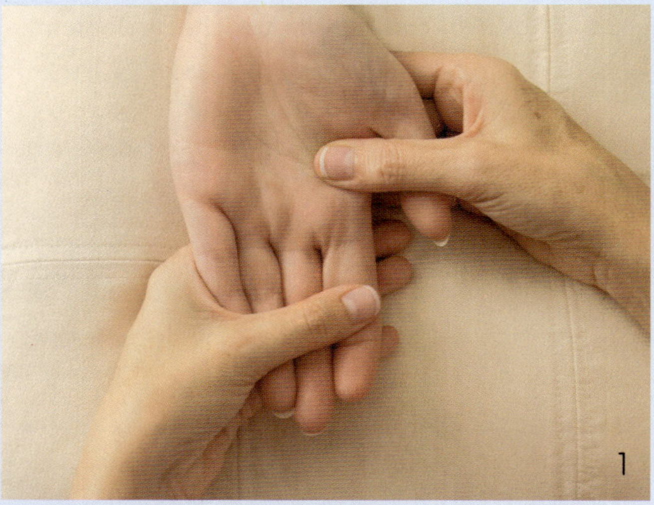
1

▼ Lorsque vous arrivez au centre, effectuez doucement des cercles de pression sur le réflexe du plexus solaire.

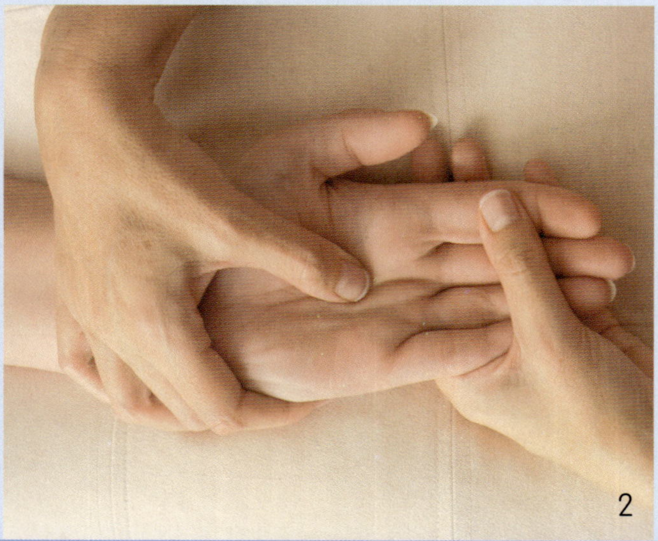
2

Les réflexes de l'estomac, du pancréas et du duodénum

Le traitement des réflexes de l'estomac, du pancréas et du duodénum soulage les troubles suivants :

- les troubles digestifs généraux;
- l'indigestion et les brûlures d'estomac;
- les crampes d'estomac;
- les ulcères;
- le diabète;
- l'hypoglycémie.

▼ **Étape 18**
En soutenant la main du patient, faites progresser votre pouce en rangées horizontales, de la ligne de la ceinture scapulaire à la ligne de la taille, en couvrant les zones 1 et 2. Si vous le désirez, vous pouvez travailler dans la direction opposée.

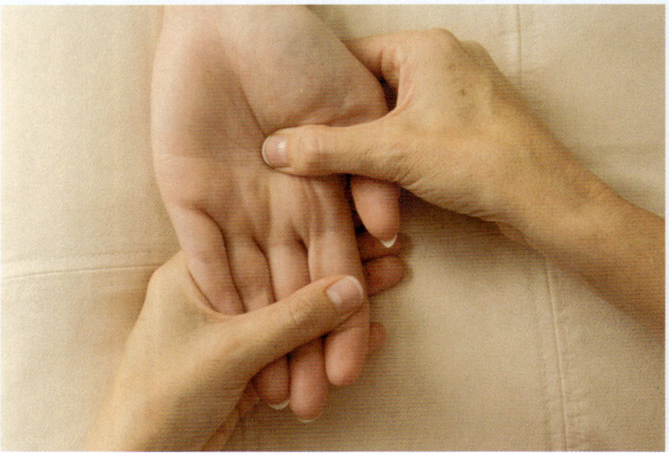

Le réflexe de la rate (main gauche seulement)

Le traitement du réflexe de la rate soulage le trouble suivant :

- un système immunitaire affaibli.

▼ **Étape 19**
Soutenez la main gauche du patient avec votre main droite, les doigts au-dessous et le pouce au-dessus. Exécutez la progression de la chenille avec la pulpe de votre pouce gauche, de la zone 5 à la zone 4, en rangées horizontales de la ligne de la ceinture scapulaire à la ligne de la taille.

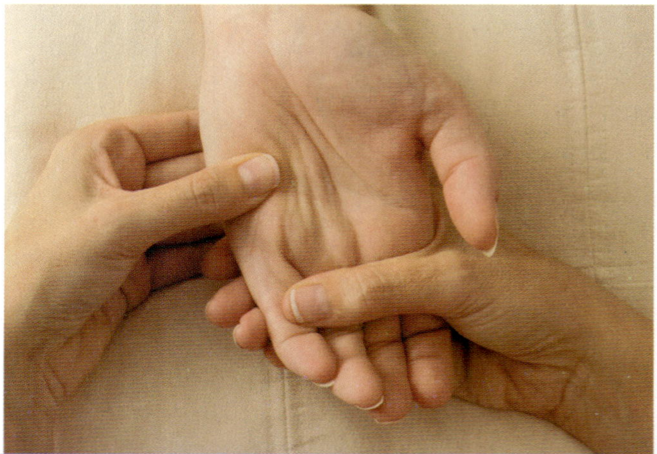

Le réflexe de la surrénale gauche

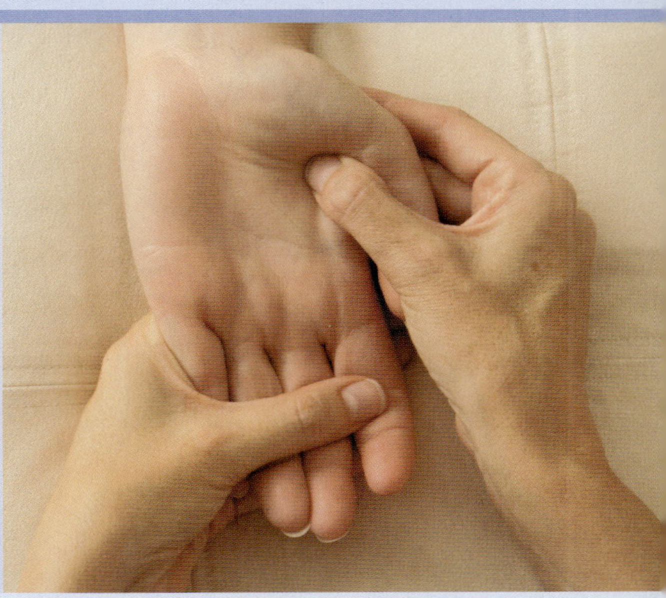

Le traitement du réflexe de la surrénale gauche soulage les troubles suivants :

- les troubles de nervosité;
- les allergies;
- les allergies;
- la douleur;
- le manque d'énergie.
- les troubles inflammatoires comme le syndrome du côlon irritable et la polyarthrite

Étape 20 ▶
Les surrénales sont faciles à localiser, car elles sont habituellement sensibles au toucher (nous éprouvons tous du stress dans nos vies !). Enveloppez la main du patient, la paume vers le haut, avec votre main gauche, et avec votre pouce droit, effectuez des cercles de pression sur le réflexe de la surrénale gauche (au-dessous de l'index, juste sous la partie palmée du pouce et de l'index) ou exercez des pressions alternées. Si la zone n'est pas sensible, essayez la technique des pressions en crochet.

Les réflexes de la vessie, de l'uretère et du rein gauche

Le traitement des réflexes de la vessie, de l'uretère et du rein gauche soulage les troubles suivants :

- les problèmes de rein;
- les infections de la vessie;
- la cystite;
- la rétention d'eau;
- l'incontinence.

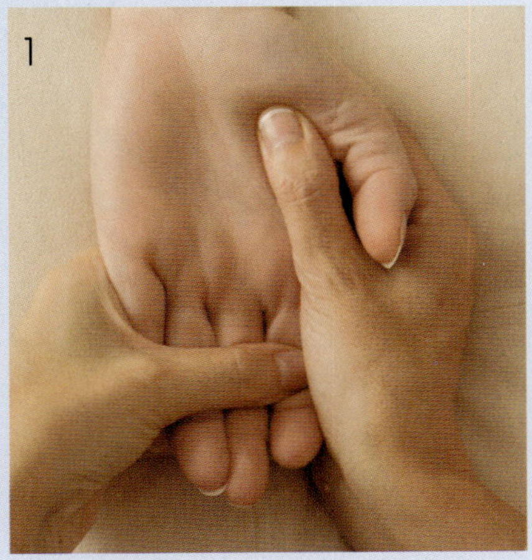
1

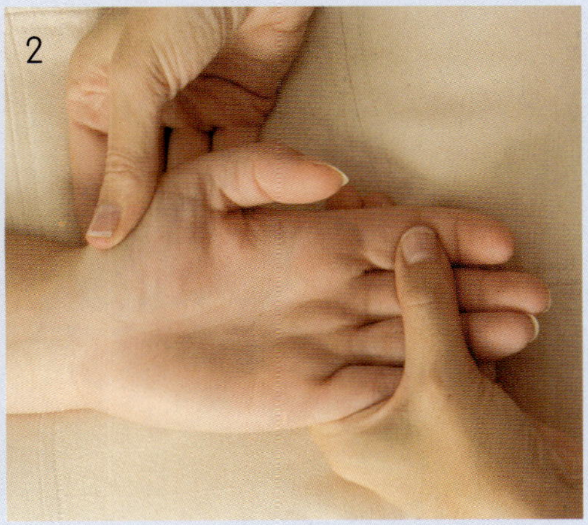
2

◀ Étape 21
Placez la pulpe de votre pouce sur le réflexe du rein gauche, situé sur la ligne de la taille entre les zones 2 et 3, puis effectuez doucement des cercles de pression (1).

Ensuite, exécutez la progression de la chenille vers la zone 1, à l'intérieur de la main, juste au-dessus du poignet, et effectuez des cercles de pression pour masser le réflexe de la vessie (2).

Le réflexe de l'intestin grêle

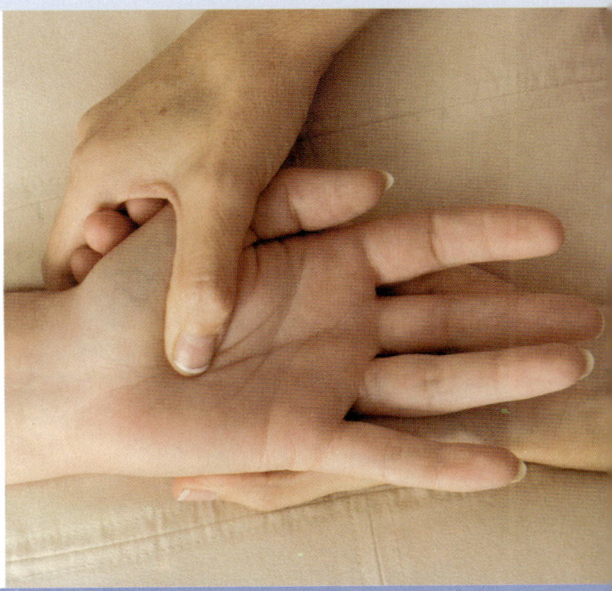

Le traitement du réflexe de l'intestin grêle soulage les troubles suivants :

- tous les troubles digestifs;
- le ballonnement;
- les crampes abdominales;
- les allergies.

Étape 22 ▶
La zone réflexe de l'intestin grêle couvre les zones 1 et 4, entre la ligne de la taille et la ligne de la ceinture pelvienne. Soutenez la main du patient avec votre main gauche, la paume vers le haut. Placez votre pouce droit légèrement sous la ligne de la taille, sur le côté du pouce du patient, puis exécutez la progression de la chenille en rangées horizontales jusqu'à ce que vous soyez légèrement au-dessus de la ligne de la ceinture pelvienne. Remarquez que vous devrez effectuer plusieurs rangées et si vous le désirez, vous pouvez changer de main et exécuter la progression en sens inverse.

Les réflexes du gros intestin (côlon transverse et descendant), du rectum et de l'anus

Le traitement des réflexes du gros intestin (côlon transverse et descendant), du rectum et de l'anus soulage les troubles suivants :

- tous les problèmes digestifs;
- le syndrome du côlon irritable;
- la constipation;
- la diarrhée;
- les flatulences;
- la diverticulite;
- la maladie de Crohn;
- le ballonnement de l'abdomen;
- les allergies;
- les hémorroïdes.

Étape 23 ▶
Soutenez la main du patient avec votre main gauche, la paume vers le haut. Placez votre pouce droit juste sous la ligne de la taille dans la zone 1, puis faites progresser votre pouce en travers de la paume (côlon transverse) jusqu'à un point situé entre les zones 4 et 5, l'angle gauche du côlon. Effectuez plusieurs cercles de pression sur ce réflexe.

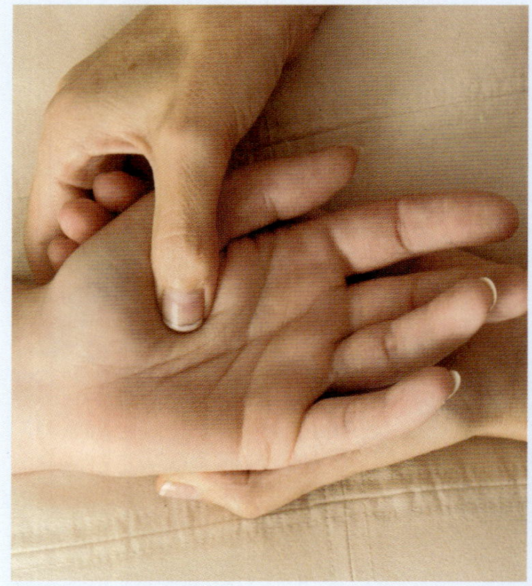

Étape 24 ▶
Changez de main et faites progresser votre pouce gauche en descendant le long de la main du patient (sur le réflexe du côlon descendant) (1).

Juste avant d'atteindre le poignet, tournez votre pouce à 90° et faites-le progresser d'un côté à l'autre de la paume de la main (sur le réflexe du côlon pelvien) jusqu'au point réflexe du rectum et de l'anus, situé juste au-dessous de la vessie (2).

Effectuez plusieurs cercles de pression sur ce réflexe (3).

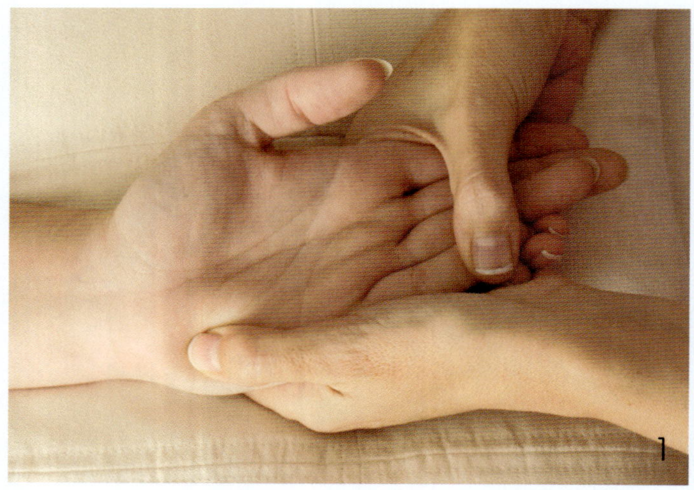

1

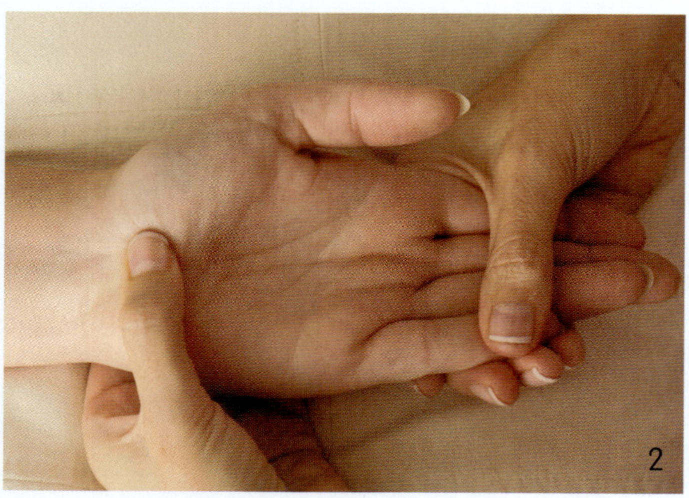

2

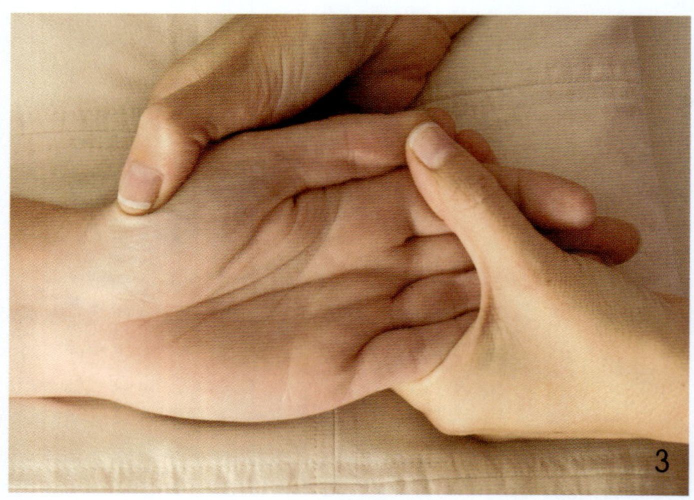

3

Les réflexes des articulations

Lorsque vous travaillez les réflexes des articulations, vous traitez les zones suivantes :

- l'épaule gauche;
- le coude gauche;
- le genou gauche;
- la hanche gauche.

Le traitement des réflexes des articulations soulage les troubles suivants :

- tous les problèmes d'articulation;
- l'épicondylite latérale (coude du joueur de tennis);
- l'arthrite;
- l'hygroma prérotulien;
- les blessures sportives;
- les entorses et les foulures;
- les troubles de la hanche;
- les problèmes du cartilage et de la hanche;
- l'épaule bloquée.

Étape 25 ▶
Les réflexes des articulations sont situés le long du côté extérieur de la main. Tenez la main du patient avec votre main droite, la paume vers le haut, avec le pouce sur le dessus, en tenant doucement les doigts vers l'arrière. Placez votre pouce gauche à la base de l'auriculaire (le réflexe de l'articulation de l'épaule)

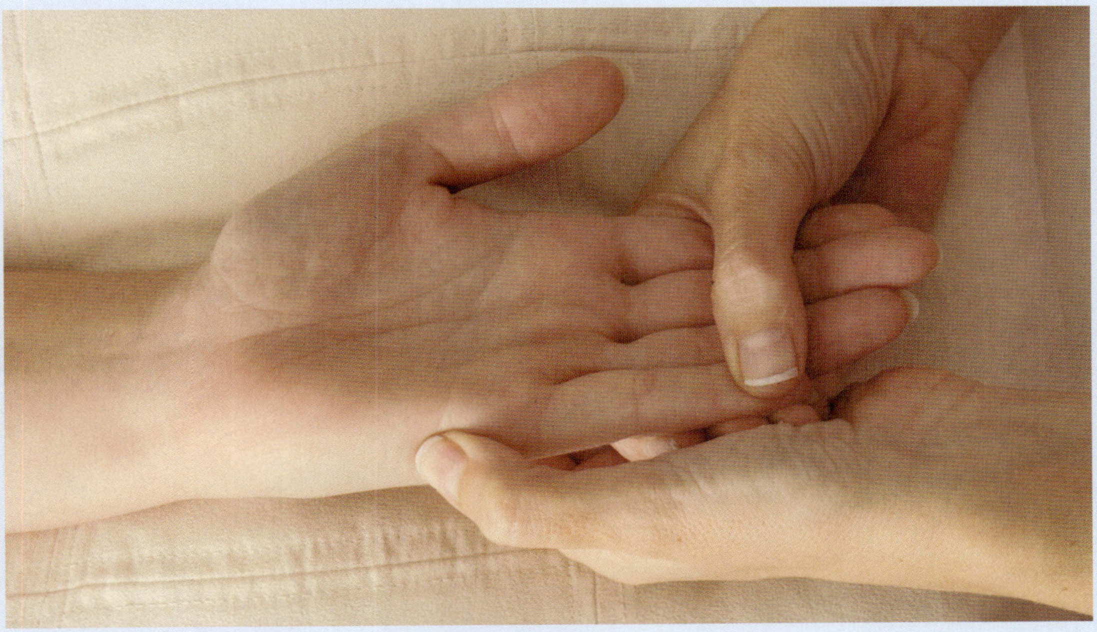

et assurez-vous de couvrir toutes les articulations à fond en exécutant la progression de la chenille en descendant le long du côté extérieur de la main jusqu'au poignet. ▶

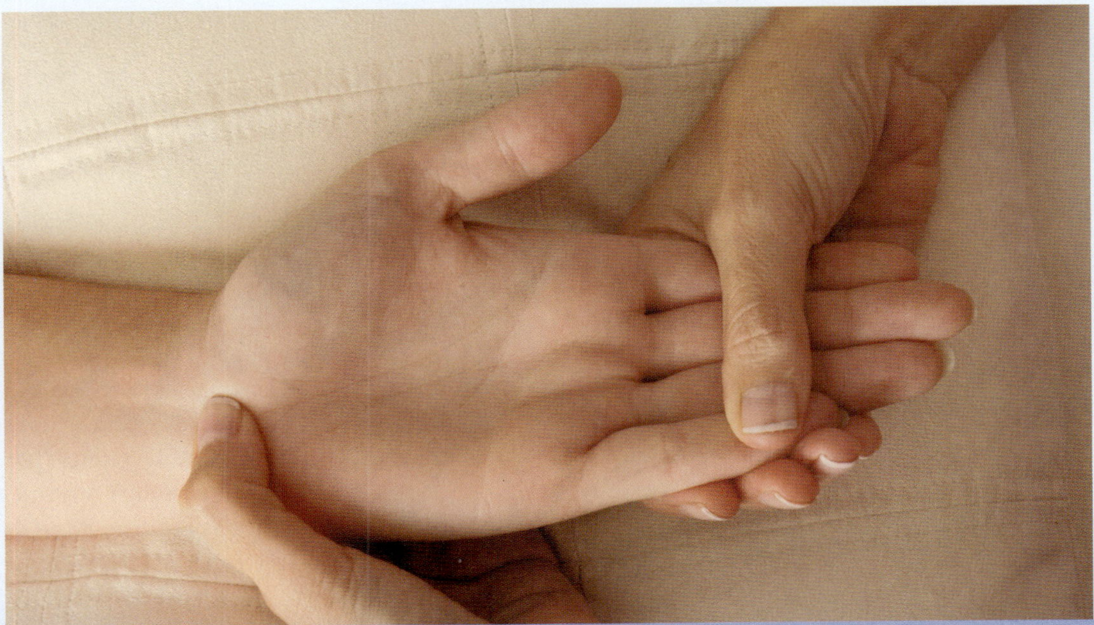

Les réflexes des organes reproducteurs et des ganglions lymphatiques de l'aine

Lorsque vous travaillez les réflexes des organes reproducteurs, des ganglions lymphatiques de l'aine, vous traitez les zones suivantes :

- l'ovaire droit ou le testicule gauche;
- les ganglions lymphatiques de l'aine;
- la trompe de Fallope gauche ou le canal déférent;
- l'utérus ou la prostate.

Le traitement des réflexes des organes reproducteurs, des ganglions lymphatiques de l'aine soulage les troubles suivants :

- tous les problèmes liés aux règles;
- le syndrome prémenstruel (SPM);
- la ménopause;
- une accumulation de toxines;
- les problèmes de fertilité;
- les problèmes de prostate.

Mise en garde

Si la patiente enceinte présente un risque de fausse couche (si elle a des antécédents de fausse couche), ne travaillez pas ces zones. Néanmoins, un réflexologue expérimenté peut traiter ces réflexes. Si la patiente porte un dispositif intra-utérin (DIU), effleurez doucement la zone réflexe de l'utérus plutôt que d'exercer des pressions.

▼ **Étape 26**

Les réflexes des organes reproducteurs se trouvent tous autour du poignet. Prenez les doigts du patient avec votre main droite et placez la pulpe de votre pouce gauche sur le réflexe de l'ovaire gauche (femme) ou du testicule gauche (homme), sur le côté extérieur du poignet (côté de l'auriculaire). Pour traiter l'ovaire ou le testicule, utilisez la technique de rotation sur un point, la technique de pressions alternées ou effectuez doucement des cercles de pression.

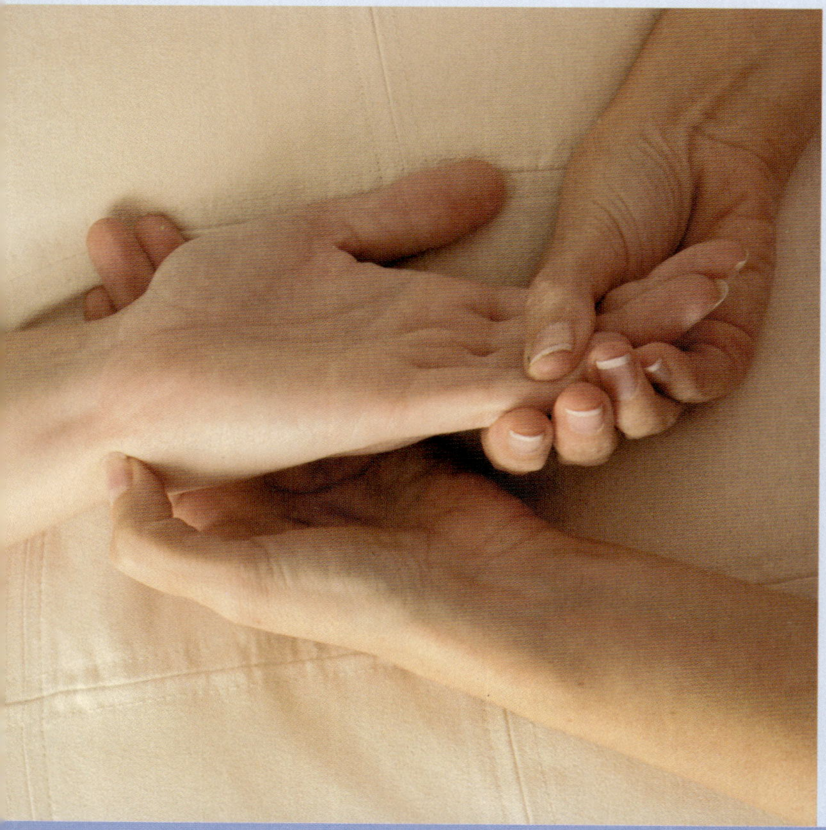

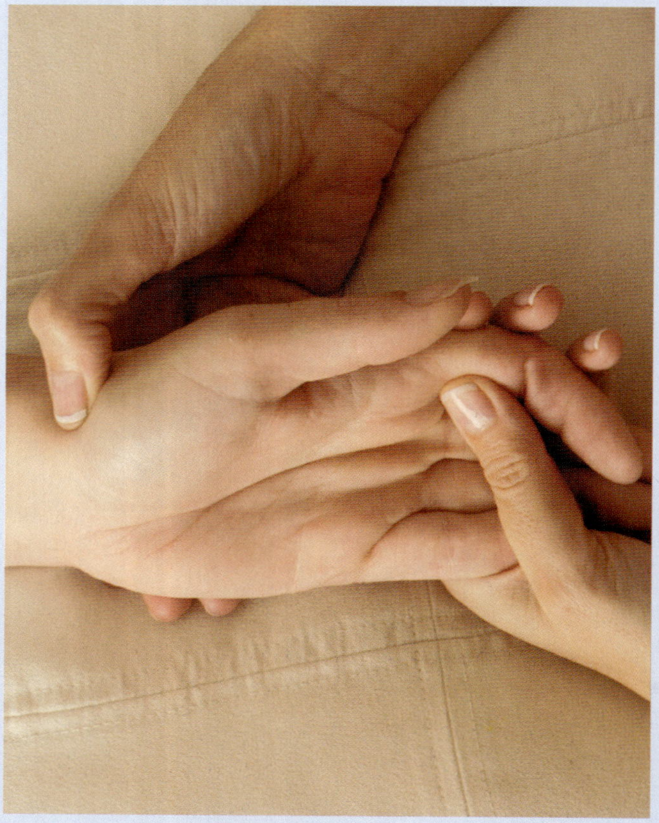

▲ **Étape 27**

Prenez les doigts du patient avec votre main gauche et placez votre pouce droit sur le réflexe de la prostate (homme) ou de l'utérus (femme). Traitez ce réflexe à l'aide de la technique de rotation sur un point, la technique de pressions alternées ou effectuez doucement des cercles de pression sur le réflexe.

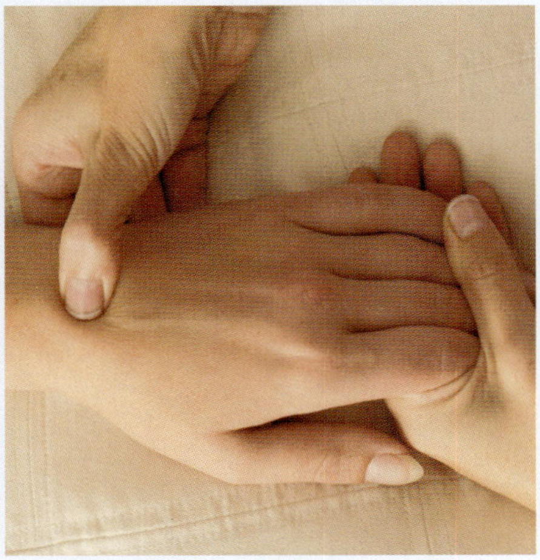

▲ **Étape 28**
La zone qui entoure le poignet est liée à la trompe de Fallope (femme) ou au canal déférent (homme) ainsi qu'aux ganglions lymphatiques de l'aine. Tenez la main du patient, la paume vers le bas, votre pouce en travers de l'extrémité de ses doigts et vos doigts au-dessous. Faites progresser votre pouce ou un doigt en travers de l'arrière du poignet.

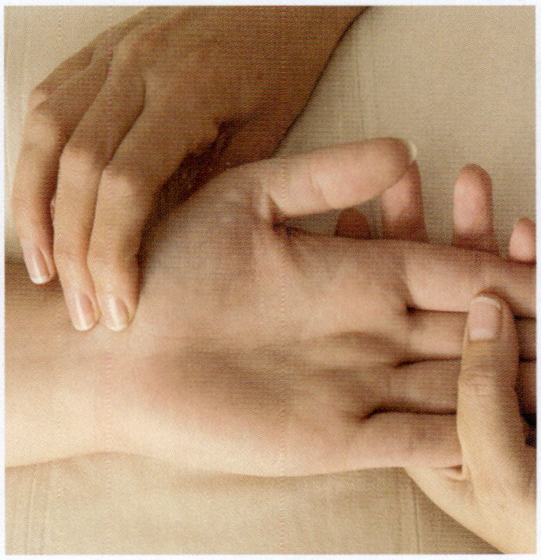

▲ Ensuite, retournez la main et continuez la progression du pouce ou du doigt en travers du poignet. Remarquez que si cette zone est congestionnée, il est probable que le système lymphatique du patient est paresseux en raison d'une mauvaise alimentation, d'un manque d'exercice ou du stress.

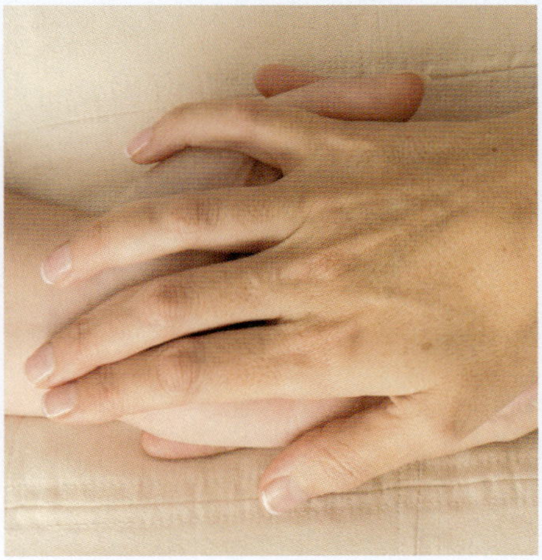

▲ **Pour terminer**
Caressez doucement la main du patient pour vous assurer que toutes les toxines ont été libérées et dispersées. Placez sa main entre vos deux mains et laissez-la reposer quelques instants.

Terminer le traitement des mains

Terminez le traitement comme suit.

Étape 1 ▶
Revenez à toute zone réflexe qui était sensible au toucher au début du traitement.

Étape 2
Exécutez quelques-unes de vos techniques de relaxation préférées. Si vous désirez améliorer votre traitement de réflexologie, massez les mains du patient avec un de vos mélanges d'huiles aromatiques (consultez les pages 237 à 241 à ce sujet.

Étape 3
Laissez le patient relaxer pendant le temps qui lui est nécessaire. Offrez-lui un verre d'eau pour l'aider à évacuer les toxines qui peuvent avoir été libérées au cours du traitement. Invitez-le à boire au moins 6 à 8 verres d'eau au cours des 24 prochaines heures pour favoriser le processus de détoxication.

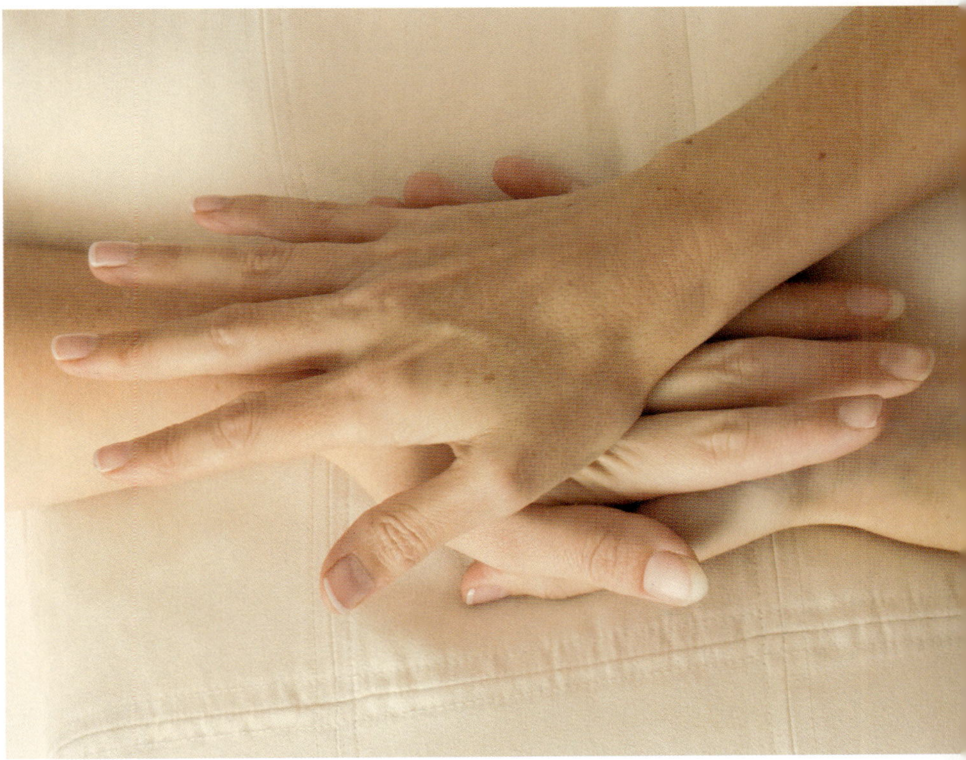

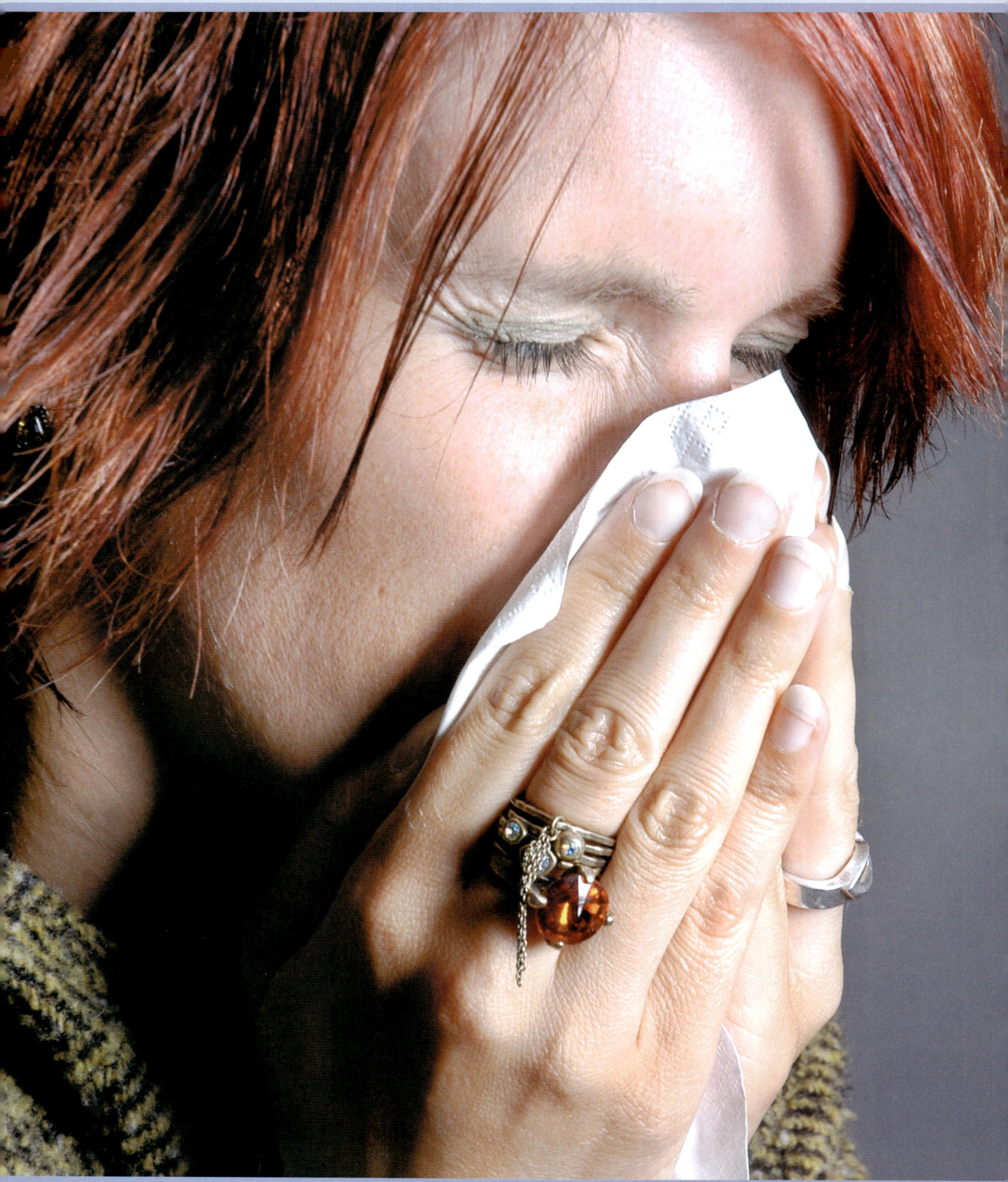

CHAPITRE TROIS

Traitement des affections et des malaises courants

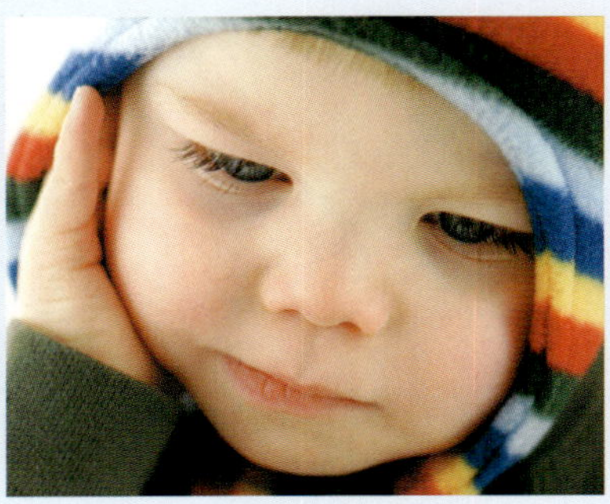

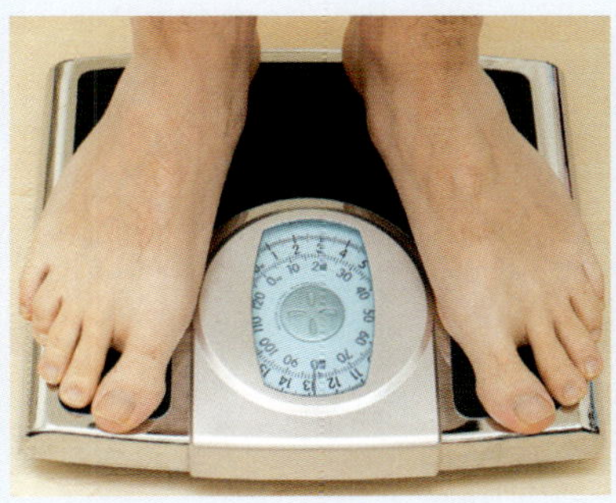

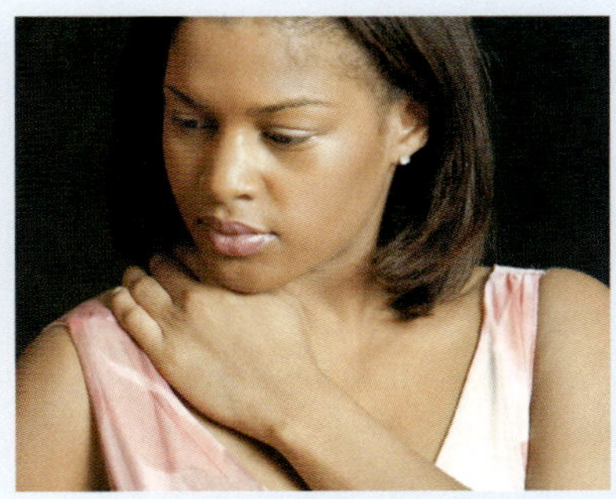

Dans cette section, nous décrirons un certain nombre de malaises et d'affections courantes et nous indiquerons les points réflexes qui doivent être traités pour les soulager.

Traitement des affections et des malaises courants

Peu importe l'affection ou le trouble dont le patient peut souffrir, vous devez traiter toutes les zones réflexes des mains ou des pieds pour rétablir l'équilibre de l'organisme. Toutefois, certaines zones bénéficieront d'un traitement supplémentaire.

Dans cette section nous décrivons brièvement de nombreux malaises et des affections courantes de même que les points réflexes des mains ou des pieds qu'il importe de traiter.

Néanmoins, rappelez-vous : si les problèmes de santé du patient sont graves ou s'ils persistent, il est nécessaire de consulter un médecin. La réflexologie et la médecine traditionnelle peuvent travailler de pair et obtenir d'excellents résultats.

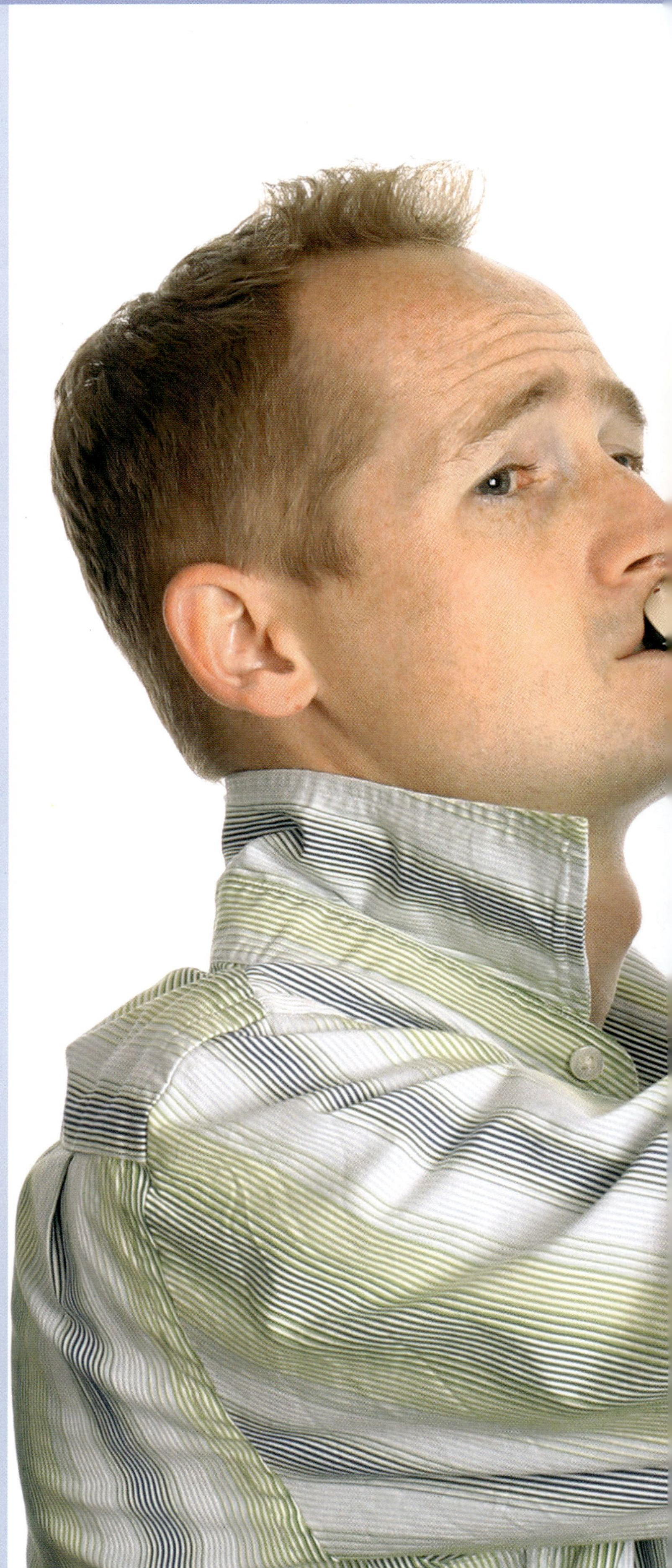

Acné

Ce sont les adolescents qui éprouvent le plus souvent des problèmes d'acné, mais les adultes peuvent aussi en souffrir. Cette affection provient d'un surcroît d'activité des glandes sébacées (glandes qui sécrètent des matières grasses), qui entraîne le blocage des pores, l'apparition de comédons, de taches et, dans certains cas, de cicatrices. L'acné peut être causée ou exacerbée par des facteurs hormonaux, par l'alimentation et le stress.

Pour traiter l'acné, concentrez-vous sur les points réflexes suivants :

- le visage (et les autres zones affectées comme le cou et le dos);
- l'hypophyse;
- la thyroïde et les parathyroïdes;
- les surrénales;
- le thymus;
- le système lymphatique;
- toutes les zones du système digestif, notamment le gros intestin et l'intestin grêle, le foie, l'estomac et le pancréas;
- les reins;
- les poumons;
- le plexus solaire;
- les organes reproducteurs (les ovaires et l'utérus ou les testicules et la prostate).

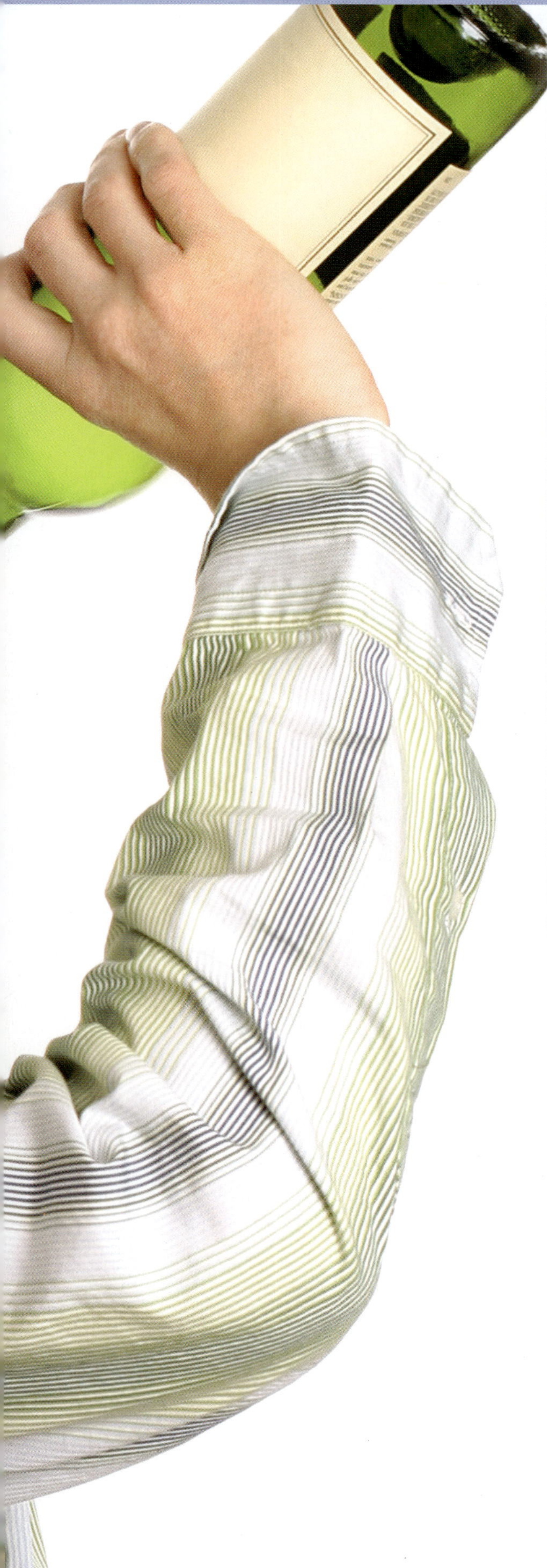

Abus de drogues et d'alcool

◀ Avec le stress de la vie moderne, un nombre croissant de personnes développent une dépendance aux drogues et à l'alcool. La toxicomanie est un comportement autodestructeur qui résulte d'une haine envers soi-même et les toxicomanes reportent souvent cette colère sur les autres. Lorsqu'il s'agit de surmonter l'abus de drogues ou d'alcool, le désir de se libérer de la dépendance est l'un des facteurs les plus importants.

Pour traiter l'abus de drogues et d'alcool, concentrez-vous sur les points réflexes suivants :

- la tête et le cerveau;
- la glande pinéale;
- le plexus solaire;
- le diaphragme;
- le foie;
- le pancréas;
- les intestins;
- les reins et la vessie;
- l'hypophyse;
- l'hypothalamus;
- les surrénales;
- les poumons.

Mise en garde

Prenez note que vous ne devez pas traiter une personne lorsqu'elle est intoxiquée.

Allergies

Les allergies surviennent lorsque le système immunitaire de l'organisme réagit trop fortement à des substances comme certains aliments (par exemple, le blé ou les produits laitiers), la poussière, les poils d'animaux, le pollen, les médicaments et les produits chimiques. Elles se manifestent par des symptômes comme les démangeaisons, les papules ortiées, les troubles intestinaux, la respiration sifflante, les éternuements, les écoulements oculaires et les maux de tête.

Pour traiter les allergies, concentrez-vous sur les points réflexes suivants :

- l'hypophyse;
- les surrénales;
- le plexus solaire;
- le diaphragme;
- les poumons;
- le système lymphatique;
- les oreilles;
- les yeux;
- la gorge;
- toutes les zones du système digestif.

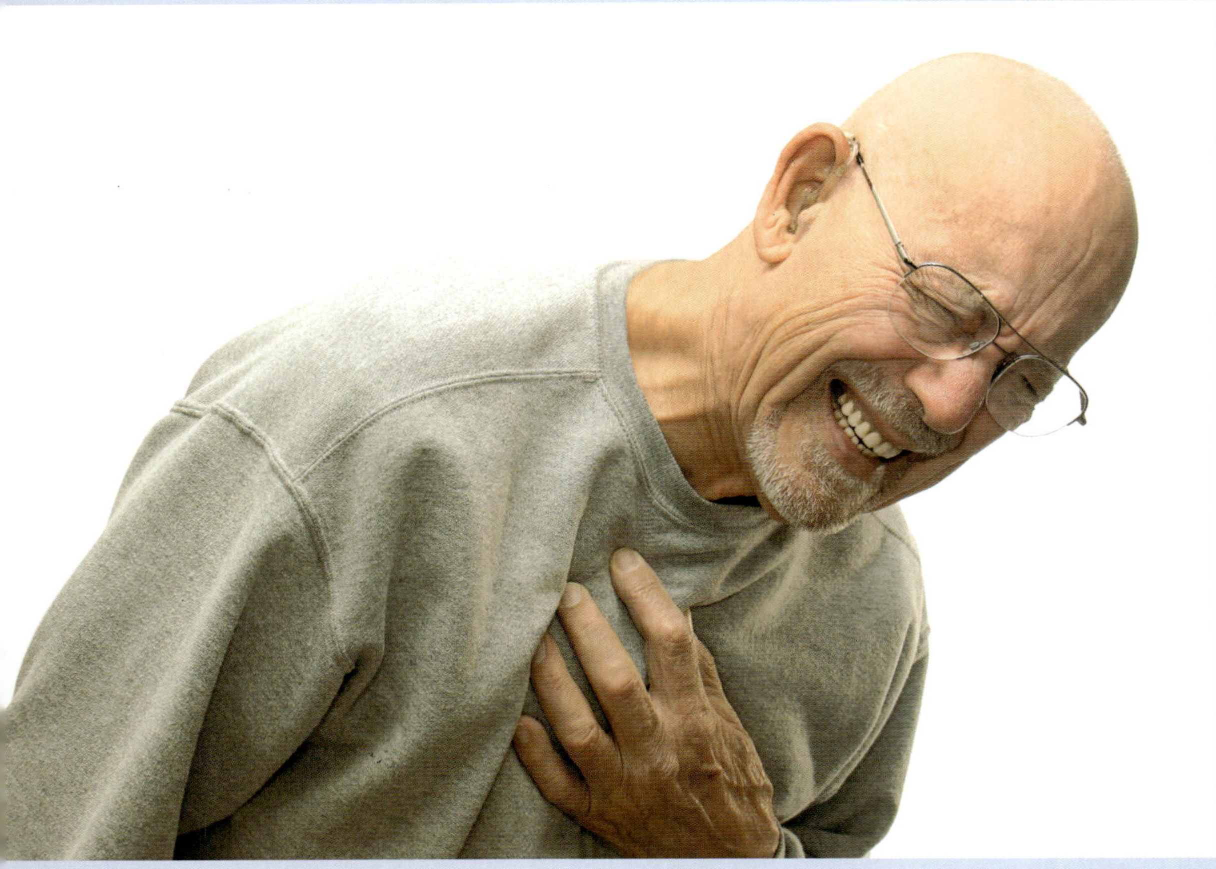

Anémie

L'anémie est un trouble causé par une diminution de la concentration d'hémoglobine, les constituants des globules rouges qui contiennent le fer. Les principaux symptômes sont la fatigue, les étourdissements, les palpitations, un pouls rapide, le manque d'appétit et la pâleur. La perte de sang (par exemple, au cours des règles) cause fréquemment de l'anémie. Les femmes enceintes y sont sujettes.

Pour traiter l'anémie, concentrez-vous sur les points réflexes suivants :

- l'hypophyse;
- le plexus solaire;
- les surrénales;
- la rate;
- le cœur;
- la thyroïde.

Angine

▲ Elle se produit lorsque le cœur ne reçoit pas assez d'oxygène. L'angine est la douleur ressentie dans la région du thorax et qui peut irradier dans le bras gauche.

Pour traiter l'angine, concentrez-vous sur les points réflexes suivants :

- le plexus solaire;
- le cœur (mais tenez compte de la mise en garde);
- les surrénales;
- l'épaule et le bras;
- la colonne vertébrale.

Mise en garde

Si l'angine est grave, ne traitez pas le réflexe du cœur.

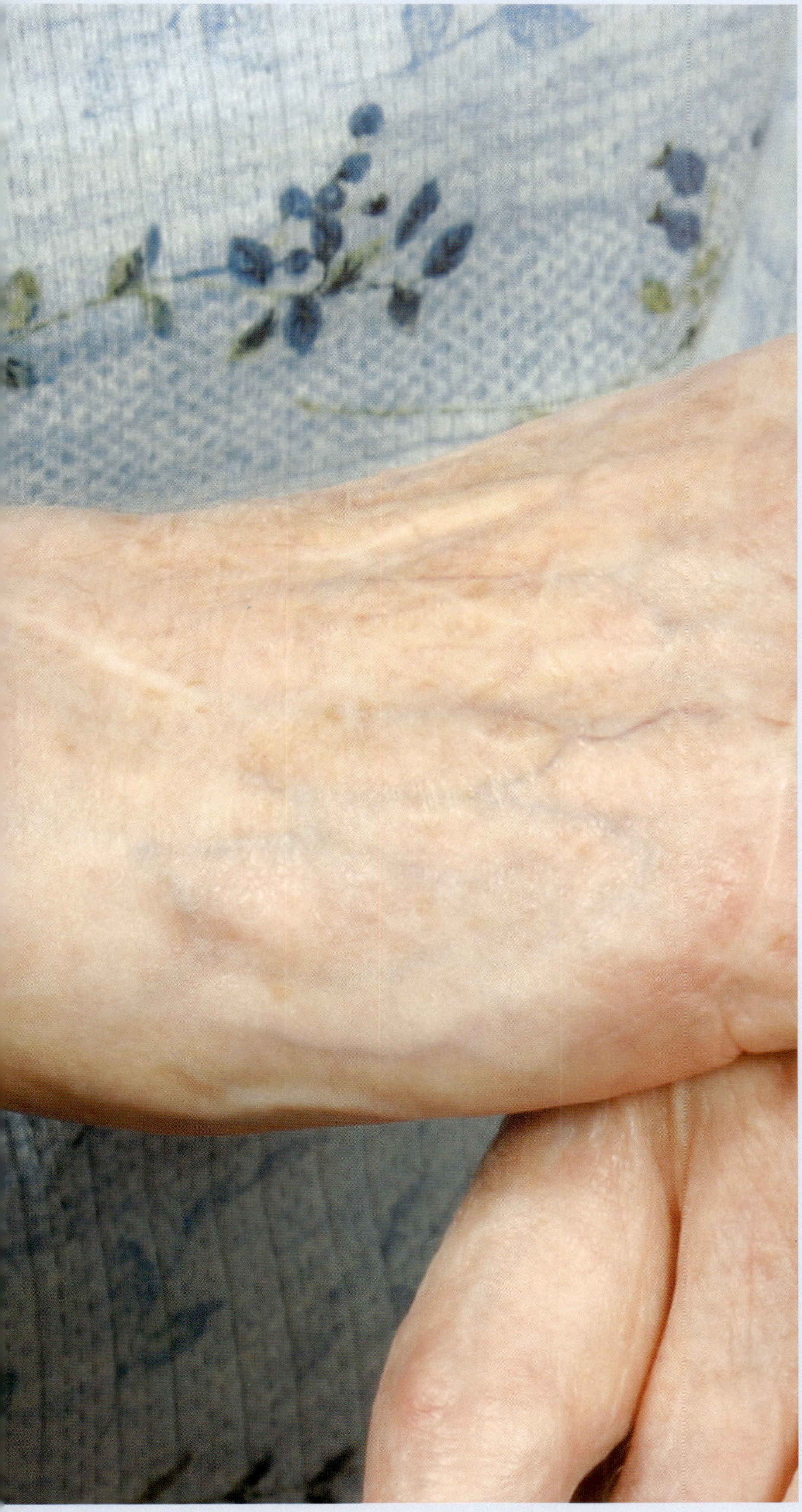

Anorexie mentale et boulimie

L'anorexie mentale est un trouble que l'on retrouve surtout chez les adolescentes qui sont obsédées par leur poids. Parmi les symptômes, on observe un refus de s'alimenter, des vomissements provoqués, l'abus de laxatifs, l'arrêt des règles, une diminution de la température du corps, des problèmes digestifs et des pensées dépressives, obsessionnelles. La boulimie est un autre trouble alimentaire où la personne absorbe de grandes quantités d'aliments pour ensuite se faire vomir ou prendre des laxatifs.

Pour traiter l'anorexie mentale ou la boulimie, concentrez-vous sur les points réflexes suivants :

- le plexus solaire;
- les surrénales;
- la thyroïde ou les parathyroïdes;
- toutes les zones de l'appareil génital;
- toutes les zones du système digestif;
- la tête et le cerveau.

Arthrite

◀ Il existe différentes formes d'arthrite, mais les plus courantes sont l'arthrose et la polyarthrite rhumatoïde. N'importe quelle articulation peut être atteinte. Les symptômes les plus importants sont la douleur, la rigidité, la perte de mobilité et l'inflammation.

Pour traiter l'arthrite, concentrez-vous sur les points réflexes suivants :

- toutes les articulations touchées;
- la colonne vertébrale;
- l'hypophyse;
- les parathyroïdes;
- le plexus solaire;
- les surrénales;
- les reins;
- le système lymphatique;
- toutes les zones du système digestif.

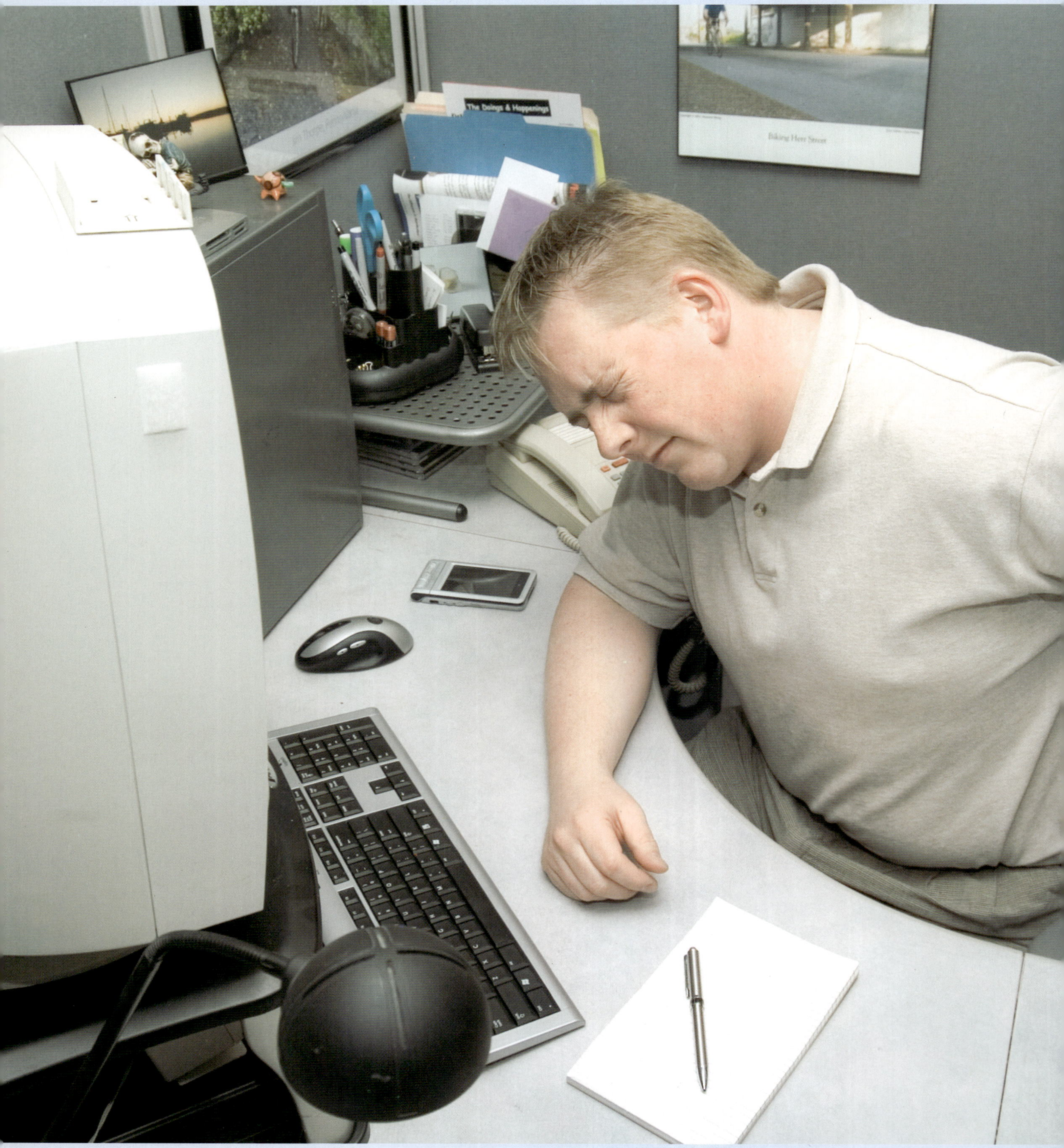
The Doings & Happenings

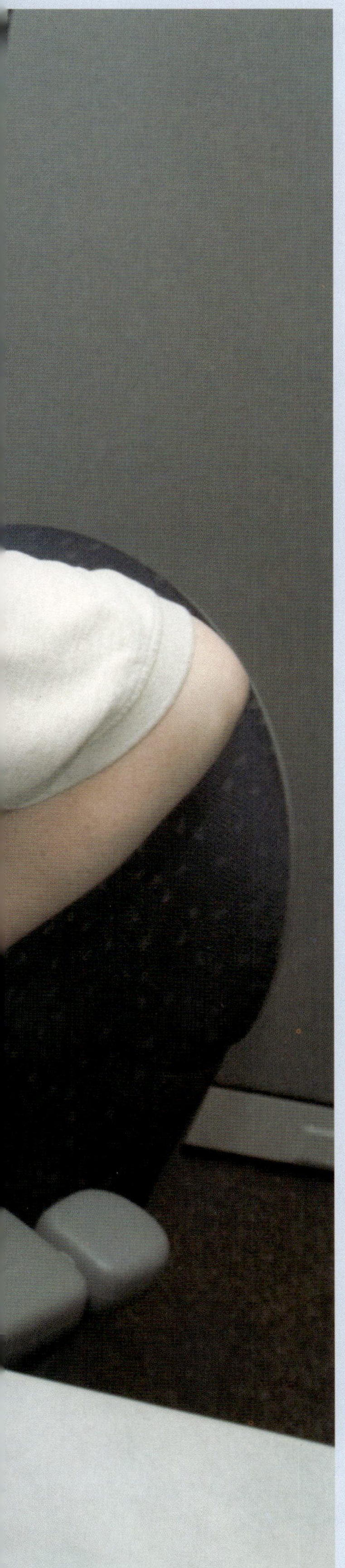

Asthme

L'asthme peut être causé par des allergies aux substances comme le pollen, les poussières de maison, les aliments, la fourrure et les polluants, de même que le stress. Parmi les symptômes, on trouve la difficulté à respirer, comme la respiration sifflante, et la toux.

Pour traiter l'asthme, concentrez-vous sur les points réflexes suivants :

- les poumons;
- le diaphragme;
- le plexus solaire;
- les surrénales;
- la colonne vertébrale;
- l'hypophyse;
- le cœur;
- le système lymphatique;
- toutes les zones du système digestif.

Paralysie de Bell

La paralysie de Bell survient subitement et affecte seulement un côté du visage. Le visage se déforme en raison de l'inflammation ou de lésions des nerfs faciaux. Cet état est généralement temporaire.

Pour traiter la paralysie de Bell, concentrez-vous sur les points réflexes suivants :

- le visage;
- la tête et le cerveau;
- l'œil du côté atteint;
- l'oreille du côté atteint;
- le plexus solaire;
- les surrénales;
- le cou.

Problèmes de dos

◄ La plupart d'entre nous souffriront un jour de ces problèmes, que ce soit dans la région cervicale (cou) ou la région lombaire (bas du dos).

Pour traiter les problèmes de dos, concentrez-vous sur les points réflexes suivants :

- la colonne vertébrale;
- le nerf sciatique;
- les articulations;
- les surrénales;
- le plexus solaire.

Problèmes de vessie

Les affections de la vessie comprennent la cystite, l'incontinence et l'énurésie chez les enfants.

Pour traiter les problèmes de vessie, concentrez-vous sur les points réflexes suivants :

- la vessie;
- les reins;
- l'uretère;
- le système lymphatique;
- les surrénales;
- la région lombaire;
- le plexus solaire.

Tumeurs bénignes aux seins

Si une femme détecte une anomalie à l'un de ses seins, elle doit consulter un médecin pour savoir s'il s'agit d'une tumeur maligne. Néanmoins, de nombreuses tumeurs aux seins, comme les kystes, ne sont pas graves. Avant les règles, certaines femmes remarquent que leurs seins deviennent sensibles au toucher et grumeleux; ces tumeurs disparaîtront à la fin des règles.

Pour traiter les tumeurs bénignes aux seins, concentrez-vous sur les points réflexes suivants :

- les seins;
- l'hypophyse;
- la thyroïde;
- les organes reproducteurs;
- le système lymphatique;
- le plexus solaire;
- la colonne vertébrale.

Bronchite

La bronchite est une inflammation importante du système respiratoire dont l'origine peut être bactérienne ou virale; la fumée ou un produit chimique peuvent également causer la bronchite. Elle se manifeste par la fièvre, la toux et la présence de mucus.

Pour traiter la bronchite, concentrez-vous sur les points réflexes suivants :

- les poumons;
- le diaphragme;
- le système lymphatique;
- les oreilles;
- les yeux;
- le plexus solaire;
- les surrénales;
- le cœur;
- toutes les zones du système digestif.

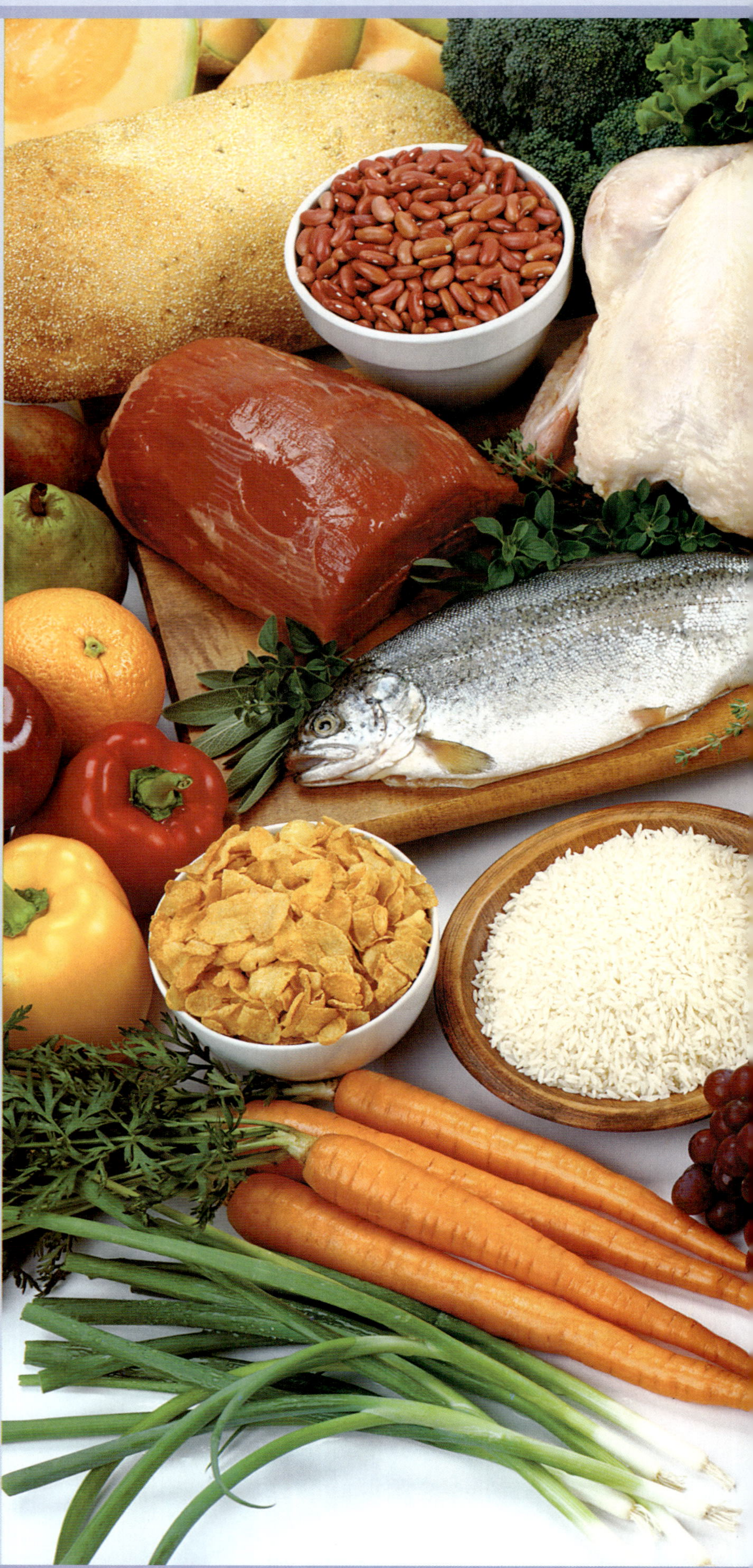

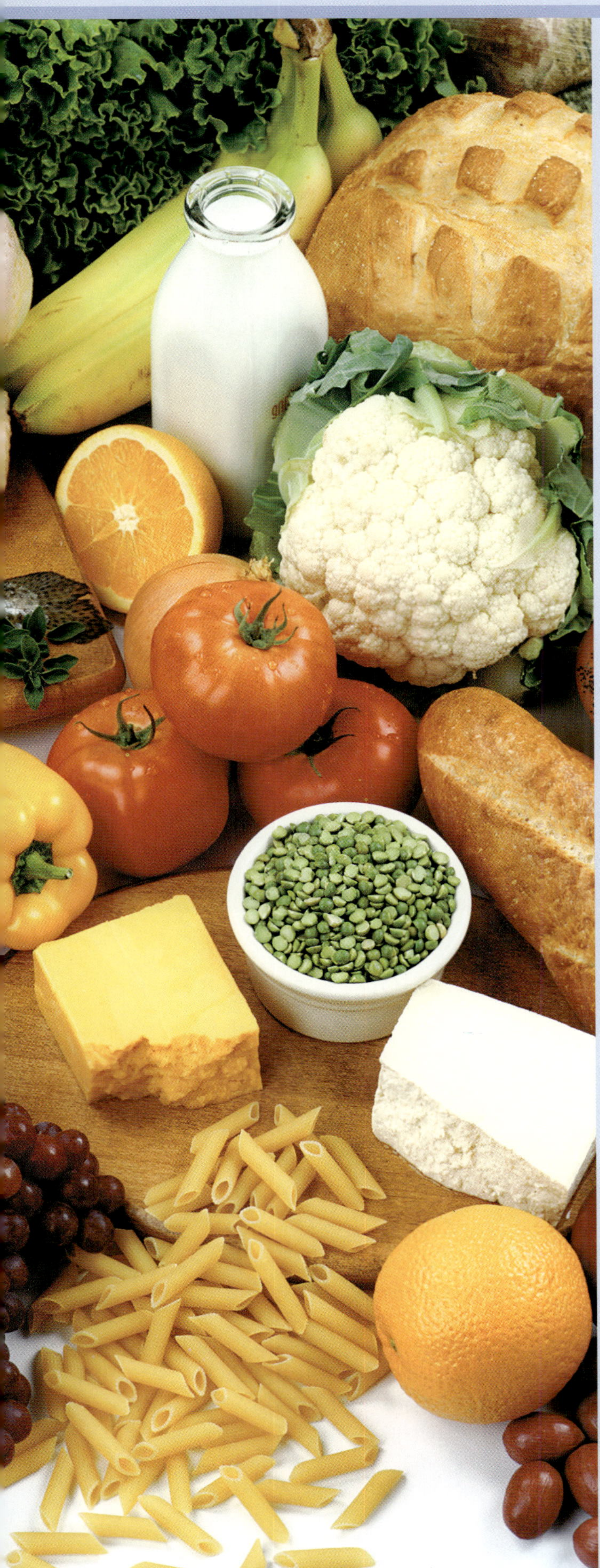

Infection à *Candida*

Candida albicans est une levure présente en chacun de nous et en général, elle est inoffensive. Cependant, si la levure se multiplie trop, elle peut causer une multitude de symptômes dont les suivants : ballonnement, flatulences, démangeaisons, troubles intestinaux, brûlures d'estomac, fatigue, maux de tête, mauvaise concentration, dépression, sautes d'humeur, allergies, troubles du cycle menstruel et affections cutanées.

Pour traiter les infections à *Candida*, concentrez-vous sur les points réflexes suivants :

- l'hypophyse;
- le gros intestin et l'intestin grêle;
- l'estomac;
- le duodénum;
- la vésicule biliaire;
- le rectum et l'anus;
- les organes reproducteurs;
- les surrénales;
- le diaphragme;
- les reins et la vessie;
- la tête et le cerveau;
- le thymus;
- la valvule de Bauhin;
- le pancréas;
- le foie;
- la rate;
- la colonne vertébrale;
- le plexus solaire.

Constipation

Parmi les facteurs qui occasionnent la constipation, on trouve la mauvaise alimentation, la déshydratation, le stress, le manque d'exercice, l'utilisation régulière de laxatifs et de certains médicaments (par exemple, les analgésiques). La plupart d'entre nous en souffrent à certains moments.

Pour traiter la constipation, concentrez-vous sur les points réflexes suivants :

- le gros intestin et l'intestin grêle;
- le rectum et l'anus;
- le pancréas;
- le foie;
- la rate;
- la colonne vertébrale;
- le plexus solaire;
- les surrénales;
- la valvule de Bauhin;
- l'estomac;
- le duodénum;
- la vésicule biliaire;
- le diaphragme;
- les poumons;
- l'hypophyse;
- les reins et la vessie.

◀ **Une alimentation saine est essentielle pour la prévention de la constipation et d'autres désordres digestifs.**

Toux et rhume

▼ Quelques-uns des nombreux symptômes du rhume sont le mal de gorge, les éternuements, la toux, les écoulements oculaires, les ganglions lymphatiques enflés, la fatigue, les douleurs musculaires et la fièvre.

Pour traiter la toux et le rhume, concentrez-vous sur les points réflexes suivants :

- les poumons;
- la gorge;
- les trompes d'Eustache;
- le visage;
- la tête et le cerveau;
- la rate;
- l'hypophyse;
- le plexus solaire;
- les reins et la vessie;
- le diaphragme;
- les oreilles;
- les yeux;
- les sinus;
- le thymus;
- les surrénales;
- le cou;
- le système lymphatique.

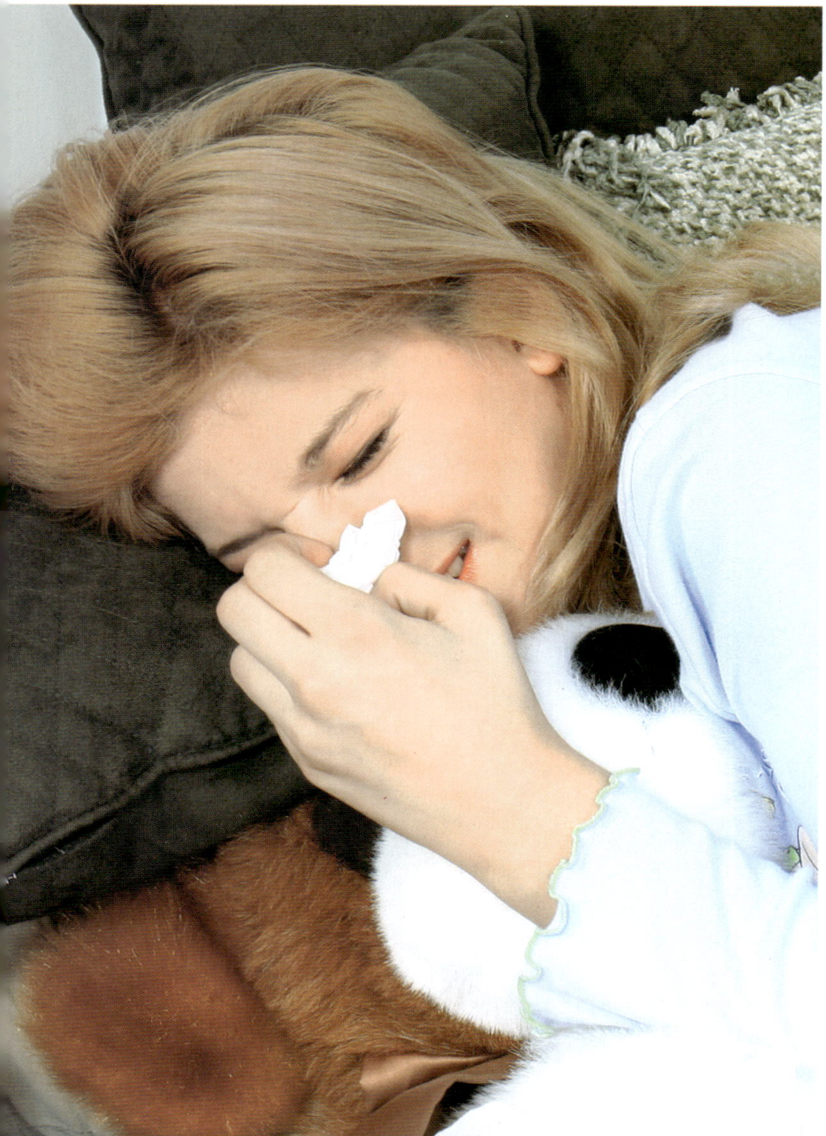

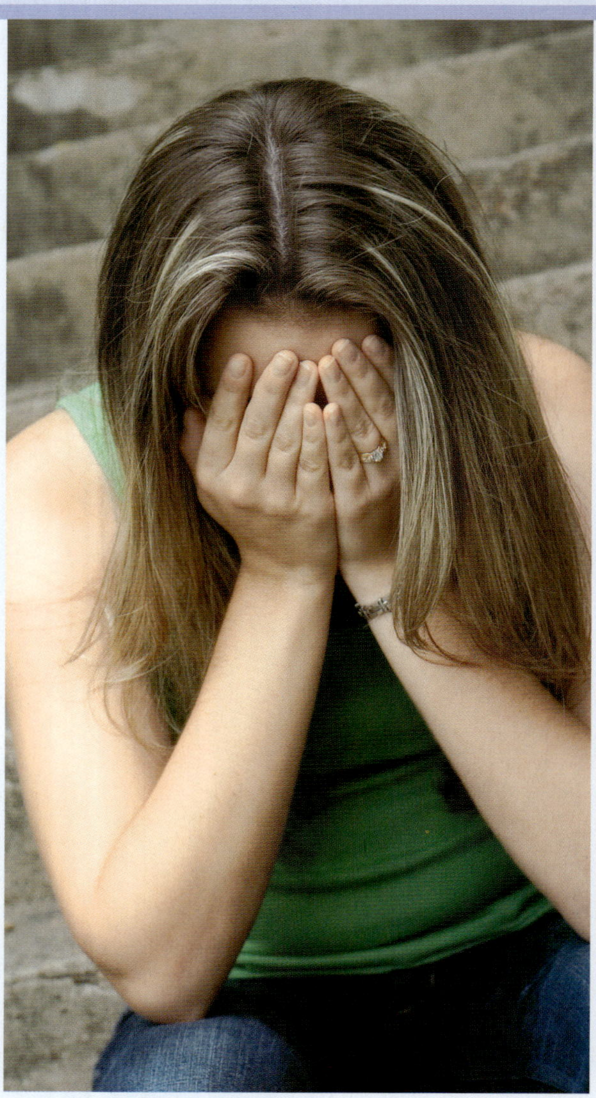

Dépression

▲ Il existe différentes formes de dépression, allant de la dépression légère, temporaire, aux cas graves où les personnes atteintes peuvent faire des tentatives de suicide et doivent parfois être admises dans un service psychiatrique.

Pour traiter la dépression, concentrez-vous sur les points réflexes suivants :

- la tête et le cerveau;
- le plexus solaire;
- les surrénales;
- le cœur;
- les poumons;
- le diaphragme;
- l'hypophyse;
- la glande pinéale;
- la thyroïde;
- toutes les zones de l'appareil génital.

Diabète

Le diabète provient d'une production insuffisante d'insuline par le pancréas ou d'une absence d'insuline. Il en résulte une augmentation de la glycémie qui entraîne des problèmes comme la soif excessive, les mictions fréquentes, l'augmentation de l'appétit et la perte de poids. À long terme, des complications apparaissent comme les lésions de la rétine à l'arrière de l'œil, les cataractes, les lésions rénales, les lésions des nerfs, les ulcères, l'hypertension et les troubles cardiaques.

Pour traiter le diabète, concentrez-vous sur les points réflexes suivants :

- le pancréas;
- les surrénales;
- les reins et la vessie;
- l'hypophyse;
- la thyroïde;
- les intestins;
- les yeux;
- le cœur;
- le foie.

Mise en garde

Exercez une pression délicate lorsque vous traitez les personnes souffrant de diabète, car leur peau est plus mince; elles se font des ecchymoses plus facilement, sont moins sensibles, guérissent plus lentement et sont davantage prédisposées aux ulcérations que les non-diabétiques. Soyez prudent sur le réflexe du pancréas ou évitez-le simplement.

Otalgie

▼ Elle peut se produire à la suite d'une infection et en général, ses symptômes comprennent la douleur, la fièvre, les sécrétions de l'oreille, les étourdissements, l'altération auditive ou même la surdité.

Pour traiter le mal d'oreille, concentrez-vous sur les points réflexes suivants :

- les surrénales;
- le cou;
- les trompes d'Eustache;
- la gorge;
- le système lymphatique;
- le thymus;
- le plexus solaire;
- les oreilles.

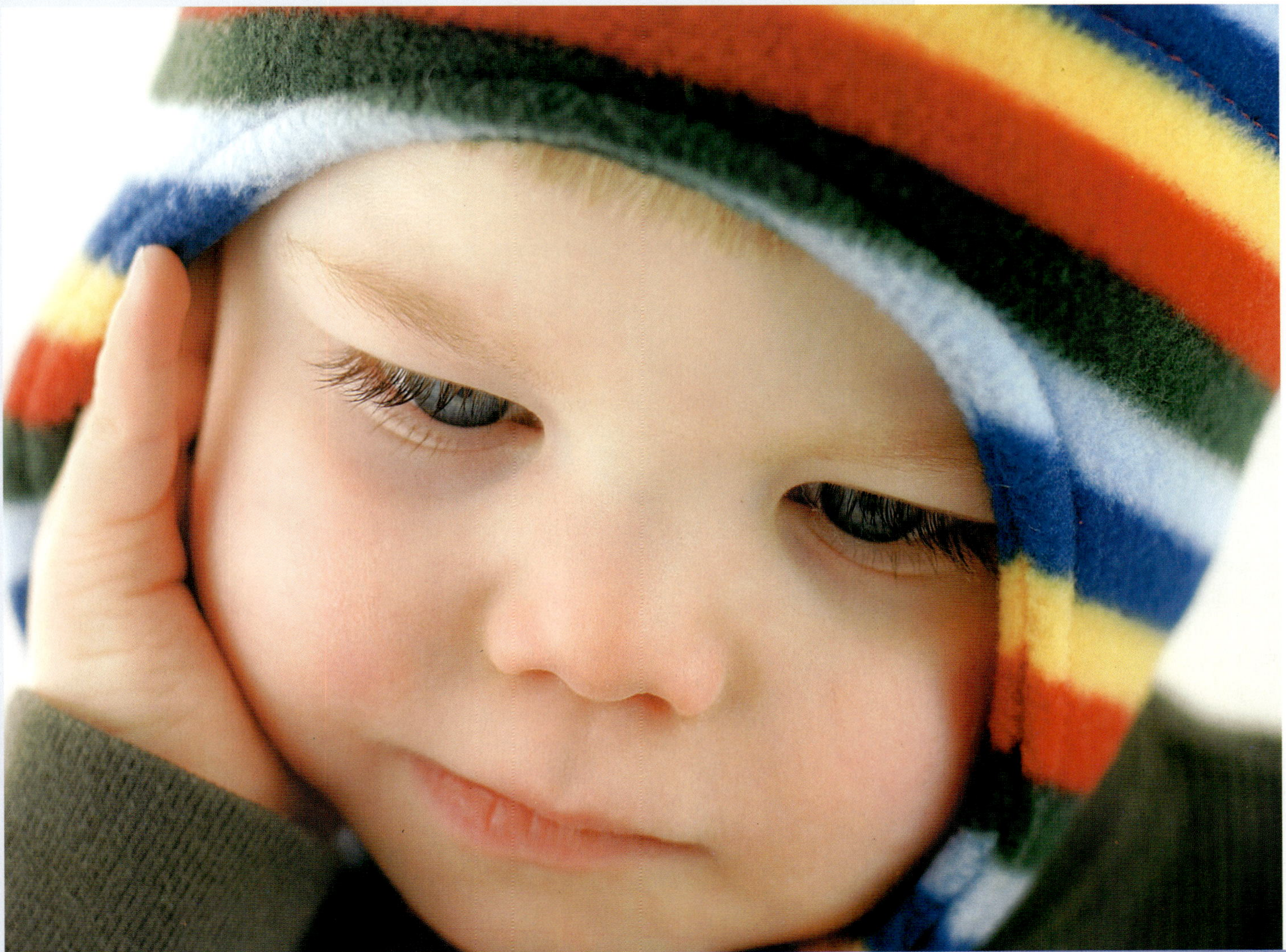

Eczéma

L'eczéma se caractérise par une inflammation de la peau accompagnée de démangeaisons et quelquefois de desquamation et de vésicules. Cette affection de la peau peut être liée aux allergies et elle a tendance à s'aggraver avec le stress. Elle peut aussi disparaître sans raison. Pour traiter l'eczéma, concentrez-vous sur les points réflexes suivants :

- toutes les zones de la peau affectée;
- le plexus solaire;
- les surrénales;
- l'hypophyse;
- toutes les zones du système digestif;
- les reins et la vessie;
- le foie;
- le système lymphatique;
- les poumons;
- le diaphragme;
- la thyroïde.

Problèmes de l'œil

Parmi ces problèmes, notons la déficience visuelle, la conjonctivite, la fatigue des yeux, les écoulements oculaires, le strabisme, les cataractes, le glaucome, la brûlure des yeux et le blocage des conduits lacrymaux.

Pour traiter les problèmes de l'œil, concentrez-vous sur les points réflexes suivants :

- les yeux;
- la tête et le cerveau;
- le visage;
- le cou;
- la colonne vertébrale;
- le plexus solaire;
- les surrénales;
- le système lymphatique.

Épilepsie

L'épilepsie est un trouble du système nerveux qui se manifeste par des crises, lesquelles se produisent en raison de l'activité électrique anormale du cerveau. L'épilepsie apparaît au cours de l'enfance ou de l'adolescence; il y a différentes formes de crises, notamment le grand mal et le petit mal.

Pour traiter l'épilepsie, concentrez-vous sur les points réflexes suivants :

- la tête et le cerveau (consultez la mise en garde);
- le plexus solaire;
- les surrénales;
- l'hypophyse;
- la thyroïde;
- toutes les zones du système digestif;
- le diaphragme;
- le cou;
- la colonne vertébrale.

Mise en garde

Ne pas trop stimuler les points réflexes de la tête et du cerveau.

Fibromyomes

Les fibromyomes sont des tumeurs courantes, inoffensives, qui poussent dans l'utérus. Elles peuvent être petites ou atteindre la grosseur d'un pamplemousse. Les plus gros fibromyomes peuvent causer des symptômes comme des règles abondantes et prolongées, entraînant de l'anémie, des douleurs au dos, de la constipation et des mictions fréquentes.

Pour traiter les fibromyomes, concentrez-vous sur les points réflexes suivants :

- l'utérus;
- les ovaires;
- les trompes de Fallope;
- l'hypophyse;
- le système lymphatique;
- la colonne vertébrale;
- toutes les zones du système digestif;
- les reins et la vessie.

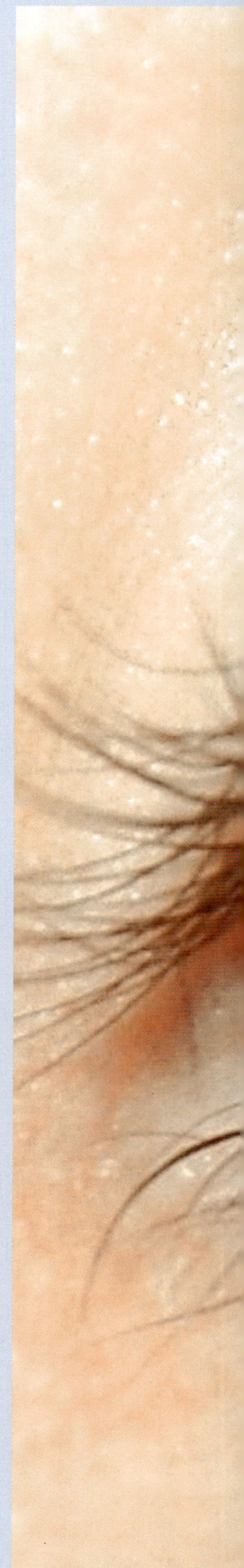

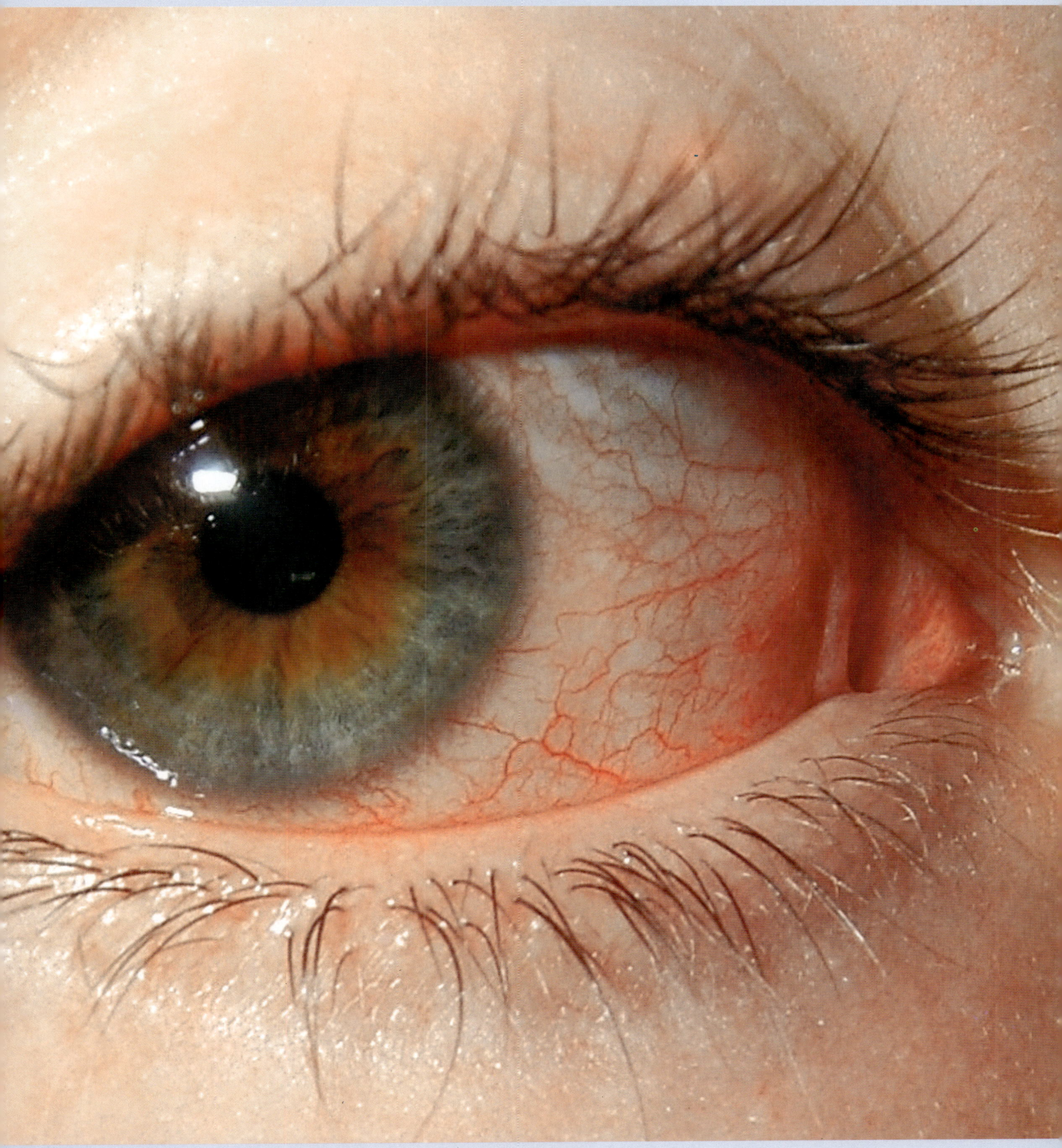

Flatulences

Elles sont causées par un excès de gaz dans les intestins. Parmi les symptômes on trouve le ballonnement, les crampes abdominales, les odeurs désagréables provenant de l'anus et les éructations. Elles peuvent aussi être causées par une mauvaise alimentation, une mauvaise combinaison d'aliments et une mauvaise mastication.

Pour traiter les flatulences, concentrez-vous sur les points réflexes suivants :

- le gros intestin et l'intestin grêle;
- le rectum et l'anus;
- l'estomac;
- le pancréas;
- le duodénum;
- le foie;
- la vésicule biliaire;
- le plexus solaire;
- les surrénales;
- le diaphragme;
- la colonne vertébrale.

Épaule bloquée

Lorsqu'une épaule est bloquée, elle est rigide et douloureuse et son état peut empirer au point où les mouvements normaux des bras deviennent impossibles (d'où le terme « bloquée »). Cet état peut se manifester sans raison apparente ou il peut se produire à la suite d'une blessure superficielle à l'épaule.

Pour traiter une épaule bloquée, concentrez-vous sur les points réflexes suivants :

- l'épaule touchée;
- le bras touché;
- le cou;
- la colonne vertébrale;
- le plexus solaire;
- les surrénales.

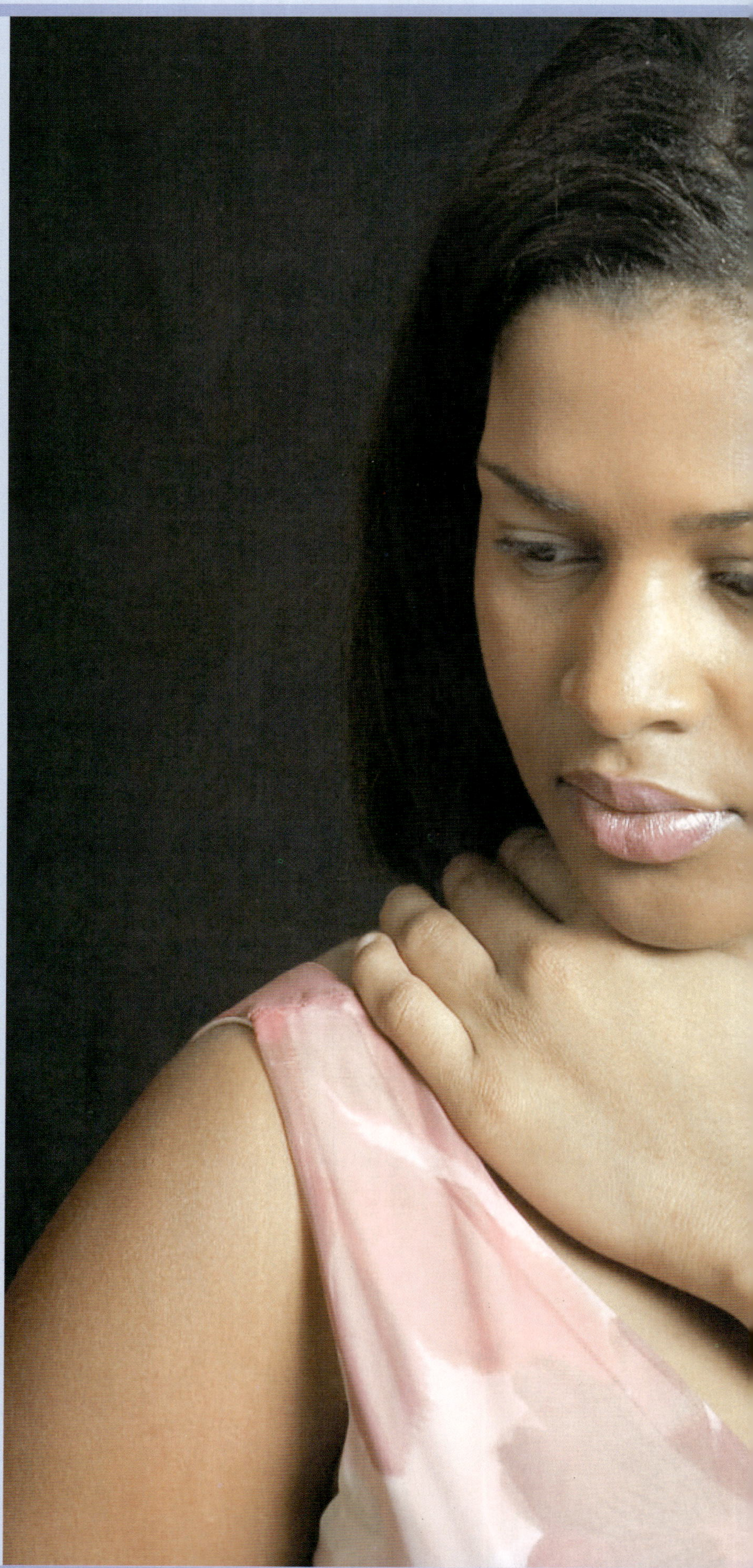

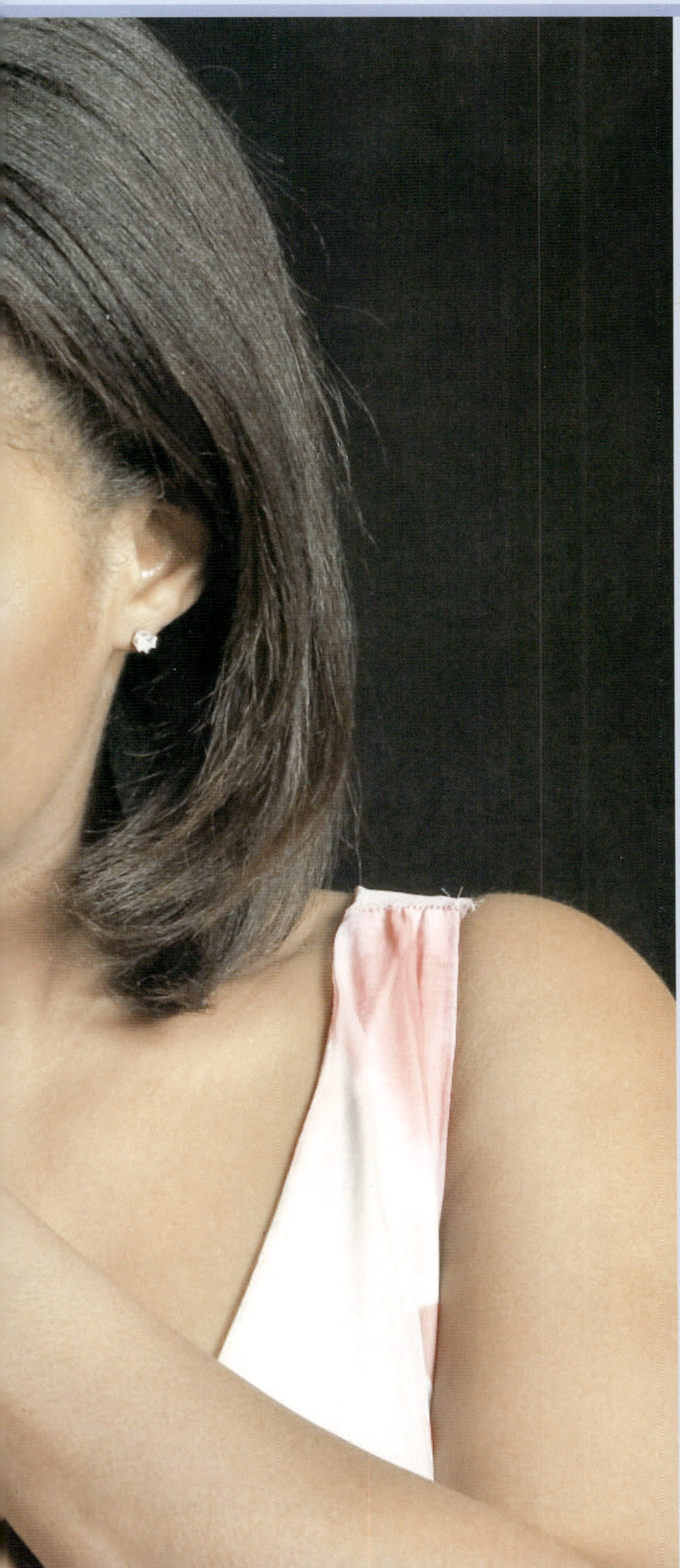

Goutte

La goutte est une maladie assez fréquente des articulations; les cristaux d'acide urique se déposent autour des articulations, surtout autour du gros orteil qui devient rouge, chaud, tuméfié et très sensible au toucher. Cette maladie est dix fois plus courante chez les hommes que chez les femmes et il y a souvent des antécédents familiaux. La consommation abusive d'alcool ainsi qu'une mauvaise alimentation peuvent précipiter une crise.

Pour traiter la goutte, concentrez-vous sur les points réflexes suivants :

- le pouce correspondant (parce que le gros orteil sera trop sensible au toucher);
- le plexus solaire;
- les surrénales;
- les reins et la vessie;
- le système lymphatique;
- toutes les zones du système digestif;
- l'hypophyse;
- la thyroïde;
- les parathyroïdes.

Hémorroïdes

La constipation, une alimentation pauvre en fibres, le manque d'exercice et une consommation d'eau insuffisante peuvent entraîner la formation d'hémorroïdes et la dilatation des veines de la muqueuse de l'anus.

Elles surviennent fréquemment lors de la grossesse et après l'accouchement. Elles se manifestent par des selles douloureuses qui peuvent s'accompagner de rectorragie.

Pour traiter les hémorroïdes, concentrez-vous sur les points réflexes suivants :

- le rectum et l'anus;
- le gros intestin et l'intestin grêle;
- le foie;
- la vésicule biliaire;
- l'estomac, le pancréas et le duodénum;
- le plexus solaire;
- le diaphragme;
- les surrénales;
- la rate.

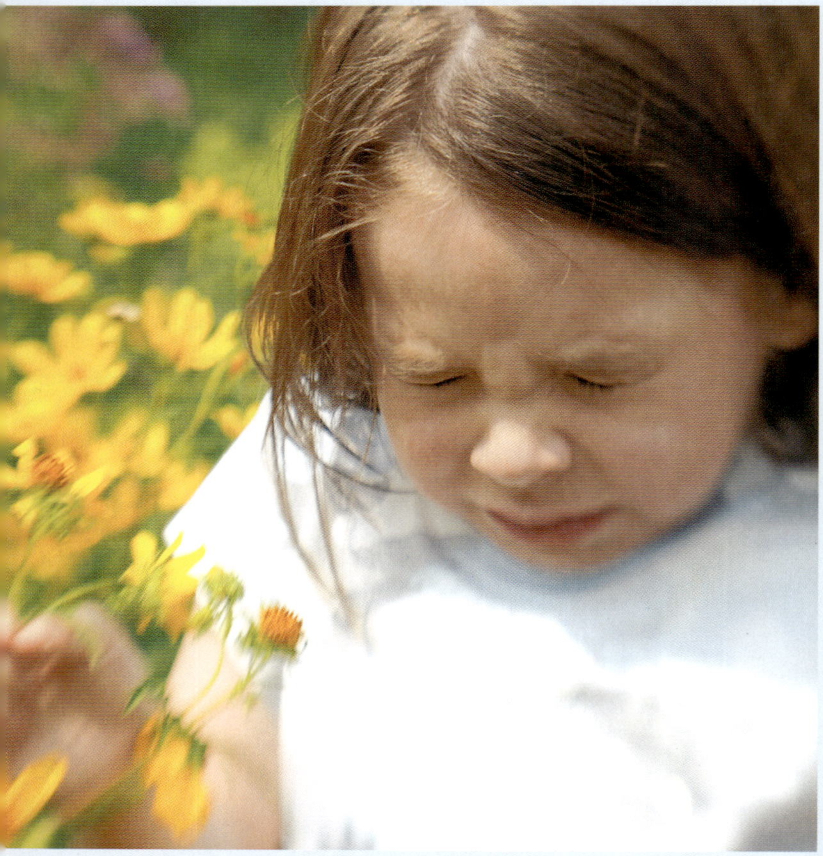

Maux de tête

▼ Tout le monde souffre de maux de tête de temps à autre; plusieurs facteurs peuvent les expliquer, notamment le stress, les problèmes de sinus, les déséquilibres hormonaux, les troubles de l'œil, la digestion difficile, les allergies et la toxicité.

Pour traiter les maux de tête, concentrez-vous sur les points réflexes suivants :

- la tête et le cerveau;
- le cou;
- les sinus;
- toutes les zones du système digestif;
- le plexus solaire;
- les surrénales;
- le diaphragme;
- les yeux;
- les dents;
- l'hypophyse;
- les organes reproducteurs;
- le système lymphatique;
- les reins et la vessie.

Rhume des foins

▲ Le rhume des foins est une réaction allergique aux pollens et il cause les éternuements, la congestion nasale, l'écoulement nasal, les écoulements et les douleurs oculaires. Ceux qui en souffrent sont surtout affectés par temps chaud et venteux, lorsque la densité pollinique est élevée.

Pour traiter le rhume des foins, concentrez-vous sur les points réflexes suivants :

- les sinus;
- les yeux;
- les oreilles;
- la gorge;
- le visage;
- les poumons;
- les surrénales;
- le plexus solaire;
- le thymus;
- le cou;
- toutes les zones du système digestif;
- le système lymphatique;
- les reins et la vessie;
- l'hypophyse.

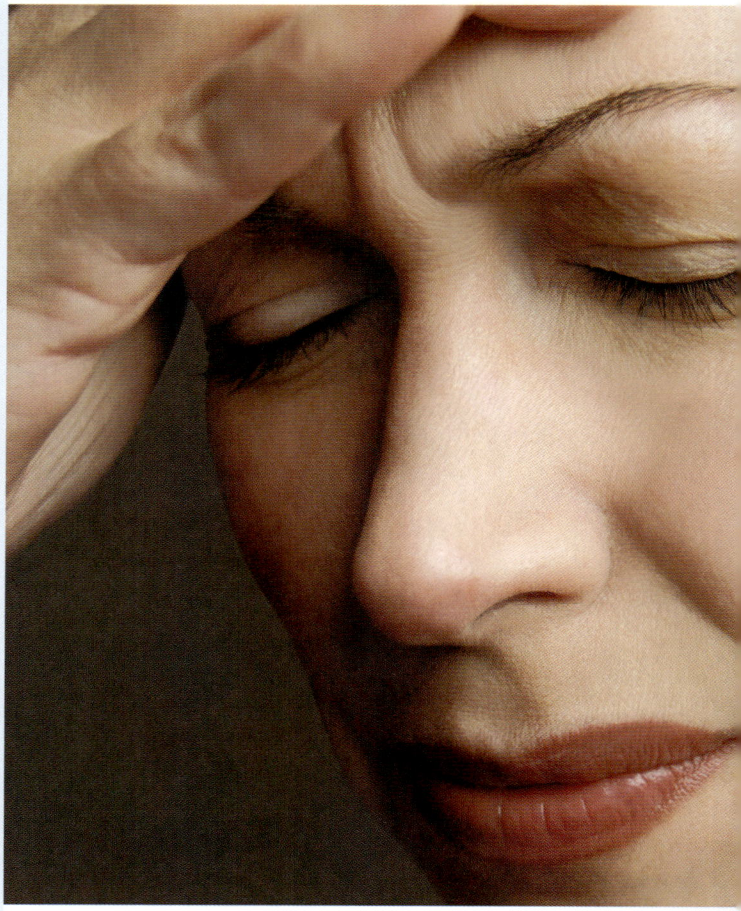

Problèmes cardiaques

Les troubles cardiaques courants comprennent l'angine (voir page 210), la tachycardie (lorsque le cœur bat trop vite), l'arythmie (rythme cardiaque irrégulier), la bradycardie (lorsque le cœur bat trop lentement) et l'hypertension. Pour les prévenir, adoptez une alimentation saine, ne fumez pas, évitez le stress et faites régulièrement de l'exercice.

Pour traiter les problèmes cardiaques, concentrez-vous sur les points réflexes suivants :

- le cœur (consultez la mise en garde);
- l'épaule et le bras gauches;
- les surrénales;
- l'hypophyse;
- la colonne vertébrale;
- les poumons;
- le plexus solaire;
- le diaphragme;
- les reins et la vessie;
- le gros intestin et l'intestin grêle.

Mise en garde

Ne traitez pas ce réflexe si le patient souffre de graves problèmes cardiaques ou s'il a un stimulateur cardiaque.

Hypertension ou hypotension

▼ Plusieurs personnes souffrent d'hypertension surtout lorsqu'elles prennent de l'âge. Les symptômes comprennent les maux de tête, les troubles visuels, l'acouphène, la dyspnée et les douleurs thoraciques. Bien que l'hypotension soit considérée comme beaucoup moins grave, les personnes qui en souffrent sont davantage prédisposées aux syncopes et aux étourdissements, de même qu'à la fatigue et à la froideur.

Pour traiter l'hypertension ou l'hypotension, concentrez-vous sur les points réflexes suivants :

- le plexus solaire;
- les surrénales;
- l'hypophyse;
- la thyroïde;
- les parathyroïdes;
- les reins et la vessie;
- le diaphragme;
- le cœur;
- la colonne vertébrale;
- les poumons.

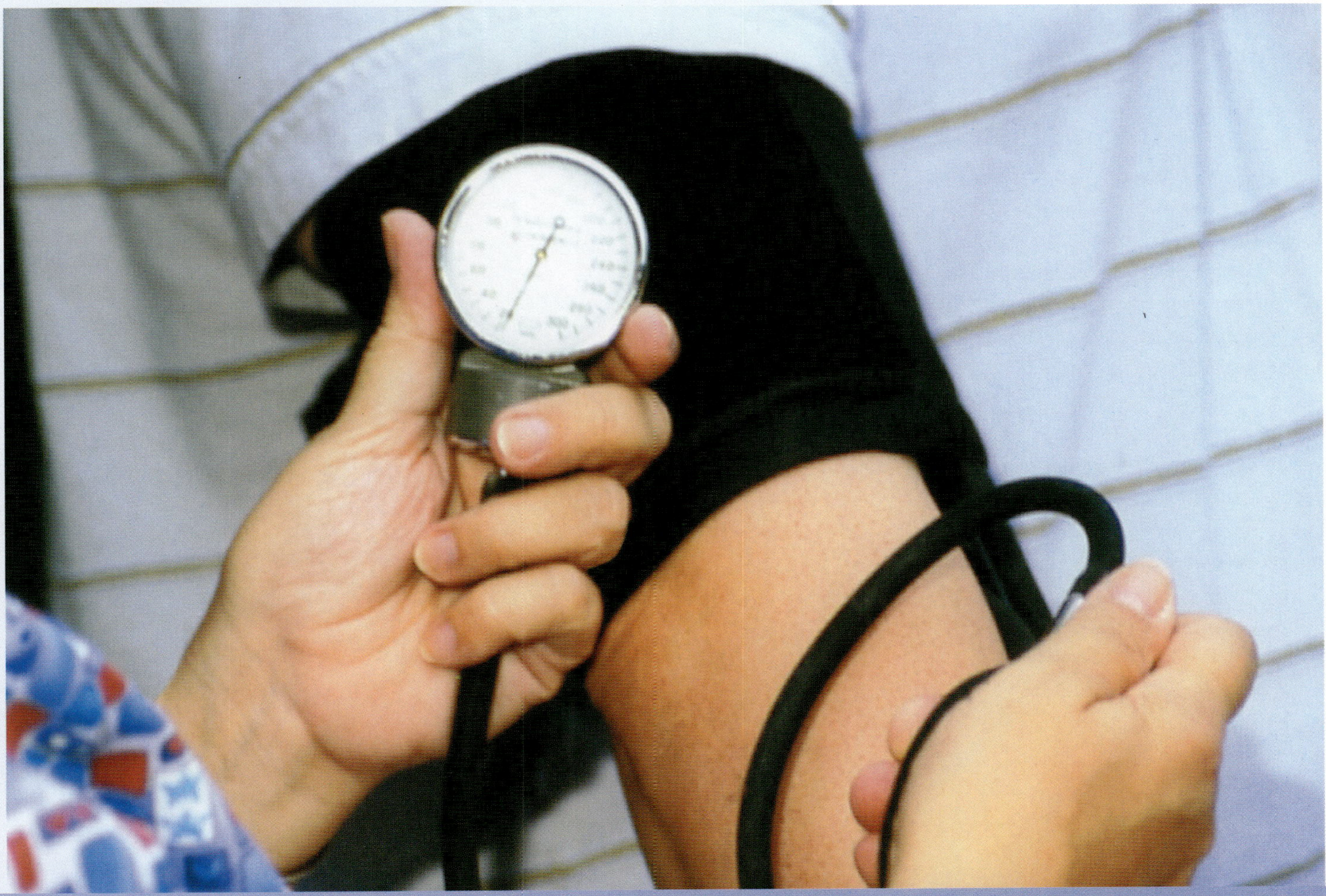

Impuissance

L'impuissance est le trouble sexuel le plus courant chez les hommes et la plupart d'entre eux en sont affectés à un moment de leur vie. Les facteurs psychologiques comme le stress, la tension, la dépression et le manque de confiance peuvent causer l'impuissance. Elle peut aussi être due au diabète ou aux effets secondaires de certains médicaments.

Pour traiter l'impuissance, concentrez-vous sur les points réflexes suivants :

- tous les organes reproducteurs;
- le plexus solaire;
- les surrénales;
- le diaphragme;
- l'hypophyse;
- les reins et la vessie.

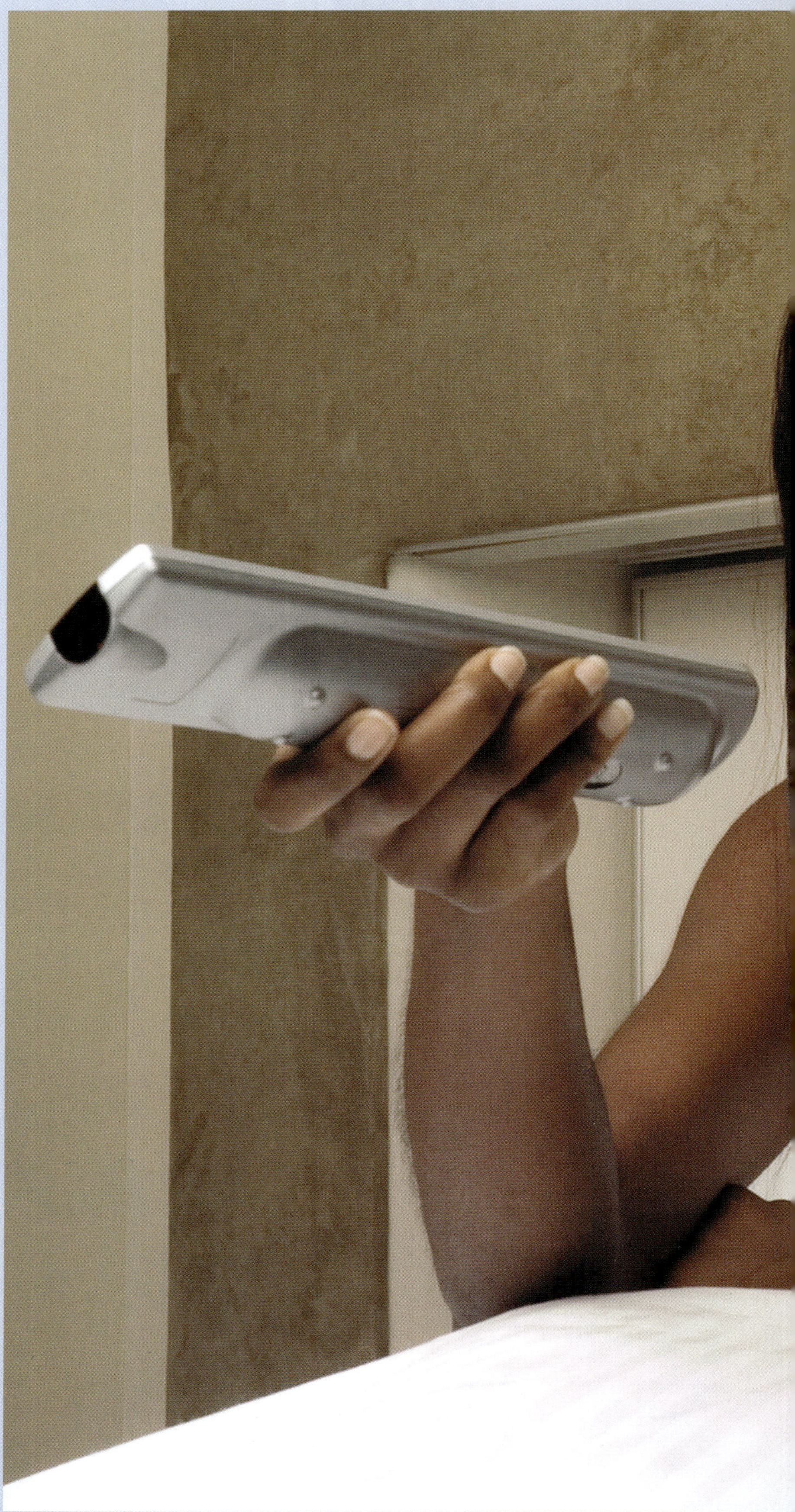

Indigestion et brûlures d'estomac

Le principal symptôme de ces deux malaises est une sensation de brûlure derrière le sternum, qui peut irradier jusqu'à l'œsophage vers l'arrière de la bouche. La tension et le stress, l'hyperphagie, le fait de manger trop rapidement et de ne pas mastiquer convenablement, peuvent mener aux brûlures d'estomac.

Pour traiter l'indigestion et les brûlures d'estomac, concentrez-vous sur les points réflexes suivants :

- toutes les zones du système digestif, notamment l'estomac, le pancréas, le duodénum, le foie, la vésicule biliaire, le gros intestin et l'intestin grêle;
- le plexus solaire;
- le diaphragme;
- les surrénales;
- le thorax;
- la colonne vertébrale.

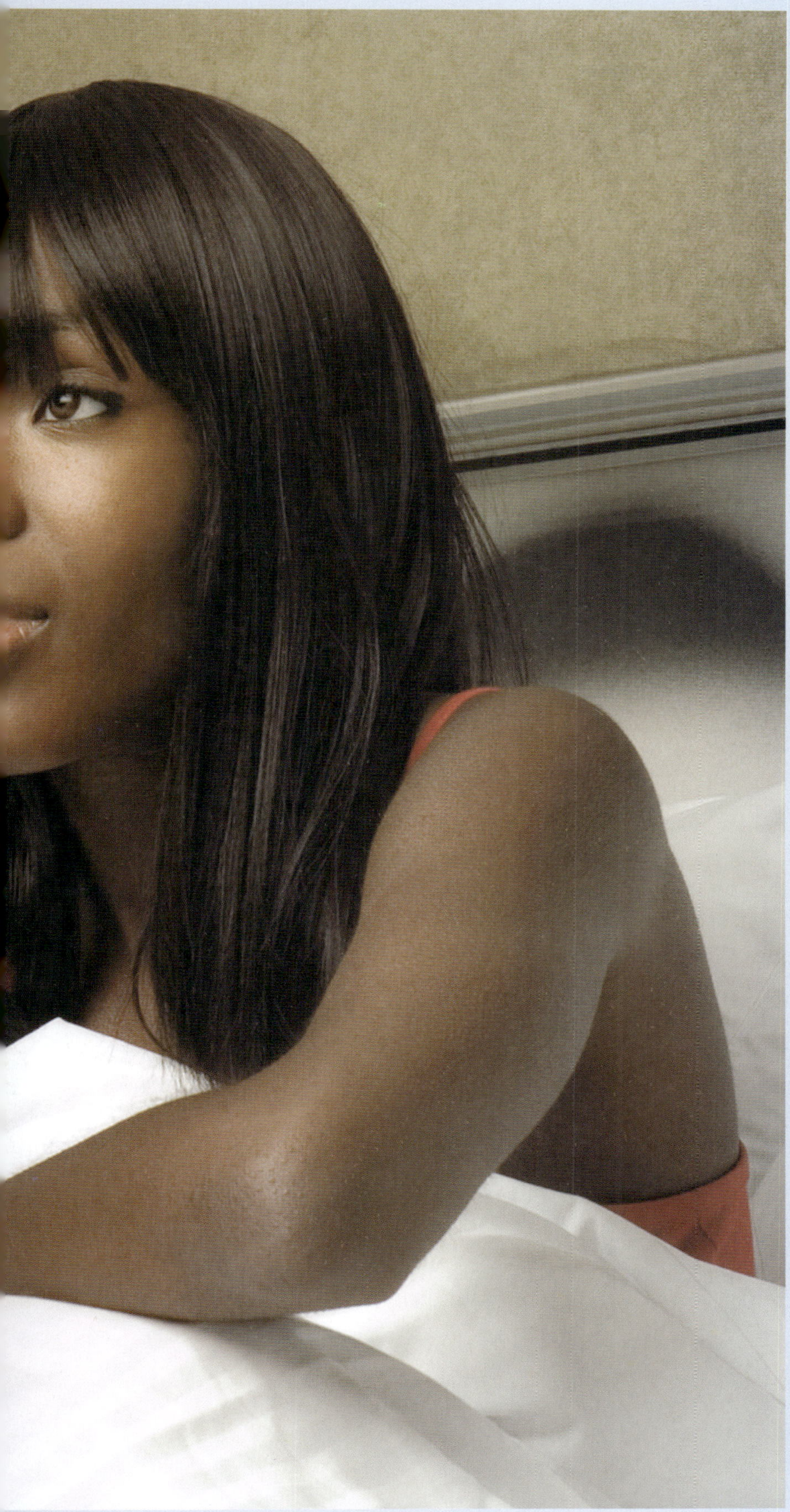

Infertilité

L'infertilité masculine ou l'infertilité féminine est un problème courant. Les inquiétudes et la tension peuvent sans aucun doute réduire les chances de fécondation, tout comme les troubles de l'utérus, des ovaires, des trompes de Fallope ou une faible numération des spermatozoïdes. Idéalement, les deux partenaires doivent être traités si la femme a de la difficulté à devenir enceinte.

Pour traiter l'infertilité, concentrez-vous sur les points réflexes suivants :

- l'hypophyse;
- les ovaires ou les testicules;
- l'utérus ou la prostate;
- les trompes de Fallope ou le canal déférent;
- la thyroïde et les parathyroïdes;
- le plexus solaire;
- les surrénales;
- la colonne vertébrale.

Insomnie

◀ Lorsque nous vivons beaucoup de stress, nous avons de la difficulté à trouver le sommeil et nous éprouvons de la fatigue diurne, de l'irritabilité, une incapacité à nous concentrer et à affronter la vie de tous les jours.

Pour traiter l'insomnie, concentrez-vous sur les points réflexes suivants :

- le plexus solaire;
- la tête et le cerveau;
- les surrénales;
- l'hypophyse;
- la glande pinéale;
- le diaphragme;
- les poumons;
- la colonne vertébrale.

Syndrome du côlon irritable

Ce syndrome se caractérise par des épisodes de diarrhée entrecoupés de constipation; il se manifeste par des flatulences fréquentes, des ballonnements, des douleurs au dos, de la faiblesse et des crampes abdominales, autant de maux qui peuvent être graves. Le stress est la principale cause du syndrome du côlon irritable bien que certains aliments puissent irriter l'intestin. Pour traiter ce syndrome, concentrez-vous sur les points réflexes suivants :

- toutes les zones du système digestif;
- le plexus solaire;
- les surrénales;
- le diaphragme;
- la colonne vertébrale;
- le système lymphatique;
- les reins et la vessie.

Ménopause

Elle débute, en règle générale, entre 45 et 55 ans et normalement, les changements se produisent au cours d'un certain nombre d'années. Les femmes éprouvent toute une gamme de malaises physiques et psychologiques, notamment les bouffées de chaleur, la transpiration abondante, les sueurs nocturnes, les règles irrégulières, les hémorragies, la dépression, l'insomnie, la perte de poids, l'irritabilité, la sécheresse vaginale et la perte de libido.

Pour traiter la ménopause, concentrez-vous sur les points réflexes suivants :

- l'hypophyse;
- l'utérus;
- les seins et le thorax;
- les surrénales;
- l'hypothalamus;
- le système lymphatique;
- les reins et la vessie;
- la thyroïde et les parathyroïdes;
- les ovaires;
- les trompes de Fallope;
- le plexus solaire;
- la tête et le cerveau;
- le foie;
- la colonne vertébrale;
- le cœur.

Affections du foie et de la vésicule biliaire

L'excès d'alcool, l'abus d'aliments, les médicaments et le stress ont tous des effets néfastes sur ces organes.

Pour traiter les affections du foie et de la vésicule biliaire, concentrez-vous sur les points réflexes suivants :

- le foie;
- la vésicule biliaire;
- le gros intestin et l'intestin grêle;
- l'estomac;
- le pancréas;
- le duodénum;
- la colonne vertébrale;
- le plexus solaire;
- les surrénales;
- le système lymphatique.

Problèmes de règles

► Ils sont très courants et peuvent prendre plusieurs formes, y compris l'absence de règles (aménorrhée), les règles douloureuses (dysménorrhée), les règles abondantes (ménorrhée), l'endométriose, les kystes ovariens et les troubles des trompes de Fallope et de l'utérus. La réflexologie est un excellent moyen de régulariser et de normaliser le cycle menstruel.

Pour traiter les problèmes de règles, concentrez-vous sur les points réflexes suivants :

- l'hypophyse;
- la thyroïde et les parathyroïdes;
- les ovaires;
- l'utérus;
- les trompes de Fallope;
- les seins et le thorax;
- le plexus solaire;
- le diaphragme;
- les surrénales;
- la tête et le cerveau;
- la colonne vertébrale;
- les reins et la vessie;
- le pancréas;
- le gros intestin et l'intestin grêle.

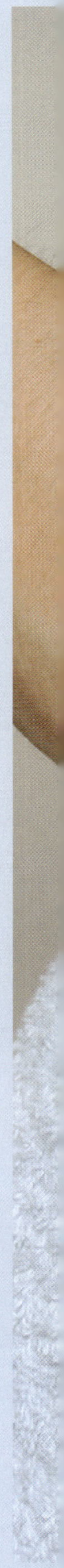

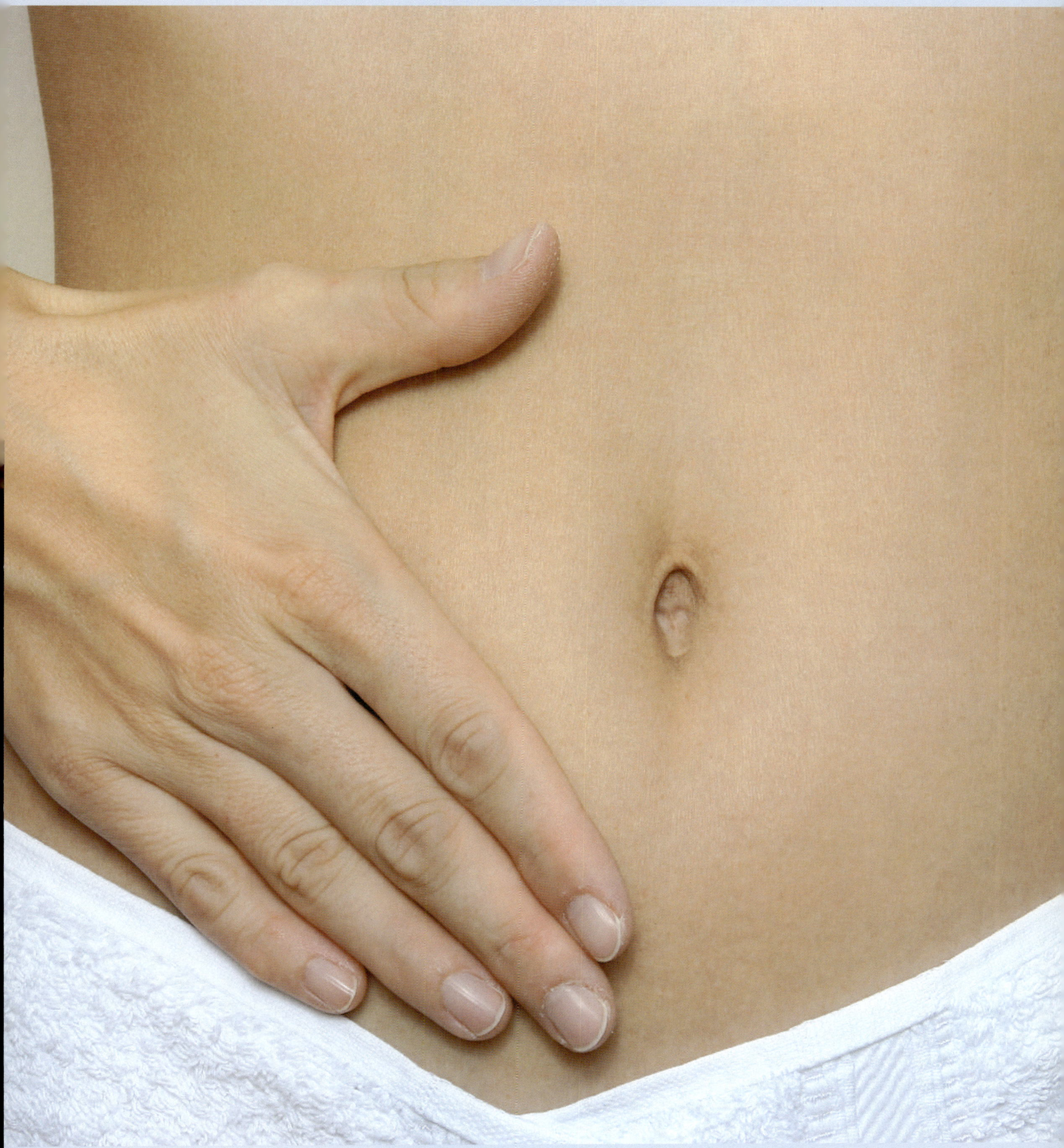

Migraines

▶ Une migraine est un mal de tête intense que l'on ressent généralement d'un côté de la tête et qui est souvent accompagné de malaises digestifs. Avant un accès, il arrive que la personne éprouve des troubles visuels accompagnés d'une fatigue extrême. Les antécédents familiaux sont à prendre en compte et certains aliments, surtout le fromage, le chocolat et le vin rouge peuvent être des déclencheurs. Le stress, le manque de sommeil et les habitudes alimentaires irrégulières peuvent parfois les provoquer.

Pour traiter les migraines, concentrez-vous sur les points réflexes suivants :

- la tête et le cerveau;
- le cou;
- les surrénales;
- l'hypophyse;
- le système lymphatique;
- la colonne vertébrale;
- le plexus solaire;
- toutes les zones du système digestif, en particulier le foie;
- le diaphragme;
- les yeux;
- les reins et la vessie.

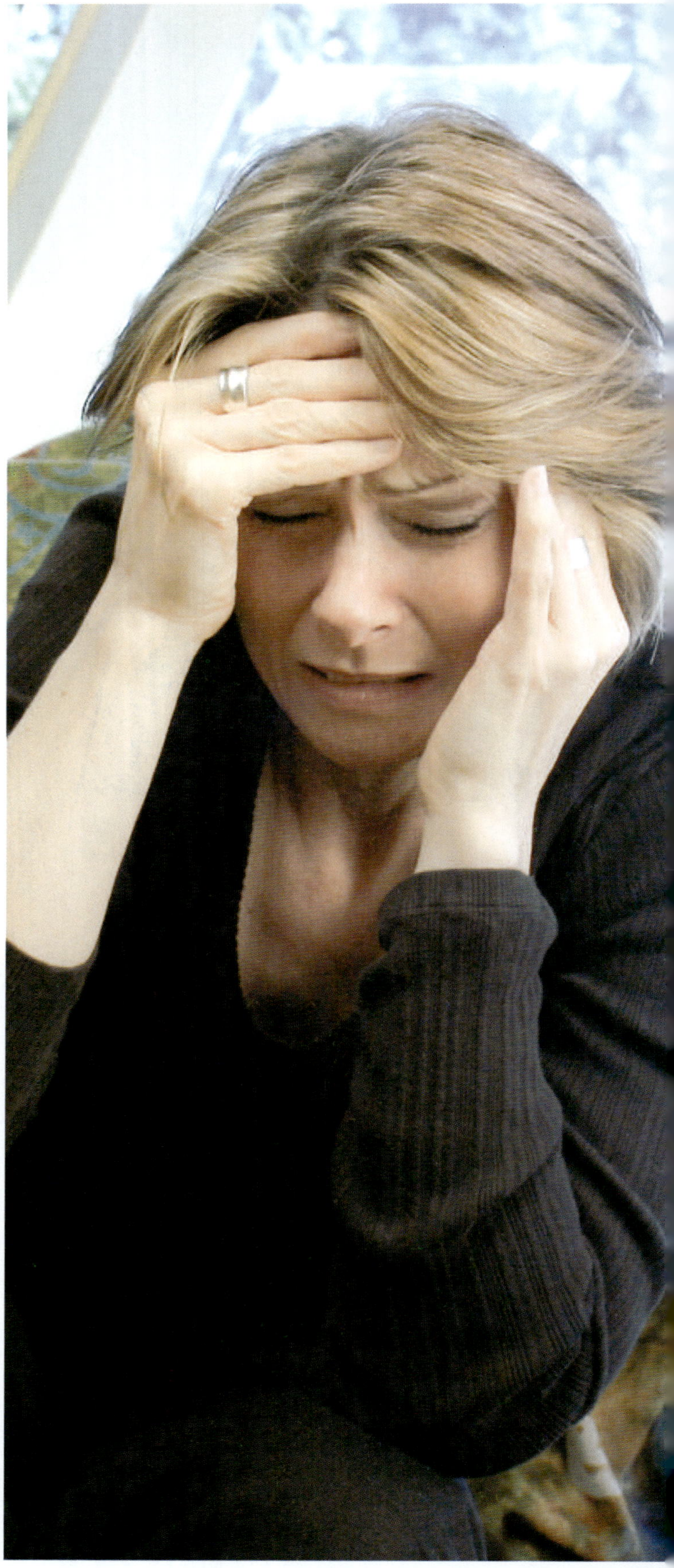

Encéphalo-myélite myalgique

Aussi connue sous le nom de syndrome de fatigue chronique, cette affection dont on ne connaît pas la cause, se manifeste par des symptômes très variables, dont la fatigue extrême, la faiblesse, les douleurs musculaires, les troubles du sommeil, la dépression, la perte de mémoire et les crises de panique.

Pour traiter les migraines, concentrez-vous sur les points réflexes suivants :

- le plexus solaire;
- les surrénales;
- les poumons;
- le système lymphatique;
- la thyroïde;
- la colonne vertébrale;
- la rate;
- le cœur;
- tous les organes du système digestif, y compris la valvule de Bauhin;
- le diaphragme;
- la tête et le cerveau;
- le thymus;
- l'hypophyse;
- les amygdales;
- le pancréas;
- le foie;
- les reins et la vessie.

Mise en garde

On recommande un traitement plus court, car ces personnes sont très affaiblies.

Ostéoporose

Elle se manifeste le plus souvent chez les femmes après la ménopause. La perte de calcium associée à la ménopause entraîne une faiblesse des os qui se fracturent plus facilement. Les femmes qui en sont atteintes peuvent développer une bosse de sorcière.

Pour traiter l'ostéoporose, concentrez-vous sur les points réflexes suivants :

- l'hypophyse;
- la thyroïde et les parathyroïdes;
- la colonne vertébrale;
- les articulations;
- les surrénales;
- le plexus solaire;
- le diaphragme;
- les ovaires;
- l'utérus;
- le thorax et les côtes;
- les poumons.

Mise en garde

Dans les cas d'ostéoporose, exercez une très légère pression, car les os sont fragiles.

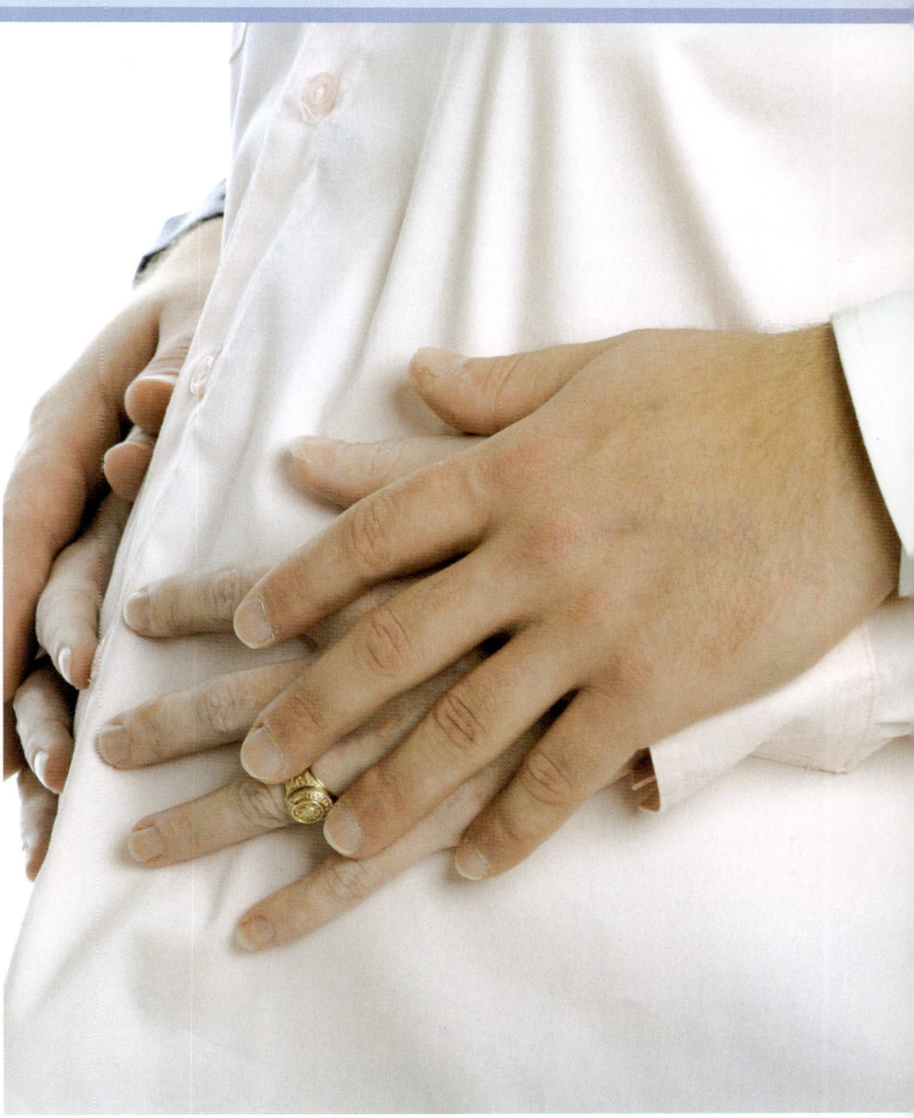

Grossesse

Il s'agit d'un état tout à fait naturel, non pas d'une maladie ! Les problèmes habituels que rencontre une femme enceinte sont notamment les nausées au réveil, les étourdissements, les maux de dos, la rétention de liquide, les crampes dans les jambes, les seins endoloris, l'insomnie, les hémorroïdes, les varices, la fatigue et l'hypertension.

Pour traiter une femme enceinte, concentrez-vous sur les points réflexes suivants :

- l'hypophyse;
- l'estomac;
- le diaphragme;
- les seins;
- le foie;
- les reins et la vessie;
- la thyroïde et les parathyroïdes;
- tous les organes digestifs;
- les zones des organes reproducteurs (au cours des dernières étapes de la grossesse seulement);
- le plexus solaire;
- la colonne vertébrale;
- les surrénales;
- les poumons.

Mise en garde

Si la patiente enceinte a des antécédents de fausse couche, la réflexologie n'est pas recommandée. Toutefois, la réflexologie peut, en règle générale, assurer une grossesse beaucoup plus facile et plus heureuse.

Syndrome prémenstruel (SPM)

► En général, les femmes éprouvent toute une gamme de symptômes – physiologiques et psychologiques – avant leurs règles. Ces symptômes sont l'irritabilité, les sautes d'humeur, la dépression, l'anxiété, des difficultés à se concentrer, les seins douloureux au toucher, le ballonnement abdominal, les changements dans les selles, la rétention de liquide, l'envie de sucre, le gain de poids et les problèmes de peau.

Pour traiter le syndrome prémenstruel, concentrez-vous sur les points réflexes suivants :

- l'hypophyse;
- les ovaires;
- les trompes de Fallope;
- l'utérus;
- le plexus solaire;
- les surrénales;
- le diaphragme;
- la thyroïde et les parathyroïdes;
- le pancréas;
- la tête et le cerveau;
- la colonne vertébrale;
- le système lymphatique;
- les reins et la vessie;
- le gros intestin et l'intestin grêle;
- le foie et la vésicule biliaire.

Problèmes de prostate

La prostate augmente de volume chez les hommes plus âgés, ce qui fait qu'ils ressentent les symptômes suivants : mictions plus fréquentes, difficiles et douloureuses. La nuit, il est plus difficile pour les hommes âgés d'avoir un sommeil réparateur.

Pour traiter les problèmes de prostate, concentrez-vous sur les points réflexes suivants :

- la prostate;
- les testicules;
- le canal déférent;
- les reins et la vessie;
- le plexus solaire;
- les surrénales;
- le diaphragme;
- le système lymphatique;
- l'hypophyse.

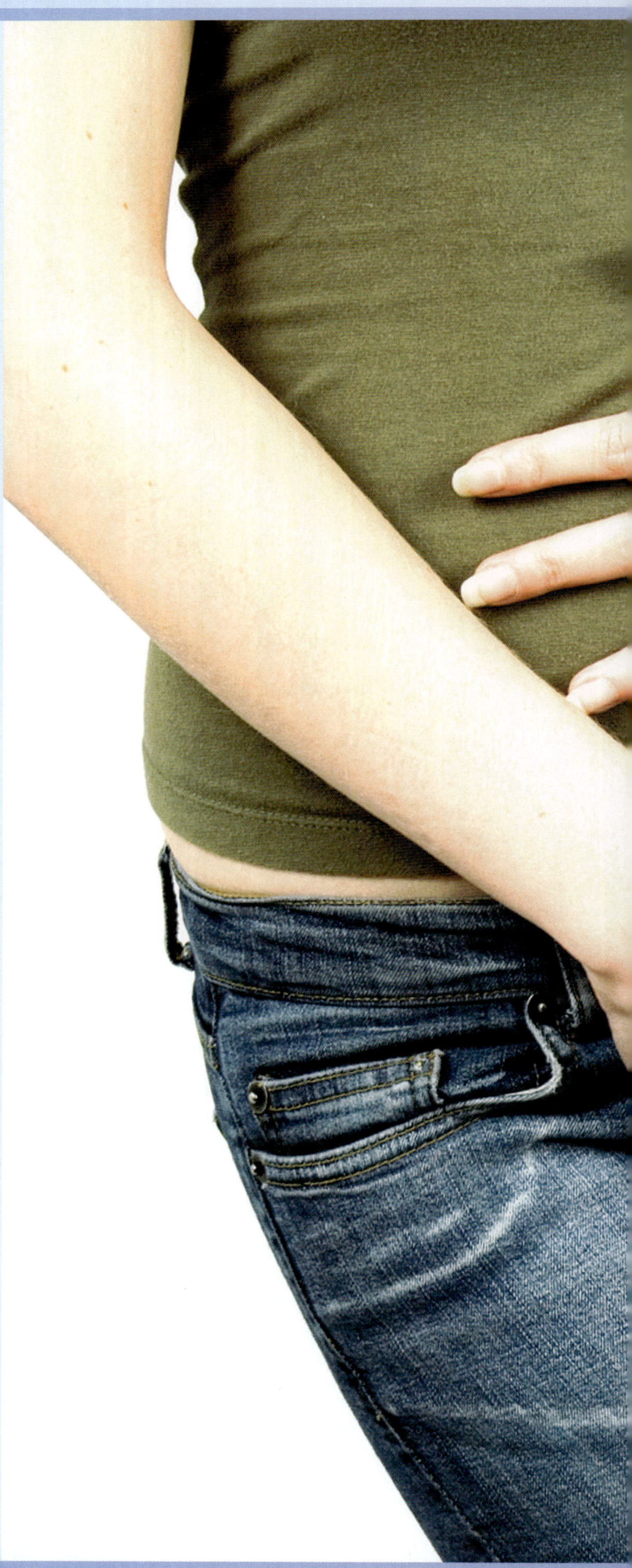

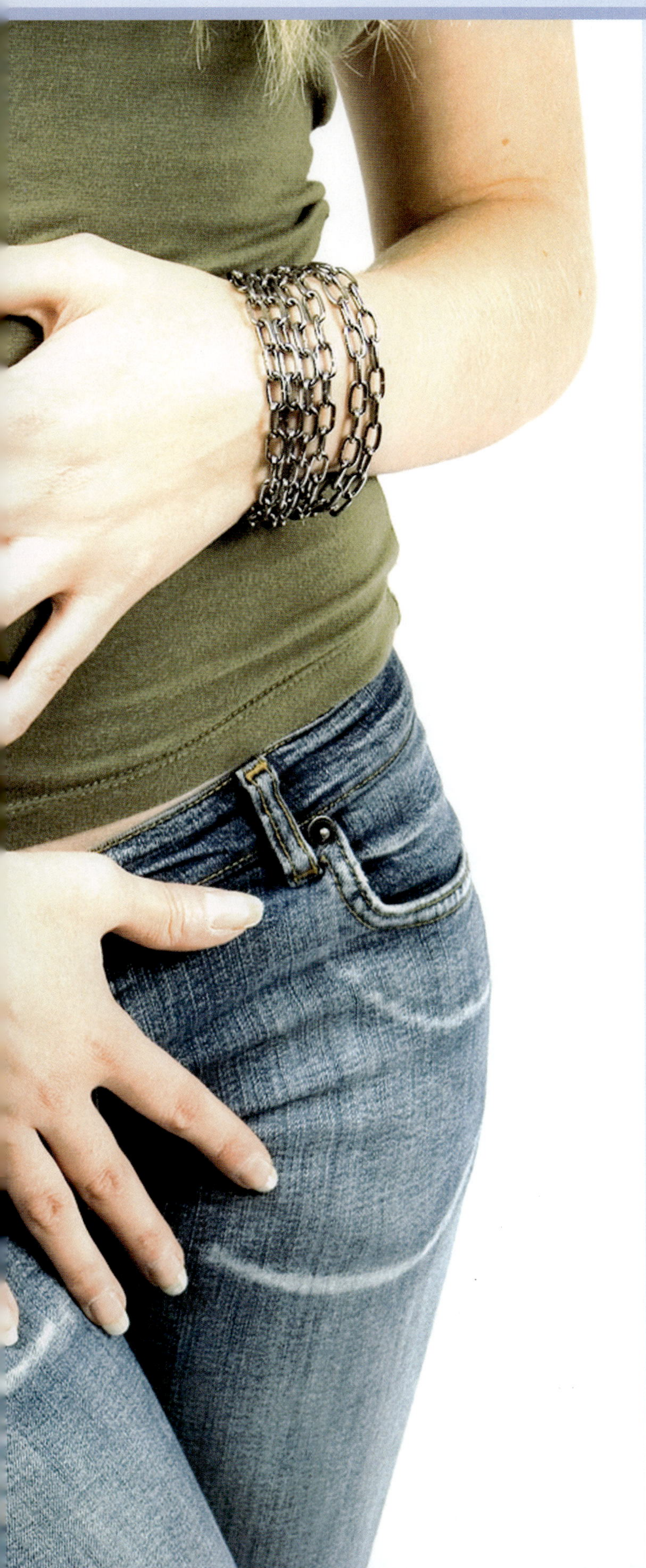

Psoriasis

Le psoriasis se manifeste par la formation de taches rouges, recouvertes de squames sèches, surtout sur les coudes, les genoux, la paume des mains, la plante du pied et le cuir chevelu. Le stress causerait le psoriasis bien que les antécédents familiaux y jouent un certain rôle.

Pour traiter le psoriasis, concentrez-vous sur les points réflexes suivants :

- les zones touchées de la peau;
- le plexus solaire;
- les surrénales;
- le diaphragme;
- les poumons;
- toutes les zones du système digestif;
- l'hypophyse;
- la thyroïde;
- les reins et la vessie.

Sinusite

La sinusite est une affection causée par l'inflammation des muqueuses tapissant les sinus. Elle provient en général d'une infection et quelquefois d'une dent infectée. Elle se manifeste notamment par une douleur pulsative au visage, une sensation de congestion, la fièvre, le mal de tête, la fatigue et la perte de l'odorat.

Pour traiter la sinusite, concentrez-vous sur les points réflexes suivants :

- les sinus;
- le visage;
- la colonne vertébrale, surtout le cou;
- les yeux;
- les oreilles;
- la gorge;
- les dents;
- la tête et le cerveau;
- le système lymphatique;
- les surrénales;
- le plexus solaire;
- le diaphragme;
- les poumons;
- le thymus;
- le gros intestin et l'intestin grêle;
- les reins et la vessie.

Stress et anxiété

► Tout le monde ressent plus ou moins de stress au cours de sa vie. Il peut affecter tous les systèmes de l'organisme. Les réactions les plus courantes au stress sont l'hypertension, les troubles du système digestif et les maux de tête.

La réflexologie peut être un remède puissant contre le stress et vous devez vous concentrer sur les points réflexes suivants pour traiter le stress ou l'anxiété :

- le plexus solaire;
- le diaphragme;
- les surrénales;
- le cou;
- la tête et le cerveau;
- la colonne vertébrale;
- les poumons;
- le cœur;
- l'hypophyse;
- les reins et la vessie.

Amygdales

Les amygdales font partie des défenses de l'organisme contre l'infection et nous protègent des infections respiratoires. L'amygdalite se manifeste par la fièvre, le mal de gorge, la difficulté à avaler, les ganglions lymphatiques enflés, l'otalgie et le mal de tête.

Pour traiter l'amygdalite, concentrez-vous sur les points réflexes suivants :

- la gorge;
- les amygdales;
- le système lymphatique;
- le thymus;
- les oreilles;
- la tête et le cerveau;
- les surrénales;
- le plexus solaire;
- le diaphragme;
- les poumons;
- le cou.

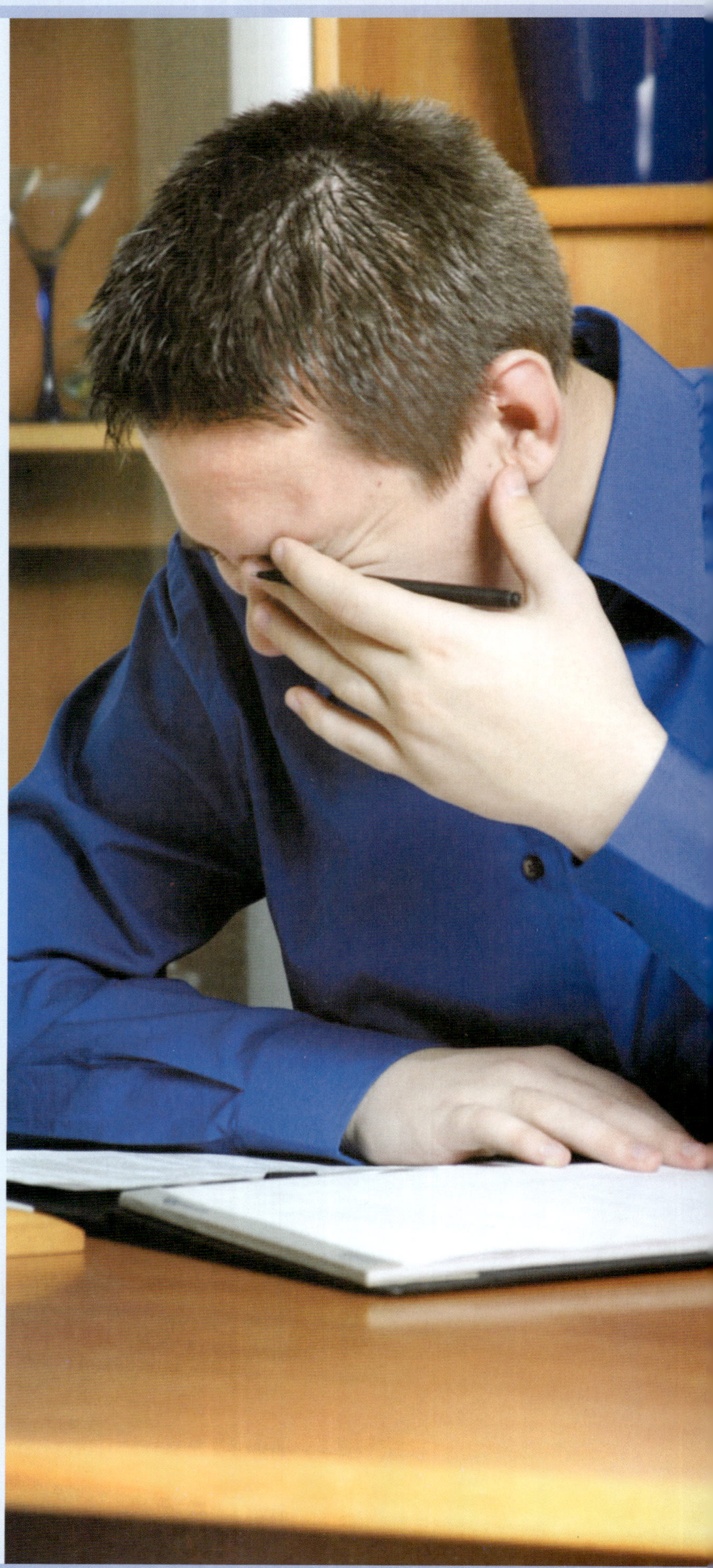

Varices

Ce sont les veines dilatées, enflées et tordues que l'on retrouve le plus souvent dans les jambes. On évalue que près de la moitié des adultes d'âge moyen souffrent de cette affection due aux valvules des veines qui deviennent moins efficaces. Les longues périodes debout, l'obésité, la grossesse, le fait de soulever des poids lourds et la faiblesse génétique des veines peuvent en être la cause. Les personnes atteintes ont des sensations de lourdeur et de douleurs dans les jambes ainsi que de l'enflure.

Pour traiter les varices, concentrez-vous sur les points réflexes suivants :

- les points réflexes des zones touchées;
- le cœur;
- les poumons;
- le diaphragme;
- le plexus solaire;
- les surrénales;
- la colonne vertébrale;
- le système lymphatique;
- les reins et la vessie;
- toutes les zones du système digestif.

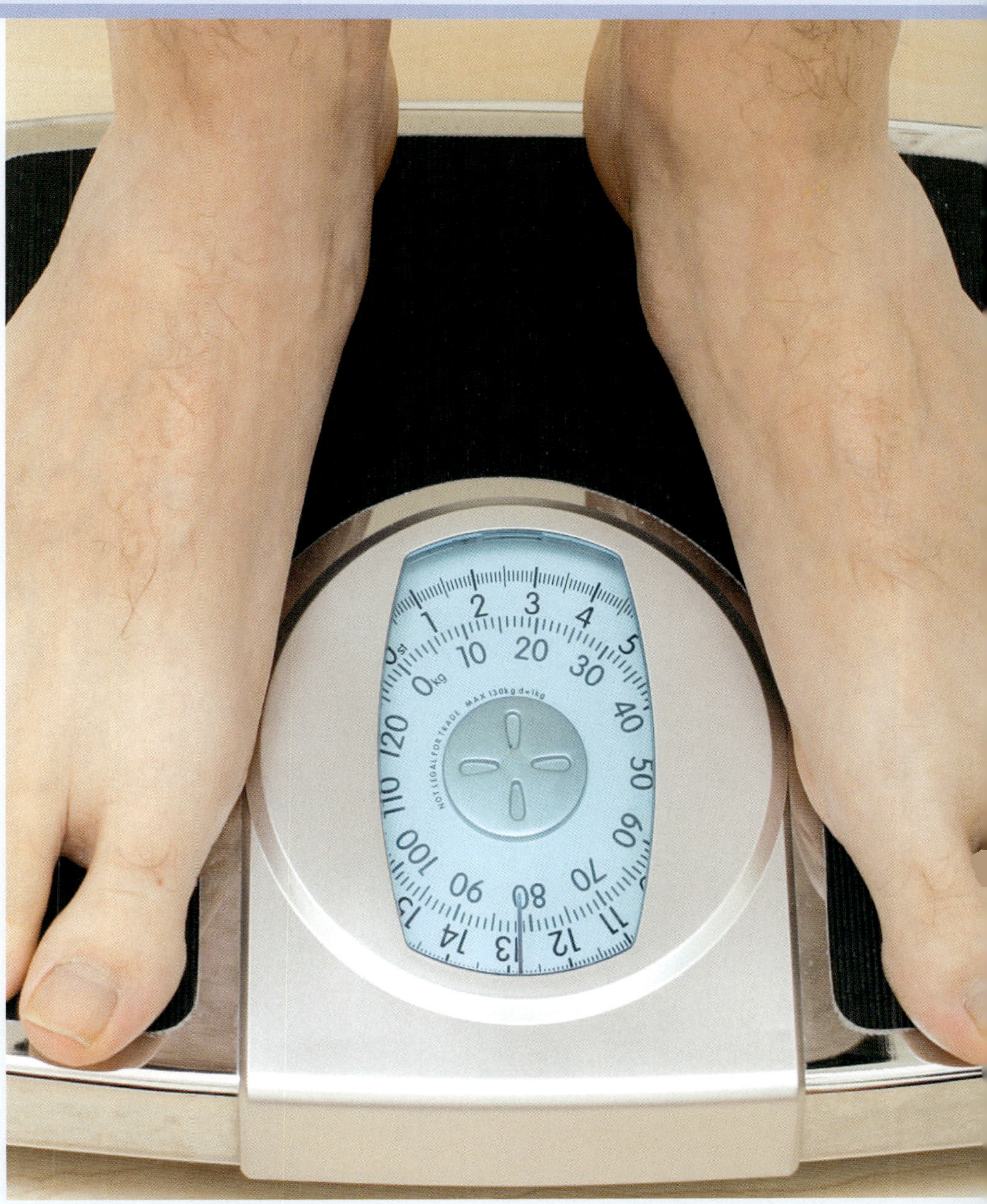

Problèmes de poids

▲

Nous sommes littéralement assaillis d'articles de magazines et de livres promettant la perte de poids. Certaines personnes essayent toute leur vie toutes sortes de régimes avec très peu de succès, et chaque échec les plonge dans le découragement. Lorsque vous n'êtes pas bien avec vous-même, tournez-vous vers les joies de la réflexologie plutôt que vers la nourriture !

Pour traiter les problèmes de poids, concentrez-vous sur les points réflexes suivants :

- l'hypophyse;
- la tête et le cerveau;
- les surrénales;
- l'estomac;
- le duodénum;
- le foie;
- les reins et la vessie;
- l'hypothalamus;
- le plexus solaire;
- la thyroïde;
- le pancréas;
- le gros intestin et l'intestin grêle;
- la vésicule biliaire;
- le système lymphatique.

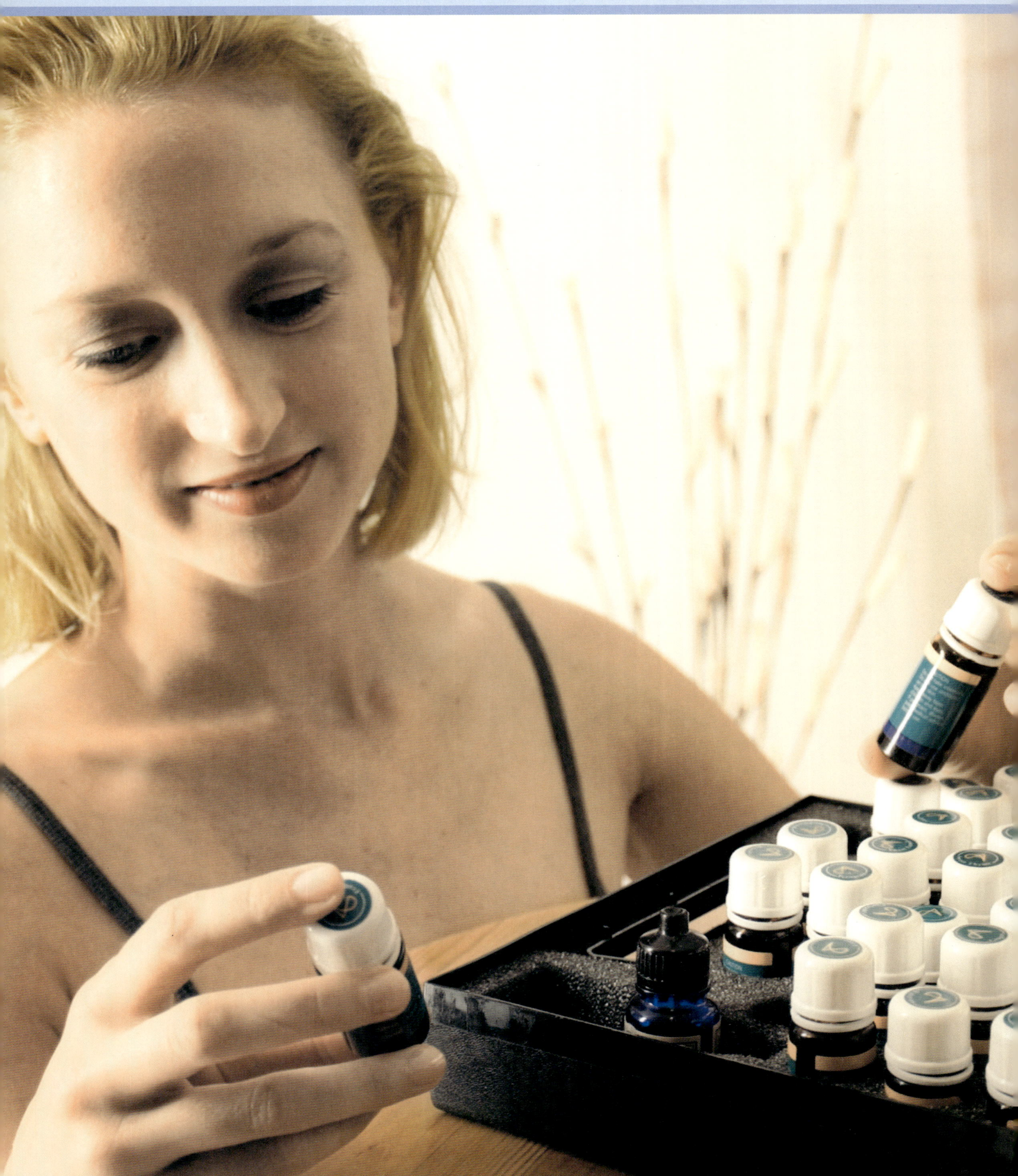

CHAPITRE QUATRE

Augmenter l'efficacité de vos traitements

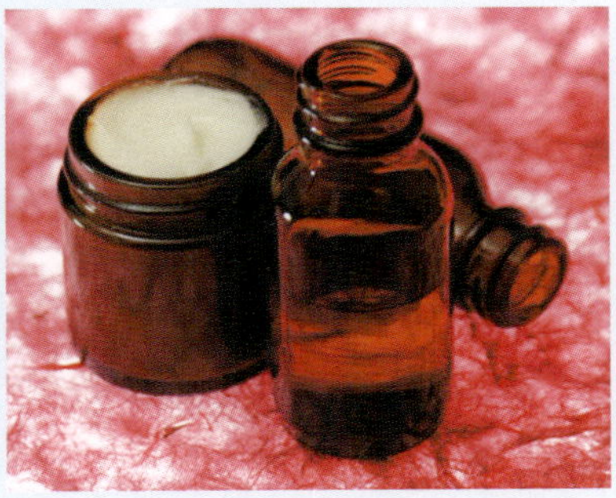
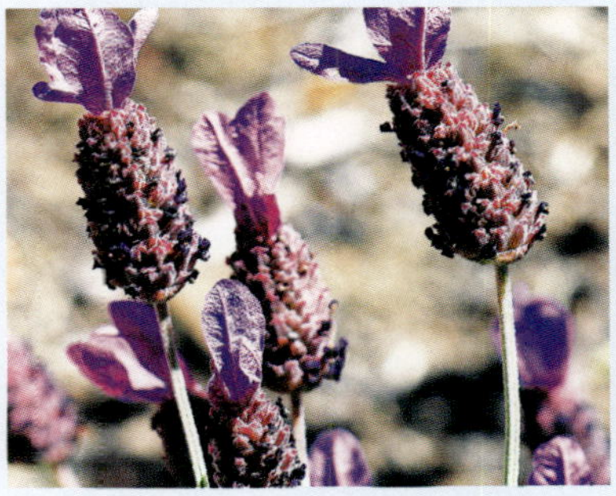
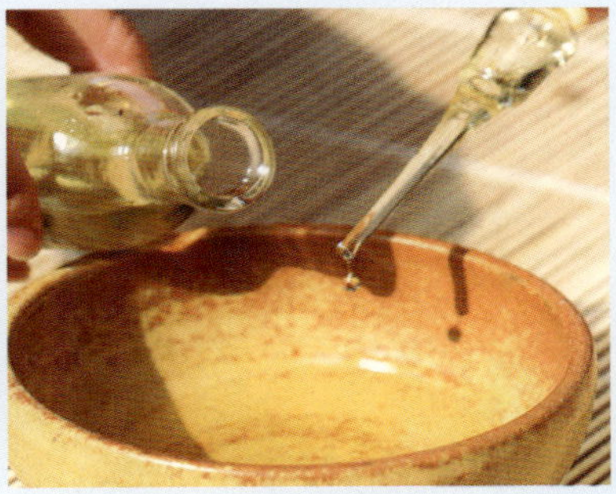

À la fin d'un traitement, le massage des pieds ou des mains de votre patient avec des huiles aromatisées s'avère un bon moyen d'agrémenter votre séance de réflexologie. Dans cette section, vous apprendrez comment préparer sur mesure les mélanges d'aromathérapie qui conviendront à votre patient.

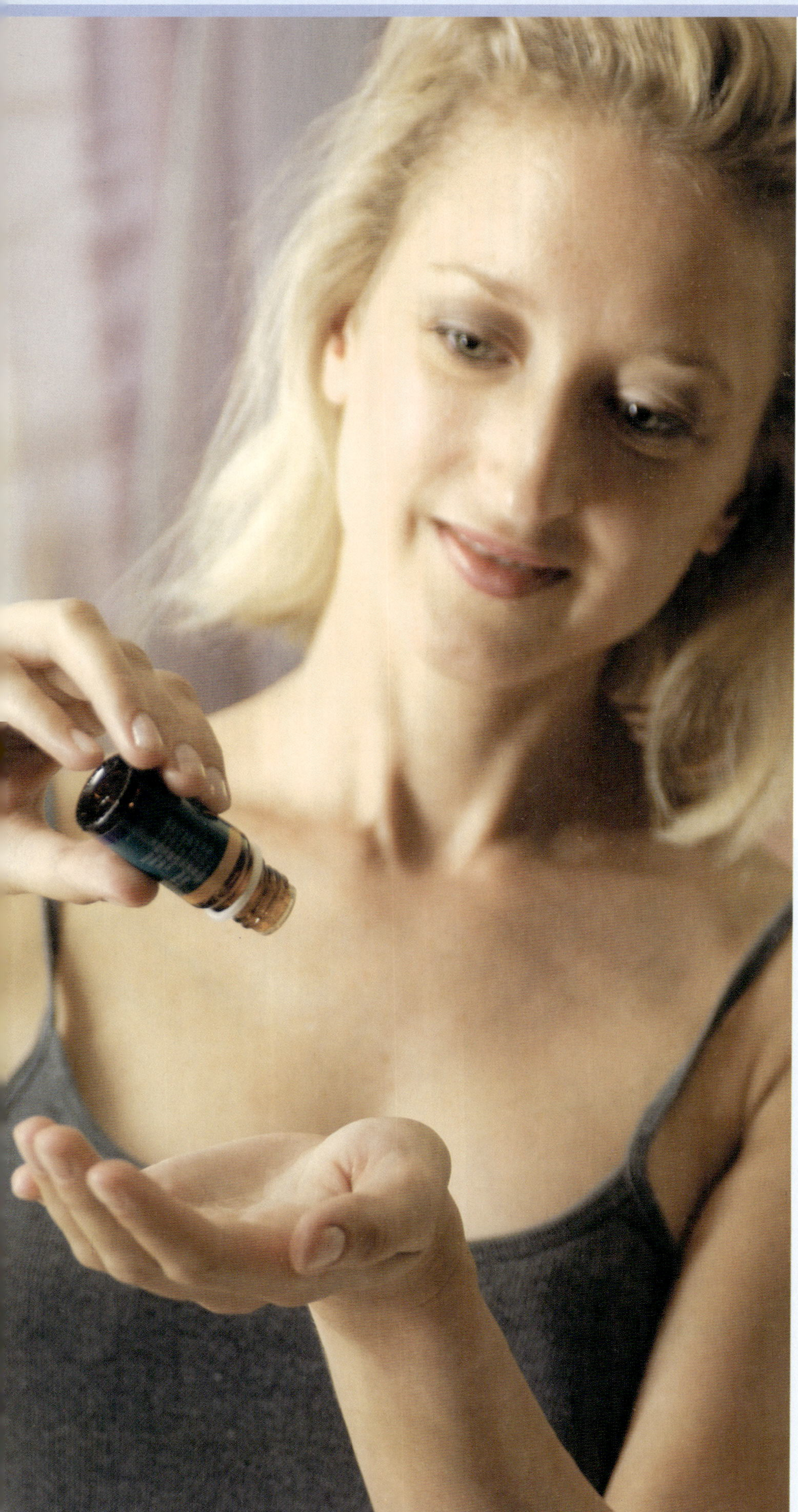

Augmenter l'efficacité de vos traitements

L'utilisation d'huiles essentielles peut favoriser le processus de guérison amorcé par la réflexologie.

N'utilisez pas ces huiles ou ces mélanges de crème au cours du traitement, car vos mains glisseront et il vous sera difficile de sentir et de localiser les points réflexes avec précision.

N'oubliez pas que les huiles essentielles peuvent être diffusées dans la pièce, pour créer une atmosphère propice à la guérison (voir page 40). Vous pouvez ajouter quelques gouttes d'une huile à un bol d'eau chaude et y tremper les mains ou les pieds de votre patient, avant le début du traitement.

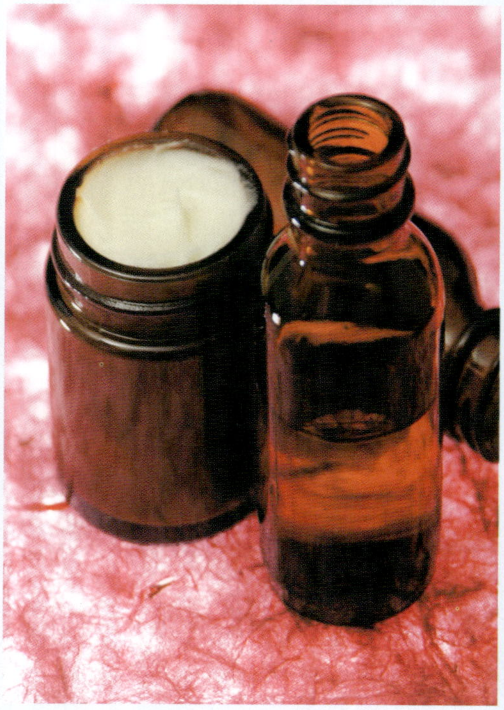

Préparer un mélange d'huiles

Vous devez toujours diluer les huiles avant de les appliquer sur les mains ou sur les pieds. Elles doivent être mêlées à une huile végétale ou de graines de noix; il est préférable de choisir une huile de base pressée à froid, non raffinée et sans additifs. N'utilisez pas d'huiles minérales (c'est-à-dire, une huile commerciale pour bébé), car elle engorgera la peau du patient. Les huiles de base qui conviennent le mieux sont extraites d'amandes douces, d'abricots et de noyaux de pêche, car elles sont légères et sans odeur forte.

Il est bon de préparer 10 ml (deux cuillerées à thé, une cuillerée contient environ 5 ml) d'un mélange pour votre traitement. Remarquez que vous n'utiliserez pas toute cette quantité. Ajoutez trois gouttes d'huile essentielle à 10 ml d'une huile de base.

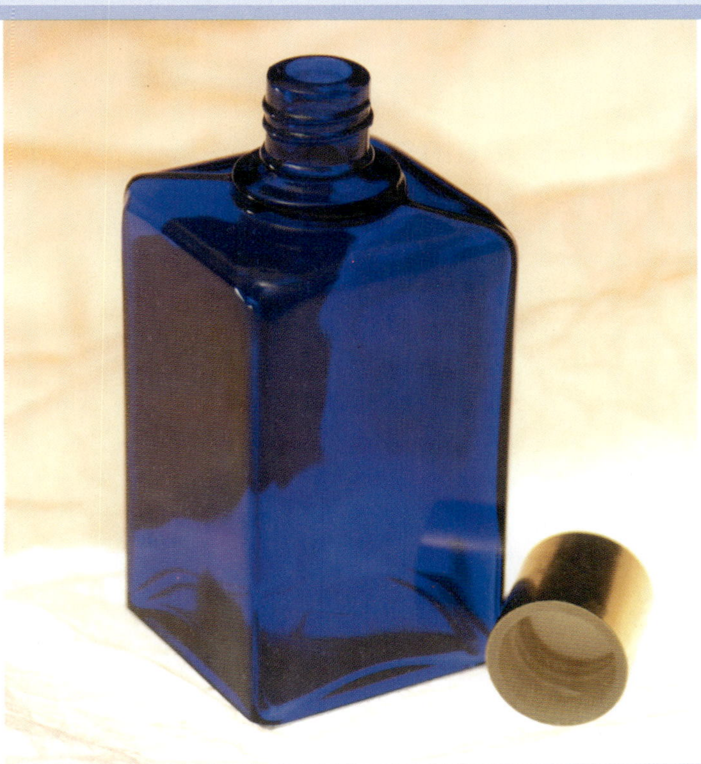

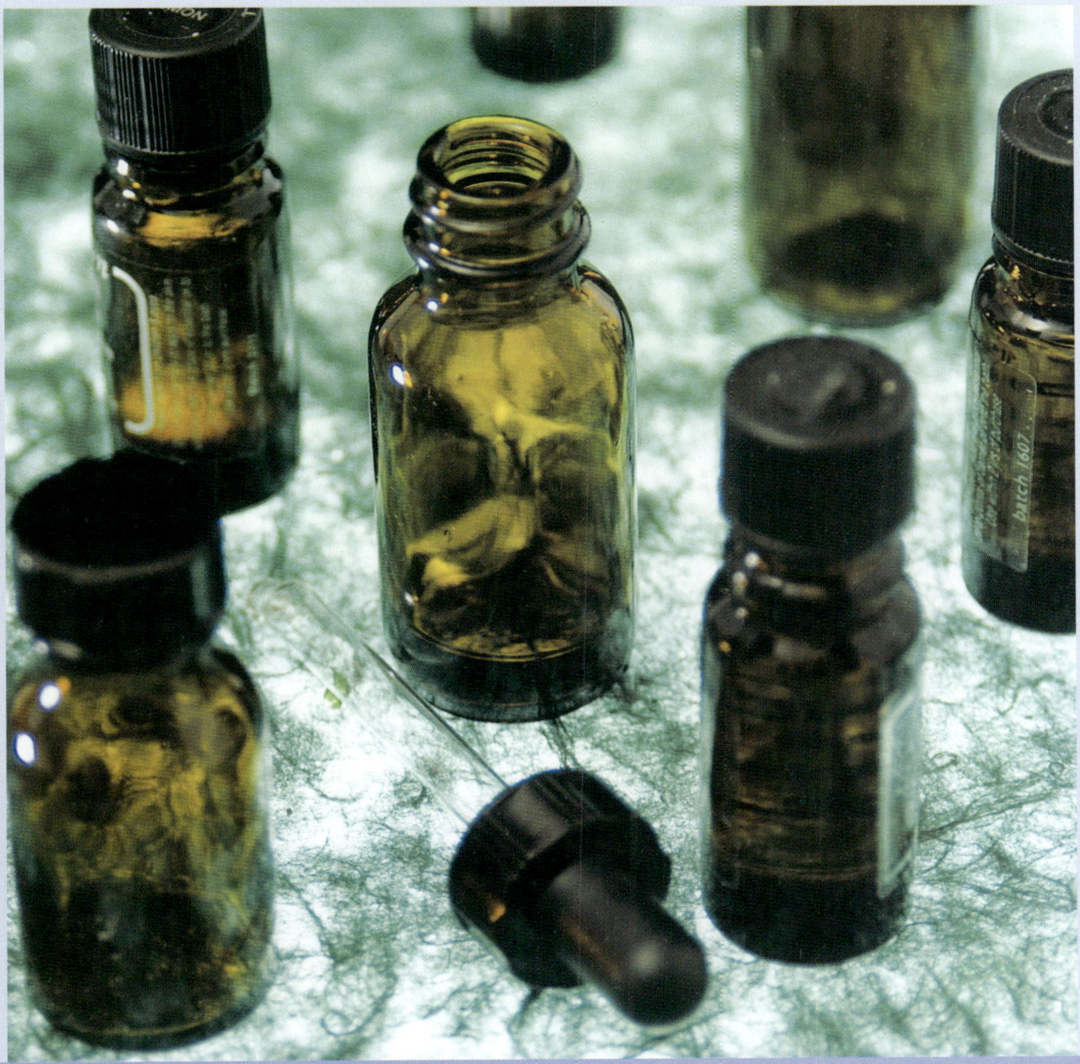

Si vous désirez préparer une plus grande quantité d'huile pour l'utiliser entre les traitements, conservez votre mélange dans un flacon de verre couleur d'ambre pour le protéger du rayonnement ultraviolet. Ces huiles sont sensibles aux températures extrêmes et elles sont volatiles (elles s'évaporent rapidement). Ne les placez pas près d'une fenêtre ensoleillée et assurez-vous que les flacons sont étanches. Si vous les conservez convenablement, vous les garderez plusieurs années, alors qu'une huile mélangée ne sera utilisable que pendant quelques mois.

Préparer une crème pour les mains ou pour les pieds

Les crèmes sont excellentes pour nourrir et pour protéger les mains et les pieds. Elles sont merveilleuses pour guérir la peau gercée et pour soulager les démangeaisons, la rougeur et l'irritation. Elles peuvent même contribuer à réduire l'enflure, et leur odeur est très agréable !

Pour obtenir de meilleurs résultats, ajoutez vos huiles essentielles à une crème sans lanoline, sans minéraux et organique de préférence. Conservez-la dans des flacons de verre couleur d'ambre. Ceux qui peuvent contenir 30 g (1 oz) et 60 g (2 oz) sont les plus appropriés.

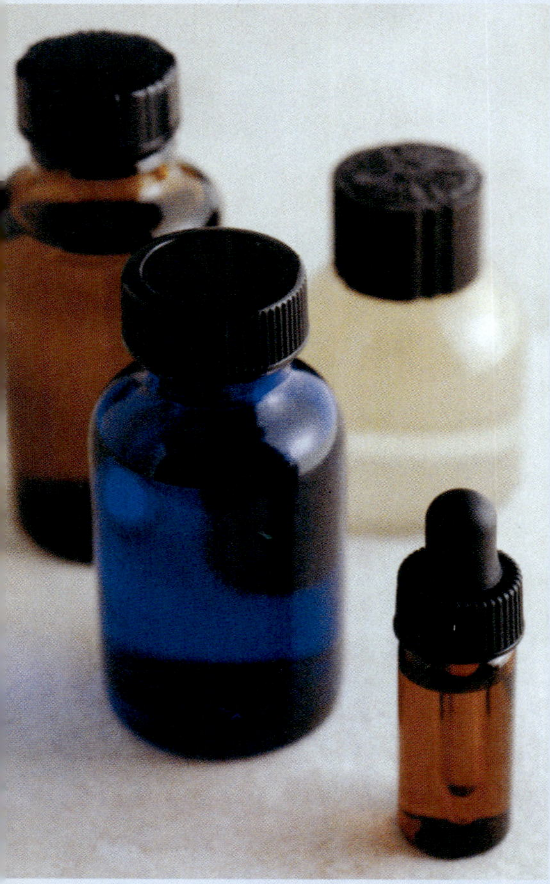

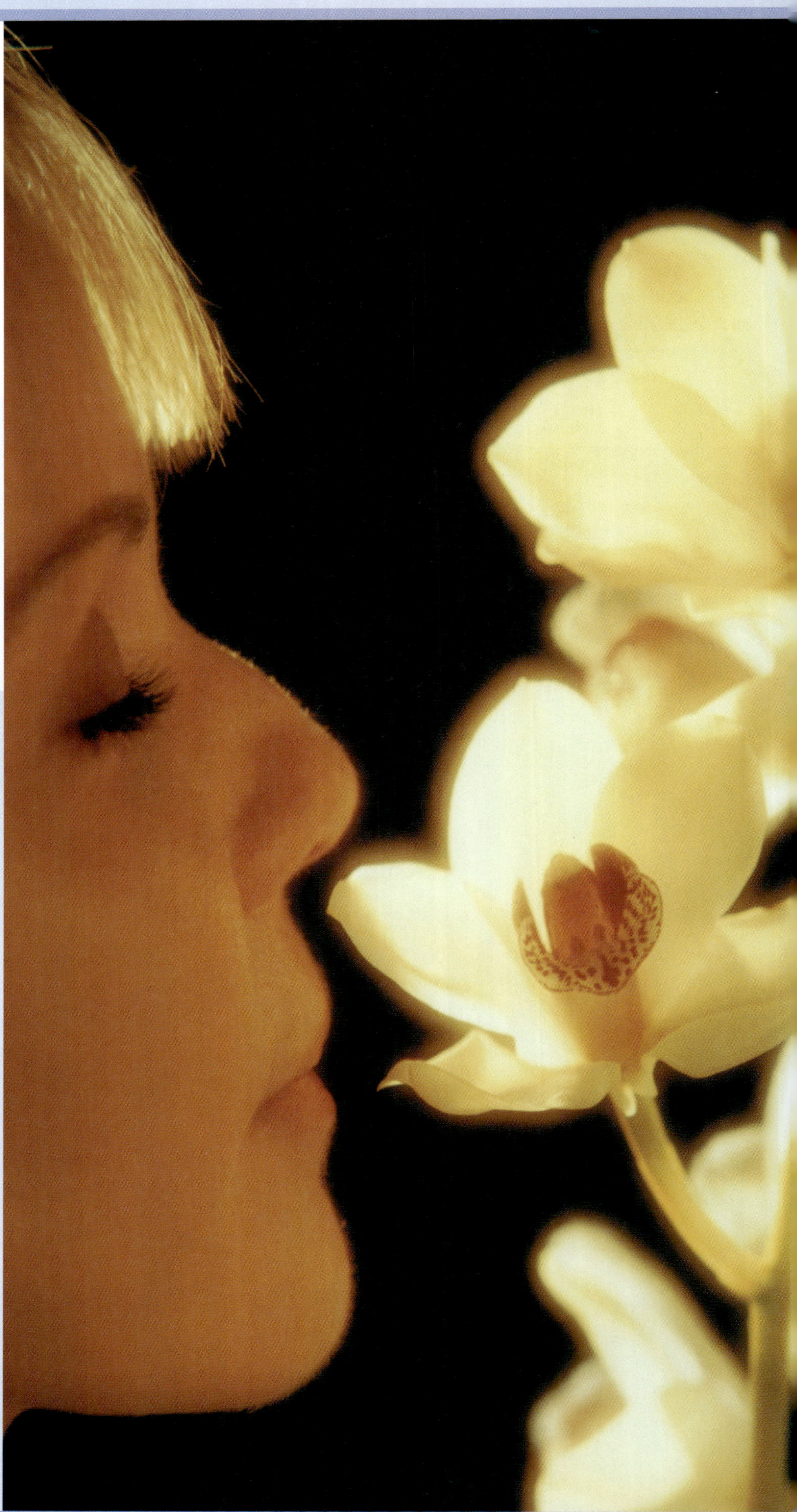

Recettes

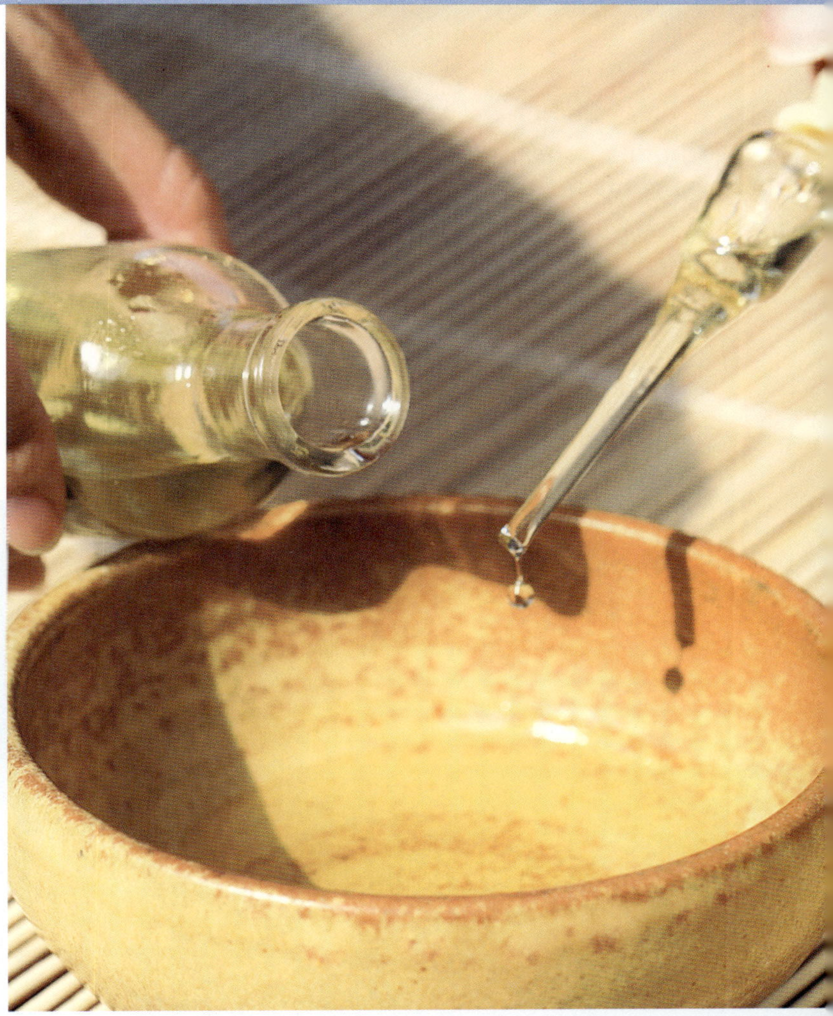

Voici quelques recettes d'huiles et de crèmes pour traiter la peau sèche, gercée, irritée, sensible ou moite. Vous trouverez aussi quelques recettes pour soulager le stress, la tension et les douleurs ainsi qu'une recette pour vivifier et stimuler.

Utilisez ces mélanges à la fin de vos traitements de réflexologie de la main et du pied; ce massage léger est un « dessert » exquis que vous offrez à votre patient.

Formule pour traiter la peau sèche ou gercée (mains ou pieds)

Mélange d'huiles d'aromathérapie

- 1 goutte d'huile essentielle de benjoin
- 1 goutte d'huile essentielle de myrrhe
- 1 goutte d'huile essentielle de patchouli

dans 10 ml (2 cuillerées à thé) d'huile de base

Crème d'aromathérapie

- 2 gouttes d'huile essentielle de benjoin
- 1 goutte d'huile essentielle de lavande
- 2 gouttes d'huile essentielle de myrrhe
- 2 gouttes d'huile essentielle de santal

dans 30 g (1 oz) de crème de base

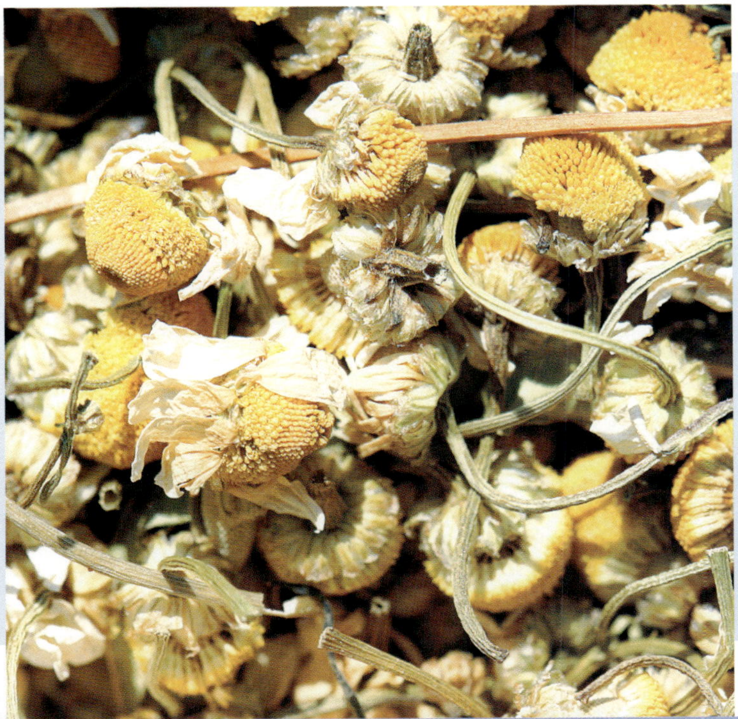

Formule pour traiter la peau sensible, irritée ou les démangeaisons (mains ou pieds)

Mélange d'huiles d'aromathérapie

- 2 gouttes d'huile essentielle de camomille
- 1 goutte d'huile essentielle de lavande

dans 10 ml (2 cuillerées à thé) d'huile de base

Crème d'aromathérapie

- 2 gouttes d'huile essentielle de camomille
- 4 gouttes d'huile essentielle de lavande
- 2 gouttes d'huile essentielle de géranium

dans 30 g (1 oz) de crème de base

Formule pour traiter les mains ou les pieds moites

Mélange d'huiles d'aromathérapie
- 1 goutte d'huile essentielle de cyprès
- 1 goutte d'huile essentielle de citron
- 1 goutte d'huile essentielle de menthe poivrée

dans 10 ml (2 cuillerées à thé) d'huile de base

Crème d'aromathérapie
- 3 gouttes d'huile essentielle de cyprès
- 2 gouttes d'huile essentielle de citronnelle
- 2 gouttes d'huile essentielle de menthe poivrée

dans 30 g (1 oz) de crème de base

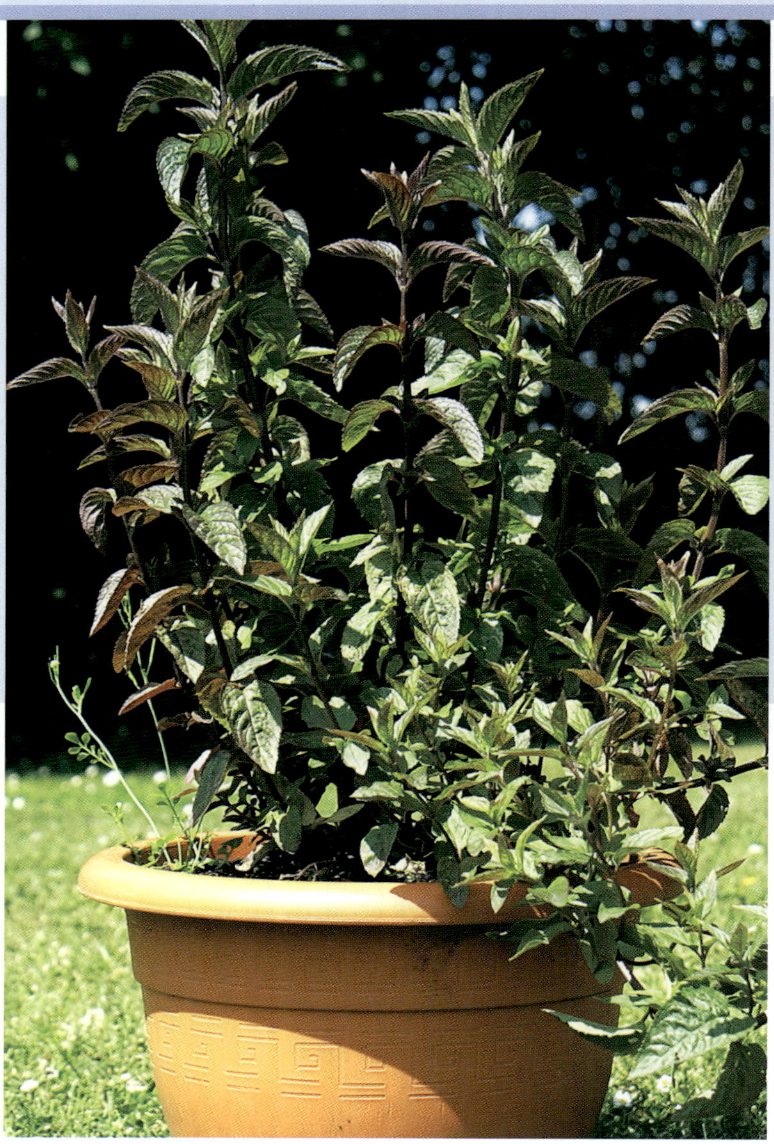

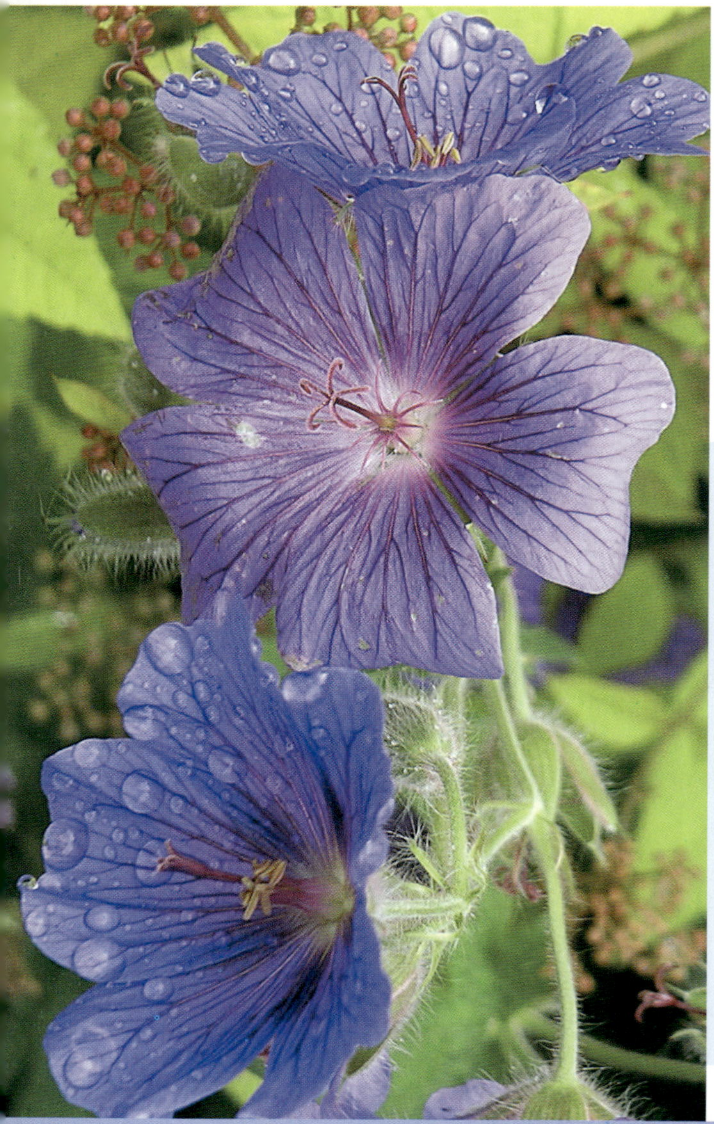

Formule pour soulager le stress et la tension

Mélange d'huiles d'aromathérapie
- 1 goutte d'huile essentielle de bergamote
- 1 goutte d'huile essentielle d'encens
- 1 goutte d'huile essentielle de sauge sclarée

dans 10 ml (2 cuillerées à thé) d'huile de base

Crème d'aromathérapie
- 2 gouttes d'huile essentielle de géranium
- 3 gouttes d'huile essentielle de lavande
- 2 gouttes d'huile essentielle de bergamote

dans 30 g (1 oz) de crème de base

Formule pour soulager les douleurs

Mélange d'huiles d'aromathérapie

- 1 goutte d'huile essentielle de camomille
- 1 goutte d'huile essentielle de menthe poivrée
- 1 goutte d'huile essentielle de lavande

dans 10 ml (2 cuillerées à thé) d'huile de base

Crème d'aromathérapie

- 1 goutte d'huile essentielle d'encens
- 1 goutte d'huile essentielle de lavande
- 1 goutte d'huile essentielle de menthe poivrée

dans 30 g (1 oz) de crème de base

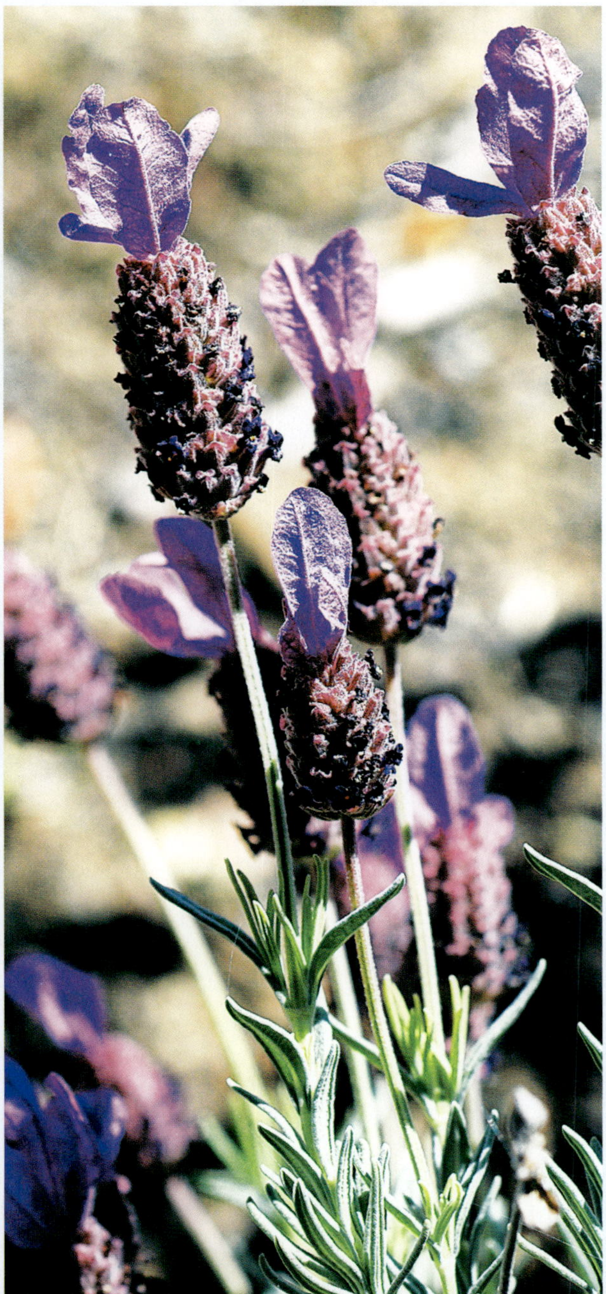

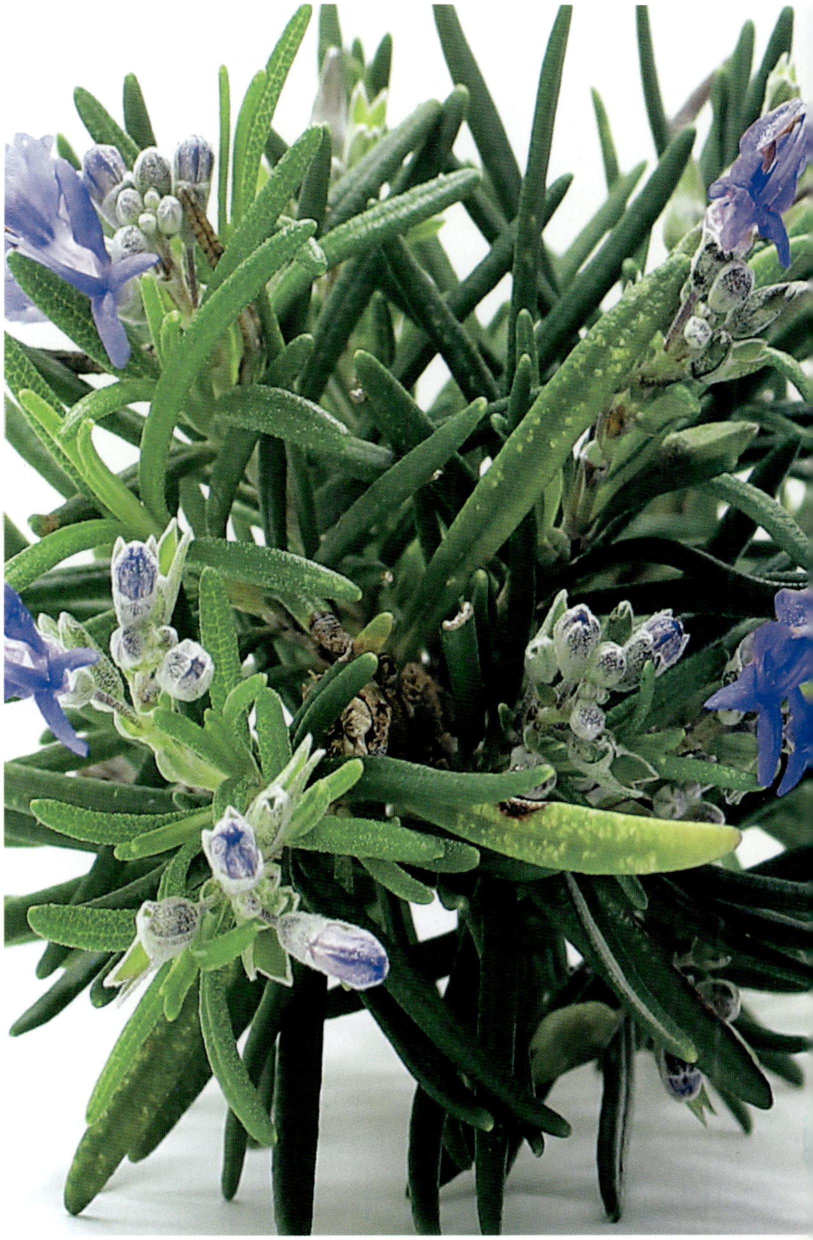

Formule pour vivifier et stimuler

Mélange d'huiles d'aromathérapie

- 1 goutte d'huile essentielle de pamplemousse
- 1 goutte d'huile essentielle de romarin
- 1 goutte d'huile essentielle de bergamote

dans 10 ml (2 cuillerées à thé) d'huile de base

Crème d'aromathérapie

- 2 gouttes d'huile essentielle de mandarine
- 3 gouttes d'huile essentielle de romarin
- 2 gouttes d'huile essentielle de bois de rose

dans 30 g (1 oz) de crème de base

Diagrammes

Les diagrammes suivants indiquent l'emplacement de chacun des réflexes sur les mains et les pieds. Étudiez-les pour vous aider à localiser les points réflexes facilement et avec précision.

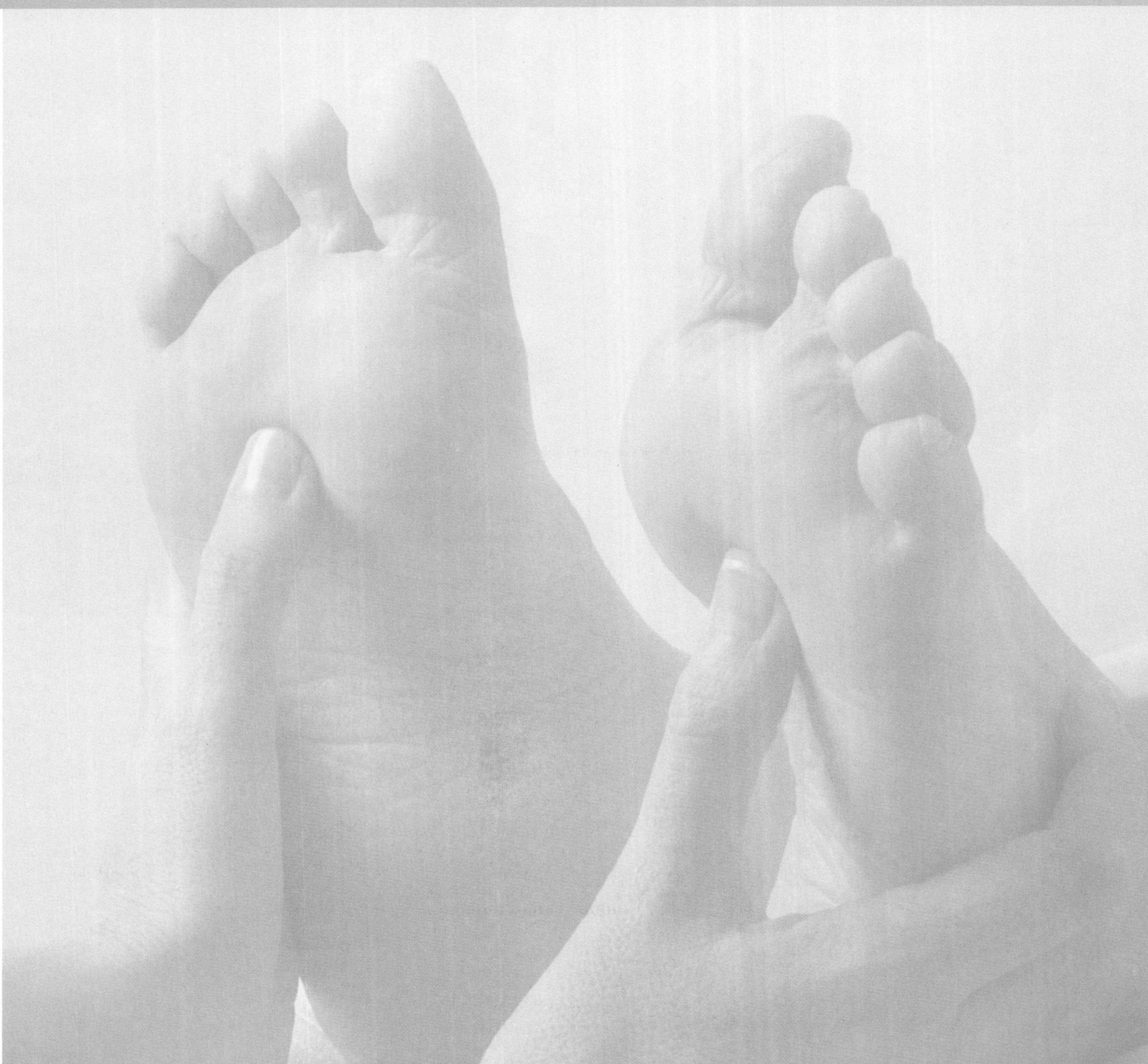

Côtés médian et latéral du pied

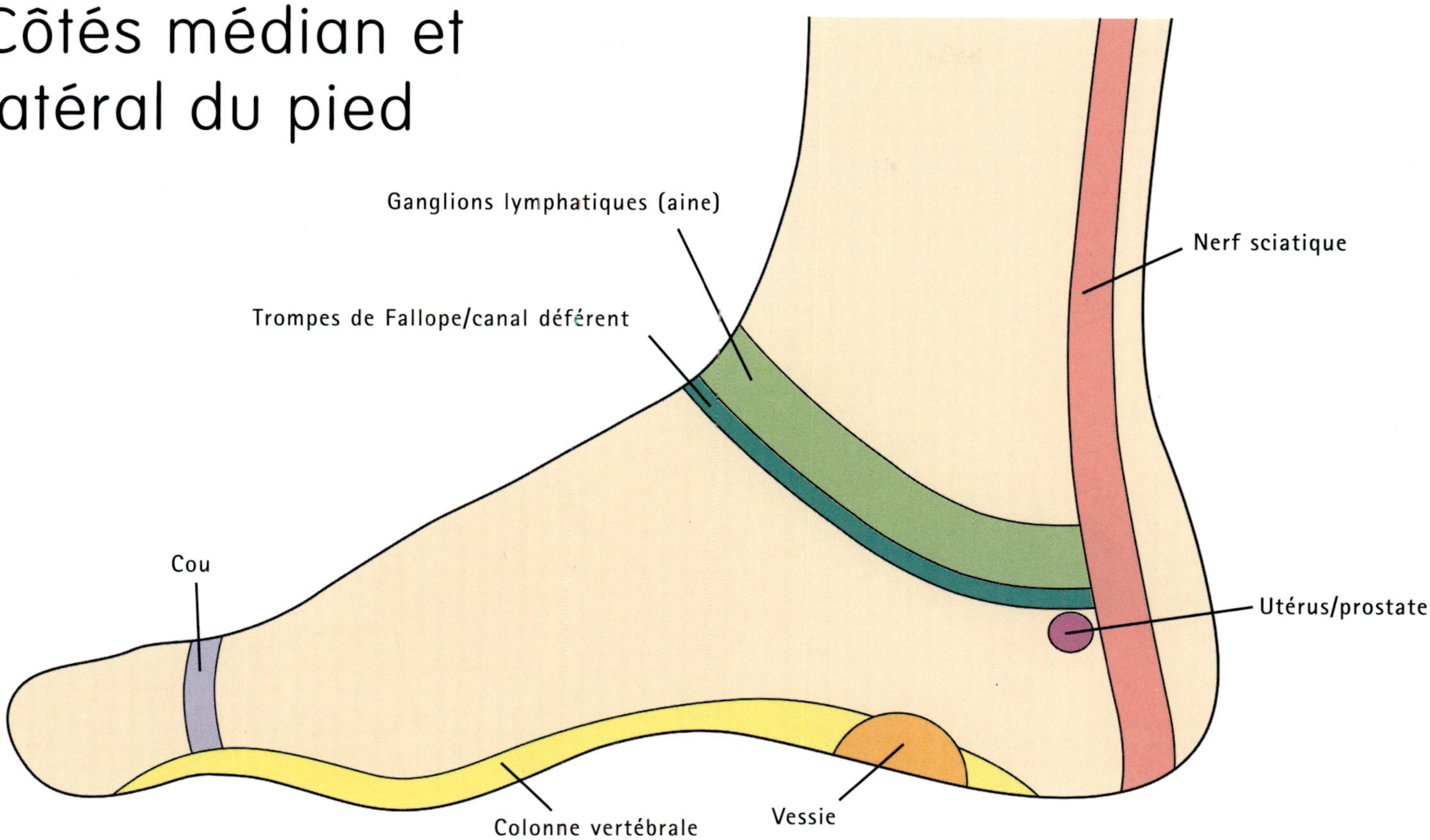

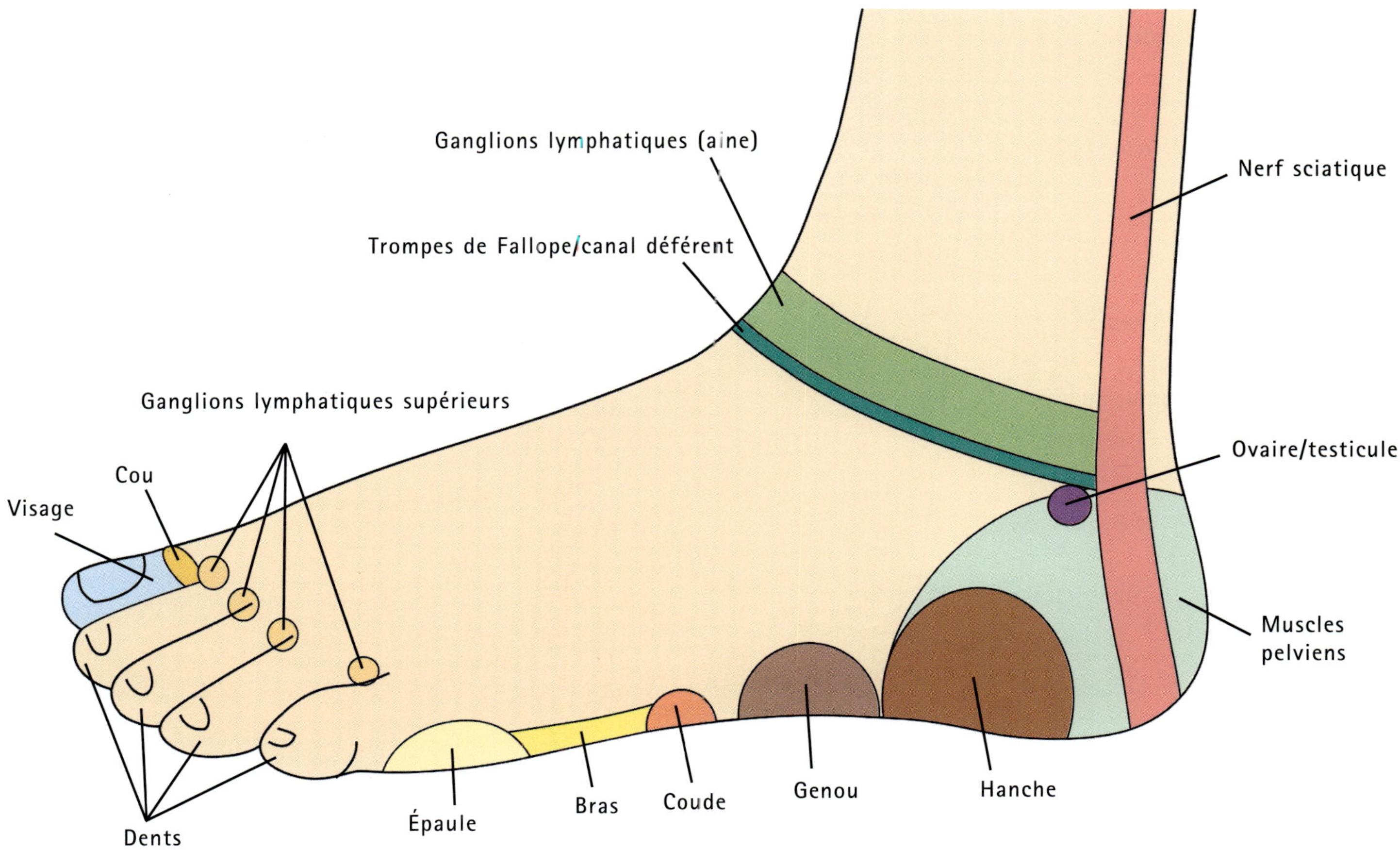

Plante du pied droit

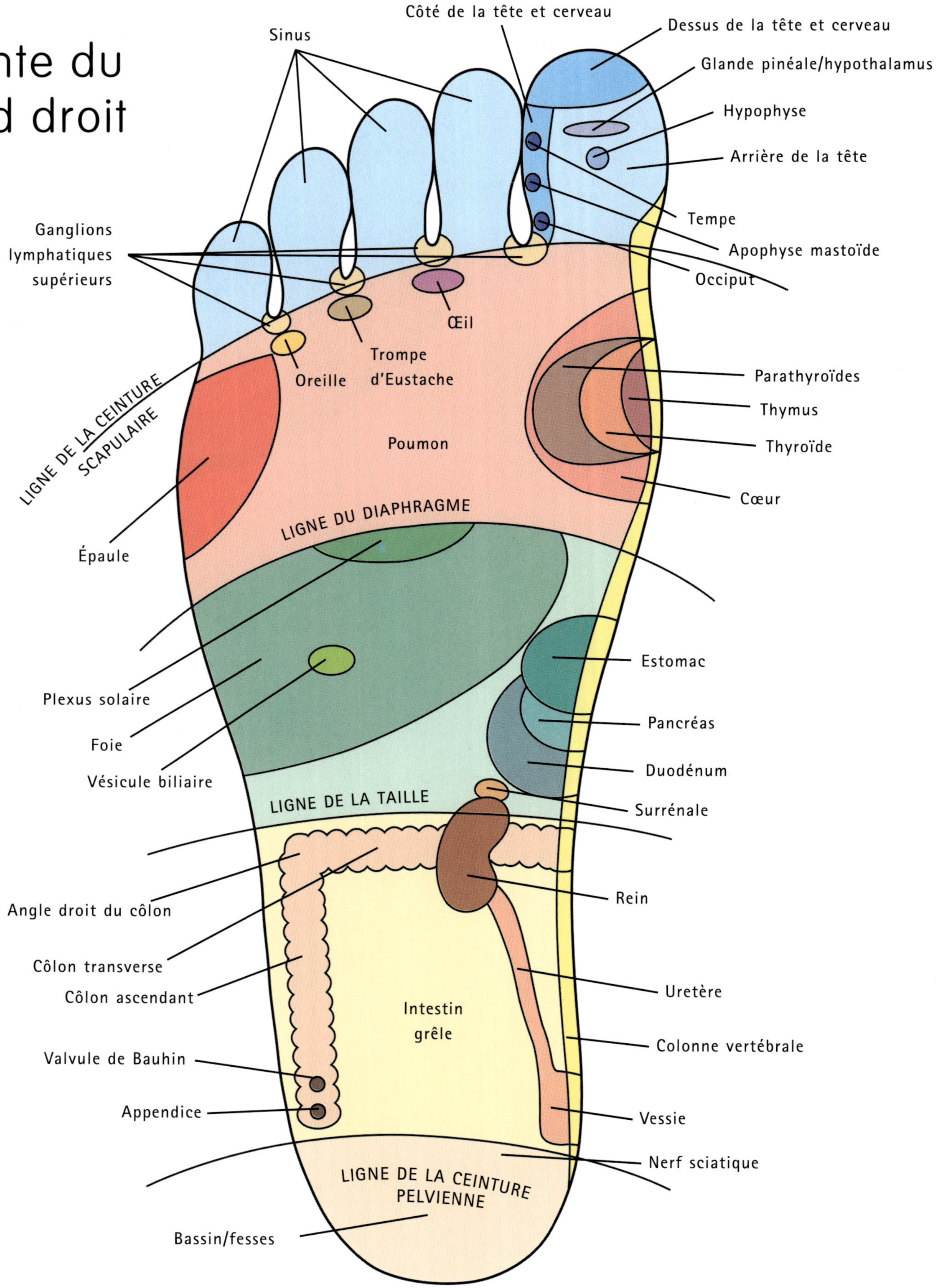

Plante du pied gauche

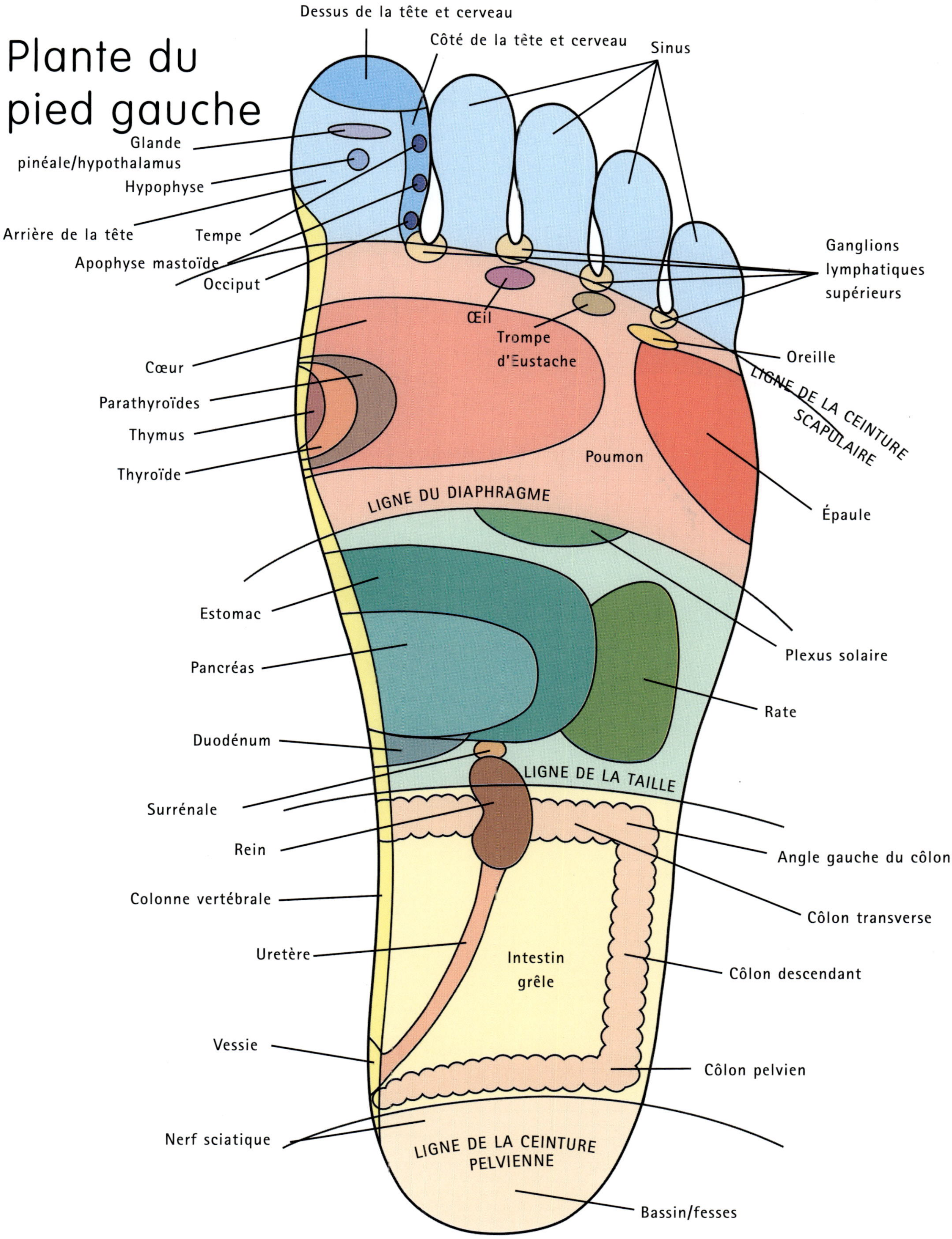

Zones transversales des pieds

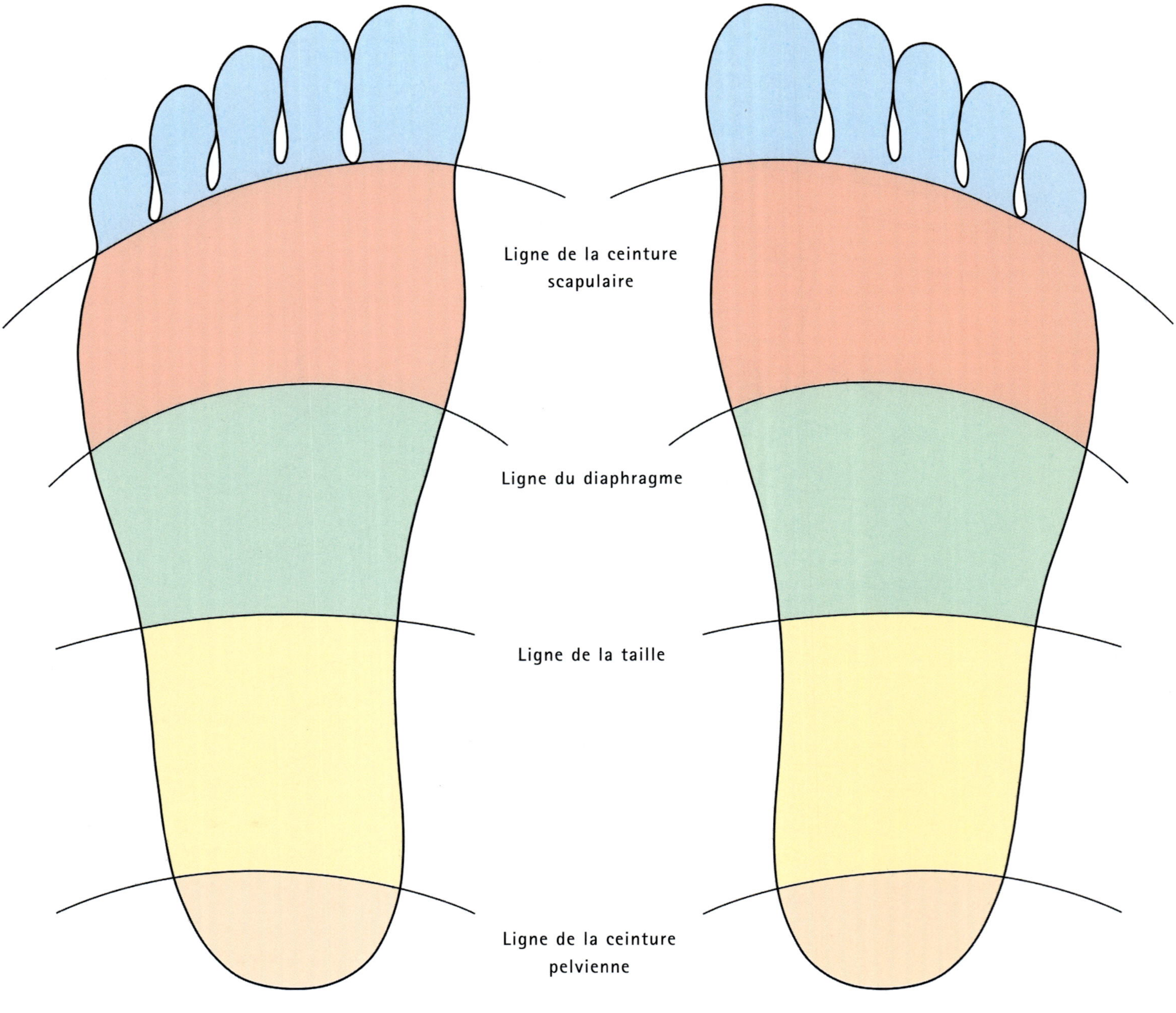

Zones longitudinales des pieds

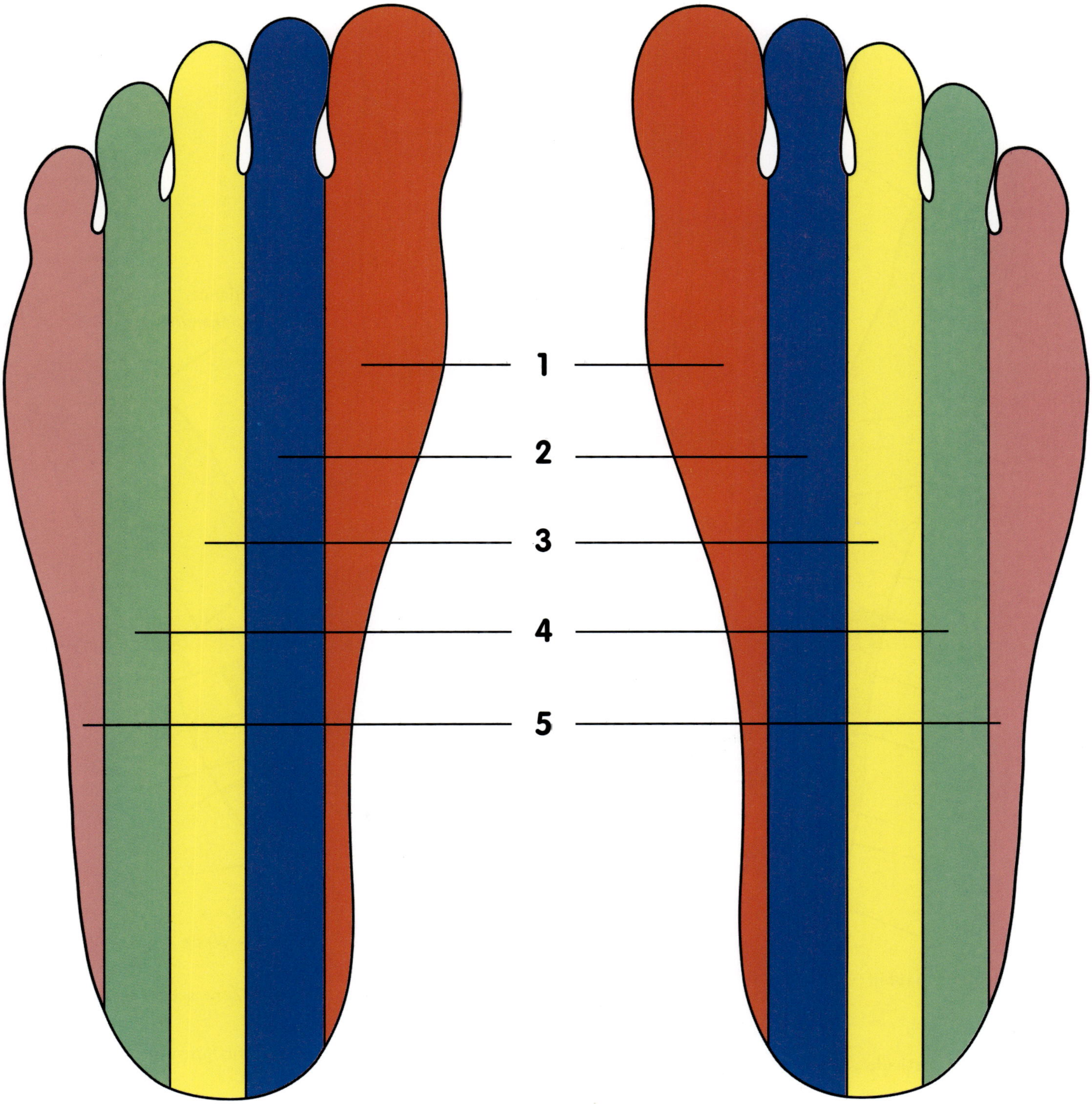

Paume de la main droite

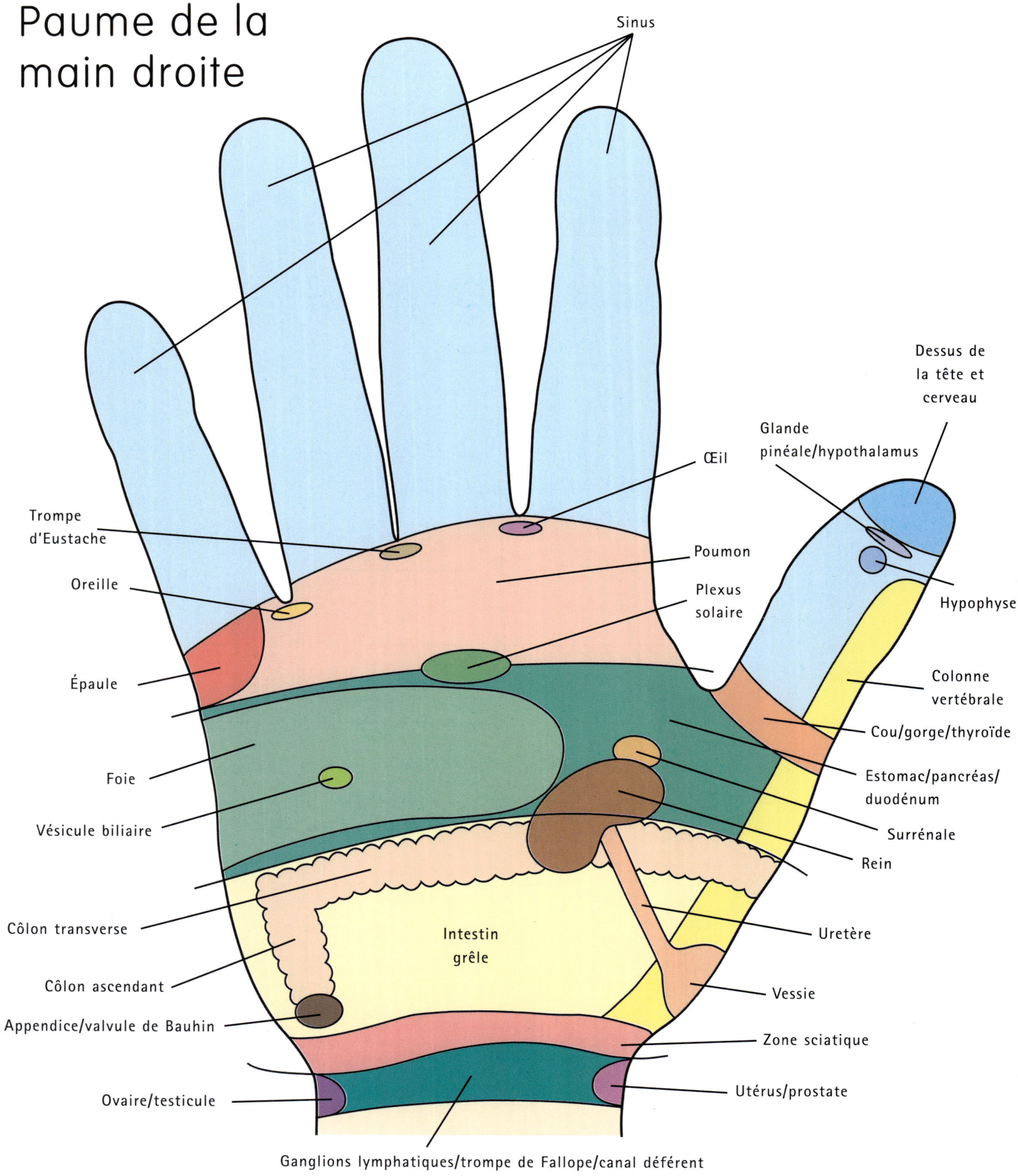

Paume de la main gauche

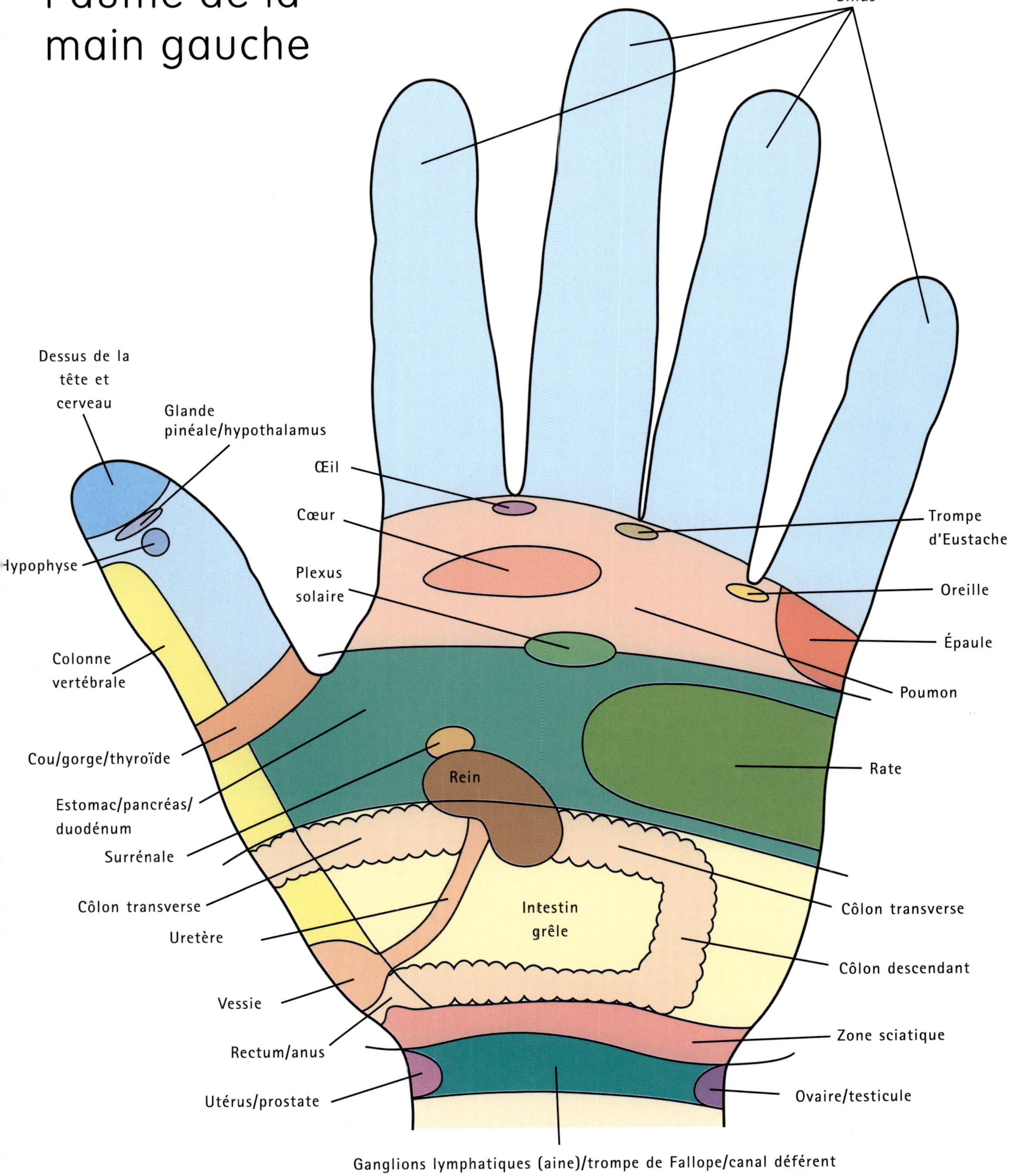

Zones transversales des mains

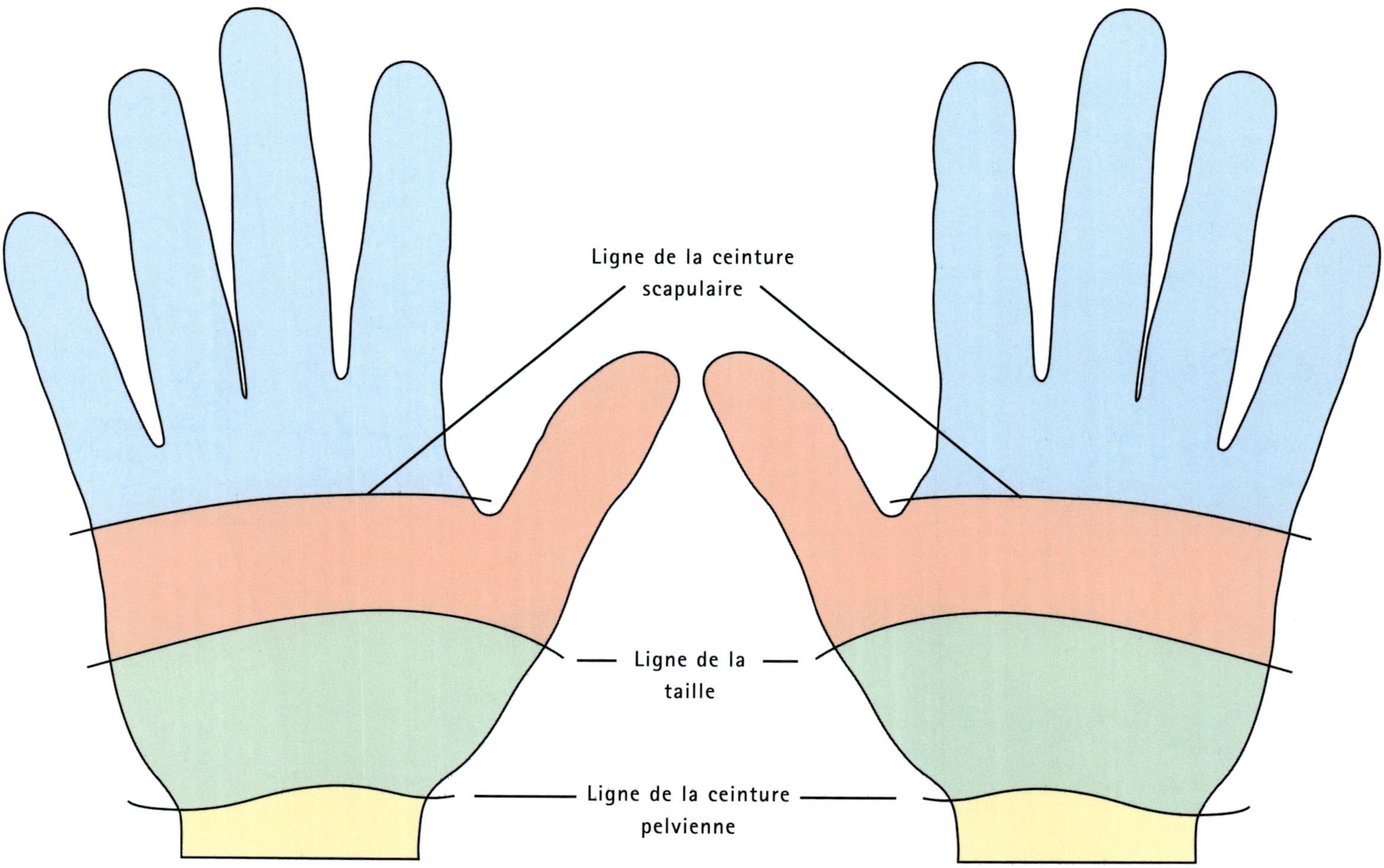

Zones longitudinales des mains

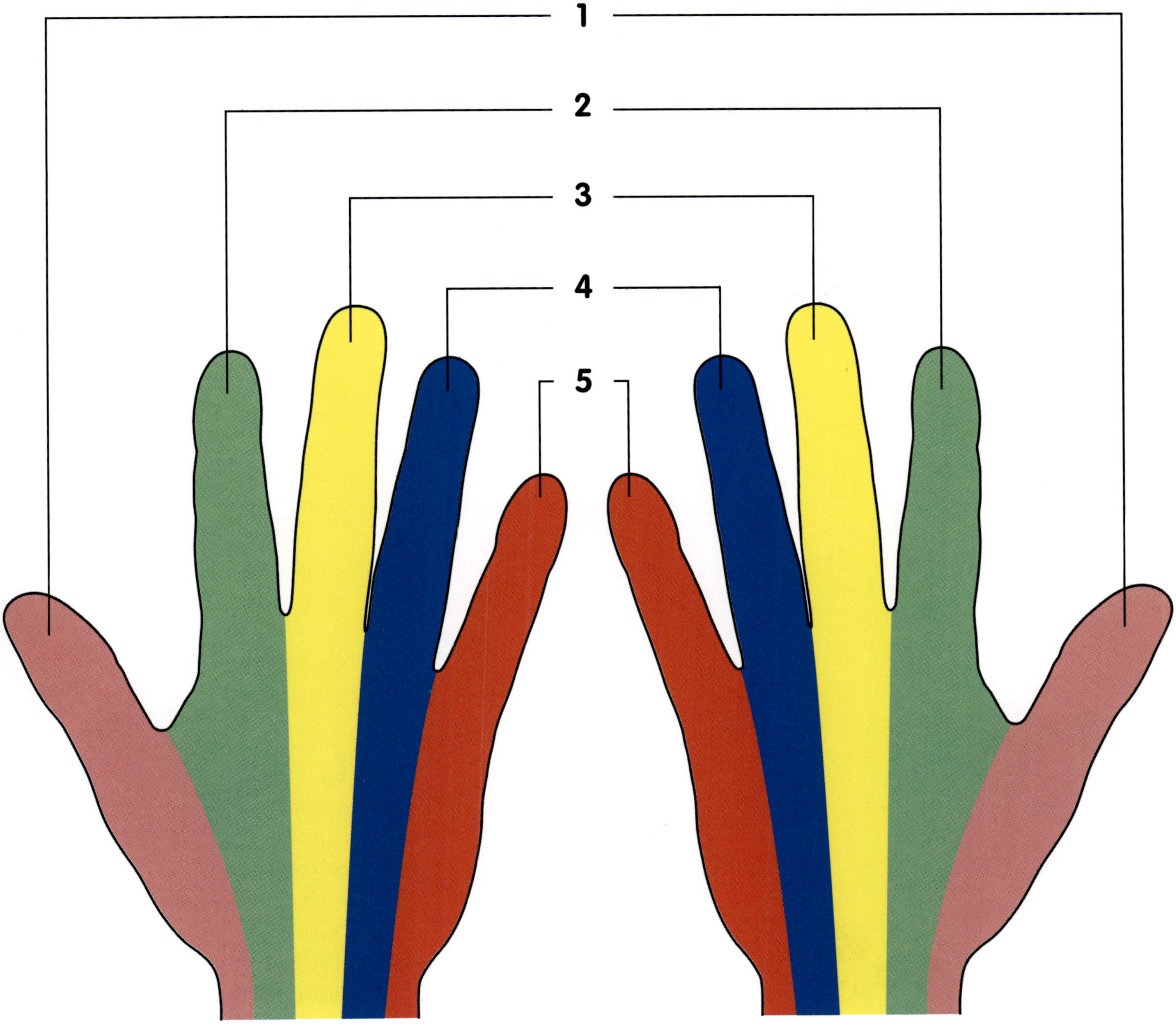

Index

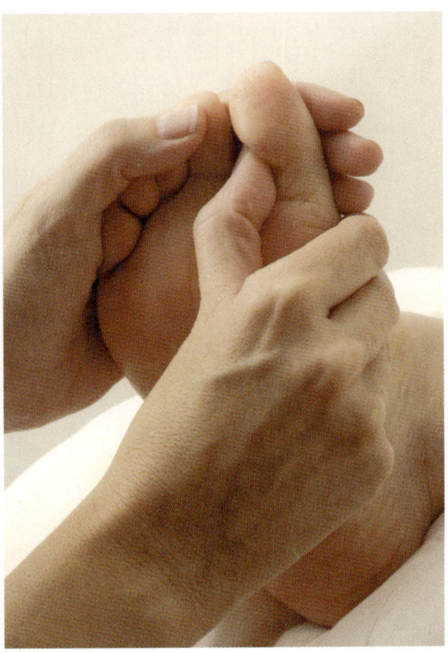

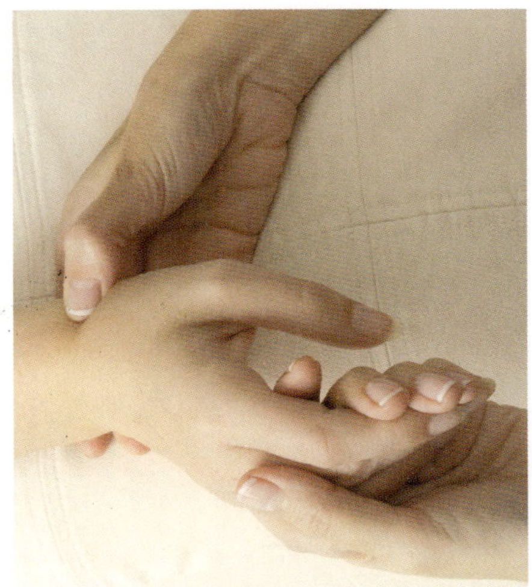

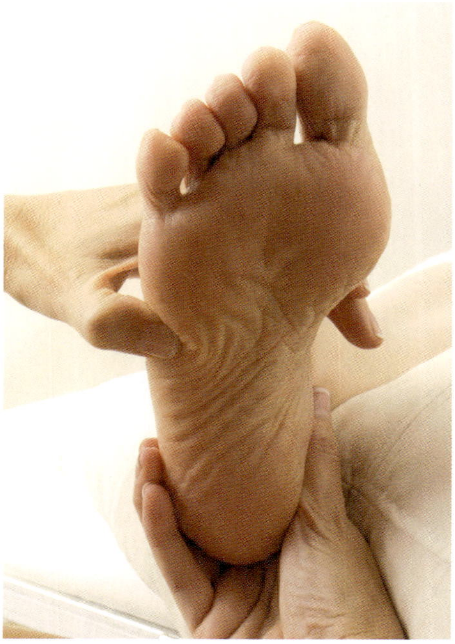

R

S

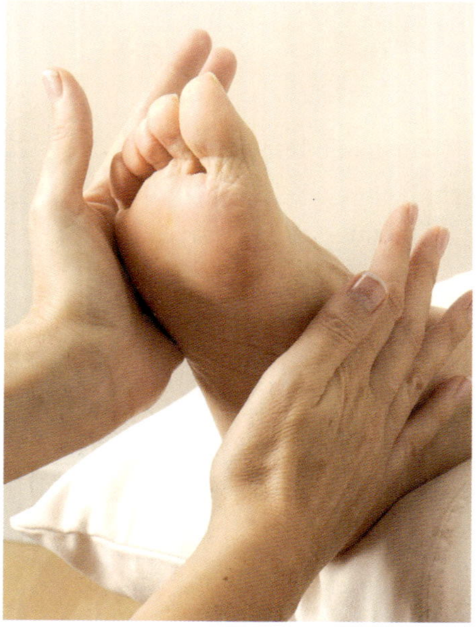

T

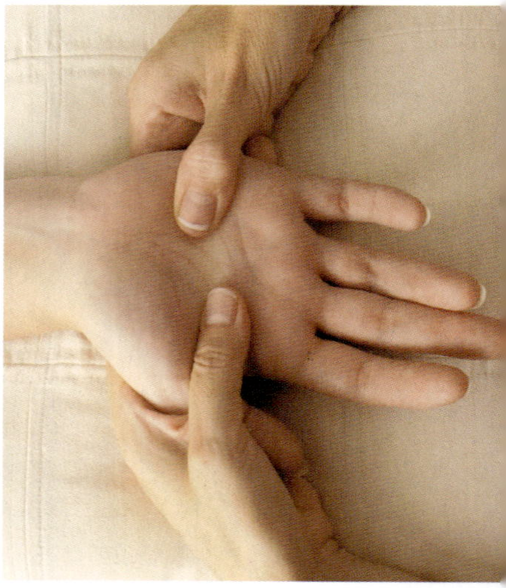

U

V

Adresses utiles

Royaume-Uni

Beaumont College of Natural Medicine
Kingshott Business Centre
23 Hinton Road
Bournemouth, BH1 2EF
Téléphone : + 44 (0) 1202 708887
www.beaumontcollege.co.uk
info@beaumontcollege.co.uk

États-Unis

International Institute of Reflexology
5650 First Avenue North
PO Box 12642
St Petersburg FL 33733-2642 (USA)
Téléphone : (727) 343-4811

Reflexology Association of America
4012 Rainbow Ste. K-PMB #585
Las Vegas, NV 89103-2059

Canada

Association canadienne de réflexologie
(ACR)/Canadian Association of Reflexology (RAC)
PO Box 1605, Station Main
Winnipeg, Manitoba R3C 2Z6
Canada
Téléphone : (877) 722-3338

Australie

Reflexology Association of Australia
PO Box 253, Wynnum Central, QLD 4178
Téléphone : 07 3396 9001

Au sujet de l'auteure

Denise Whichello Brown est titulaire d'un baccalauréat ès sciences et d'un certificat en éducation. Elle pratique la réflexologie de même que d'autres thérapies complémentaires et donne des conférences dans ces domaines depuis les années 1980. Elle a traité des dizaines de milliers de patients. En outre, elle a suivi des formations en ostéopathie, en massage, en aromathérapie, en alimentation et nutrition et en massage indien de la tête.

Praticienne et conférencière reconnue, Denise Whichello Brown s'est acquis une réputation mondiale en écrivant des douzaines de livres sur la médecine douce qui ont été traduits en plusieurs langues.
Ses livres font autorité comme manuels scolaires dans de nombreux collèges.
En 1987, elle a mis sur pied le Beaumont College of Natural Medicine, dans le sud de l'Angleterre, un centre d'études réputé. Cette institution accueille des élèves qui viennent de partout dans le monde pour y étudier sous sa direction.

Remerciements

J'aimerais remercier Garry pour les efforts qu'il a consentis pour déchiffrer mon écriture et pour avoir dactylographié le manuscrit. Merci à Rose pour ses pieds, à Sarah pour ses mains et à Paul pour sa patience et son sens de l'humour au moment de la prise des photographies.

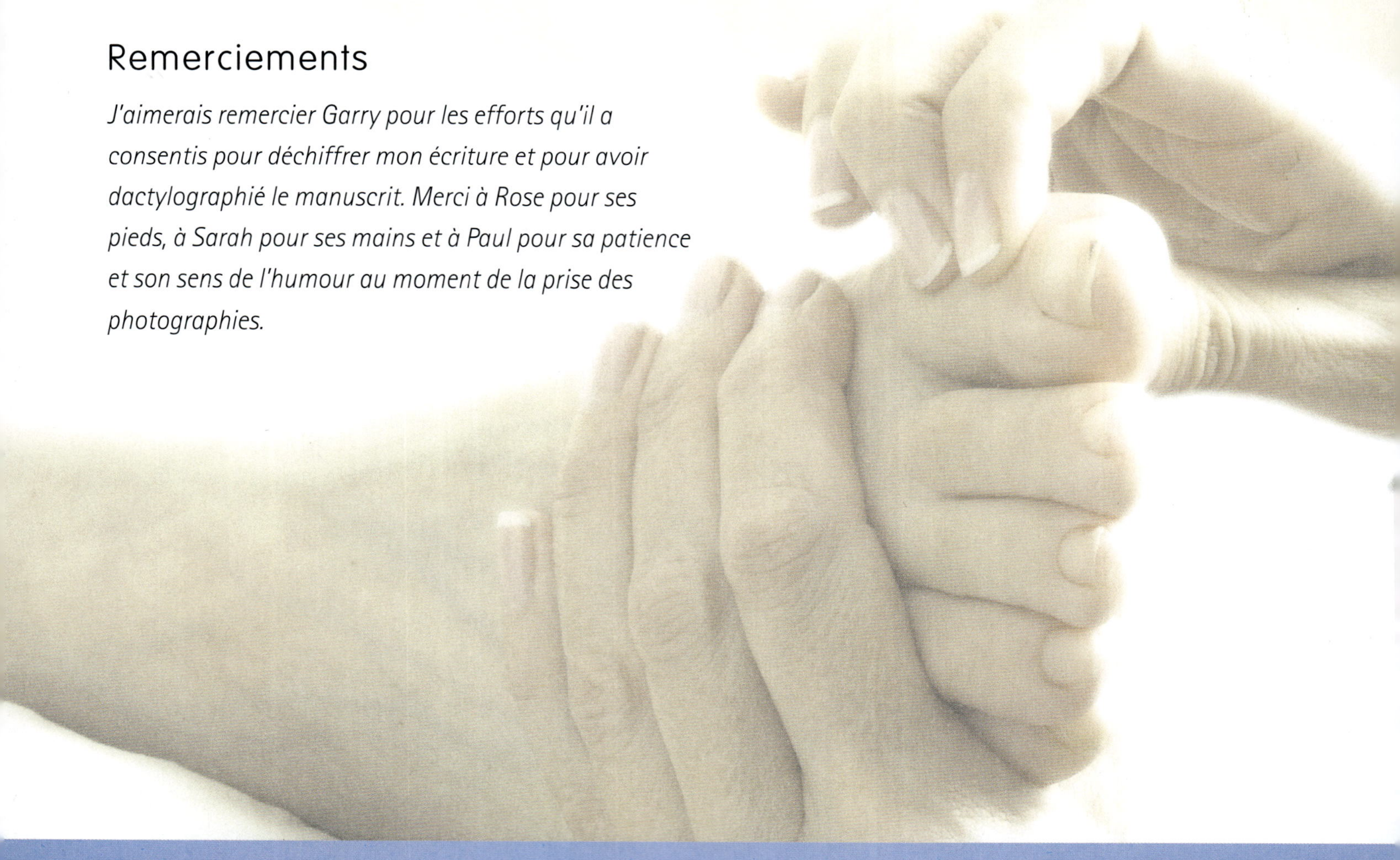